主编

张 浩 川
[日]关丈太郎

编写人员

陈骏雷	[日]高桥　淳
罗吕艺	[日]川崎宣辉
法　卉	[日]细沟凌平
黄妍妍	[日]佐藤勇人

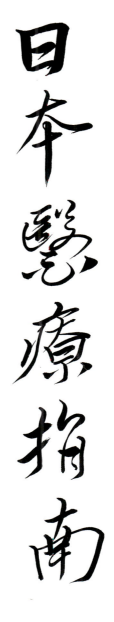

日本醫療指南

復旦大學出版社

序言

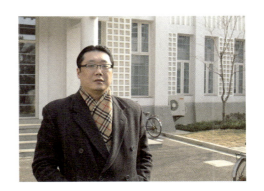

张浩川

  1971年出生于上海，经营学博士。现任上海科学公共政策研究中心理事长、首席研究员，复旦发展研究院客座教授、复旦大学日本研究中心理事、特聘研究员，明治大学MBA特聘教授。专业领域为国际经营、中日经济、中小企业等，编著有《中国中小企业的挑战》《日本留学指南》等，于国内外杂志发表论文数十篇。

  2012年，我执笔主编了《日本留学指南》，并在复旦大学出版社出版发行。该书的市场反馈良好，至今仍有读者写邮件或打电话来找我咨询相关的信息，甚至还有专程跑到上海来和我交流的学生家长。作为一名研究人员，能够把自己掌握的知识和正确的信息以文字的形式呈现给需要的人，显然是一件愉快的事情——并不光是因为有人看我的研究成果，更是因为我所研究的内容和我所写下的字句真的有人需要！

  近年，随着我国人民生活水平的提升，对健康的需求开始大幅提高，特别是在医疗领域，谋求更高水平的治疗、追求更好的治疗效果的人群正在日益扩大，前往国外就医也成了一部分国人新的诉求。其中，因为往返交通便捷、医疗水平尖端、性价比适中，赴日就医的需求也越来越大。适逢日本政府大力推动"观光立国"，日本的产业界也非常欢迎外国人来本地消费，其中也包括越来越开放的日本医疗界。而这股热潮在未完全规范的市场面前，与日本留学市场一样也出现了一些"乱沌"的局面。

  鉴于此，中日双方的一些朋友都希望我可以再编著一本关于日本医疗的指南书籍。2019年，我走访了日本的一些相关政府机关和医疗机构，又亲身经历了家人在日本治疗的实际情况，觉得可以、也应该再次执笔，把最真实的日本医疗现状和外国人在日本接受医疗服务的实际情况写下来，供广大读者参考、借鉴。

  非常幸运的是，在我准备筹划此书之际，多年的好友、アイテック（ITEC）株式会社的关丈太郎社长和高桥淳执行董事再次向我伸出了援手，并给予了全方位的支持。正是凭借着该公司在全球100多个国家和地区设计、企划、试运营众多医院的丰富经验,在日本医疗咨询业界首屈一指的声誉,通过常年日积月累的实绩构建的遍布日本各地的人脉关系网络以及日方编委人员对日本医疗行业的专业精通,本书在编撰过程中虽然饱受新冠疫情困扰,但是依然收集整理出了与日本医疗相关的大量第一手资料。本书的出版,アイテック(ITEC)株式会社可谓居功至伟! 同时也承蒙复旦大学出版社的厚爱,很快商定了出版的相关事宜,开始进入出版流程。

就像我在《日本留学指南》中所言,日本留学用两个字归纳的话,可以说是"平凡",日本的大学教育时时刻刻在告诉你一切从"平凡"开始;那么,日本医疗也用两个字总结的话,应该是"精致"——精心细作,无微不至。国内大多数病房里配备的往往是简陋的折叠躺椅,而在日本病房里仅需要 300 日元就可以租借到整洁的陪同家属专用的床褥……差距已经产生了,更不要说医务人员的笑容和工作人员的礼仪! 有人会说:我是去看病,只要病可以治好,其他无所谓……那我也只能够苦笑! 要知道全球任何一家医疗机构都会把患者的精神状态作为一个重要的医疗参照指标,虽然无法给出直观的数字化的定义,但患者心情的好坏肯定会影响到治疗的效果,中国人常说的"三分治疗,七分养"也正是这个道理。在日本,医疗已经超越了单纯的诊断治疗,而提升到医疗服务综合体验的层面。从日本历年来的诺贝尔生理学或医学奖得主情况来看,日本的医疗水平非常发达,同时日本医疗的平均化程度甚至好于美国。换言之,你在日本的任何一个地方都可以得到相近水准的医疗服务。这更是我们应该学习和借鉴的地方!

本书在全面介绍大健康概念下的日本医疗行业现状的基础上,针对赴日求医、追求更高品质医疗服务的读者,又详细介绍了相关流程及注意事项,寄望本书的出版可以为读者带去有价值的参考意见!

2021 年初夏于浩川工作室

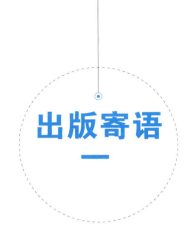

出版寄语
一

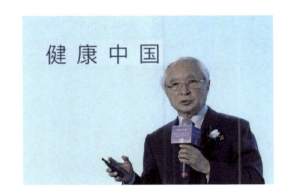

高崎健

东京女子医科大学名誉教授
四川省成都市至诚和爱健康管理中心所长

  首先祝贺《日本医疗指南》的出版发行。这对于日本和中国在入境医疗等领域的医疗交流来说是非常有意义的企划。

  作为一名医生，我已经参与了10多年日本与中国的医疗交流。契机就是40多年前日本在北京援建的中日友好医院。在医院的建设方面，很多日本相关人士都给予了协助，其中代表性的人物就是原东京女子医科大学校长高仓公朋先生。因为有这样的渊源，所以我也和中日友好医院有了很多的联系，通过这个项目也加深了和很多中国的医疗相关人员的交流。

  几年前，与四川省成都市领地集团合作，我参与了筹备开设日式体检中心的工作。该中心于去年9月顺利开业，以中国医生为主的工作人员和日本方面的医疗相关人员开展合作，作为会员制的体检中心正在有序地运营。

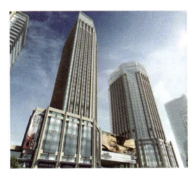

四川成都至诚和爱健康管理中心
（天府广场领地中心西塔7层）

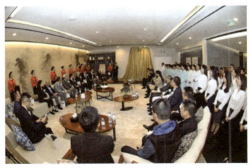

内部展览会现场图

这次出版的《日本医疗指南》也提到了，在中国，疾病早期发现的概念还没有像日本那样深入人心。在日本，我的恩师、东京女子医科大学消化病中心的中山恒明先生创办了会员制的中山医疗俱乐部，使癌症早期发现的重要性深入到了日本社会。中国有很多优秀的医院，也引进了高度先进的医疗器械，今后如何将以患者为中心的医疗和疾病的早期发现的重要性广泛地落实到每一个国民身上是一个新的课题。

《日本医疗指南》几乎囊括了所有"日本医疗"的相关信息。通过这些信息读者可以加深对日本的医疗的正确了解，对充分体验日本医疗也会有很大的帮助。同时，通过本书，我也希望中国的大众都认识到日本优秀的医疗设施和体检对于疾病早期发现的重要性，实现健康长寿。

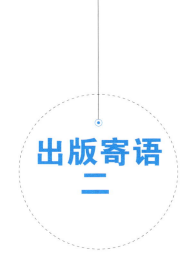

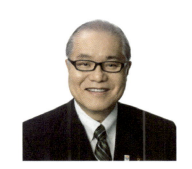

武见 敬三

日本参议院议员
日本参议院自由民主党议员、副会长
日本新冠肺炎对策本部(应对指挥中心)部长代理
世界卫生组织全民健康覆盖(UHC)亲善大使
具有保健医疗、国际援助等方面的远见卓识，也是为相关立法做出了贡献的专家

  值此赴日医疗的专业指南书《日本医疗指南》出版之际，向有关的各位表示衷心祝贺的同时，也对各位为加深对日本的医疗的认识和理解并编写成书的努力表示感谢。站在从事日本的保健医疗政策的立场而言，将日本的医疗信息能够如此综合地汇编成书并在中国出版，是一件非常值得高兴的事情。

  在 COVID-19 疫情之前，从外国到日本来的客人已经达到每年 3 000 万人次，其中来自中国的游客占了 30%，占了很高的比重。在这些游客中也有很多是想得到日本医疗方面的帮助，日本政府为了让来日本的客人放心，也出台了各种措施帮助他们。例如：在日本的医院设置了专门接待外国游客的部门，在以日本政府的指导方针为基础制定"Japan International Hospitals"(JIH)的认证资格制度以外，对资质好的从事跨境医疗服务的公司，授予"跨境医疗认证企业"(AMTAC)证书。虽然还有各种各样的问题，但为了更多的客人能够放心地到日本，我们会继续构建包括医疗领域在内的坚实的体制。

  最后，在新型冠状病毒全球肆虐之际，我谨向被感染者表示慰问，同时衷心祝愿他们早日恢复日常生活。另外，在这期间，对于每天都在最前线努力工作的医疗工作者们，我在此表示由衷的敬意和感谢。

现由于以上这些因素的影响,跨境的人员往来受到限制,但通过此书的出版发行,会让更多的人加深对日本医疗的理解,同时我也衷心希望外国游客能早日放心地来到日本,也以此来代替我对此书出版发行之际的祝贺。

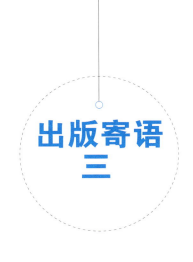

出版寄语三

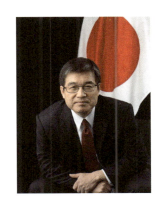

矶俣秋男

日本驻上海总领事（大使）

2020年至2021年是深受新冠肺炎疫情影响的非同寻常的两年。但是我坚信，在世界各国的共同努力下，我们定能克服疫情困难，循序渐进地恢复社会经济活动以及人员间的往来。

遭受了新冠肺炎疫情的影响，全球形势充满了不确定性和不透明性，日中关系的稳定发展，不仅限于双边关系，对于地区和世界的和平、稳定与繁荣来说都是极其重要，这一点毋庸置疑。抗击新冠肺炎疫情的经验一方面给世界带来了新的生活方式，另一方面也提供了新的商业机遇。我认为，在这样的环境下更需要日中双方以及全世界彼此间客观地把握实情，看清错综复杂的利害关系中合作的可能性，稳步扩大互惠共赢的合作越来越有必要。

在这样的格局下，"健康"领域的合作在今后将发挥其重要的作用。虽然是后疫情时代的要求，但这也将更大地推动历史的进程。随着经济社会的发展，在中国人民开始追求更高品质的生活、日中两国共同面临老龄化社会等背景下，人们对于健康相关的需求日益增长。目前，日中两国在诊断、治疗、医疗器械、医药用品、护理等多个领域都开辟了新的合作空间。我认为顺应时代发展的必然趋势，日中两国将进一步推进合作。

此次编撰的《日本医疗指南》，全面介绍了有关日本医疗的实践性信息，我认为对中方的相关人士来讲具有一定的参考价值。在对本书的出版表示敬意的同时，希望能以此为新的契机，衷心祝愿日中两国之间的医疗交流面向新时代不断向前发展。

目　　录

序篇
日本名医论坛 / 001

1. 生活习惯病的预防⋯⋯⋯⋯⋯⋯⋯⋯⋯⋯⋯⋯⋯⋯⋯⋯⋯⋯上塚芳郎 002
2. 从医疗机构的视角看再生医疗的发展过程⋯⋯⋯⋯阿曾沼　元博 008
3. 食道癌手术和内窥镜检查⋯⋯⋯⋯⋯⋯⋯⋯⋯⋯⋯⋯⋯⋯菊永裕行 010
4. 关于癌症⋯⋯⋯⋯⋯⋯⋯⋯⋯⋯⋯⋯⋯⋯⋯⋯⋯⋯⋯⋯⋯菊永裕行 014

基础篇　Chapter 1
了解日本医疗 / 019

1. 日本医疗概况⋯⋯⋯⋯⋯⋯⋯⋯⋯⋯⋯⋯⋯⋯⋯⋯⋯⋯⋯⋯⋯⋯⋯020
2. 日本医疗的法律法规和相关医疗资质⋯⋯⋯⋯⋯⋯⋯⋯⋯⋯⋯⋯022
3. 日本医疗体系⋯⋯⋯⋯⋯⋯⋯⋯⋯⋯⋯⋯⋯⋯⋯⋯⋯⋯⋯⋯⋯⋯027
4. 日本的医院⋯⋯⋯⋯⋯⋯⋯⋯⋯⋯⋯⋯⋯⋯⋯⋯⋯⋯⋯⋯⋯⋯⋯054
5. 日本的医科大学⋯⋯⋯⋯⋯⋯⋯⋯⋯⋯⋯⋯⋯⋯⋯⋯⋯⋯⋯⋯⋯055
6. 日本医疗的国际地位⋯⋯⋯⋯⋯⋯⋯⋯⋯⋯⋯⋯⋯⋯⋯⋯⋯⋯⋯056
7. 日本医疗的国际支援⋯⋯⋯⋯⋯⋯⋯⋯⋯⋯⋯⋯⋯⋯⋯⋯⋯⋯⋯061
8. 日本政府期待的外国人医疗观光市场⋯⋯⋯⋯⋯⋯⋯⋯⋯⋯⋯⋯062

实用篇　Chapter 2
走进日本医疗 / 065

1. 外国人在日本接受医疗服务概况⋯⋯⋯⋯⋯⋯⋯⋯⋯⋯⋯⋯⋯⋯066
2. 外国人在日本接受医疗服务的流程⋯⋯⋯⋯⋯⋯⋯⋯⋯⋯⋯⋯⋯066
3. 日本政府指定的中介机构⋯⋯⋯⋯⋯⋯⋯⋯⋯⋯⋯⋯⋯⋯⋯⋯⋯068
4. 与日本政府指定的中介机构的交涉方法⋯⋯⋯⋯⋯⋯⋯⋯⋯⋯⋯099
5. 日本医院的选择方法⋯⋯⋯⋯⋯⋯⋯⋯⋯⋯⋯⋯⋯⋯⋯⋯⋯⋯⋯105
6. 日本医生的选择方法⋯⋯⋯⋯⋯⋯⋯⋯⋯⋯⋯⋯⋯⋯⋯⋯⋯⋯⋯158
7. 医疗签证的申请和机票、住宿预约⋯⋯⋯⋯⋯⋯⋯⋯⋯⋯⋯⋯⋯179
8. 就诊前的准备（事先准备资料）⋯⋯⋯⋯⋯⋯⋯⋯⋯⋯⋯⋯⋯⋯181
9. 就诊⋯⋯⋯⋯⋯⋯⋯⋯⋯⋯⋯⋯⋯⋯⋯⋯⋯⋯⋯⋯⋯⋯⋯⋯⋯⋯184
10. 日本式体检⋯⋯⋯⋯⋯⋯⋯⋯⋯⋯⋯⋯⋯⋯⋯⋯⋯⋯⋯⋯⋯⋯200

资料篇　Chapter 3
外国人就医医疗机构 / 205

拓展篇　Chapter 4
更多日本医疗信息 / 399

1. 日本的医疗学会和相关协会 …………………………… 400
2. 日本的医疗器械 …………………………………………… 403
3. 日本的制药 ………………………………………………… 434
4. 日本的保健品 ……………………………………………… 443
5. 日本的营养士体系 ………………………………………… 446
6. 日本的药用温泉 …………………………………………… 449

推荐篇　Chapter 5
日本的家庭常备药 / 455

1. 日本家庭药协会 …………………………………………… 456
2. 日本家庭药的往昔 ………………………………………… 457
3. 日本家庭药的未来 ………………………………………… 457
4. 日本家庭药协会精选畅销产品 …………………………… 458
5. 日本家庭药协会特别推荐 ………………………………… 466

编后语 ……………………………………………………… 关丈太郎 473
特别鸣谢 …………………………………………………… 张浩川 474

序篇
日本名医论坛

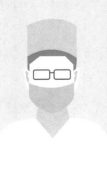

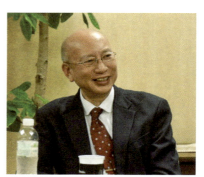

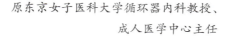

原东京女子医科大学循环器内科教授、
成人医学中心主任

生活习惯病的预防

生活习惯病是什么？翻译成英语的话叫作"life-style related disease"，是与个人的生活，即饮食习惯、运动习惯、劳动环境、压力等密切相关的疾病。以前在日本，人们把生活习惯病称为"成人病"，但是也很难分辨是什么意思，所以到20世纪90年代改成了现在的称呼。

说起生活习惯病，脑子里会浮现出什么病呢？高血压症、糖尿病等是其中的代表。饮食上喜欢吃甜食，体重增加了也不运动等现代人常见的生活习惯都与疾病有关（见图0-1）。从背景来看实际上和遗传也有关联。如果父母患有高血压和糖尿病的话，那么孩子在中年以后也容易发病。但是，只需要注意生活习惯就能预防发病，即使发病也能停留在轻度，因此改善生活习惯是非常重要的。

癌症也可以说是生活习惯病。例如，众所周知，吸烟的习惯和癌症有很深的关联，肺癌自不必说，食道癌和胰脏癌的发病率也很高。像这样，被称为生活习惯病的患者非常多。对于国家来说，不光要抑制医疗费的增加，更重要的是需要降低年富力强的人的死亡率。

一、日本开始的特定体检

生活习惯病是一个世界性的问题，并不仅仅在日本发生。生活习惯病的发病人数逐年增加，厚生劳动省为了减少国民医疗费的增长，也开始关注生活习惯病的预防。

根据2008年4月实施的《关于确保老年人医疗的法律》，以40—74岁的国民医疗保险参加者为对象，开始了以预防和改善代谢综合征（内脏脂肪综合征）为目的的特定健康体检和特定保健指导。

进行这些体检需要很多资源，而且关于预防医学是否会减少国民医疗费的支出这一点，证据还不充分，反而有可能因为增加进行体检的费用，从而增加国家的负担。因此，我们就必须要做点什么，来尽可能地削减医疗费。

为什么特定体检要加上"特定"这两个字呢？因为这不是癌症检查和职业病的体检，而是为了寻找生活习惯病而进行的体检。这种体检必须设置体检中的基准，因为进行特定体检的对象是未治疗的、有生活习惯病的人，所以已经发现问题并接受治疗的人不在对象内。

这个基准是腰围为男性85厘米、女性90厘米以上，而且如果有高血压、糖尿病、高脂血症中的两种的话，在特定体检中会被判断为异常,要接受保健指导。

在美国,生活习惯病被称为代谢综合征(metabolic syndrome)。腰围脂肪多,与其说是皮下脂肪,不如说是内脏脂肪多的人,被称为苹果型肥胖。在特定体检中发现病情的人,在那个时候几乎没有什么症状。但是,如果放任不管的话,几年后患心血管疾病的几率会上升。心血管疾病的代表就是心绞痛、心肌梗塞和脑中风。

二、糖尿病

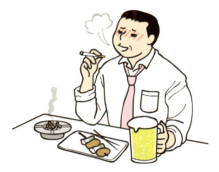

图 0-1　不良生活习惯图

糖尿病是血液中血糖值持续保持较高水平的疾病。已知的有 1 型糖尿病和 2 型糖尿病,1 型糖尿病多因形成胰岛素的胰脏细胞受到损伤发生,从小儿期开始发病。2 型糖尿病是由于吃的多、喝的多、运动不足、压力等导致胰脏功能减弱,胰岛素不能充分发挥作用而发病的类型,是生活习惯病。另外,2 型糖尿病有很多是遗传性的,有糖尿病的人需要特别注意。

众所周知,亚洲人比白人更容易患上 2 型糖尿病。在以前发表的研究中,日裔美国人糖尿病的发病率也比在日本生活的日本人高。这对于一直过着以谷物为中心的饮食生活的日本人来说,只需要少量的胰岛素,胰β细胞也已经适应了。第二次世界大战后,日本人进入了欧美式的饮食生活,变成了以动物性脂肪为中心的高卡路里的饮食,可以认为胰岛素的分泌就跟不上了。这种情况不仅仅限于日本人,可以说是普遍适用于亚洲人。

根据日本糖尿病学会发表的《2019 年糖尿病治疗指南》,糖尿病治疗的目标是"改善因高血糖引起的代谢异常,并防止有糖尿病特征性的并发症以及容易引起糖尿病的并发症的发病、恶化,使病人保持和健康人一样的生活质量(QOL),保持和健康人一样的寿命"。

患糖尿病的人血糖值会变高,但是血糖值是一个点,这个点会发生很大的变动。也就是说,起床时在早餐前血糖值是很低的,晚饭后当然会上升。正常人也会产生这样的血糖值变动,糖尿病的患者中,既有空腹时血糖值也会很高的人,也有空腹时血糖值并不高而饭后血糖值急剧上升的人。在这种情况下,单凭空腹时的血糖值很难确诊为糖尿病,需要进行葡萄糖负荷测试。这时候测试血红蛋白 A1c(HbA1c)值是一种便捷的诊断方式。这个数值可以追溯反映前 1 至 2 个月之间的血糖控制情况。通过测量这个数值,可以在一定程度上准确地进行糖尿病的诊断。正常人的 HbA1c 的基准值是 5.9% 以下,6.0%—6.4% 处于临界区域(糖尿病患者"预备军"),6.5% 以上被视为糖尿病患者。

2 型糖尿病治疗的推荐方式如图 0-2 所示。关于 2 型糖尿病的治疗,在开始使用药物之前,饮食疗法和运动疗法都被认为有很好的效果,这也是 2 型糖尿病被认为是生活习惯病的原因。尽管如此,在效果还不充分的情况下,可以进行药物疗法,但是最近随着药物的进步,可以进行更多的选择。除了以前就有的血糖硬化剂(磺酰脲类药物 SU,即 sulfonylureas,双胍类降糖药 biguanides 等)之外,还有 DPP-4 阻碍药。DPP-4 阻碍药有阻碍血液中酵素工作的作用。这种酵素在短时间内会分解肠促胰岛素,肠促胰岛素有促进胰岛素分泌的作用,分解后血糖就不容易下降。

GLP-1 受体激动剂,是一种降血糖新药。一般来说,饭后食物进入消化管,小肠开始分泌 GLP-1,其中一部分通过血液流向胰脏,到达胰脏的 GLP-1 发出分泌胰岛素的指令。如果相应地从胰脏分泌胰岛素的话,血糖值就会下降。这个机能十分有效,不吃饭的时候,也就是血糖值不高的时候,GLP-1 不被分泌,胰岛素也不分泌出来。GLP-1 受体激动剂在体内和 GLP-1 的作用相同,所以血糖会下降。

最新的药是 SGTL2 阻碍药,一种颠覆了以往尿中有糖分是不好的糖尿病常识的新治疗药。其最大的特征是,通过将血液中过剩的糖排出到尿中来降低血糖值,并且很少出现低血糖、体重减少等症状。

此外,血糖控制目标如图 0-3 所示。据此,预防并发症的目标是控制 HbA1c 在 7.0% 以下。

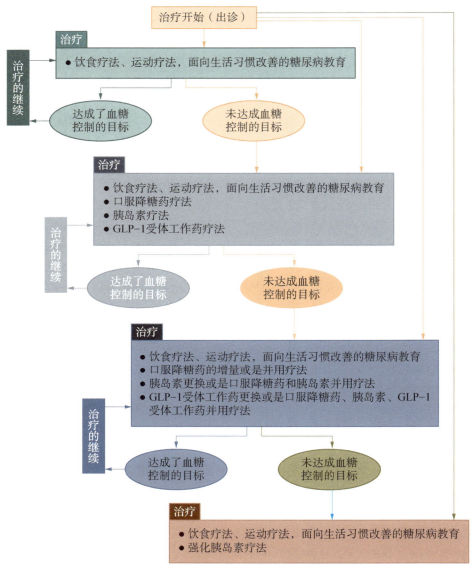

图 0-2 日本糖尿病治疗推荐方式

资料出处：根据上塚芳郎提供的资料翻译、编辑制作。

三、心脏病（特别是缺血性心脏疾病）

除去先天性心脏病，很多心脏病都会在成人后发病，特别是最近增加较多的缺血性心脏疾病，即心绞痛和心肌梗塞。在被称为冠状动脉的心肌外侧有像王冠一样围绕着的动脉，它有大量供给心脏正常跳动的能量，即氧的供给的作用。当冠状动脉的枝条变得狭窄时，血流变差，爬上坡道、跑步等心肌的氧气需求增加的时

血糖控制的目标值^{注4)}

目标	血糖正常化的目标^{注1)}	预防并发症的目标^{注2)}	治疗强化困难时的目标^{注3)}
HbA1c(%)	6.0未满	7.0未满	8.0未满

治疗的目标是根据年龄、患病时间、脏器障碍、低血糖的危险性、支援体制等各项因素个别设定的。

注1) 仅通过适当的饮食疗法和运动疗法就可以达成的情况下，或者药物疗法中没有低血糖等副作用也能达成的情况下的目标。
注2) 从预防并发症的角度来看HbA1c目标值不到7%。相对应的血糖值大致目标为空腹时不足130 mg/dl，饭后2小时不足180 mg/dl。
注3) 因低血糖等副作用及其他原因难以强化治疗时的目标。
注4) 以上均为针对成人的目标值，且不包括妊娠的情况。

图0-3　日本糖尿病患者血糖控制

资料出处：根据上塚芳郎提供的资料翻译、编辑制作。

候，人会因氧气的供给跟不上而感到疼痛，因为心脏感到被挤压（像被夹住一样痛），所以叫作心绞痛。心肌梗塞是在冠状动脉完全堵塞时产生的，但这并不像心绞痛那样几分钟内疼痛就会消失，而是在数小时到半天以上的时间内产生非常剧烈的疼痛。冠状动脉变得狭窄被称为粥样硬化，是因为胆固醇等块沉着导致血管内腔变窄。胆固醇的沉积被称为动脉硬化，改善生活习惯可以在一定程度上预防该病。如果发生心肌梗塞，心脏的肌肉会坏死，坏死是指细胞死亡，因此会产生非常强烈的疼痛。坏死后就无法治疗，所以在心绞痛期间扩大狭窄血管的治疗是有效的。这就是很有名的冠状动脉支架治疗。

（一）心脏病的危险因子

如此说来，如果能在动脉变得狭窄前预防是最好的。那就让我们来改善造成动脉硬化的危险因子吧。危险因子的代表是高血压症、血脂异常症、糖尿病。

第一，高血压症。

高血压是血压持续保持过高的一种病。血压是指心脏输送的血液按压动脉血管壁内侧的力。如果保持高血压的话，会导致心肌梗塞、脑中风、肾脏病等重大疾病。全日本约有4,000万的患者。

高血压症的定义，是根据血压数值进行分类的。根据最新的高血压治疗指南，被诊断为高血压的基准是140/90 mmHg（问诊室血压）。但是，以前被认为是正常高值血压的130—139 mmHg/85—89 mmHg 被分类为"高值血压"，基准值也下降到130—139 mmHg/80—89 mmHg，扩张压的基准降低了5 mmHg。同样，至今为止的"正常血压"（120—129 mmHg/80—84 mmHg）改为"正常高值血压"（120 mmHg—129/80 mmHg 以下），"最适血压"（120/80 mmHg 以下）改为"正常血压"（血压值不变）。这是因为在各种各样的研究中，与不足120/80 mmHg 相比，血压上升的时候，脑血管病的发病风险就会上升。

该指南对降压目标值也进行了重新评估，根据年龄分类，年轻人、中年人、前期老年人从140/90 mmHg 更新到130/80 mmHg，后期老年人从150/90 mmHg 更新到140/90 mmHg，数值大幅度降低。像这样，每次更新都会更严格地制定高血压症的治疗指南。

第二，血脂异常症（以前称为高脂血症）。

血脂异常症是指血液中脂质过多的状态，特别要关注中性脂肪、胆固醇等的数值。中性脂肪也被称为甘油三酯(triglyceride),特别是过量饮食、高卡路里的饮食和过量饮酒是大部分的致病原因。皮下脂肪和内脏脂肪是由这个中性脂肪构成的。其实,中性脂肪本来就是为了积蓄能量所必需的。但是,如果太多的话就会引起血脂异常症。空腹时(从前一天晚上开始就什么都不吃的状态,在早饭前采血)的值达到 149 mg/dl 是基准值。胆固醇有被称为坏的胆固醇的 LDL 和被称为好的胆固醇的 HDL。LDL 胆固醇的基准值是 139 mg/dl,HDL 胆固醇的基准值是 40 mg/dl 以上。HDL 胆固醇可以回收体内多余的胆固醇,将多余的胆固醇运送到肝脏中处理掉,所以被称为是好的;但是 LDL 胆固醇在血液中被氧化,变成了氧化 LDL,是沉积在血管内壁上引起动脉硬化的主要原因,所以被认为是坏的。

第三,糖尿病。

前文已经详细介绍了糖尿病,这是动脉硬化症的风险因素(如图 0-4)。

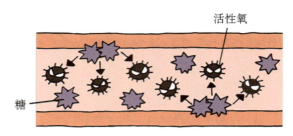

图 0-4　动脉中活性氧与糖的情况示意图

资料出处:根据上塚芳郎提供的资料翻译、编辑制作。

(二)缺血性心脏疾病的治疗

首先是心绞痛的治疗。

最近,作为扩张被堵塞的血管的方法,心脏导管的 PTCA(如图 0-5)和冠状动脉内支架被广泛使用。

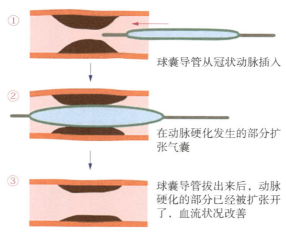

图 0-5　心脏导管的 PTCA 和冠状动脉内支架示意图

资料出处:根据上塚芳郎提供的资料翻译、编辑制作。

其次是急性心肌梗塞的治疗。

急性心肌梗塞是冠状动脉被血栓完全堵塞的状态,如果能在短时间内溶解血栓,症状就会得到改善。患者到达医院(door)到介入治疗 PCI(balloon)的时间对治疗效果有很大影响。把进门至球囊扩张(door-to-balloon)的时间控制在 90 分钟以内,有助于提高治疗成效。

四、脑中风

脑中风是指脑梗塞和脑出血两方面。最近的病例中，脑出血的出现频率降低，脑梗塞变多。脑卒中分为脑出血、蜘蛛膜下腔出血、脑梗塞三种。脑梗塞又分为三种，被称为腔隙性脑梗塞、动脉硬化性脑梗塞、心源性栓塞症（心源性脑中风）（见图0-6）。

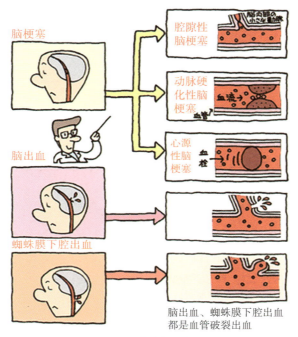

图0-6 脑中风示意图

资料出处：根据上塚芳郎提供的资料翻译、编辑制作。

最近病例增加较快的是心源性脑中风，心脏中的小血块会飞到脑动脉里造成堵塞。从某个地方有什么东西飞到另一个地方叫作栓塞症，这种情况下血块会从心脏中飞出来。已知这是心房颤动这一脉律不齐的合并症。心源性脑卒中与急性心肌梗塞一样，如果让堵塞的血管早点开通的话，梗塞范围可能会变小。在心源性脑卒中发病后的4.5小时以内的急性期，要使用TPA（抗凝血药）这个能溶解堵塞的血栓的药剂。而对于其他的脑梗塞，如腔隙性脑梗塞、动脉硬化性脑梗塞，TPA是无效的。

以上是关于生活习惯病的说明，说到底是和生活习惯相关的疾病，通过改善饮食习惯、运动习惯、工作方式等，有可能预防和改善症状，这是很重要的一点。为了不得生活习惯病，让我们加油吧！

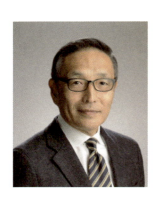

阿曽沼 元博

TKC 东京诊所代表
顺天堂大学客座教授
日本再生医疗学会理事长助理

从医疗机构的视角看再生医疗的发展过程

1. 日本的再生医疗是依法实施的

现在的日本医疗是在"全民皆保险"的制度和保险诊疗制度下，在安全性和有效性得到检验的基础上开始实施的。另外，保险诊疗以外的医疗也是在法律认可，在医生和患者之间达成一致的基础上进行的保险外（自由）诊疗。但是，自由诊疗有时候也会出现患者被随意引导，甚至也偶尔会出现威胁患者安全的诊疗情况。因此，在再生医疗方面也不例外，如 2010 年在京都发生的干细胞治疗的死亡事故（在进行 4 亿个干细胞点滴后，肺栓塞引起患者心脏骤停）。因为这一事故的发生，在法律基础上客观评价再生医疗的科学性的呼声高涨，从而加速为了推进再生医疗而制定新的法律法规的话题的升温。于是，在全球范围内都堪称"先驱"的确保再生医疗安全的新法律——《再生医疗等的安全确保法》出台了。

笔者曾在内阁负责医疗制度改革工作，到 2015 年 11 月 25 日新的法律出台为止，我作为内阁和厚生劳动省委员会的委员，深度参与了这部法律的制定工作。从这之后作为再生医疗学会的一员，我希望给更多的患者提供安心、安全的再生医疗保障，同时控制好患者的病情，给予其希望；我正是抱着"必须对治疗进行科学的探讨后得出适合的治疗方案"的强烈意识，目前仍在继续从事着再生医疗的健全、普及、发展的工作。

2. 开设能提供综合再生医疗服务的诊所

在顺天堂大学开展新一代细胞免疫治疗讲座的经验基础上，我希望通过免疫细胞疗法、干细胞治疗、真皮纤维芽细胞移植术、PRP（自体富血小板血浆注入）等再生医疗疗法，开设能提供安全有效的再生医疗治疗的诊所。2019 年 4 月，在东京都港区西麻布（中国大使馆附近），以再生医疗为基础，开设了能向患者提供个性化医疗服务的 TKC 东京诊所（以下简称为"TKC"）。"TKC"是"Total Kenko Care（或 Center）"的意思。当然，其中也有把日语的"健康"（Kenko）推向世界，寄望其成为世界语的想法。

诊所后来也受到了那些专业医疗经验不足、夸大再生医疗效果、号称再生医疗万能的诊所（当然遵守法律、值得信赖的诊所是大多数）所产生的不利情况的影响。医疗"做什么"很重要，但"谁去做"则更加重要。因此我的考虑是医疗机构应该与具有治疗疾病的研究经验的人一起，组成经验丰富的医师团队，来负责对患者的治疗。

3. 通过推动跨境医疗的开展，日本的再生医疗会得到更多的关注

我听说，近几年，在亚洲各国（特别是中国和越南），再生医疗特别是干细胞治疗领域得到了高度关注。另外笔者近几年也收到来自中国的北京、上海和越南的大学和医疗机关，特别是代理中介机构发来的活动邀请，很多都是有关再生医疗的演讲，因此强烈感受到了再生医疗的关注度。

但是随着人们的关注度和期待不断上升，同样也产生了不安和担心。很多患者对基本的再生医疗的适合疾病以及实施再生医疗的优点和缺点并不理解。他们没有充分理解和认识细胞所具有的风险和功能，对再生医疗、干细胞治疗抱有过高的期待，认为是万能的治疗法，具有延年益寿等巨大的效果，而且没有副作用，可以安心使用，即使是糖尿病、脑梗塞、认知障碍症也能够治愈，拥有这种过度认知的患者大有人在。当然其中少不了众多中介代理机构的推波助澜。上述的各种期待虽然不都是谎言，但也有医疗机构方面的过度宣传，对于患者而言也难以看到在经济和健康方面伴随着的风险。可以说代理中介机构和患者都需要对医疗机构、医生及在细胞培养中细胞质量评价等各方面持有公正、科学的态度。虽然日本因为新冠疫情几乎停止了跨境医疗，但正是在这个时期，希望大家能够真正了解清楚再生医疗的本质，继续研究和不断钻研，从而积累经验。

4. 接受更高质量的再生医疗的要点

再生医疗中使用的细胞，从法律而言，其种类和功能是按照风险分类的。作为体细胞的免疫细胞疗法是属于风险最低的第三种医疗方法。在实施干细胞治疗时需要进行充分慎重的研讨的是第二种医疗方法。iPS、ES细胞和他人的细胞及基因治疗等是风险最大的第一种医疗方法。现在日本大多数的诊所实际上实施的再生医疗主要是第三种、第二种的细胞移植治疗法和PRP疗法。医疗服务机构必须依照法律规定，经再生医疗委员会等的审议通过后向厚生劳动省提交相关申请，在接受受理后才能付诸实施。

当然，医疗服务一定要确保安全性和有效性。因此患者用自己的慧眼来选择良医和优良的医疗机构是至关重要的。

在强调之前的内容的基础上，就选择良医和优良的医疗机构的要点列举如下，供您参考。

（1）进行治疗的负责医师是否有在先进医疗机构（大学医院、专门医院、地区的核心医院）的工作经历，特别要确认是否有长期工作经历、有丰富的病例治疗经验。

（2）绝对不使用断定的表达方式来表现效果；医师是否亲自、认真地对相关风险进行完整说明和解释。

（3）医生是否仔细询问和治疗相关的细节？在进行各种检查后实施治疗，治疗过程中对患者的状态是否能够时刻保持高度关注？

（4）细胞培养的质量（除去委托企业在培养中混入的感染性物质、高比例的活细胞数量、构成细胞的比例、根据规定值设定的出厂基准等）的管理，医疗机构是否能够非常认真地做到？

（5）诊疗费用（诊断、检查、治疗、过程观察等）是否和服务质量、医疗机关形成相称的价格体系？等等。

如有疑问请一定提出，因为患者自己确认的事情是无比重要和必需的。为了尽早战胜疾病，保持健康，患者自己一定要对再生医疗有正确和深入的理解。与值得信任的医生和医疗机构进行充分的交流，达成共识后再进行治疗。

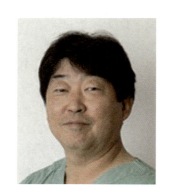

菊永裕行

日野市立医院副院长
地域医疗健康中心所长

食道癌手术和内窥镜检查

引言

因为初期的食道癌（黏膜内癌）是没有症状的，在综合体检等体检中和胃溃疡等的检查中通过内窥镜偶然会被发现。癌的病变是浸润到黏膜下层出现症状后才被发现的，所以在喝东西的时候会感到异物感或者有刺痛感等，总感觉有些不太舒服。接着发展下去的话，食道内腔会变窄，食物的通道就渐渐消失，因为食物无法下咽，人也会出现呕吐的症状。此时向淋巴结和其他脏器（肺、肝、脑等）转移的情况就很常见了。另外也存在通过精密检查可以发现的情况，如声音沙哑（因为转移到了纵膈淋巴结），颈部有凸出疙瘩（颈部淋巴结转移的原因）。

一、食道的解剖和食道癌的病学

食道是连接咽喉和胃的脏器，长25 cm，直径约2 cm，厚度约为4 mm，分为颈部食道、胸腔内食道、腹部食道三部分，其中胸腔内的食道癌发病最多，接着是腹部食道癌和颈部食道癌。如图0-7所示：食道通过胸的中心部分，左右有两肺夹着，前后有心脏和脊椎包围着。另外，还有主动脉和主静脉、迷走神经、气管、支气管等重要的组织连接着。

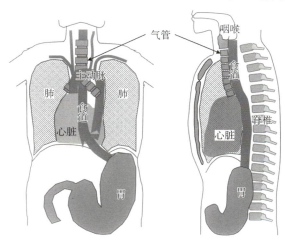

图0-7　人体内部器官示意图

资料出处：根据菊永裕行提供的资料翻译、整理制作。

根据世界卫生组织(WTO)的外部组织国际癌症研究机构(IARC)的报告,在世界 185 个国家进行了统计,2018 年全世界食道癌的患者人数为 1,810 万人,估计死亡人数为 960 万人。这个数字还有上升的趋势,大约 1 万人中有 1 人发病。印度、中国、韩国、日本等亚洲地区被称为食道癌地带(esophageal cancer belt),属于高发地域。另外,食道癌是男性患者居多的癌症(男女比例为 6∶1),70 多岁是发病的高峰。食道黏膜和皮肤一样是扁平上皮组织,呈现 90% 是扁平上皮癌。欧美人则具有腺癌比较多的特点。食道癌的 5 年生存率从整体上看是 30% 左右,较早的阶段(二期以下)被发现的话,生存率可以在 65% 以上。一级以下的话则有 90% 以上的 5 年生存率。TMN 分类的级别(进度表)如表 0-1 所示。

表 0-1 日本食道癌主要治疗方法

期别	特征	主要治疗方法
0	癌细胞停留在上皮,没有向淋巴结转移	内窥镜治疗
1	癌细胞虽然已经突破上皮层,但停留在肌肉层,没有向淋巴结转移	内窥镜治疗、外科手术以及抗癌剂治疗、放射线治疗
2	癌细胞突破了肌肉层,但没有向淋巴结转移	外科手术以及抗癌剂治疗(化学疗法)、放射线治疗
3	癌细胞向淋巴结转移	
4	癌细胞向其他的脏器转移	缓和治疗、化学疗法、放射线治疗等

资料出处:根据菊永裕行提供的资料翻译、整理制作。

二、引起食道癌的危险要因

吸烟、喝酒、吃辛辣的刺激物、喝烫的饮品、吃烫的食物等是引起食道癌的具有代表性的危险要因,特别是烟草和酒精。和不吸烟、不喝酒的人相比,吸烟、喝酒的人患食道扁平上皮癌的风险增加了 5 倍以上。南美洲以临床研究为基础的调查显示,戒烟 5 年以上者患食道癌的风险下降了 50%。

另外,很多人也知道摄取黄绿色蔬菜会降低发病率。虽然食道癌的遗传性比较低,但是吸入家人在吸烟时造成的"二手烟",又是相同的饮食,家庭成员发病的风险也是存在的,还请大家必须重视。

一次预防(预防食道癌)是避免烟草、酒精、刺激物,要摄取黄绿色蔬菜,养成良好的生活习惯。二次预防(早期发现的预防)是每年进行 1 次内窥镜(胃镜)检查。

三、食道癌的治疗

1. 在内窥镜下的黏膜剥皮手术(ESD)

这种手术方法是针对在黏膜表面的早期食道癌(0—1 期),住院治疗 2—3 天就可以结束。一般不采用全身麻醉,但是要使患者在比实施麻醉后更加安定的状态下进行。如图 0-8 所示,该手术使用内窥镜,由经验丰富的内窥镜专门医生来切除黏膜;也有使用电动手术刀,将消化道开一个小口进行微创手术的情况。对于癌细胞位于黏膜下组织更深的情况,则采取手术、放射线治疗、化学疗法(抗癌剂治疗)等方法。以上三种疗法,一般是组合进行的集学治疗。

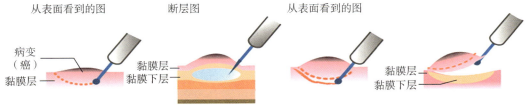

图 0-8 癌变切除示意图

资料出处:根据菊永裕行提供的资料翻译、整理制作。

2. 放射线治疗（radiation therapy）

这是一种使用具有破坏细胞 DNA 效果的 X 射线的疗法。不仅仅对食道癌的病灶，对周边的淋巴组织也进行 X 射线照射，将癌组织一概清除。这种治疗中机器能否正确地照射到病灶是关键，不仅对正常的组织不造成伤害，而且只针对病灶进行攻击的治疗是非常有效的。重粒子线和质子线治疗因为在正确照射上有所不足，会对周围的正常组织造成伤害，引起较大的副作用，造成患者的痛苦。目前还没有收到很好的效果，这也是现实情况。因此，目前通过トモセラピー®和メリディアン®（拓姆刀和 MRI，如图 0-9）的 X 射线治疗是最好的方法，取得和外科切除手术匹敌的效果的病例也在增加。现在在开发中的新一代放射线治疗硼中子俘获疗法（BNCR）是值得期待的。

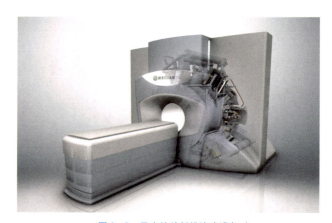

图 0-9　日本的放射线治疗设备

资料出处：根据菊永裕行提供的资料翻译、整理制作。

3. 化学疗法（chemotherapy）

抗癌剂的疗法，针对食道癌（扁平上皮癌）很有效，与放射线治疗结合，并在手术前开始治疗的话，效果更加显著。一般是使用 5-FU 和 CDDP 的方法。另外，在日本开发的免疫检查点抑制剂（Opdivo 等）的效果临床上值得期待。

4. 手术（surgery）

手术是采取全身麻醉分离肺换气法（将一个肺的空气抽空，只用另一个肺进行人工呼吸）。胸部食道癌的情况，因为食道在两个肺的中央、气管和心脏的后方，连接着脊椎的前方的主动脉通过胸部，要达到食道的话需要在右肋骨间开胸腔（切开肋骨，从缝隙中进入胸腔的方法），将右肺的空气抽空，到达胸的内侧食道。在切除胸腔内食道之后，进行胸部、腹部和颈部的淋巴结的廓清（作为一个整体的组织进行清理）。最近在内窥镜的辅助下的手术（如图 0-10 实拍手术照片）也在进行，通过胸腔镜辅助切除胸部食道和淋巴结，通过腹腔镜辅助制作胃导管和切除淋巴结，接着切除颈部淋巴结和吻合颈部食道胃导管。（如图 0-11）

重建胃导管的路径有三个，分别是通过胸壁前、胸骨后、后纵隔。我推荐比较安全的通过胸骨后途径重建胃导管。在胃被切除以后无法使用的情况下，使用大肠和小肠的情况也会有的。

食道癌手术最困难的是在胸腔里操作，在切除反旋转神经周围的淋巴结的时候，如果伴有损伤，则以后声音也会沙哑，另外也会导致呼吸困难和误吞咽，因此在胸腔内部的操作需要照顾到这些细微的神经，这需要有非常精湛的技术。因为是要通过胸、腹、颈三个部位的手术，又是在手术中无法换位的情况下，周围又有很多极易受损伤的血管、神经，手术视野很狭长、很深，在单侧肺的麻醉时间只有数小时都不到的条件限制下，这绝对属于高难度、高侵袭的手术。手术后的几天内还需要集中治疗，有的患者还必须要增加手术后的人工呼吸管理。并发症有手术后出血、肺炎、心力衰竭、缝合不周全、肠道闭塞等，会发生很多方面的问题，也有手术后

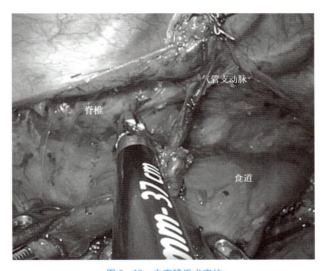

图 0-10　内窥镜手术实拍

资料出处：根据菊永裕行提供的资料翻译整理制作。

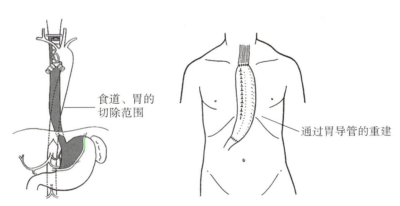

图 0-11　食道、胃切除与重建胃导管示意图

资料出处：根据菊永裕行提供的资料翻译、整理制作。

引起患者死亡的报告。

在内窥镜辅助下的手术比开胸腔、开腹腔手术侵袭性要小很多,手术后的管理也不是很复杂。但是肺部的愈合等在内窥镜的视野中无法确保的情况下,还是存在不得不使用开胸腔手术的可能。针对颈部食道癌手术选择喉头一起切除的情况比较多,但因为会造成失声,最近采取的是前文所述的放射线治疗的病例较多。

针对腹部食道癌,则采取积极的手术。通过切开左胸腔后切除中下部食道,用吻合术缝合胸腔内胃导管。现在使用仅次于胸部食道癌手术的方法取得了良好的成效。

结语

食道癌的治疗是操作熟练的团队在实践中的团队治疗。在日本是以外科为中心,由内科、放射线科、肿瘤内科、缓和护理、在家医疗,还有护理部、药剂部等组成的医疗团队进行集体治疗,以让患者回归社会为目的,达到长期生存的目标。

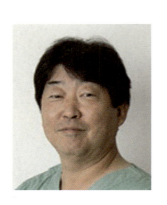

菊永裕行

日野市立医院副院长、
地域医疗健康中心所长

关 于 癌 症

一、癌症是什么

上皮性恶性肿瘤被称为癌症,正如其名,指上皮(覆盖组织最上部的部分)细胞的恶性肿瘤化。因为是自己的细胞扰乱秩序擅自开始增殖的病,所以不会传染给别人。特征是初期无症状发展,急剧发展的话就会性命攸关。在日本,每两个人中就有一个人患上癌症,每三个人中就有一个人因为癌症而丧命。

事实上,围绕我们的环境会伤害到细胞的 DNA(基因),每天都会发生数以万计的细胞变异,由此产生的异型细胞基本上都会被免疫系统所消除,但幸存下来的异型细胞会反复变异,癌细胞也就因此诞生。一般来说,致癌最少需要 10 年的时间,但是 1 克的癌细胞成长为 1 千克甚至不需要 5 年。

二、癌症的诊断

癌症的诊断,首先要确认的是癌细胞组织,其次是扩大诊断,最后才是判断治疗方法。之后,医疗人员会面对患者,由患者选择最佳的治疗方法。发现癌细胞组织的时候,采集(生检)细胞组织的一部分,用显微镜加以确认,也就是说形态学上是以"外观"来进行判断的。当然是在细胞组织染色后用显微镜放大的基础上,使用细胞异型(细胞核的状态)和构造异型(组织的构筑状态)来体现。从正常细胞到癌细胞的异型性分为 5 个等级,等级 4 和 5(Grade 4 和 5)被视为癌细胞。在难以确诊的病例中,通常也会使用在染色的基础上加上免疫染色的手法,将癌细胞持有的抑制癌基因(p53、BRCA 等)和癌基因(K-ras、erbB 等)染色后进行判断确诊。

癌的进展程度用 TNM 分类的方法被分为 0—4 期(Stage 0—1)。即使是表在癌(从黏膜上皮到黏膜下层的癌),也会有罕见的转移,这种情况下已经是三期(Stage 3)以上。在叙述治疗方法之前,我们先关注一下癌症的性质。

三、癌细胞

要了解癌症,首先必须了解细胞。人体大约由 37 万亿个细胞组成。细胞被细胞膜覆盖,里面有细胞核和细胞质,细胞核中的 DNA 被小小地折叠其中。这就是遗传因子。4 种磷酸整齐地排列在双重 1.8 m 的螺旋链上,相当于高画质电视约 3,500 小时的影像信息,也就是相当于 35,000 TB 的信息被存储其中。这些都是为了改变细胞之间在通信中使用的传输信号(语言)和细胞自身结构及功能的信息。虽然可能会有些费解,但是请大家理解,人之所以能够活着正是来源于各个细胞的意识和功能。心脏从出生到死亡作为输送血液的泵在持续运转。肺在睡觉的时候也不会停止呼吸。心脏和肺并不是靠大脑意识运转,而是自动运转。这是细胞的独立行动。例如,受伤时出血的停止,伤口的修复和治愈,都与我们的意识无关,是靠各个细胞的自主意志进行的。那么,细胞是如何获得这样的机制呢?人类诞生至今才不过400万年,但是作为生命起源的含有DNA的单细胞从40亿年前就已经诞生了。在漫长的岁月中,细胞内的DNA受到了难以计数的刺激和攻击,比如说,会有很多放射线、紫外线、从宇宙中借陨石飞来的病毒、细菌和有害物质。在细胞的DNA上写着针对这些外敌的"对应手册",所以有着近乎无敌的情报源。但是,普通的正常细胞并不能接触到这些信息的全部,而是受到每个组织的限制。如果肺组织的细胞随意地动用胰脏细胞的机能开始融化周围的组织,或者任性地启用淋巴球的机能像变形虫那样开始行走,那岂不是"天下大乱"?

当然,为了保持组织的年轻,细胞会分裂成新的细胞,旧的细胞会死去。这被称为细胞凋亡(Aptosis,程序性细胞死亡)。如果没有细胞凋亡的话,分裂后的新细胞和旧细胞就会充满组织,所以旧细胞注定会死去。随着细胞分裂,DNA两端叫端粒的蛋白质会缩短,会停止细胞分裂并老化而死。反之,如果使用端粒酶也可以延长端粒。在人体中脑细胞和心肌细胞就是使用这种机制,既不会产生细胞分裂也不会死亡,从人类出生到死亡都会持续工作。

与普通细胞相比,癌细胞所具有的"生存"意识更强。一旦患上癌症,细胞首先就会打开激活端粒酶的开关,得到长生不老。不死的癌细胞通过细胞分裂肿瘤增殖的话,一转眼组织就被癌细胞填满,在中央的癌细胞也会陷入缺氧状态而营养不足。接下来,为了救援,组织程序的DNA开关被开启,向周围发送救助信号:"帮帮我,再给我送点营养和氧气!"癌细胞用这种类似电信诈骗手法不断欺骗着周围的细胞。周围的正常细胞并不知道这是癌细胞的呼叫,所以为了救援他们会新建血管提供氧气和物资,因此,癌细胞得以继续细胞分裂。但是,即便这样也会出现极限,癌细胞就会期盼有新的天地。首先,像变形虫那样能够移动的细胞DNA开关被打开。如果能够移动,那么癌细胞就可以转移到新的地方开始增殖。这些全部是依照癌细胞的DNA的意思在执行。特别是在转移之前成长起来的癌细胞会演变成拥有"头脑"的强大细胞,能够熟练掌握和运用所有DNA信息。不管人类制造什么样的抗癌药剂,拥有着40亿年来地球上所有物质数据的DNA都可以知道逃脱之法。你也可以理解为:癌症会随着时间的推移变成有头脑集团。正因为如此,在成为难以治疗的进展癌之前开始治疗才是最关键的。

四、治疗方法

癌症的主要治疗方法大致分为四种:(1) 外科治疗(手术),(2) 放射线治疗,(3) 化学疗法,(4) 缓和护理。不留任何癌组织、能够完全摘除病灶的话,可以完全治愈(根治),一旦有残留的话就有复发的可能。但是也有人能够和癌症共存并长期生存,偶尔也有癌症自然消退的病例。癌症在医学上属于难解的疾病,这里介绍一下一般的治疗方法。当然,也有四种治疗方法并用的集学治疗的病例。

(1) 外科治疗就是手术切除。以前因为外科医生的手术水平有高低,会造成不同的结果,但随着医疗器械和医疗材料的进步和开发,患者几乎可以在手术上得到差不多的结果。一般而言,手术必须是根治性高的才有意义。但是由于癌症引起出血不止、肠道闭塞无法进食等,以减缓患者症状和痛苦为目的的阶段性手术也会被实施。通常根治手术是将包含正常组织的癌细胞病灶一起摘除的同时,周围的淋巴结也被廓清(切除一块),对癌的浸润度和转移进行病理学检查,诊断出根治度。接下来判断癌复发的可能性,选择必要的追加治疗[(2) 放射线照射和(3) 化学疗法]。以前广泛采用的是高度侵袭手术,现在已经改成使用内窥镜等低度侵袭手术,手术后的管理也相对轻松,而且患者住院的时间也大大缩短。特别是早期的癌症治疗,基本上都是低度侵袭手术,甚至都不需要住院。

(2) 放射线治疗是近20年来发展最快的治疗方法。这种治疗是利用放射线对细胞的DNA进行伤害或破坏,从而将癌细胞杀灭。但是,放射线和光一样是电磁波,20年来照射的焦点都不太精准,只是沿着肿瘤的轮廓进行照射的话会引起周边模糊,这样的照射多少需要牺牲掉一些正常的细胞。但是随着沿着轮廓照射的技术改良，精准照射已经成为可能，有了针对肿瘤的三次元构造进行计算的照射，在牺牲极少的正常组织的基础上对癌组织进行照射的治疗机器已经被开发出来，全世界的放射线治疗进入新的发展阶段。设计使用CT和MRI的照射计划，精准对准目标对象，可以缩小癌组织或者消灭癌组织。重粒子线和质子线治疗一度得到关注和期待，但因为照射范围比较暧昧，对正常组织的照射引起强烈的副作用，显然并不适合临床。就像原子弹爆炸一样，一下子产生巨大的爆破范围，在破坏病灶的同时对母体的生命也产生了威胁，身体也无法承受多次的治疗。与欧美各国在癌症治疗中普遍选择放射线治疗不同，日本则更多地选择外科治疗。目前中子捕获疗法（BNCT）等是最先进的放射线治疗方法，已被研发并投入使用，可能会成为今后放射线治疗的主流方法。

（3）化学疗法是使用抗癌剂、分子靶向药物、激素剂的内科治疗方法。近年开发出的免疫检查点抑制剂在临床的治疗中也有一定的治疗效果，为提升癌症治疗实效做出了积极的贡献。但是正如前文所述，癌细胞已经掌握了地球上的各种信息并拥有很强的驾驭能力，人类开发出的药剂很多只是在首次使用时有效，之后就会出现癌细胞产生抗药性致使药物无效，并以癌症复发的形式开始反击。今后我认为以免疫治疗为主线的治疗方法会成为化学疗法的主角，而"癌细胞的自我清除功能"或者"组织秩序的恢复功能"应该真正可以助力于癌症的彻底消灭。

（4）最后的缓和护理不仅仅是消除晚期患者苦痛的医疗方法，而且是从最初诊断出癌症的时候就已经开始了。癌症患者都会意识到"死亡"。贴近这种心理，在身体上、心理上、精神上给予支撑，采取相应的对策就是缓和护理。护理中需要外科医生、精神科医生、急救科医生、麻醉科医生、放射线科医生、缓和护理医生、护士、药剂师、营养师、理疗师、访问诊疗医生、访问护士、护理师、护理经理等各个方面的医护人员，开展统括型的护理，而这种护理的中心就是患者和患者的家属。让患者能够一边维持社会活动一边接受治疗的社区的存在具有重要意义。

五、癌症的预防（癌症体检）

世界上的癌症患者数量如图0-12所示在不断增长。因为癌症而死亡的人数也在增加，如图0-13所示，脏器类的癌症，如肺癌、乳腺癌、大肠癌的增加趋势特别明显。

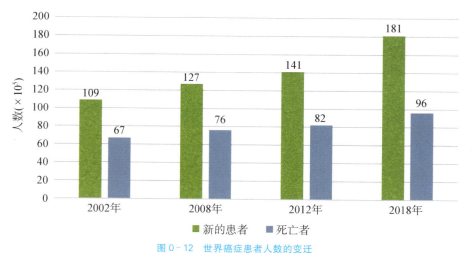

图0-12　世界癌症患者人数的变迁

资料出处：根据菊永裕行提供的资料翻译、整理制作。

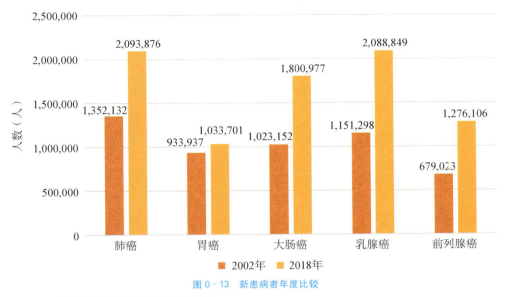

图 0-13 新患病者年度比较

资料出处：根据菊永裕行提供的资料翻译、整理制作。

根据日本的统计，没有进行体检而患癌症的患者的死亡率超过了60%，参加体检的癌症患者的死亡率则低于30%。因为癌症在早期发现可以得到最好的治疗，所以超过40岁的人最好每年都进行一次癌症体检。肺癌、乳腺癌、胃癌、大肠癌、肝癌被称为5大癌症，通过各种癌症检查都可以取得较好的成果，当然还有覆盖脑肿瘤和妇科癌症（子宫癌、宫颈癌）以及胰腺癌的综合体检。我们的方法是，根据各自的年龄、性别、体格、病例、家族史、生活履历、兴趣爱好、嗜好，有时还会参考通过基因解析得到的结果，每3年作为一个阶段定制个人的体检方案，尽力做到没有任何疏漏。要努力做到包含生活习惯病在内的癌症早期发现，体检就是确认健康健全状态的定期检查。

现在癌基因和抑制癌基因在日本的各个大学附属医院、癌症中心等处都有活用次世代定序装置（NGS，即Next Generation Sequencer）的业务，费用在10万日元左右，可以检查出个人患癌症风险的可能性。通过这种方法，针对遗传性的乳腺癌、卵巢癌，可以发现BRCA1和BRCA2的基因突变，因此也有人希望可以在癌变之前进行摘除。

此外，现在已经开发出了使用微阵列法（microarray）的血液检查，可以查出现在体内是否存在癌变。这是一种借助RNA对各种癌细胞的免疫反应进行观测，通过微阵列识别判断具有该排列的mRNA（messenger RNA）的方法，有报告称在早期阶段约有90%的准确率。各个医疗设施价格不尽相同，费用大致在8万日元左右。诚然，出现阳性反应之后也必须要通过内窥镜、CT、MRI、超声波检查等进行确诊，但是在癌症检查方面应该是划时代的突破。目前，这种方法还仅限于以胃癌、大肠癌、胆道癌（胆管癌、胆囊癌）、胰腺癌为检查对象，相信在不久的将来，检查对象的癌症种类还会增加，检查费用也会进一步下降，在癌症的筛查中也会发挥更大的作用。

结语

如果了解了癌症的本性，我想大家就知道接下来应该怎么做了。有规律的生活，摄取黄绿色蔬菜，控制吸烟和酗酒，限制过量的糖分和脂肪，避免长时间的压力，进行适度的运动，这些就是生活在当代的每个人应该知道的预防知识。40岁过后，接受体检，每年确认自己的健康状况，因为预防医疗才是最好的治疗。

1
CHAPTER

基础篇
了解日本医疗

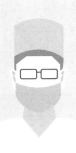

基础篇
了解日本医疗

1 日本医疗概况

我国的近邻日本是目前全球第三大经济体，2019 年的 GDP 为 5.21 万亿美元，人均 GDP 为 41,314.41 美元。同时，日本也一直是一个重视医疗保健和社会保障的国家。2020 年度日本厚生劳动省医政局的预算总额为 2,472.4 亿日元（见表 1-1），2019 年度的补充预算额为 36.5 亿日元（见表 1-2），此金额与 2019 年度的年初预算总额 2,196.78 亿日元相比增长 14% 左右。

表 1-1　2020 年度日本厚生劳动省医政局预算方案（主要政策及金额）

主要政策	金额
为实现地区医疗构想的措施	1,278.9 亿日元
● 地区医疗介护综合确保基金（公费）	1,194 亿日元
● 为实现地区医疗构想而缩小病床规模的补贴	84 亿日元
● 为实现医疗功能的分化与合作的医院补贴事业	0.9 亿日元
解决医师在地区间、科室间的人数不平衡对策	5.0 亿日元
● 活用认证制度，鼓励医师在医师缺乏地区工作	2.0 亿日元
● 综合诊疗医师的培养补贴	3.0 亿日元
推进医师及医疗从业者的工作方式改革	183.2 亿日元
● 推进医生的工作方式改革（公费）	143 亿日元
● 创造易于工作、乐于工作的职场环境	40.2 亿日元
健康大数据改革的推进	14.2 亿日元
推进基于医疗计划的医疗体制	610 亿日元
● 灾害医疗体制的推进	96.1 亿日元
● 急救、周产期医疗体制等的推进	513.9 亿日元
推动产业结构向拥有高度药品开发力的结构转换	12.8 亿日元
医疗领域研究开发的推进	368.3 亿日元
总　　额	2,472.4 亿日元

资料出处：日本厚生劳动省官网。

表1-2　2019年度厚生劳动省医政局补充预算方案（主要政策及金额）

主要政策	金额
灾害复原复兴及安全安心的保障	36.5亿日元
● 医疗设施等的灾害后复原	14.9亿日元
● 偏僻地区医疗据点医院等的应急发电设备及供水设备的整备	7.8亿日元
● 灾害据点医院的功能强化	1.8亿日元
● 灾害据点精神科医院的抗震整备	12.0亿日元
总额	36.5亿日元

资料出处：日本厚生劳动省官网。

根据日本厚生劳动省截至2017年10月1日的统计，日本全国拥有8,412家医院，101,471家普通诊疗所，68,609家齿科诊疗所；医院病床数量达到1,554,879个，普通诊疗所病床数量为98,355个；医师人数319,480人，齿科医师人数104,533人，药剂师人数301,323人（见表1-3）。

表1-3　日本全国医疗资源概况

日本医疗资源	数量	备注
医院	8,412家	普通医院7,353家；精神病医院1,059家
普通诊疗所	101,471家	有床位的诊疗所7,202家
齿科诊疗所	68,609家	
10万人口对应的医院	6.6家	普通医院5.8家，精神病医院0.8家
10万人口对应的普通诊疗所	80.1家	有床位的诊疗所5.7家
10万人口对应的齿科诊疗所	54.1家	
医院病床数量	1,554,879床	普通病床890,865床，精神病床331,700床，疗养病床325,228床等
普通诊疗所病床数量	98,355床	
10万人口对应的医院病床	1,227.2床	其中普通病床703.1床，精神病床261.8床，疗养病床256.7床
10万人口对应的普通诊疗所病床	77.6床	
医师	319,480人	现任职于医疗设施304,759人（男性240,454人，女性64,305人）
齿科医师	104,533人	现任职于医疗设施101,551人（男性78,160人，女性23,391人）
药剂师	301,323人	现任职于医疗设施230,186人（男性78,432人，女性151,754人）
10万人口对应的医师	251.7人	现任职于医疗设施240人（男性189.4人，女性50.7人）
10万人口对应的齿科医师	82.4人	现任职于医疗设施80.0人（男性61.6人，女性18.4人）
10万人口对应的药剂师	237.4人	现任职于医疗设施181.3人（男性61.8人，女性119.6人）

资料出处：数据来自日本厚生劳动省截至2017年10月1日的统计。

2 日本医疗的法律法规和相关医疗资质

（1）主要相关法律

众所周知，日本是一个法律法规非常规范而严谨的国家，与医疗相关的法律法规也是如此。以下是笔者整理的日本医疗相关的主要法律一览表（见表1-4）。

表1-4 日本医疗相关法律一览表

类别		具 体 法 律
提供医疗服务的相关法律	医疗分类相关的法律	《医师法》《齿科医师法》《药剂师法》《保健师助产师护士法》《关于促进护士等人才储备的法律》《地方公务员共济工会法》《营养师法》《医疗放射线技师法》《齿科卫生技师法》《齿科技师法》《关于临床检查技师等的法律》《理学疗法师及康复疗法技师法》《语言听觉师法》《视力训练师法》《临床工学技师法》《假肢装具师法》《急救师法》《关于按摩指压师针灸师等的法律》《柔道整腹师法》
	有关医疗设施的法律	《医疗法》
医疗保险及养老保险相关法律		《健康保险法》《国民健康保险法》《厚生年金保险法（企业年金保险法）》《船员保险法》《国家公务员共济工会法》
劳动相关法律		《劳动基准法》《劳动安全卫生法》《劳动者灾害补偿保险法》《雇佣保险法》《关于保障雇佣领域中男女机会和待遇平等的法律》《关于保障产假、介护假等育儿或家庭介护人员相应福利的法律》
食品药品相关法律	药品相关法律	《药法》《药剂师法》《麻药及精神药取缔法》《大麻取缔法》《鸦片法》《兴奋剂取缔法》《毒物及剧物*取缔法》《关于保障安全的血液制剂的稳定供应等的相关法律》《独立行政法人药品及医疗器械综合机构法》
	食品相关法律	《食品安全基本法》《食品卫生法》《关于内含有害物质的家庭用品的相关法律》
老年人相关法律		《关于保障老年人医疗的相关法律》《介护保险法》《老人福祉法》《关于防止虐待老人、支持介护老人者的相关法律》
社会福祉及残障人士相关法律	社会福祉相关法律	《社会福祉法》《生活保护法》《社会福祉师及介护福祉师法》
	残障人士相关法律	《残障人士基本法》《关于综合性地帮助残障人士的日常及社会生活的法律（残障人士综合支持法）》《残疾人士福祉法》《智障人士福祉法》《关于精神保健及精神障碍者福祉的相关法律》
疾病预防与健康促进相关法律		《健康增进法》《地区保健法》《关于传染病预防及传染病患者医疗的相关法律》《预防接种法》《新型流感等的对策特别措施法》《癌症对策基本法》《关于脏器移植的相关法律》
母子相关法律		《母子保护法》《母体保护法》《儿童福祉法》《母子及寡妇福祉法》《关于配偶家暴防止及被害者保护的相关法律》《关于防止虐待儿童等的相关法律》
其他医疗相关法律		《关于废弃物处理及清扫的相关法律》《个人信息保护法》

资料出处：据日本厚生劳动省及相关政府官网信息整理制作。
说明：* 剧物为毒性低于毒物的有毒物质。

【上塚芳郎医生聊日本医疗】日本医疗的相关法律

在日本，与医疗相关的法律中，比较有名的有《医师法》《医疗法》以及《健康保险法》等。

(1)《医师法》

《医师法》规定了作为医师必须承担的责任。与其类似，《保助看法》(即《保健师助产士护士法》)规定了护士、助产士等的责任，违反了《医师法》的医师将会受到严惩。《医师法》中十分重要的一条就是第20条的"无诊察诊疗"。初诊时，医生不能在患者不到场的情况下，听其代理人口述状况后开药。

(2)《医疗法》

《医疗法》规定了医疗机关(医院、诊疗所等)开设、管理、整备时的具体方法。比如其中的《地域医疗计划条例》，就对各地区的病床数进行了具体规定，如果该地区病床数已达上限，就无法再开设新的医院；其次，鉴于在全国范围内高度急性病院过多的情况(高度急性病院的诊疗费用较高)，《医疗法实施规则》第30条在病院"区分"以及"定义"上做了具体的规定，将病院分为"高度急性病""急性病""恢复期"以及"慢性病"四类。而到了2025年，由于日本后期高龄者人数会有显著增加，厚生劳动省要求按下列算式重新计算各地区所需要的病床数：

2013年各性别、年龄及各诊疗科的入院治疗率×2025年各性别、年龄的预计人口＝2025年各诊疗科所需要的病床数量

根据以上算式得出的结果可知，高度急性病的病院需求量会大幅减少，因此有必要将这部分医院转型为慢性病医院。

(3)《健康保险法》

原则上，根据《健康保险法》及保险医疗相关规则的规定，在使用公共医疗保险的情况下，混合诊疗是被禁止的(但先端医疗不受该项限制)。所谓混合诊疗，是指患者所进行的医疗中，一部分在公共医疗保险涵盖范围内，而另一部分则不在该范围内。在日本求医的外国人由于没有公共医疗保险，一般属于自由诊疗，因此不会遇到混合诊疗的相关问题。综合体检("人间ドック")等的体检类项目也由于是自费项目，不在《健康保险法》所管辖的范围内。

(4)《药品、医疗器械法》

《药品、医疗器械法》中提倡"医药分业"，即鼓励患者在接受诊疗医院以外的药店内购买所需要的药品。虽然目前日本全国"医院分业"的普及率在70%左右，但在药店购买处方药这一做法已经有了很高的接受度。

(2) 主要医疗资质

与完善的日本医疗相关的法律体系相对应的是日本五花八门、各式各样的医疗相关资质(见表1-5)。

表1-5 日本医疗职业分类表

分类	职业	主要职责	证书
护理医疗类	护士	辅助医师诊疗病人，照顾残疾人、幼儿、高龄者等生活无法自理的人，提高他们的生活质量	

续 表

分类	职业	主要职责	证书
	保健师	在保健所及各市町村进行各类体检、疫苗接种,在育儿、孕产等方面提供咨询服务,帮助高龄者进行健康管理,负责地区的保健及健康管理	
	助产师	对女性怀孕、生产及产后等阶段进行必要的监督、护理及提供建议,辅助孕妇进行分娩,对新生儿及幼儿进行护理	
	医师	医师分为临床医师和基础医学者,大多数为临床医师。临床医师主要负责患者的治疗、疾病的预防、体检及疾病的检查诊断等工作	
康复治疗类	理学疗法师	理学疗法师作为康复治疗中心的核心职业,遵循医师的处方对患者进行各类检查与测定。其主要工作是对身体有障碍的患者进行治疗和训练,帮助患者恢复基本的运动能力	
	作业疗法师	作业疗法师通过让患者进行编织、陶艺、木工、园艺、音乐演奏等训练,提高残疾人士及痴呆症老年人等的生活自理能力。与理学疗法师不同,作业疗法师的目的是提高患者应用性的生活能力以及社会适应能力	
	视觉训练师	视觉训练师的主要工作可以分为四大块:① 眼科检查;② 斜视、弱视的检查及矫正训练;③ 辅助体检等地区医疗活动;④ 低视力患者训练(所谓低视力是指由于糖尿病、白内障等导致的视力下降及视野狭窄),为患者检查剩余视力,并帮助他们选择相应的阅读辅助工具,教导其使用方法	

续　表

分类	职业	主要职责	证书
医疗技术类	义肢器具师	作为康复中心的一员，义肢器具师具有高度的专业技术和广泛的医学、工学知识，能够为患者安装假肢或对器具的部位进行数据采集、义肢设计、制作及最终调整，使假肢和器具最大限度适应患者的身体	
	语言听觉师	语言听觉师的工作是帮助弱听、发声发音障碍、失语症等患者维持或恢复语言听觉功能，进行专业的检查、训练及指导	
	临床检查技师	临床检查技师负责对患者开展检查，收集医师进行治疗所必需的患者的客观身体数据，基于数据，医师能决定疾病的诊断与治疗方向等。包括"临床化学检查""血液检查""微生物检查""免疫检查""病理细胞检查""输血检查""生理机能检查"等	
	临床工学技师	临床工学技师操作人工透析装置、人工心肺装置、人工呼吸装置、高气压治疗装置、体外心脏循环装置等生命维持管理设备，对医疗活动进行必要的辅助，同时为保证医疗器械的安全有效，对其定期进行保养与管理	
	诊疗放射线技师	诊疗放射线技师是在医师的指示下对患者进行放射线诊断、放射线治疗。最常见的有胸部X光照射诊断及CT图像诊断。此外，还包括利用放射线破坏患处细胞的放射线治疗等	
按摩针灸类	按摩指压师	按摩指压师是通过手掌对患处（穴位）进行按、揉、擦、敲等动作，刺激神经及肌肉，促进身体的血液循环，从而达到调整全身机能的目的，是不使用任何器具的治疗	
	针刺师	针刺师所进行的针法治疗是将专用的刺针插入静脉穴位，刺激人体的自然愈合能力。针法治疗除了对神经痛、腰痛、肩膀酸痛有较好的效果外，在中国也运用于麻醉、癌症晚期的治疗，是一种无副作用的治疗手法	

续表

分类	职业	主要职责	证书
	艾灸师	艾灸师进行的艾灸治疗，是通过在穴位上点燃药草，利用热刺激产生自然的治愈作用的一种疗法。作为东洋医学的一种，通过激活人类本身的自然愈合能力进行治疗	
	柔道整复师	柔道整复师的工作是治疗淤青、扭伤、脱臼、骨折等外伤。常规的节骨、整骨等治疗只能由柔道整复师进行	
急救救命类	急救救命士	急救救命士与患者同乘救护车，在救护车运送患者至医院的途中维持患者的生命体征。他们可以对患者实施一般急救队员不允许进行的心肺复苏治疗	
福祉类	介护福祉士	介护福祉士的工作是对卧床不起、有认知障碍的老人及有身体或精神障碍者进行入浴、排泄、饮食等方面的护理，并对这些患者或他们的护理人员进行护理相关的指导	
	社会福祉士	社会福祉士的主要职责是为在社会生活中有障碍的人及其家属等提供有关社会福祉制度、各类护理等的建议、指导及其他援助服务，让患者能充分利用福祉服务在社会中独立自主地生活	
	精神保健福祉士	精神保健福祉士的主要工作是向正在接受或已经接受精神障碍治疗的患者提供出院后的生活、就业及各种福利制度的咨询服务，为使患者在出院后能够适应日常生活而对患者进行必要的训练和指导	

分类	职业	主要职责	证书
药学	药剂师	作为药品的专家,药剂师活跃于各个领域。首先,制药公司需要药剂师进行新药的开发与实验。新药在销售环节中,需要药剂师对全国的医师及药局普及该药品的效果及使用方法。另外,医院或药局需要药剂师根据医师的处方笺调配药品并对患者进行安全服务的指导。在各个地方的自来水公司,还有专门负责水质检查的药剂师,保健所内的药剂师则主要负责对地区环境卫生的指导	

资料出处:据日本厚生劳动省及相关政府官网信息整理制作。

3 日本医疗体系

2009年9月29日,日本全国各级地方政府首次制定了医疗的基本理念——"保护地区医疗"和"以健康长寿为目标",同时规定了政府、医疗机构与国民三方各自的义务(参考"第一届良性就医指南座谈会2018年10月5日资料5"吉田委员资料概要)。日本的各级政府有义务为实现上述两个基本理念推进各种政策的实施。

日本的医疗机构需更多地理解患者的立场,建立互信的医患关系。同时,医疗机构之间需要加强功能分担与业务合作,确保医疗资源的充足,保持良好的医疗环境。医疗机构还需要对体检、诊断机构提供帮助。

作为日本国民,需要配合指定的医师,进行适宜的就诊,对医师抱有信赖与感恩,积极参与体检,重视日常的健康管理。

应该说,日本的医疗体系已经从"有病看病"的阶段提升到了"健康循环"的新高度,日本国民的健康问题也不仅仅停留在"单纯地对医疗机构的依赖",而是步入政府、医疗机构和国民三方共同努力的新局面。与此同时,整个日本的医疗体系也基本围绕着"预防、诊断、治疗、预后"的健康循环,开始了新一轮的发展。

(1)预防

经过数千年人类对生老病死的探索和实践,在医疗健康领域"预防、诊断、治疗、预后"的健康循环理念已经逐步确立。当前发达国家和发展中国家都面临着医疗费用极度膨胀的问题,这也使得世界各国把目光从既往的重视诊断治疗开始转向预防(见图1-1)。

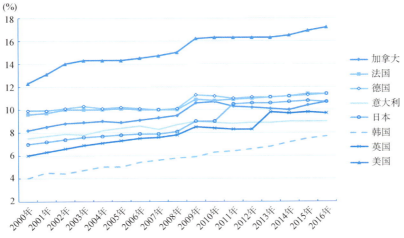

图1-1 保健医疗支出占GDP比例的变化趋势图

资料出处:根据OECD于2017年11月的健康数据统计。

生活习惯病也自然成了预防的重中之重。所谓生活习惯病，是指通过生活习惯的改善能早期预防、早期发现、早期治疗的疾病。这个概念的导入就是提醒人们除了医疗之外，保持良好的生活习惯对健康也是至关重要的。

根据日本厚生劳动省的定义，所谓生活习惯病是指由饮食、运动、作息、吸烟、饮酒等生活习惯所直接或间接引起的疾病。起初，考虑到这类疾病大多数是随着年龄的增长而产生的，故称为"成人病"。后来，医生们发现这些疾病的产生与患者在儿童时期的生活习惯息息相关，故于1996年改称为"生活习惯病"。表1-6列举了一些常见的生活习惯病。

表1-6 常见的生活习惯病一览表

起因（生活习惯）	具体病症
饮食	非胰岛素依赖糖尿病、肥胖、高血脂（家族史遗传除外）、高尿酸血症、心血管疾病（先天性除外）、大肠癌（家族史遗传除外）、齿周病等
运动	非胰岛素依赖糖尿病、肥胖、高血脂（家族史遗传除外）、高血压等
吸烟	肺扁平上皮癌、心血管疾病（先天性除外）、慢性支气管炎、肺气肿、齿周病等
饮酒	酒精性肝病等

资料出处：根据日本厚生劳动省官网资料整理制作。

在当今的日本，糖尿病、高血压、高血脂、肥胖与过瘦、中风、心脏病被称为6大生活习惯病。

癌症、心血管疾病、糖尿病、COPD（慢性闭塞性肺病）等生活习惯病的治疗费用占整个日本医疗费的30%，死亡人数更是高达近60%（见图1-2）。在社会老龄化加剧的背景下，预防生活习惯病对守护国民的健康显得尤为重要。为此，日本厚生劳动省牵头推广名为"智慧生活"（Smart Life Project）的国民运动。"智慧生活"以运动、饮食、禁烟为中心，倡导国民健康地生活。2014年，在上述三大中心的基础上，新增了体检与诊断的内容（见表1-7）。

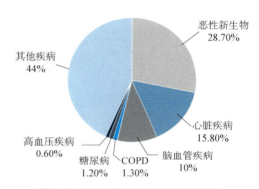

图1-2 生活习惯病死因的比例（2012年）

资料出处：根据日本厚生劳动省官网资料整理制作。

表1-7 智慧生活具体内容一览表

	智慧生活
运动	每天增加10分钟运动 ※ 每天进行10分钟的快走 ※ 每天多走10分钟（从目前日本人的平均步数来看，为预防生活习惯病，男女需每天各多走1,000步，约10分钟左右）
饮食	每天增加70克蔬菜摄入 ※ 日本人平均每天摄入280克蔬菜，为预防生活习惯病，每日需摄入350克蔬菜，约半个番茄或一小碟炒菜的量 ※ 每天花15—20分钟在家里或通勤路上吃早餐，既可以为新的一天注入满满的能量，也利于预防生活习惯病
禁烟	通过禁烟减少吸入烟雾 ※ 女性吸烟有流产的风险，戒烟为了自己，也为了下一代 ※ 吸烟不仅损害自己的健康，同时也会损伤皮肤和美貌
体检与诊断	通过体检了解健康状况 ※ 许多生活习惯病在早期并无明显症状，为了尽早发现并采取应对措施，需要定期进行体检

资料出处：根据日本厚生劳动省官网资料整理制作。

除了改善生活习惯之外，日本政府也积极提倡定期参加体检，尽早发现那些没有自觉症状的或还没达到自觉症状阶段的疾病。为此,日本的医疗保险规定40—74岁的被保险者、被抚养者有义务参加针对生活习惯病的特别体检与保健指导。医疗保险所实施的特别体检和特别保健指导的目的,就是针对血压、血脂、血糖的结果报告显示有必要进行生活习惯改善的被保险者,由医师、保健师、管理营养师等进行生活习惯改善的指导,由此预防生活习惯病。

(2)诊断

在诊断方面各个国家的实际情况会有所不同,日本诊疗科室的分工较为细化,各个科室主要诊断的疾病也分得比较细(见表1-8)。

表1-8 日本各科室分工一览表

内科	消化内科	逆流性食道炎、恶心、呕吐、食物吞咽堵塞、腹痛、吐血、便血、黑便、腹泻、黄疸、食欲不振、肝功能障碍、体检出的胃部X射线异常、便潜血阳性
	呼吸内科	咳嗽、化痰、血痰、呼吸困难、体检出的胸部X射线异常
	循环内科	胸痛、胸部压迫感、失神、心跳加速、高血压、脉搏异常、体检出的心电图异常
	肾脏	浮肿、尿量过多或过少、蛋白尿
	糖尿病内分泌	不正常口渴、尿量过多、多汗、手指颤抖、有食欲但体重减少、体检出的高血糖
	血液	原因不明的高热、淋巴腺肿大、易出血、多发性关节痛、体检出的贫血、白细胞数异常
	神经内科	头痛、麻痹、眩晕、健忘、发抖、痉挛、意识障碍、无力、肌肉萎缩、口齿不清、身体不稳
小儿科		到中学生为止的几乎所有的疾病、预防接种、婴儿体检等
外科	消化外科	食道、肠胃、肝脏、胆囊、脾脏疾病的手术,内窥镜外科
	乳腺、内分泌腺外科	小叶增生、结节、喉咙肿瘤
	脑神经外科	头痛、意识障碍、痉挛、麻痹、眩晕、语言障碍、头部外伤
	心血管外科	腹部肿瘤、下肢静脉肿胀、下肢疼痛无力、短时间行走下肢疼痛难以继续行走、脚上易生溃疡
	整容外科美容外科	脸部、手、脚等身体表面的先天性畸形、外伤、癌症手术导致的外形修复(乳房再生、面容再生)、色斑、痣、黑色素的治疗、烫伤治疗、腋臭症、腋窝多汗症的治疗
	肛门外科	排便疼痛、血便、通便异常、痔疮
产科		怀孕、出生、不孕不育
妇科		无月经、月经不调、生理痛、月经前不适、下腹疼痛、腰痛、下腹部结块、下腹部膨胀、下腹部下沉感、出血、白带增多、发热、外阴的异物、瘙痒、疼痛、不适感、子宫下沉、自律神经症状、盗汗、手脚或全身冰冷、头痛、头重感、肩酸、失眠、心跳加速、眩晕、不安、烦躁、排尿痛、尿频、漏尿、性病以及性方面的心理烦恼
整形外科		骨折、脱臼、扭伤、淤青等外伤、膝盖及肩膀的关节疼痛、颈部背部腰部疼痛、风湿
精神科心理内科		失眠、不安、抑郁、摄食障碍、幻觉、妄想、健忘、癫痫、综合失调、神经病、忧郁症、认知障碍症、人格障碍、拒绝上学、小儿心理问题
眼科		眼部瘙痒疼痛、眼泪过多或无眼泪、视线模糊、近视、远视、飞蚊症、眼部脂肪过多、视线范围疾病、眼中异物、眼部撞伤
耳鼻咽喉科		耳部疼痛、耳部瘙痒、耳部出水、耳堵塞、耳鸣、突然失聪、眩晕、鼻涕、喷嚏、鼻堵塞、鼻涕混血混脓、鼻子疼痛、脸颊肿胀、脸颊疼痛、流鼻血、喉咙疼痛无法吞咽、声音沙哑、喉咙中有异物感
泌尿科		血尿、侧面腹部疼痛、尿频、尿不尽、排尿疼痛、尿脓、尿量过多或过少、尿失禁、夜尿症、膀胱尿道阴茎的损伤、包茎、龟头包皮疼痛肿胀、阴茎肿瘤、阴囊肿大、阴囊疼痛、勃起障碍、男性不育、射精障碍、血精
皮肤科		皮肤与黏膜(口内、阴部)皮疹、瘙痒皮疹、疼痛皮疹、色素性病变、毛发异常(脱毛、多毛)、指甲异常(变形、变白)、皮肤肿瘤

资料出处:据日本综合医院的科室分工整理制作。

在诊断依据方面,日本涌现出了一大批优秀的医疗器械厂商(后文将专门介绍)。这些企业不光在诊断的精准性上不断研发新产品、升级产品性能,更是站在患者的角度,为减轻患者的痛苦,做出了不懈的努力。

比如,诞生了首位企业员工获诺贝尔奖的神话的岛津制作所。为了减轻患者的负担,新近开发了乳腺专用 PET 系统。迄今为止,为了取得更好的影像效果,乳腺癌的诊断仪器都需要对被检测的乳房进行高强度的挤压,其中会伴随很强的疼痛感。虽然为了健康,患者们多会忍耐一时的疼痛,但是乳房检测始终是患者心中的痛。岛津制作所正是为了减轻甚至消除患者的负担和痛苦,专门研发了无痛乳房专用 PET(见图 1-3)。现在患者只要将乳房放入探测孔即可进行检查,并能够得到清晰的影像数据。

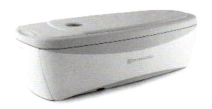

图 1-3　乳腺专用 PET 系统——Elmammo

(3) 治疗(团队医疗)

在日本,重大疾病都会采取团队医疗的模式进行会诊确诊,制定详细的治疗方案后才会开始正式的治疗。正是因为如此,所以一般在日本接受治疗需要准备一定的提前量。当然,突发性急病等紧急情况除外,在日本的各大急诊医院的治疗现场,团队医疗的效果也随处可见。

在这里,我们就拿被通知住院治疗的病人从住院预约开始到康复出院的流程做一下简单的介绍。一般来说,这个流程会经历五个阶段:住院预约、住院说明、住院面谈、住院治疗和康复出院(见图 1-4)。而从决定手术到手术当日又必须经历以下更为细致的流程。

整个住院治疗的过程都会出现"入退院支援室"的身影。为了让病人可以安心住院接受治疗,在住院前就有专业人员在详细了解病人具体情况的基础上,安排与协调其住院前、住院中、出院后的各类大小相关事宜(见图 1-5)。从这一刻起,"入退院支援室"的团队就开始为病人服务。"入退院支援室"的团队会随时为病人

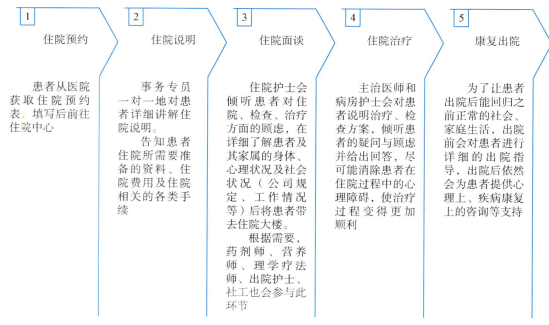

图 1-4　日本医院住院流程

资料出处:参考日本大型综合医院案例整理制作。

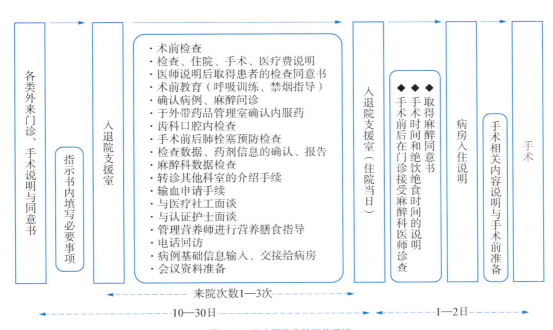

图1-5 日本医院住院相关手续

资料出处：参考日本大型综合医院案例整理制作。

穿梭于医院的各个部门，并为病人提供各类服务和指导。如在国内医院需跑来跑去敲各类图章、签字以及其他现象，在日本都不会出现。相关服务都会有专人来到病人面前进行实时的处理（见图1-6）。在已经入院的情况下，病人只需要在病房内等待服务人员上门就可以了。而且，这些上门服务都会事先与病人预约时间，以免打扰病人的正常休息。

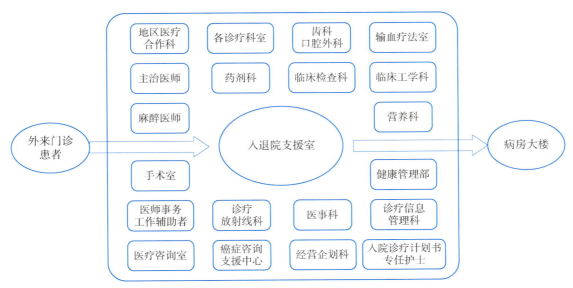

图1-6 日本医院住院治疗涉及的科室部门

资料出处：参考日本大型综合医院案例整理制作。

一般来说，在日本医院住院的病人都会在由医生、护士、药剂师、营养师、理学疗法师、社工、事务专员等组成的团队的精心服务之下，接受全面治疗与护理。所以，在日语中也有"医疗服务"一说。而表1-9中的"事务专员"也就隶属于"入退院支援室"。

表1-9　日本医院的团队医疗一览表

职业	主要职责
住院（指导）护士	了解患者的身心状态、家庭情况、生活状况，倾听患者对住院的疑虑与不安，并予以相应的解答和指导
出院（指导）护士	了解患者在住院时和出院后疗养上的问题，与社区有关部门进行联络协调，为患者出院后创造良好的疗养环境
药剂师	确认患者当前的服药情况、用药副作用情况以及手术停药、禁药情况等
营养师	了解患者的病情、营养状况与过敏情况，使治疗更安全有效。对患者出院后的生活习惯和营养摄取给出建议与指导
理学疗法师	确认患者的运动能力和生活能力，降低患者因为住院而导致运动功能低下的风险，帮助患者出院后能回归正常生活
社工	从住院前开始帮助患者一起解决住院费、社会生活方面的问题，以及在住院过程及出院后的各类问题
事务专员	帮助患者确认住院所需的物品、保证金、意向病房、出院时的支付方式等，为患者住院、出院等提供各类服务

资料出处：参考日本大型综合医院案例整理制作。

正如前文所述，日本医疗现场的团队医疗服务已经极为普及。在绝对保证不危及病人生命安全的前提之下，这些工作流程非常细致，也自然会耗费一些时间。表1-10以圣路加国际医院为例，整理了日本人接受重大疾病治疗大致所需的时间，供参考。

表1-10　不同癌症的治疗方案等待时间及住院时间（以圣路加国际医院为例）

诊疗部门	针对疾病	治疗内容	从治疗方案确定到治疗开始的等待日数	住院日数	从预约到初诊所需等待日数
消化器诊疗中心	食道癌	手术	2—4周	2—4周	消化外科1—2日 消化内科3—7日
		内窥镜治疗	2—4周	1周以内	
		化学疗法	1周	1周左右	
		放射线疗法	2周	以走院为主	
	胃癌	手术	2—6周	10—14日	
		内窥镜治疗	2—4周	1周以内	
		化学疗法	1周	走院治疗	
		放射线疗法	2周	以走院为主	
	大肠癌	手术	2周	1—2周	
		内窥镜治疗（EMR）	1周以内	1周以内	
		内窥镜治疗（ESD）	2—4周	1周以内	
		化学疗法	1周	以走院为主	
	肝癌	手术	2—4周	1周	
		肝动脉化疗栓塞术（TACE）	2—3周	5—7日	
		无线电波烧灼疗法（RFA）	2—3周	5—7日	
		化学疗法	1周	以走院为主	

续表

诊疗部门	针对疾病	治疗内容	从治疗方案确定到治疗开始的等待日数	住院日数	从预约到初诊所需等待日数
	胆管癌	手术	2—4 周	1—2 周	
		化学疗法	1 周	以走院为主	
	脾癌	手术	2—4 周	2—3 周	
		化学疗法	1 周	以走院为主	
	神经内分泌肿瘤	手术	2—4 周	2 周	
		内窥镜疗法	2—4 周	1 周以内	
		化学疗法	1 周左右	以走院为主	
	胃肠道间质瘤（GIST）	手术	2—6 周	7—10 日	
		化学疗法	1 周	以走院为主	
女性综合诊疗部	子宫癌	手术	2—3 周	1—2 周	2—7 日
		化学疗法	1—2 周	1 周以内	
		放射线治疗（根治性照射）	2 周	—	
	卵巢癌	手术	2—3 周	1—2 周	
		化学疗法	1—2 周	1 周以内	
乳房诊疗中心	乳腺癌	手术	5—7 周	4 日—2 周	乳腺外科 7 日
		化学疗法	2—3 周	—	
		放射线治疗（根治性照射）	1—2 周	—	
呼吸器诊疗中心	肺癌	手术	2—3 周	1 周	呼吸外科 1—2 日 呼吸内科 7 日
		化学疗法	1 周	1—2 周	
		放射线治疗（根治性照射）	2 周	2—4 周	
泌尿科	前列腺癌	手术	1—2 个月	8 日	2 日
	膀胱癌	经尿道手术	1—2 个月	4—5 日	
		膀胱全切术	1—2 个月	3—4 周	
	肾癌	手术	1—2 个月	7—8 日	
血液内科	血液肿瘤	化学疗法	1 日—2 周	1—2 周	1—3 日
		放射线治疗（根治性照射）	2 周	—	
脑神经诊疗中心	脑肿瘤	手术	1—2 周	5—6 周	脑神经外科 3 日
		化学疗法	2 周	1—2 周	
		放射线治疗（根治性照射）	2 周	—	
齿科口腔外科	舌癌	手术	2—3 周	1—2 周	3 日
	牙龈癌	手术	2—3 周	1 周	
皮肤科	棘细胞癌	手术	1—2 周	2 周以内	4 日
		放射线疗法	根据术后需要	门诊治疗	
		化学疗法	根据术后需要	1 周以内	

续 表

诊疗部门	针对疾病	治疗内容	从治疗方案确定到治疗开始的等待日数	住院日数	从预约到初诊所需等待日数
	基底细胞癌	手术	1—2周	1周以内	
	恶性黑色素瘤	手术	1—2周	2周内	
		放射线疗法	根据术后需要	门诊治疗	
		化学疗法	根据术后需要	门诊或住院	
		免疫疗法	根据全身状态诊断	2周内	
	乳房外湿疹样病	手术	1—2周	1—2周	
		化学疗法	根据术后需要	—	
缓和治疗科	所有癌症	疼痛缓和	0日	4周前后	2—3日
精神科	所有癌症	不安、抑郁、失眠、妄想的缓和	0日	—	1—7日
放射线肿瘤科	所有癌症	放射线治疗	2周以内	—	10日以内
肿瘤内科	除血液肿瘤外的所有恶性肿瘤	药物疗法（所有抗恶性肿瘤药）	1周以内	1周（90%为走院治疗）	4日以内
小儿医疗中心	小儿血液肿瘤	化学疗法	1日	6个月	小儿科0日 小儿外科1日
		移植	4—5周	3个月	
		放射线治疗	2周	—	
	小儿实体肿瘤	手术	1周以内	1—2周	
		化学疗法	1日	6个月	
		放射线治疗	2周	—	

资料出处：根据日本圣路加国际医院公布的相关资料整理制作。

（4）预后

日本有着先进的康复医疗设施，针对不同的疾病患者也设有不同类型的康复中心，主要分为5大类：心血管疾病康复中心、脑血管疾病康复中心、"废用综合征"康复中心、四肢关节康复中心、呼吸疾病康复中心（见表1-11）。

表1-11 日本康复中心简介表

康复中心类别	患者类型
心血管疾病康复中心	● 急性心肌梗塞、缺血性心脏病及其他心血管疾病患者或其术后患者 ● 慢性心功能不全、末梢动脉闭塞性疾病患者及其他慢性心血管疾病患者或其术后患者
脑血管疾病康复中心	● 脑梗塞、脑出血、蛛网膜下腔出血及其他急性脑血管疾病患者或其术后患者 ● 脑肿瘤、脑脓肿、脊髓损伤、脊髓肿瘤及其他急性中枢神经疾病患者或其术后患者 ● 多发性神经炎、多发性硬化症、末梢神经障碍及其他神经疾病患者 ● 帕金森症、脊髓小脑变性症及其他慢性神经疾病患者 ● 失语症、失认症、失用症患者及高级脑功能障碍 ● 耳聋患者及因人工内耳植入手术导致的听觉、语言功能障碍患者 ● 因下颚、口腔先天异常所导致的构音障碍（语言障碍）患者 ● 因舌恶性肿瘤等手术所导致的构音障碍（语言障碍）患者
"废用综合征"康复中心	● 急性病发后在静养期间产生的"废用综合征"患者，在一定程度上丧失了基本动作能力、应用动作能力、语言能力及日常生活能力的人

续表

康复中心类别	患者类型
四肢关节康复中心	● 因上下肢复合损伤、脊髓损伤导致四肢麻痹及其他急性四肢疾病患者或术后患者 ● 关节变性疾病、关节炎疾病患者及因其他慢性运动器官疾病导致运动能力和日常生活能力低下的患者
呼吸疾病康复中心	● 肺炎、无气肺及其他急性呼吸器官疾病患者 ● 肺肿瘤、胸部外伤及其他呼吸器官疾病患者及其术后患者 ● 慢性闭塞性肺病（COPD）、支气管哮喘及因其他慢性呼吸器官疾病导致的重症呼吸困难患者及日常生活能力低下的患者 ● 食道癌、胃癌、肝癌、咽喉癌等手术前或手术后需要进行呼吸功能训练的患者

资料出处：根据日本厚生劳动省官网及相关网站资料整理制作。

在恢复期的康复治疗中，为了使患者能够尽快回归正常的社会、家庭生活，各领域的专家们共同提供医疗看护服务。医师、护士、药剂师、理学疗法师、作业疗法师、语言听觉师、护工、医疗社工一起组成治疗团队，进行医疗与看护，开展脑障碍、运动麻痹等后遗症的康复，增强患者进行正常生活的能力。康复中心为每一位患者量身定制康复计划，并由专业人员具体实施康复治疗。

与康复中心相关的职业共有9类，包括：医师、护士、营养师、理学疗法师、作业疗法师、语言听觉师、护工、医疗社工和药剂师。基于医师的定期诊断及运动功能检查或动手能力检查等结果，医师、护士、理学疗法师、语言听觉师、社会福祉士从不同的专业视角出发，根据有关规定针对不同患者共同制定综合康复实施计划（见图1-7）。

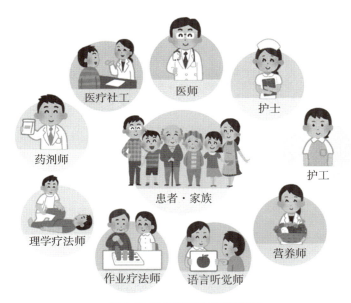

图1-7 日本康复中心治疗团队图

资料出处：根据五反田康复医院网站资料整理制作。

在进行恢复期康复治疗时，康复中心使用道具器械或制定针对性课程，根据每一个患者的状态和身体情况，实施不同的康复训练。同时，为了使患者在出院后能尽可能恢复正常的生活状态，还会进行必要的动作练习。比较典型的治疗方法如表1-12所示。

表 12　日本康复治疗的典型治疗方法

理学疗法	肌肉训练	● 通过器械进行手、脚及全身肌肉训练
	关节训练	● 此训练不使用器械,在轻松的环境下,由理学疗法师一边与患者交流是否疼痛,一边对患者进行舒展拉筋运动
	步行训练	● 从"由坐到站"的训练开始 ● 在训练室帮助患者慢慢能自己一个人站起来并开始行走 ● 在患者习惯上述训练后进行上下楼梯训练并进行户外散步训练
	器具辅助训练	● 借由步行辅助器等器具,让患者重获身体活动的感觉
作业疗法	动手训练	● 精细动作训练(如:用筷子选出不同大小、不同形状的东西) ● 道具活动训练(如:撕报纸捏成团等动作训练) ● 活动后的按摩(如:对患者手部进行按摩,缓解疲劳与麻痹)
	厨房训练	● 模拟厨房家务环境,进行"切""洗"等手部训练 ● 进行生活能力评价(根据患者能进行哪些具体活动来评价)
	生活训练	● 榻榻米卧铺训练[如:铺床(榻榻米)、卧铺起身、躺下] ● 其他家务劳动训练(如:吸尘器使用、晾衣服动作练习等)
语言听觉疗法	语言及脑功能训练	● 听说训练(如:用绘画卡进行看图说话练习、记忆练习等) ● 写字训练(如:用文字卡进行模仿写字练习,包括听说练习等)
	吞咽训练	● 吞咽动作训练(如:进行专门的脖子操、嘴唇操、舌头操等) ● 吞咽能力评价(通过上述练习对患者的吞咽能力进行评价)
护理疗法	健康状况管理	● 体温、血压、脉搏测量(每日) ● 康复训练后的水分补给(吞咽障碍者有专人服务) ● 入浴时有专人陪护(根据患者状态可活用电动智能浴缸)
	日常生活护理	● 日常生活辅助(例:站立、步行、换衣、如厕等行动辅助) ● 夜间如厕辅助(让患者尽快不需要借助成人纸尿裤生活) ● 口腔护理(作为防止肺炎的措施,每日辅助进行口腔护理) ● 生活看护(患者独立进行生活行为时在旁耐心看护、鼓励)
	社会交流	● 让患者之间交流,并鼓励患者积极参加活动室企划的各种活动
	精神鼓励 出院指导	● 刚从急性期恢复的患者心理上很难接受自己身体上的缺陷 ● 心理护理(护士和助手有意识地多倾听患者的想法,与之交流) ● 出院指导(了解病人的生活及周边环境,据此提供出院后的建议)
	入浴训练	● 入浴练习(练习淋浴、坐浴、泡澡等各种入浴方式) ● 放松空间(大浴场同时也是患者放松身心的绝佳场所)

资料出处:根据日本厚生劳动省官网及相关网站资料整理制作。

在预后康复方面,日本有着丰富的经验,也有着一大批新建的设备和器械。岛津制作所的"近红外光成像装置——SMARTNIRS"(见图1-8)就是新近开发的预后管理系统。有研究表明,针对脑血管疾病引起的麻痹症状,是否能够在发病早期便开始做适当的康复训练是机能恢复的关键。该预后管理系统利用近红外光成像设备监测康复前后大脑活动的变化,并将其效果可视化,以帮助患者选择最佳的康复方法,同时也有助于提高患者的积极性,促进有效的康复训练。

(5) 救命急救

熟悉日本的朋友时常会抱怨,日本的大小医院到了节假日都会定期休息,

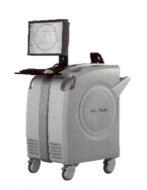

图 1-8　近红外光成像装置——SMARTNIRS

而且开设急诊的医院很少。其实，一个国家的急救体系主要还是根据人口密度等实际国情而定，日本也有着三级急救医疗体系（见图 1-9、表 1-13、表 1-14）。

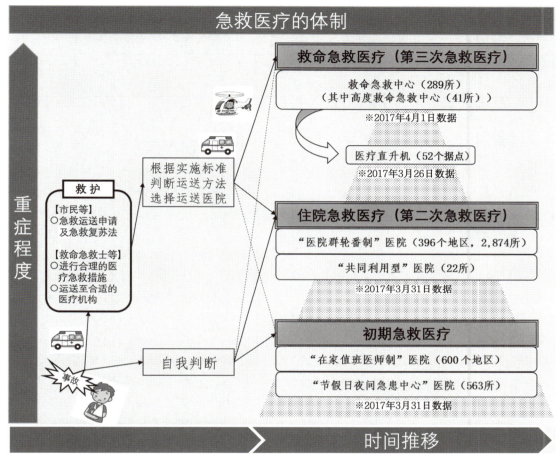

图 1-9　日本的三级急救医疗体系图

资料出处：根据日本厚生劳动省官网及相关网站资料整理制作。

表 1-13　日本急救医疗体系表

急救类型	定　义	对医疗机构的要求
救命急救医疗 （第三次急救医疗）	◆ 基于都道府县的医疗计划，由当地知事认定救命急救医疗机构 ◆ 365 天 24 小时全年无休接收急救患者 ◆ 根据伤病人员的状态提供最恰当的信息或医疗急救服务	● 能够治疗高度紧急的脑中风、急性心肌梗塞及重症外伤等横跨多领域重疾，拥有综合性的高水准的医疗水平 ● 能够治疗其他医疗机构无法应对的重症患者，发挥作为地区内接收急救患者的最终机构的职能 ● 拥有急救士等的医疗疾控中心及急救从业人员的培训据点
住院急救医疗 （第二次急救医疗）	◆ 365 天 24 小时全年无休接收急救患者 ◆ 根据伤病人员的状态提供最恰当的信息或医疗急救服务	● 能够进行地区内急救患者的初期诊疗，根据需要安排住院治疗 ● 能够通过自有医疗设备对脑中风、急性心肌梗塞等疾患进行高度专业的治疗 ● 对用自有医疗设备难以治疗的急救患者，在进行必需的救命措施后，迅速将患者介绍并转移至救命急救医疗机构 ● 能够承担一部分救命急救士的培训工作
初期急救医疗	◆ 根据伤病人员的状态提供最恰当的信息或医疗急救服务	◆ 主要是对夜间及节假日期间来院就诊的轻度急救患者进行急诊治疗

资料出处：根据日本厚生劳动省官网及相关网站资料整理制作。

表1-14 日本伤病程度表

伤病程度	定　义
死亡	确认死亡者（交接给医师时医师诊断为死亡者）
重症（长期入院）	需要3周以上住院治疗伤病者（包括交接给医师时实施心肺复苏者）
中症（住院诊疗）	需要住院治疗但伤病程度未达重症者
轻症（外来诊疗）	无需住院治疗的伤病者
其他	无医师诊断者及运送至"其他医疗机构"者

资料出处：根据日本厚生劳动省官网及相关网站资料整理制作。

（6）养老

日本是先进国家中率先迈入高龄少子化的国家之一，更是世界上第一个高速跨进超老龄社会的国家。在日本60岁以上的人口被定义为老年人口，65岁以上的人口被定义为高龄人口，而75岁以上的人口被定义为超高龄人口。2014年日本的高龄人口占总人口的比例已经达到了26%；而2015年超高龄人口突破3 600万，占到了总人口的30%，这是十分惊人的数字。

年龄超75岁以上的人口，基本上比较容易生病，从而导致看诊、看护的需求增加，而且卧床不起、老年痴呆等需要看护的病例也会逐年增加。这不仅仅事关社会保障资金来源的问题，更牵扯到诸如病人家属的负担、看护人员、看护费用等方方面面的社会问题。加上由于老年痴呆症患者数量的增加，他们被卷入各类事件、事故以及犯罪的可能性增加，这甚至有可能从根本上改变目前日本社会的日常生活形态，并给整个国家的长期发展蒙上阴影。

1948年日本颁布实施了一批医疗相关法律，诸如《医疗法》《医师法》《保健士、助产士、护士法》等，并于1958年颁布实施了《国民健康保险法》，在1961年实现全民保险。关于老年人群的法律包含在《生活保护法》之中。而1963年单独颁布实施的《老人福祉法》则将老年人问题加以重视和区别。《老人福祉法》的基本理念是，老年人群经过多年的工作，已经为社会的发展付出了很多，而且他们积累了丰富的技术知识和工作经验，值得下一代人学习和敬重，由此，退休老人应该享受到健全的无忧无虑的生活和乐趣，并由政府或机构加以保障。《老人福祉法》既是保障那些需要得到救济的贫困孤独老人的一部法律，也是面向即将到来的日本老龄化社会，未雨绸缪，试图解决各种社会问题的举措，更是迄今为止日本社会对老年人群社会生活的美好愿景。该法律在1972年做了修订，并在之后不久实现了70岁以上人口的免费医疗。

然而，20世纪70年代后期如约而至的人口老龄化问题所引起的动荡很快超出了法律规定的范畴，引起了更加严峻的社会问题的爆发。特别是卧床老人数量的急剧增长，已经完全超出了预期，甚至成为随时可能动摇日本社会根基的定时炸弹。

老年介护（"介护"为日语，指看护、照顾，此处用日语原文，便于读者直观理解）保险制度和老年介护产业应运而生。日本的老年介护保险制度的服务大致分为在家接受福祉服务和进入设施接受福祉服务两部分。而进入设施接受福祉服务又可分为介护老人福祉设施（特别指老年公寓）、介护老人保健设施和介护疗养型医疗设施。

在家接受福祉服务又称在家介护支援，也被称为访问介护。访问介护是支撑老年人居家生活的重要服务。服务内容包括身体护理和生活援助。身体护理主要是老年人生活无法自理，需要他人的帮助来完成日常生活中的吃喝拉撒、个人清洁卫生等活动。生活援助是指生活日用品的购买、炊事、洗衣、清扫等家务的帮助。访问介护需要持有介护福祉士和初任者培训资格的人才能担任。访问介护基本上是付费服务。特别是随着消费者渐渐意识到付费服务的实质，对服务的品质也有了更高的要求。根据东京都国民健康保险团体联合会2015年的调查报告，访问介护存在的问题依次是：服务的质量、管理人员的态度、事前说明以及信息不足、工作人员的态度等。

与在家接受福祉服务相对应的是进入设施接受福祉服务。这里所指的设施就是"介护"老人福祉设施,也被称为老年公寓或养老院。这些老年公寓或者养老院可以分成在健康时就开始入住的连续居住型和需要介护、罹患老年痴呆症以后开始入住的两种形态。

健康时就开始入住的老年公寓又有日常生活服务型老年公寓、住宅型收费老年公寓等。近年,日本的公寓开发商或者不动产公司都开始着力开发适合老人居住的分售公寓。开发理念也从以前只是单纯提供无障碍住宅,转向了把入住老年公寓的老人作为一个特定团体,专项提供各种附加价值的服务,打造一个提供医疗服务、介护服务、满足住户的兴趣爱好、通过集体活动共同安度晚年生活的充满活力的空间。

虽然这一理念最早是由美国的一些有识之士提出的,被命名为CCRC（Continuing Care Retirement Community）,其核心概念是持续照料退休社区,通过为老年人提供自理、介护、介助一体化的居住设施和服务,使老年人在健康状况和自理能力变化时,依然可以在熟悉的环境中继续居住,并获得与身体状况相对应的照料服务。但是CCRC在日本得到了更好发扬光大,也涌现出了一批世界知名的设施,如石川县金泽市的"シニア金泽"、栃木县那须町"ゆいま～る那须"、千叶县稻毛市"スマートコミュニティ稲毛"等。

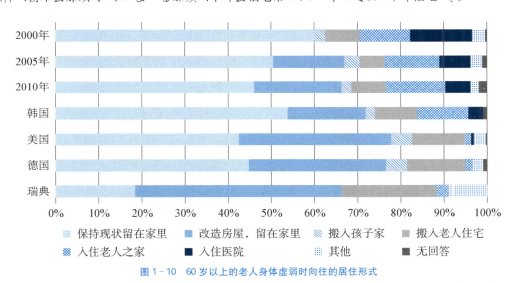

图1-10　60岁以上的老人身体虚弱时向往的居住形式

资料出处：内阁府《关于高龄者生活和意识的国际比较调查》(2000年、2005年、2010年数据为日本的数据)。对象是60岁以上的男女。

除了在家接受福祉服务和进入设施接受福祉服务之外,日本还出现了介于两者之间的介护服务,那就是往返于家庭和福祉设施的介护服务——通所服务,也称一日服务。一日服务,顾名思义,就是每天往返于居所和各类设施之间,接受餐食、洗澡、娱乐等服务,因其种类繁多,正在日益受到日本老人们的欢迎。比如以康复为目的的"一日复健",以预防痴呆为目的的"一日脑力碰撞",以美食为目的的"一日餐厅",以高尔夫学习为目的的"一日高尔夫",可谓百家争鸣。其中,"一日复健"之类需要高度专业的服务,以医疗法人、社会福祉法人、地方公共团体为主体。而偏向趣味性和娱乐性的一日服务往往由营利法人、非营利组织等多种事业团体提供服务(其中营利法人占比60%以上)。这些通所设施不但大大缓解了老年公寓不足的问题,也给老年人提供了更多的养老生活的选择,更为日本社会创造了新的雇佣机会。2016年4月起,日本厚生劳动省把小规模(定额不满19人)的通所介护所定义为紧贴区域型通所介护所,确定为促进区域活性化服务的机构。

除了上述介护产业的发展和相关社会保障制度的不断完善,进入21世纪后,一套适应日本社会特殊性的日本式养老模式——地区一站式养老医护体系逐渐确立。日本政府积极推广地区一站式养老医护体系,包括医疗、护理、预防、住所支援和生活辅助等。

老人们可以居住在自己家中，由老人俱乐部、自治会、志愿者、非营利组织等为他们提供生活辅助、日常护理和疾病预防。同时，地区一站式支援中心联手护理专家为老人们提供咨询和协调服务。当老人们需要特别护理时，还可以就近进入护理中心接受短期的、专门的护理服务；而当老人们生病时，附近诊疗所内的主治医师和护士、该地区合作的医院、齿科诊所和药店可以为老人们提供日常的医疗服务。病情加重时，老人们才会去大医院接受治疗。这种通过地区的力量，竭尽全力就近为老人们提供服务，让老人们能在自己的居住地享受到所需要的医疗护理服务的体系，就是日本的地区一站式养老医护体系。

也正是由于日本奉行这样的养老体系，日本的医院长期介护和收费型养老院病床数量占长期居住型设施养老床位数量的比例才会远远大于其他欧美发达国家。所谓的长期居住型设施在发达国家多以家庭护理、护理中心等为主，日本则以介护老人保健设施（老健）、介护老人福祉设施（特养）为主。由于各国的定义不同，不能简单地直接进行比较，从每1,000人中65岁人口数来看的话，日本把医院长期介护病床（病养病床）、老年保健、特别供养、收费养老院、带服务的高龄者住宅加在一起，其长期介户病床和长期居住型设施病床数才能达到了发达国家的水准（见图1-11）。

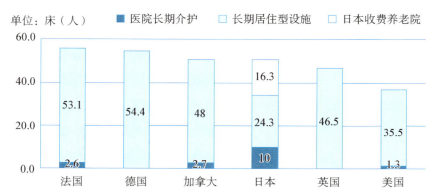

图1-11　每1,000人中65岁人口数对应的医院长期介护病床和长期居住型设施病床（定员）数量

资料出处：根据OECD于2017年11月的健康数据统计。其中日本数据是2015年的，而英国的医院长期介护病床数不清，英国的医院长期介护病床被称为"Long-term care beds"，长期居住型设施被称为"Bedsin residential long term care facilities"。

当日本正式踏入超高龄社会，75岁以上的老人基本能够在自己一直以来居住的、熟悉的地区安享养老生活之际，日本政府也开始准备将自己的经验向全世界推广。因为不管是先进国家还是发展中国家都将面临老龄化社会的到来。环顾周边，亚洲各国在短时间内都会出现老龄化的高速发展，其中韩国、泰国、新加坡和中国尤为紧迫（见图1-12）。

日本独立行政法人国际合作机构（JICA）特别成立的"老龄人口介护服务开发项目"（LTOP），就是提供给泰国保健机构成立"一日复健服务"的样板，其中包括：医疗机关的康复中心设置、培训老年人义工、老年人福祉开发中心的设置等。而联合医学院的附属医院也成了老年人介护的样板。

在2014年《日本复兴战略》中，日本政府已经将介护事业的海外拓展，作为老龄化对策的一环提上了议程，并对积极致力于为海外拓展介护事业的企业提供支援。在日本，随着老龄人口的逐年增加，而社会保障费却在逐年减少，在这样的情况下，老龄人口服务的机构或企业为了增加收入，必须从保险制度外寻找商机，这就为机构或企业向老龄化社会发展的近邻国家扩展提供了动力。

（7）先端医疗

日本政府积极鼓励日本的生物医学界创新开发新的治疗方法和治疗药物，提出了"先端医疗"的说法。根

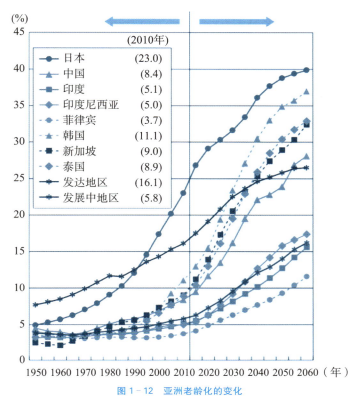

图 1-12 亚洲老龄化的变化

资料出处：日本内阁府官网《老龄化社会白皮书》。

据日本政府的定义，先端医疗分成 A 类和 B 类。

A 类先端医疗必须满足两个条件，即：(1) 不使用未被认可的医药品、医疗器械或者不伴有医药品、医疗器械适用范围以外的医疗技术(一部分特定内容除外)；(2) 如果使用未被认可的体外诊断药或者伴有体外诊断药适用范围以外的医疗技术，那么未被认可的检查药的使用或者伴有检查药适用范围以外的医疗技术的使用应对人体的影响非常有限。

B 类先端医疗也需要具备两个条件，即：(1) 使用未被认可的医药品、医疗器械或者伴有医药品、医疗器械适用范围以外的医疗技术(一部分特定内容除外)；(2) 即便使用未被认可的医药品、医疗器械或者伴有医药品、医疗器械适用范围以外的医疗技术，鉴于该医疗技术的安全性和有效性，被判定随着该技术的实施，其实施环境、技术效果等方面也需要重点观察和评价。

因为是政府的专业定义，所以文字严谨、复杂、拗口，简单来说，A 类先端技术属于现有的医疗技术的拓展和改良，而 B 类先端技术更偏向于新技术。目前日本政府指定的 A 类先端技术共有 27 项(见表 1-15)，B 类先端技术共有 60 项(见表 1-16)。

表 1-15　日本政府认定的 A 类先端医疗(27 项)

编号	先端医疗技术名称	适用疾病
1	使用高频切除器的子宫内膜异位、卵巢囊肿剥除术	子宫内膜异位
2	质子线治疗	头颈部的肿瘤(包含脑肿瘤)、肺・纵膈肿瘤、消化道肿瘤、肝胆胰肿瘤、泌尿器官肿瘤、乳腺肿瘤和妇科肿瘤或者是转移的肿瘤(仅限于有可能根治的治疗法)

续表

编号	先端医疗技术名称	适用疾病
3	神经变性疾病的基因诊断	脊髓小脑变性症、家族性肌萎缩性侧索硬化症、低血钾周期性四肢麻痹或马查多-约瑟夫症（MJD症）
4	重粒子线治疗	肺•纵膈肿瘤、消化道肿瘤、肝胆胰肿瘤、泌尿器肿瘤、乳腺肿瘤和妇科肿瘤或者是转移的肿瘤（仅限于有可能根治的治疗法）
5	恶性肿瘤治疗相关的药剂的抗药性研究	恶性脑肿瘤
6	家族性阿尔茨海默病的基因诊断	家族性阿尔茨海默病
7	腹腔镜输尿管再植术治疗膀胱输尿管反流症	膀胱输尿管反流症（国际分类第五等级的高度反流除外）
8	针对泌尿生殖系统肿瘤后腹膜淋巴结转移的腹腔镜下淋巴结穿刺解剖腹膜后淋巴切除术	仅限于泌尿生殖系统肿瘤（淋巴结转移的情况和看影像怀疑淋巴结转移的情况）
9	通过干细胞移植进行血管再生治疗	慢性动脉粥样硬化或者巴氏病（仅限于以往内科治疗和外科治疗没有效果的情况，三年以内有新的恶性新生物的病历者和未进行治疗的糖尿病性视网膜病变的相关者除外）
10	牙周病外科治疗中的生物再生方法	因牙周病引起的重度垂直向骨缺损
11	活化自体淋巴细胞疗法	恶性胸、腹腔积液或恶化癌
12	使用多焦点人工晶状体植入手术	白内障
13	培养细胞对溶酶体病的诊断	溶酶体病（黏多糖症Ⅰ型和Ⅱ型、戈谢氏病、法布里氏病、庞贝病除外）
14	培养细胞对脂肪酸代谢异常症或有机酸代谢异常症的诊断	脂肪酸代谢异常症或有机酸代谢异常症
15	角膜营养不良的基因分析	角膜营养不良
16	多发性内分泌肿瘤病Ⅰ型基因诊断	疑似多发性内分泌肿瘤病Ⅰ型（MEN1，原发性副甲状腺功能亢进症PHPT）（不是多腺体的话，仅限40岁以下的患者），多发性内分泌肿瘤症Ⅰ型的相关内分泌肿瘤症（仅限该患者家族中有内分泌肿瘤病Ⅰ型发病情况或者多发性内分泌肿瘤Ⅰ型相关的有多处发病的情况）
17	针对因病毒引起的难治性眼病患者的迅速诊断（PCR法）	猪脂样角膜下方沉着物或者有眼压上升症状的单眼部疾病患者（仅限疱疹性角膜内皮炎，疑似疱疹性虹膜炎）、眼底疾病（急性视网膜坏死灶、巨细胞病毒视网膜炎或疑似进行性视网膜外层坏死）
18	针对因细菌或真菌引起的难治性眼病患者的迅速诊断（PCR法）	有前房积脓、前房纤维蛋白、玻璃体混浊或视网膜病变的眼内炎
19	LDL辅助疗法	伴随难治性高胆固醇血症，呈重度尿蛋白症状的糖尿病性肾病
20	多通道病毒PCR法对病毒感染症进行早期诊断	疑似病毒感染症状［仅限造血干细胞移植（自体骨髓移植、自体末梢血干细胞移植、同种骨髓移植、同种末梢血干细胞移植或者脐带血移植）相关者］
21	CYP2D6基因多型检查	戈谢氏病
22	MRI影像和超声波检查影像结合的前列腺穿刺活检法	疑似前列腺癌（仅限通过超声波检查较难确认病变的情况）
23	腹腔镜下旁主动脉淋巴结清扫术	子宫癌［仅限ⅠA期，等级3或者特殊型（浆液性腺癌、透明细胞腺癌、癌肉瘤等）或者ⅠB期、Ⅱ期的疑似者］
24	使用糖链纳米技术进行高灵敏度的病毒检测	流感
25	腹腔镜下套管状胃切除术及十二指肠空肠旁路术	重度肥胖症（对内科治疗有抵抗，仅限糖尿病相关患者）
26	血液中TARC浓度的快速测定	全身性皮疹（公益社团法人日本皮肤科学会认定的皮肤科专科医生诊断为重症或者有可能会重症化的患者，仅限疑似药疹）
27	Birt-Hogg-Dubé(BHD)综合征的基因检测	Birt-Hogg-Dubé(BHD)综合征或者疑似Birt-Hogg-Dubé(BHD)综合征者

表 1-16　日本政府认定的 B 类先端技术（60 项）

编号	先进医疗技术名称	适用疾病
1	静脉注射紫杉醇（限于每周一次）以及腹腔注射卡铂（限于每三周注射一次）的并用疗法	上皮性卵巢癌、输卵管癌或原发性腹膜癌
2	—	—
3	—	—
4	脑死亡捐赠者或心脏停止捐赠者对伴有重症低血糖发作的胰岛素依赖型糖尿病患者的胰岛移植	伴随严重低血糖发作胰岛素依赖性糖尿病
5	静脉注射比妥昔单抗及静脉注射顺铂结合疗法	肺癌（除鳞癌和小细胞肺癌外，从病理学的角度来看，仅限于完全被切除的情况）
6	—	—
7	针对胆固醇栓塞的血液净化疗法	胆固醇栓塞
8	应用 NKT 细胞的免疫疗法	头颈部扁平上皮癌（限于诊断时的阶段为Ⅳ期，从作为初次治疗计划的一系列治疗被判定为完全奏效开始 8 周以内且该期间内没有实施其他治疗的病例）
9	自体骨髓细胞给药治疗丙型肝炎病毒引起的肝硬化	丙型肝炎病毒引起的肝硬化〔仅限 Child-Pugh 分类得分为 7 分以上，常规治疗方法（肝移植术除外）没有发现治疗效果的〕
10	经皮乳腺癌射频消融治疗	早期乳腺癌（仅限长径不超过 15 厘米）
11	干扰素 α 皮下注射及口服地丁的结合疗法	成人 T 细胞白血病淋巴瘤（仅限有症状的烟熏型或没有预后不良因素的慢性型）
12	—	—
13	—	—
14	腹腔镜下前哨淋巴结活检	早期胃癌
15	—	—
16	—	—
17	放射线照射前进行大剂量甲氨蝶呤疗法后的内服替莫唑胺和放射线治疗的结合疗法以及内服替莫唑胺的维持疗法	初发的中枢神经系统原发恶性淋巴瘤（从病理学的角度来看被确认为弥漫性大细胞型 B 细胞淋巴瘤，原发部位仅限于大脑、小脑或脑干）
18	—	—
19	应用 FTG 正电子断层扫描诊断阿尔茨海默病	阿尔茨海默病
20	对系统性红斑狼疮的初次肾上腺皮质激素治疗中的氯吡格雷硫酸盐、匹伐他汀钙以及生育酚醋酸酯并用的股骨头坏死发病抑制疗法	系统性红斑狼疮（仅限进行初次肾上腺皮质激素治疗的患者）
21	—	—
22	应用 NKT 细胞的免疫疗法	肺癌（除小细胞肺癌外，阶段为ⅡA 期、ⅡB 期或ⅢA 期，仅限肉眼观察及病理上完全切除的病例）
23	Beperminogene Perplasmid 治疗血管生成疗法	闭塞性动脉硬化症或伯格氏病（血运重建术及血管内治疗困难，仅限冯氏分类Ⅲ度或Ⅳ度者）
24	腹膜假粘液瘤的完全减量切除术中丝裂霉素 C 腹腔内给药及术后氟尿嘧啶腹腔内给药的并用疗法	腹膜假粘液瘤（图像检查未见肝转移及淋巴结转移，限于未进行放射线治疗的病例）
25	使用 11C 标记蛋氨酸的正电子断层扫描诊断复发	头颈部肿瘤〔原发性或转移性脑肿瘤（限于从实施放射线治疗之日起经过半年以上的患者）或者发生在上咽头、颅骨以及其他接近脑脏器官的肿瘤（限从实施放射线治疗之日起半年以上的患者，因此仅限于怀疑复发的情况）〕

续表

编号	先进医疗技术名称	适用疾病
26	术前口服 s-1、静脉注射顺铂及静脉注射曲	伴有可切除的高度淋巴结转移的胃癌（HER 2 仅限于阳性）
27	利妥昔单抗滴注后口服米高酚酸莫非酯的缓解维持疗法	特发性肾病综合征（涉及该疾病症状发生时年龄不满 18 岁的患者，仅限难治性反复发作型或类固醇依赖性者）
28	—	—
29	围手术期静脉注射卡培他滨抑制复发疗法	非小细胞肺癌（CT 摄影诊断为非浸润癌的除外）
30	应用胶原半月板填补材料的半月板修复疗法	半月板损伤（仅限于关节镜检查诊断为有半月板缺损的患者）
31	LDL Apheresis 疗法	闭塞性动脉硬化症（对药物疗法具有抵抗性，且血运重建术及血管内治疗困难，仅限于临床分期ⅡB度以上者）
32	—	—
33	骨髓来源间叶系干细胞对颌骨再生疗法	由于肿瘤、颌骨骨髓炎、外伤等疾病引起的大范围的颌骨或牙槽骨缺损（只限于在上颚发现连续的三分之一以上的颌骨缺损或者向上颚窦或鼻腔的交通的颌骨缺损，只限于在下颚发现连续的三分之一以上的牙槽骨缺损或者下颚区域切除以上的颌骨缺损），以及在牙槽骨缺损中存在牙周疾病（年龄增加引起的骨吸收除外）
34	替莫唑胺剂量强化疗法	胶质瘤（仅限于初发时初期治疗后复发或恶化者）
35	应用干燥人羊膜的外科重建术	复发翼状胬肉（仅限于增殖组织超过角膜环部）
36	—	—
37	—	—
38	FOLFIRINOX 疗法	胆道癌（仅限于被判断为不能切除或术后复发的癌症）
39	在内窥镜下使用手术用机器人的腹腔镜下广泛子宫全切除术	子宫颈癌（FIGO 的临床进展期分类为IB期以上及ⅡB期以下的扁平上皮癌，或 FIGO 的临床进展期分类为IA 2 期以上及ⅡB期以下的腺癌，仅限于淋巴结转移及腹腔内脏器官转移）
40	应用 11C 标记蛋氨酸的正电子断层扫描诊断	疑似初发的神经胶质瘤（仅限于预定进行活检或手术的患者）
41	自体嗅黏膜移植治疗脊髓再生	胸髓损伤［损伤后经过 12 月以上下肢仍然完全运动麻痹（仅限于美国脊髓损伤协会认定的 AIS 为 A 的患者）。只限出示］
42	质子线治疗	肝细胞癌（初发，肝切除术、肝移植术、乙醇局部注入、微波凝固法或射频消融疗法治疗困难，且 Child-Pugh 分类分数不满 7 分的患者）
43	重粒子线治疗	肝细胞癌（初发，肝切除术、肝移植术、乙醇局部注入、微波凝固法或射频消融疗法治疗困难，且 Child-Pugh 分类分数不满 7 分的患者）
44	—	—
45	重粒子治疗	非小细胞肺癌（阶段为Ⅰ期，位于肺末梢，且仅限于肺切除术困难者）
46	吉西他滨静脉内注射及重粒子线治疗结合疗法	胰腺癌（没有远距离转移，且仅限于 TNM 分类 T4）
47	静脉注射吉西他滨、静脉注射纳布-紫杉醇及腹腔注射紫杉醇结合疗法	伴有腹膜播种的胰腺癌
48	顺铂抵抗型宫颈癌的闭锁循环下盆腔内非均衡灌注疗法	子宫颈癌（术后复发，仅限于不适合同时采用放射线疗法且不能手术的情况）
49	—	—

续表

编号	先进医疗技术名称	适用疾病
50	羟氯喹疗法	类风湿关节炎(仅限于现有的合成抗风湿药物治疗,DAS28 值不到 2.6 的情况)
51	氢气吸入疗法	心脏骤停后综合征(仅限于院外心脏停止后院外或急诊门诊自己恢复心跳,并推测为心源性心脏停止)
52	曲霉素静脉注射及多西他赛静脉注射结合疗法	乳房外帕哲病(HER2 呈阳性,恶化中切除困难,且仅限于术后复发或转移性的情况)
53	术后口服卡培他滨及静脉注射奥沙利铂结合疗法	小肠腺癌(阶段为Ⅰ期、Ⅱ期或者Ⅲ期,仅限于肉眼观察及病理学观点被判断为完全切除的情况)
54	内服 S-1 及静脉内和腹腔内注射并用的疗法	胰腺癌(转移不远,并且仅限于伴有腹膜转移的情况)
55	内服 S-1、静脉注射顺铂及腹腔注射紫杉醇结合疗法	伴有腹膜播种的首发胃癌
56	质子线治疗	可根治切除的肝细胞癌(初发,单独发生,长径超过 3 厘米且不到 12 厘米)
57	应用 131Ii-MIBG 的内照射疗法	神经母细胞瘤(COG 风险分类或 INRG 治疗前分类被诊断为高风险群,仅限于预定进行化疗及造血干细胞移植的情况)
58	环磷酰胺静脉注射及自体外周血干细胞移植术结合疗法	全身性硬皮病(仅限于对类固醇或至少一种类固醇以外免疫抑制剂具有抵抗性的情况)
59	自身骨髓单核细胞移植治疗下肢血管再生治疗	伯格氏病(对以往的治疗方法具有抵抗性,仅限于影像学分类Ⅲ度或Ⅳ度的情况)
60	Nivolumab 静脉内注射及多西他赛静脉内注射结合疗法	恶化复发非小细胞肺癌(阶段为ⅢB期、ⅢC期或Ⅳ期或术后复发,仅限于进行过化疗的情况)
61	术后口服阿司匹林疗法	除下直肠外的大肠癌(阶段为Ⅲ期,仅限于肉眼观察及从病理学角度判断为完全切除的大肠癌)
62	TRPV2 抑制剂口服药疗法	心力衰竭(涉及 13 岁以上的患者,仅限于肌萎缩症)
63	—	—
64	重粒子线治疗	直肠癌(术后复发,仅限于骨盆内)
65	SNP 检测	固体癌(仅限于不能根治切除或治疗后复发,治疗方法已失效,或者现有的治疗方法已经结束,或者现有的治疗方法预定结束的情况)
66	多工基因面板检测	难治性的固体癌[仅限于阶段为Ⅲ期和Ⅳ期,不能手术或治疗后复发,治疗法已失效不存在,或现有的治疗法已经结束,或现有的治疗法预定结束,(除肉瘤外)的情况]
67	肾恶性肿瘤手术切除的肾脏肾移植	晚期肾功能衰竭(仅限于慢性维持透析困难的患者)
68	支持切除的微线圈联合支气管镜下肺映射法	微小肺病变
69	反复经颅磁刺激疗法	对药物疗法没有反应的双极性障碍的抑郁情节
70	自体软骨细胞片治疗软骨再生	变形性膝关节病(伴有软骨缺损,仅适用于高位胫骨截骨术)
71	自体外周血 CD34 阳性细胞移植治疗下肢血管再生疗法	下肢闭塞性动脉硬化症(呈伴有疼痛或溃疡的严重缺血,仅限于进行维持透析治疗的情况)
72	不可逆电穿孔法	肝细胞癌(仅限于肝内长径 3 厘米以下肿瘤为 3 个以下或长径 5 厘米以下肿瘤 1 个,肝切除术或射频消融疗法治疗困难,且 Child-Pugh 分类评分 9 分以下的情况)
73	探针型共聚焦激光显微内镜诊断胃上皮性病变	胃上皮性病变

续表

编号	先进医疗技术名称	适用疾病
74	肉毒素的膀胱内局部注入疗法	神经原因性排尿肌过度活动引起膀胱功能障碍(仅限于5岁以上18岁以下的患者)
75	口服伊马替尼及静脉注射Pembrolizumab结合疗法	恶化期恶性黑色素瘤(具有KIT基因突变,仅限于对以往的治疗方法具有抵抗性的患者)
76	血管内治疗假腔扩大	主动脉夹层(仅限于术后假腔扩大者)
77	粪便微生物区系移植	再发性艰难梭菌关联的腹泻和肠炎
78	围手术期双瓣膜静脉内给药疗法	肺尖部胸壁浸润癌(仅限于化疗后同侧肺门淋巴结纵隔淋巴结转移、同一肺叶内同侧不同肺叶内肺内转移及没有转移至远处的情况)

除了政府公认的先端医疗技术的开发之外,日本政府还设定了先端医疗开发特区。早在2008年经济财政咨询会议上,专家议员就提出"革新技术特区"建设的概念,日本政府积极行动,由内阁府、文部科学省、厚生劳动省和经济产业省4个部门联合创建了"先端医疗开发特区"(以下简称"超级特区"),旨在推进最先进的再生医疗、医药品和医疗器械的开发和应用。

"超级特区"与以推进地域活性化为目的的地方公共团体不同,作为"主题型特区"(由不同据点的研究者集结而成的多主体项目),该特区在特定区域内,统一、高效地调配研究资金,从开发阶段就开始积极地与各监管机构进行咨询和意见交流,以实现先进医疗的快速应用、快速产业化,并更快地面向公众提供服务。

经过日本政府和专家的细致研究,"超级特区"围绕五大重点领域,最终选出了24个多主体项目。参与多主体项目的各机构通过高效地利用研究资金、集中性的投资以及及时与监管机构沟通探讨,以跨领域的综合方式进行协作,缩短了产品与技术实用化的周期,并提高了目标产品和技术的数量与品质。这五大重点对象领域(见表1-17)是:iPS细胞运用,再生医疗,创新医疗器械的开发,创新生物医药品的开发,国民保健中重要治疗、诊断中所用医药品、医疗器械的研究开发(癌症、循环系统疾病、精神神经疾病、难病等重大疾病领域、罕见病领域等)。

经过10年的努力,许多项目投入实际应用,对于促进研究和开发发挥了巨大的作用。除科研成果以外,相关产业发展的波及效应也日渐显露,推进了多主体项目多机构联合研究的进展;与监管机构的早期意见交流也促成了制药战略咨询制度的建立,促进了监管机构和研究开发者之间的交流;而有针对性地评估和验证特区所获得的成果及波纹效应,又切实地为进一步的发展打下了良好的基础。

表1-17 日本先端医疗开发特区五大重点领域的研究成果

领域[1]	项目名	主要研究者(日语)	所属机构(日语)[2]
领域一	iPS细胞的医疗应用加速化	山中 伸弥	京都大学iPS细胞研究所
	利用人类iPS细胞构建新的in vitro毒性评价体系	水口 裕之	(独)医薬基盤研究所
领域二	中枢神经的再生医疗项目——以脊柱损伤为中心	岡野 栄之	慶應義塾大学
	利用细胞薄膜实现再生医疗	岡野 光夫	東京女子医科大学
	推进三次元复合再生组织产品作为外科植入物的早期普及	高戸 毅	東京大学
	利用牙髓干细胞进行牙本质和牙髓再生,以治疗蛀牙、牙髓炎	中島 美砂子	(独)国立長寿医療センター
	通过促进ICR实现再生医疗	西川 伸一	(公財)先端医療振興財団

续表

领域[1]	项目名	主要研究者(日语)	所属机构(日语)[2]
领域3	构筑为不同患者生产与身体融合的人工关节的定制模式	藏本 孝一 中島 義雄	ナカシマメディカル(株)
	为满足社会需求而创立的首个、独一无二的医疗器械创新园区	里見 進 下瀬川 徹	東北大学病院
	通过"先进放射治疗系统包"实现最低风险的放射治疗设备仪器的开发创新	白土 博樹	北海道大学
	开发基于日本独创技术的信息型先进医疗系统(创新医疗器械的开发)	砂川 賢二	九州大学
	通过医疗工程合作提供先进医疗设备的实践基地	永井 良三 佐久間 一郎	東京大学工学系研究科
	开展先进心血管治疗设备的开发、临床应用及商业化相关的横断面、综合性研究	橋本 信夫	(独)国立循環器病研究センター
	利用成像技术开发创新医疗器械制造——从超早期诊断到最先进治疗法	平岡 真寛	京都大学
	开展基于医学光子学的医疗设备实用性开发	間賀田 泰寛	浜松医科大学
领域4	创建先进免疫医药品开发特区——先进抗体医药品、佐药的创新性技术开发(创新生物医药品的开发)	岸本 忠三	大阪大学
	以快速的药物开发为目标——癌肽疫苗疗法的开发	中村 祐輔	東京大学医科学研究所・ヒトゲノム解析センター
	开展复合型癌症疫苗的战略开发研究	珠玖 洋	三重大学
	开展下一代传染病疫苗的创新	山西 弘一	(独)医薬基盤研究所
领域5	开展癌症医药品、医疗器械的早期临床开发	江角 浩安	(独)国立がん研究センター東病院
	开展消化系统内视镜等先进医疗开发	田中 紘一	(公財)神戸国際医療交流財団
	开展针对难治性疾病,通过控制细胞间信号传导进行药品开发	中尾 一和	京都大学医学研究科内科学講座内分泌代謝内科
	开展以治疗精神、神经领域的难病为目标的医药品、医疗器械的开发	樋口 輝彦	(独)国立精神・神経医療研究センター
	开展以急性脑梗塞早期系统治疗为目的的跨学科诊断、治疗一体的微创系统开发	古幡 博 小川 武希	東京慈恵会医科大学

说明:(1)领域1:iPS细胞应用;领域2:再生医疗;领域3:创新医疗器械的开发;领域4:创新生物医药品的开发;领域5:国民保健中重要治疗、诊断中所用医药品、医疗器械的研究开发。
(2)此处记载的是项目开始时各研究负责人所在的工作单位。

【小知识】日本的再生医疗和实务

自 2012 年京都大学 iPS 细胞研究所所长山中伸弥教授获得诺贝尔生理医学奖之后,"移植干细胞"和"再生医疗"等词汇逐渐进入大众的视野,也被大众慢慢地熟悉起来。随着医疗技术的高度进化,纵观干细胞研究与再生医疗的历史:从 20 世纪 60 年代前期,加拿大放射学家蒂尔(James Edgar Till)和麦卡洛克(Ernest A. McChulloch)等学者经过多年研究,确立了"干细胞"的概念;到 20 世纪 60 年代后期,美国华盛顿大学的托马斯(Cell Thomas)对白血病患者进行了骨髓移植治疗开始;再到 20 世纪 70 年代在骨髓中发现有间充质干细胞的存在,"干细胞"和"再生医疗"走过了不寻常之路。

在 2007 年,日本京都大学的学者通过对患者自身体内细胞进行简单的基因操作,开发了与人工 ES 细胞具有相同机能的 iPS 细胞,从而日本的再生医学研究在临床应用上受到世界医学界的关注。2014 年日本成功地实现了世界第一例由 iPS 细胞培养的视网膜色素上皮细胞的移植手术。至此日本的"再生医疗"得到全世界的瞩目,前往日本寻求"再生医疗"帮助治疗疑难病的患者和追求青春常驻的人群在不断增加。

在日本,接受"再生医疗"的一般流程如下(以下治疗都需要提前预约):

- **自体脂肪间充质干细胞免疫治疗流程**:免费咨询→术前检查(抽血)→采集自体脂肪→培养干细胞(在专用培养设施内进行培养,根据个人体质不同所需时间不同,基本上在 3 周到 40 天左右)→静脉点滴返回体内(一次返回体内大约 8,000 万到 1 亿 5,000 万个细胞)
- **干细胞培养上清液疗法**:被广泛应用在美容再生医疗上(干细胞美容医疗),干细胞培养上清液由日本厚生劳动省认可的培养设施进行培养。可以对抗衰老,回复肌肤原有的玻尿酸,提高胶原蛋白、弹性蛋白的再生效果。
- **自体激活 NK 细胞癌症免疫疗法流程**:免费咨询→术前检查(抽血)→分离淋巴球细胞→培养 NK 淋巴球细胞→静脉点滴返回体内。东京自然和谐表参道诊所还设有抑制癌细胞基因治疗和肌肤再生医疗(皱纹、色斑、皮肤凹凸)等。

(注)以上信息根据 ATO 株式会社(法人代表:山本风彬,官方网址:https://www.ato-inc.com;Email:seijyou@ato-c.com)提供的资料整理汇编而成。

在介绍日本先端医疗之际,不得不提到的是日本最新的放射肿瘤治疗(见表 1-18)。随着中国国内卫生医疗水平的不断提升,国人对恶性肿瘤治疗抱有更高的期待。特别是肿瘤的放射治疗,据说目前国内仅有的几家质子、重离子医院的预约都需要提前半年以上。这里,我们来看看放射治疗在全球处于第一阵营的日本的情况。

首先,在日本,放射肿瘤治疗,之前是以直线加速器为主的高度化 X 线治疗,而今因为重视治疗后的生活质量,加入了运用射线集中性能非常优秀的质子线和重离子线的质子、重离子治疗以及硼中子俘获治疗(BNCT)。

表 1-18 日本放射肿瘤治疗一览表

名称	种	类
高度放射线治疗	立体定向放射治疗	
	强度调制放射治疗(IMRT)	
	图像诱导放射治疗	
	粒子束治疗	质子放射治疗
		重离子放射治疗
		硼中子俘获治疗(BNCT)

资料出处:根据住友重机械工业株式会社提供的资料整理制作。

从表1-18中可以看到,目前位于放射肿瘤治疗最前沿的技术是高度放射线治疗中的粒子束治疗,而粒子束治疗又有质子放射治疗、重离子放射治疗和硼中子俘获治疗(BNCT)三种。

目前,日本全国有23所质子放射治疗设施和重离子放射治疗设施,每年接收数千名患者。这些设施也非常积极地接收海外来的患者。作为医疗旅游的一环,中国也有很多患者选择以住宿类型的方式接受这种治疗。

表1-19 质子治疗发展历程表

时间	内　　容
1946年	罗伯特·威尔逊(Robert Wilson)开始高速质子束在放射医学中的应用
1954年	美国劳伦斯-伯克利研究所开始重离子治疗
1990年	在美国洛马琳达大学,全球首个医院内安装的医疗专用质子治疗设施启动
1994年	日本放射线医学综合研究所 HIMAC 开始碳离子线治疗
1998年	住友重机械工业株式会社在日本国立癌症研究中心东院设置了世界上第二台医疗专用的质子治疗装置,并开始运作
2000年	世界各地相继开设了医疗专用质子治疗设施

资料出处:根据住友重机械工业株式会社提供资料整理制作。

根据质子治疗装置的发展历程(见表1-19)可以知道,即便是在日本,质子治疗的实际应用也只有20年左右的时间。质子疗法是放射疗法中的一种。其原理是利用质子束特性的布拉格峰,将束流集中在被指定的癌细胞上。这样就可以减少对周围正常组织的损害,达到只针对癌细胞进行强照射的目的(见图1-13、1-14)。而"照射中的质子射线能停留在治疗计划设定的照射深度""照射线量能集中在被指定的肿瘤细胞上"和"照射中能避免辐射到周边其他重要器官"则被称为质子治疗的三大特征。

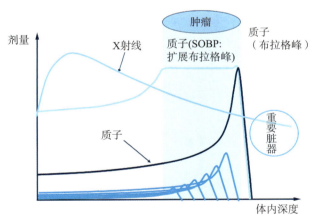

图1-13 各种放射束体内剂量分布的比较图

资料出处:根据住友重机械工业株式会社提供的资料整理制作。

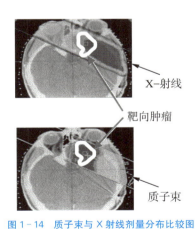

图1-14 质子束与X射线剂量分布比较图

资料出处:根据住友重机械工业株式会社提供的资料整理制作。

与质子治疗相比,其实硼中子俘获治疗(BNCT)的基本原理更早出世。早在1936年,戈登·洛赫尔(G. L. Locher)就在美国发表了BNCT的基本原理,世界各地也开始了相关的研究。但是由于1950年之后各国对反应堆的管控越来越严格,从而导致利用反应堆进行的研究受到了严格限制,也影响了相关研究的普及与发展。直到2000年科学家们利用加速器产生了超热中子,而超热中子也很快被应用到了治疗领域的研究。2020年,利用住友重机械工业株式会社的 NeuCure™ 和 Stella Pharma 株式会社的 Steboronine® 进行的硼中子俘获治疗通过了临床试验,在日本得到了保险医疗的认证。BNCT也终于登上了医疗业界的前台,成为该领域全球最尖端的技术。

硼中子俘获治疗(BNCT)是一种将中子放射治疗法和被聚集到肿瘤部位的硼药剂化学治疗法结合起来的治疗方法,吸收了中子的硼,分解成α粒子和锂原子核。α粒子和锂原子核在水中的移动距离分别是 9 μm 和 4 μm。而通常癌细胞的大小在 10 μm 左右,因此如果将含有 ^{10}B 的硼药试剂聚集在癌细胞内,就可以破坏被指定的癌细胞(见图 1-15)。

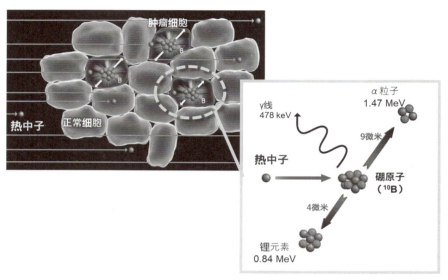

图 1-15 硼中子俘获治疗系统

资料出处:根据住友重机械工业株式会社提供的资料整理制作。

BNCT 使用的药剂是可以聚集在被指定细胞上的特殊药剂,并在这个特殊药剂上标记 ^{10}B,运用打点滴的方式注入体内。当然,药剂最终能不能在癌细胞上聚集,还需要通过 PET 等方式来确认。此外,超热中子是通过用质子加速器加速产生的质子照射在铍(Be)或锂(Li)靶上而生成的。与以前用反应堆制造中子相比,现在使用加速器就可以得到中子,从而实现了在一般的医院内也可设置相关装置的目的,显然在安全性上也有了巨大的进步。

BNCT 是当前最尖端的治疗装置,在设置方面也有很高的要求,由质子加速器、可以产生中子的靶、^{10}B 药剂投入装置、患者治疗台等构成(见图 1-16)。

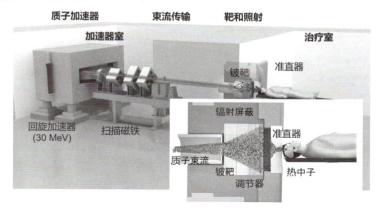

图 1-16 硼中子俘获治疗示意图

资料出处:根据住友重机械工业株式会社提供的资料整理制作。

当前,在X线治疗已经普及的日本,越来越多的质子、重离子治疗和硼中子俘获治疗(BNCT)设备被建成并投入使用(见图1-17)。

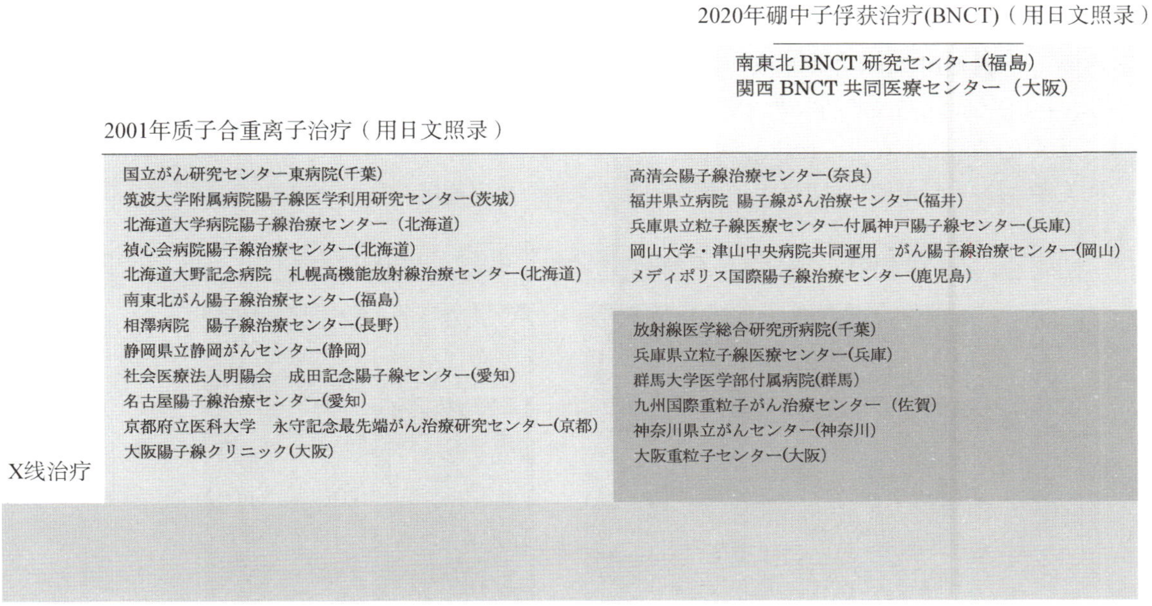

	2020年硼中子俘获治疗(BNCT)（用日文照录）
	南東北 BNCT 研究センター(福島)
	関西 BNCT 共同医療センター（大阪）

2001年质子合重离子治疗（用日文照录）	
国立がん研究センター東病院(千葉)	高清会陽子線治療センター(奈良)
筑波大学附属病院陽子線医学利用研究センター(茨城)	福井県立病院 陽子線がん治療センター(福井)
北海道大学病院陽子線治療センター（北海道）	兵庫県立粒子線医療センター付属神戸陽子線センター(兵庫)
禎心会病院陽子線治療センター(北海道)	岡山大学・津山中央病院共同運用 がん陽子線治療センター(岡山)
北海道大野記念病院 札幌高機能放射線治療センター(北海道)	メディポリス国際陽子線治療センター(鹿児島)
南東北がん陽子線治療センター(福島)	
相澤病院 陽子線治療センター(長野)	放射線医学総合研究所病院(千葉)
静岡県立静岡がんセンター(静岡)	兵庫県立粒子線医療センター(兵庫)
社会医療法人明陽会 成田記念陽子線センター(愛知)	群馬大学医学部付属病院(群馬)
名古屋陽子線治療センター(愛知)	九州国際重粒子がん治療センター（佐賀）
京都府立医科大学 永守記念最先端がん治療研究センター(京都)	神奈川県立がんセンター(神奈川)
大阪陽子線クリニック(大阪)	大阪重粒子センター(大阪)

X线治疗

图1-17 日本放射治疗技术的发展图

资料出处:根据住友重机械工业株式会社提供的资料整理制作。

【小故事】

由"泉屋"商号起步的住友集团长期经营铜精炼业、铜贸易、铜开采业,1691年(元禄4年)四国别子铜山的开采,掀开了住友发展的新篇章。1888年(明治21年),为了制造和维修别子铜山冶铜(采铜)时所需要的机械和用具,专门设立了"工作方"(即作坊)。这便是今天住友重机械的起源。

住友重机械的加速器制造是从1971年应大阪大学需求而制作的大型回旋加速器开始的,之后相继制造了大学用的各种加速器及PET用回旋加速器。其高质量的生产工艺和创新能力很快被业界肯定,而至今依然在正常运转的大阪大学的回旋加速器正是其行业地位的象征。

1997年,住友重机械完成了质子治疗系统的建设,经过反复的基础实验、治疗试验等测试,于2001年通过了日本医疗机器审查的认证。2010年,该公司又应京都大学的需求而制作了世界上第一台BNCT设备(见图1-18)。该系统经历了基础实验,动物实验,第一相、第二相的临床试验,耗时10年终于在2020年被认证为日本的医疗机器,并迅速被投入医保治疗。

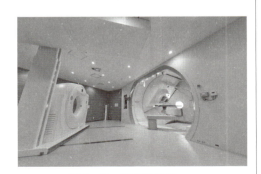

图1-18 BNCT 设备图

（8）自由诊疗

在日本有"自由诊疗"一说,所谓自由诊疗,就是指不适用于公共保险(健康保险、国民健康保险、后期高龄者医疗制度等)的诊疗。它是与保险诊疗相对应的概念。接受自由诊疗的患者,能自由地与医疗机构立定个别合约,基于合约进行诊疗。医疗机构能够自由地决定自由医疗的金额。换而言之,自由医疗属于患者与医院之间的个别合约,因此对治疗的内容与费用并无限制(见图1-19)。

目前,日本的自由诊疗主要应用于以下几个领域:

① 癌症治疗:使用日本官方未认证的国外最新的抗癌药物进行治疗。
② 齿科治疗:使用高品质的国外材料进行齿科治疗。
③ 中医治疗:病名不在保险诊疗名单中时,进行专业的中医治疗。
④ 美容治疗:出于健康以外的原因而接受的美容整形外科等治疗。

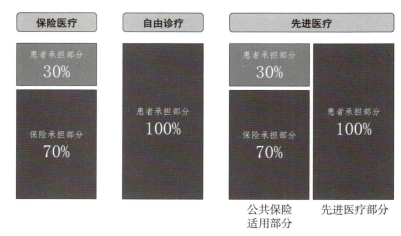

图1-19 日本医疗费用比例图

资料出处:根据日本国厚生劳动省官网资料整理制作。

为了便于读者理解,我们举几个具体的案例。比如通过高精度放射线治疗巨大肺肿瘤,从初诊、制定治疗方案、CT拍摄到治疗大约需要10天的时间,合计费用折合成人民币为11.37万元左右;又如注射个人定制癌症疫苗,从初诊、一个疗程(3次疫苗接种)到2次疫苗反应测试的合计费用折合人民币为9.75万元左右;再如网罗性癌症遗传因子检查中Clack检查(S)费用约为2.73万元人民币,Clack检查(L)费用约为4.22万元人民币,OncoPrime检查费用约为6.56万元人民币。这些案例的治疗费用都是自费。

【上塚芳郎医生聊日本医疗】日本的医疗保险政策

(1) 保险诊疗政策

日本从1961年起就开始实施国民保险政策。只要是持有健康保险证的日本国民,都可以在医疗机构得到治疗。被保险人需要按月向相关保险机构缴纳保费。当被保险人(患者)去医院就诊时,只需要向医院出示保险证就能够享受医疗的"服务返还"。原则上,患者需要负担30%的费用,医院会将剩余的70%的费用清单寄给保险机构。清单通过审核后,保险机构会将费用汇给医院。

(2) 诊疗报酬政策

所谓诊疗报酬,就是指保险机构向提供医疗服务的医疗机构支付的费用。对于一般消费品来说,是由公司自由定价后进行销售,但医疗费和药品定价并不是如此。在保险诊疗政策中,统一使用"保险点数"这一方法对费用进行清算。每1点保险点数折算为10日元。这种报酬的计算方式非常复杂,因此患者即便在同一个月内接受了两次相同的治疗,也会收到两张金额不同的账单,这也是不足为奇的事情。

日本的诊疗报酬制度是全国统一的。日本的国家公共经费（税金）中会覆盖30%左右的医保资金。因此为了不增加国家负担,日本整体的医疗费用与欧美等国家相比较为低廉。举例来说,复诊费用（在相同医院进行2次或以上诊断时的费用）在保险诊疗报酬中统一定价为720日元。这在日本相当于一杯咖啡的价钱,而美国的复诊费用则是它的10倍。在日本,基本上所有的公民都可以享受到公共医疗保险,这个政策的初衷是为了给日本公民提供福利。因此,外国人在日本接受医疗服务时无法与日本公民享受相同的低价。一般来说,外国人在日本就医的费用会是日本统一定价的两倍。除此之外,由于语言和生活习惯的不同,医院和医生在面对外国患者时需要花费更多的时间和精力,因此这也是导致外国人就医时费用较高的另一原因。

（3）原则上被禁止的"混合医疗"

在利用公共医疗保险进行诊疗时,病人不可以选择那些没有记载在保险点数表中的治疗方法。使用了表中没有收录的治疗方法或是药品则被视为"混合医疗",原则上这是被禁止的。虽然公共医疗保险涵盖了大多数的治疗方法,但是也存在未被保险收录的治疗方法。有两种"混合医疗"作为例外是被承认的：一种是"特定疗养费",是指患者可以享受的便利措施,比如单人病房的费用等。另一种是"先端医疗",比如重离子束治疗的费用等。

【上塚芳郎医生聊日本医疗】日本的公共医疗保险制度

1922年,日本就有了最初的公共医疗保险制度。在企业上班的人们可以享受被雇佣者保险。而自由职业者或是退休人员则不是医疗保险的适用对象。第二次世界大战前后,各城、镇、村开始为居民们提供国民健康保险。1961年国民健康保险基本覆盖了所有的城、镇、村。至此,被称作"国民皆保险"的公共医疗保险制度的雏形便已形成。

因为公共医疗保险制度的存在,日本的民间医疗保险只需要负责涵盖公共医疗保险中没有提及的极少部分内容,例如"特定疗养费"中患者所选择的病床的差额,或是一些比较特殊的治疗方法（比如"先端医疗"）所需的费用。对于日本公民来说,只要加入公共医疗保险制度,在就医这件事上基本就有了保障。

那么,所谓的公共医疗保险究竟是什么样的制度呢？它可以分为职位保险和地域保险,也可以按照被保险人的身份进行分类,分为以企业员工为对象的被雇佣者保险和以自由职业者（包含农业、渔业等）以及退休、无业人员为对象的国民健康保险。所谓被雇佣者保险是指在私企工作的员工或是公务员及其家属能够加入的医疗保险制度,有：① 联盟管理的健康保险（"组合健保"）、② 全国健康保险协会管理的健康保险（"协会健保"）、③ 工会联盟、④ 船员保险等。而到2018年为止,国民健康保险都是由城、镇、村作为主体运营,但从2020年开始运营主体将转变为都道府县。健康保险事业的运营主体被称为"承保人"。在日本国内,有约1,400家的"组合健保"、1家"协会健保"、100家工会联盟等共1,500多家"承保人"。日本的受保人数众多,其保险制度的特征在于虽然诊疗费用的定价为全国统一,而提供医疗服务的医疗机构却为私人所有。

除此以外,日本还设有"劳灾保险"（工伤保险）,用来对应被雇佣者在工作中或是上班路途中出现负伤、患病、残疾等情况。工伤保险中的诊疗报酬点数与医疗保险的设定有所不同。

综上所述,为了使公共医疗保险制度得以正常运作,必须保证保费、公共费用及疾病津贴三者间的平衡。但是在医疗费用连年增长的情况下,作为收入的保费从原则上来说由员工个人和企业平摊,因此大幅提高保费金额是比较困难的。而国民健康保险的财政情况则更不乐观。保费由受保人上一年度的收入总额所决定,但缴纳保费的人员之中不乏退休人员等低收入人群,因此保费收入额并不可观。为了应对这样的情况,政府除了投入国税,还设立了一个财务调整制度:如果受保人中 65—74 岁的前期高龄者人数高于全国平均水平,那么该承保人可以从其他的承保人那里获取一部分调整金额。而这样一来,作为承保人的国民健康保险机构就可以获得来自其他承保人(保险公司或机构)的调整金。这样的制度则会加大企业等雇佣者保险方的负担。鉴于以上情况,不由得让人担心至今为止顺利运作的日本"国民皆保险"制度今后是否还能持续下去。

【上塚芳郎医生聊日本医疗】自由诊疗和先端医疗

(1) 自由诊疗

自由诊疗是指无法适用医疗保险的治疗。进行未被记载在公共医疗保险名单(由厚生劳动省制定)中的治疗,或是使用不在名单范围内的药品都属于自由诊疗。治疗费将由患者全额承担。美容外科等与审美相关的项目也在自由诊疗之列。自由诊疗(自费治疗)时,不会采取诊疗报酬点数的计费方式,而是由各医疗机构自行决定诊疗价格。

(2) 先端医疗

普通的保险诊疗和先端医疗可以兼用于厚生劳动大臣所指定的医疗设施(医院)内。具体来说,公共医疗保险将适用于支付普通的入院医疗管理费、检查相关医疗费(患者只需承担其中的 30%)等。而先端医疗的部分将由患者自行承担。这种混合诊疗的付费方式作为一种例外,在日本也非常少见。

4 日本的医院

如果将日本的医疗机构以"开设主体"分类,可以看到"医疗法人"开设的医院占比最高,共 5,764 家,占医院总数的 68.8%,其次为"公共医疗机构",占 14.4%,共计 1,207 家。在一般诊疗所中,"医疗法人"共计 42,822 家,占总体的 41.9%,其次为"个人"开设,占 40.6%,共计 41,444 家。而齿科诊疗所中,"个人"开设的最多,占 78.2%,共计 53,682 家(此为 2018 年数据)。与 2017 年相比,"医疗法人"和"个人"开设的医院分别减少 2 家和 23 家;"医疗法人"开设的一般诊疗所增加 895 家,而"个人"开设的一般诊疗所则减少 448 家;"医疗法人"开设的齿科诊疗所增加 456 家,而"个人"开设的则减少了 451 家(见表 1-20)。

表 1-20 日本医院统计表

	机构数		去年比		构成比例(%)	
	2018 年	2017 年	增减数量	增减率(%)	2018 年	2017 年
医院	8,372	8,412	△40	△0.5	100.0	100.0
国立	324	327	△3	△0.9	3.9	3.9
公共医疗机构	1,207	1,211	△4	△0.3	14.4	14.4
社会保险团体	52	52	—	—	0.6	0.6
医疗法人	5,764	5,766	△2	△0.0	68.8	68.5
个人	187	210	△23	△11.0	2.2	2.5
其他	838	846	△8	△0.9	10.0	10.0
一般诊疗所	102,105	101,471	634	0.6	100.0	100.0
国立	536	532	4	0.8	0.5	0.5

续表

	机构数		去年比		构成比例(%)	
	2018年	2017年	增减数量	增减率(%)	2018年	2017年
公共医疗机构	3,550	3,583	△33	△0.9	3.5	3.5
社会保险团体	464	471	△7	△1.5	0.5	0.5
医疗法人	42,822	41,927	895	2.1	41.9	41.3
个人	41,444	41,892	△448	△1.1	40.6	41.3
其他	13,289	13,066	223	1.7	13.0	12.9
齿科诊疗所	68,613	68,609	4	0.0	100.0	100.0
国立	5	5	—	—	0.0	0.0
公共医疗机构	262	265	△3	△1.1	0.4	0.4
社会保险团体	7	7	—	—	0.0	0.0
医疗法人	14,327	13,871	456	3.3	20.9	20.2
个人	53,682	54,133	△451	△0.8	78.2	78.9
其他	330	328	2	0.6	0.5	0.5

资料出处：根据日本厚生劳动省官网及相关网站资料整理制作。△表示减少。

5 日本的医科大学

与很多先进国家一样，承担着国家医疗体系中人才培养重任的是众多医科大学和名牌大学的医学院(见表1-21)。

表1-21 日本主要大学医学院排名表

排名	偏差值	大学名称	国家资格合格率	6年制学费(日元)
1	74.8	东京大学	91.3%	3,496,800
2	74.2	京都大学	91.0%	3,496,800
3	72.3	大阪大学	91.4%	3,496,800
4	71.8	庆应义塾大学	95.7%	22,059,600
5	71.7	东京医科齿科大学	98.2%	3,496,800
6	70.3	大阪市立大学	96.9%	3,596,800
7	70.2	名古屋大学	91.5%	3,496,800
8	70.7	千叶大学	96.3%	3,496,800
8	69.8	东北大学	95.0%	3,496,800
10	69.5	京都府立医科大学	95.0%	3,707,800
10	69.5	神户大学	92.4%	3,496,800
12	69.3	顺天堂大学	99.2%	22,800,000
12	69.3	九州大学	93.0%	3,496,800

续 表

排名	偏差值	大学名称	国家资格合格率	6年制学费（日元）
12	69.3	东京慈惠会医科大学	94.6%	22,835,000
15	69.2	横滨市立大学	96.9%	3,720,000
15	69.2	奈良县立医科大学	95.0%	4,016,800
15	69.2	广岛大学	87.8%	3,496,800
18	68.8	和歌山县立医科大学	98.1%	3,966,800
18	68.8	筑波大学	94.4%	3,496,800
18	68.8	名古屋市立大学	96.0%	3,546,800

资料出处：根据"医学部受验マニュアル"网站资料整理制作。

6 日本医疗的国际地位

(一) 日本与主要国家医疗水准及医疗费用比较

提到一个国家的医疗水平在国际上所处的地位，国民的平均寿命、GDP中保健医疗支出的比例、人均保健医疗支出、医疗从业人数的比例、医疗设施的数量及人均占比等往往被用来作为比较的重要参数。

历经经济高度增长之后的日本，国民的平均寿命在2015年已经达到了83.9岁，日本也成为发达国家，乃至全世界最长寿的国家（见图1-20）。

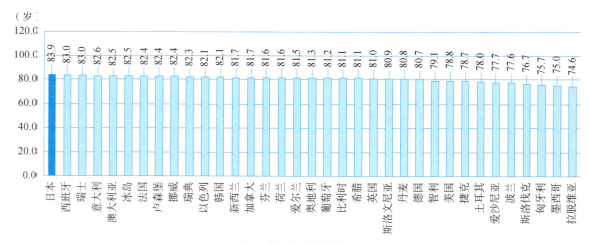

图1-20　各自平均寿命

资料出处：根据OECD于2017年11月的健康数据统计。日本的数据是2015年的。

长寿国家日本的保健医疗支出占GDP比重在经济合作与发展组织（即OECD）成员国中排名第六，2016年达到了10.9%（见图1-21）。由于日本也是一个人口众多的国家，依照购买力平价（PPP，即purchasing power parity）计算，2016年日本的人均保健医疗支出为4,519美元，在OECD加盟国内排名第十五位，只比中间值稍微高一点点（见图1-22）。鉴于在众多发达国家中，日本的老龄化比例最高，人均排名靠后也可以理解。

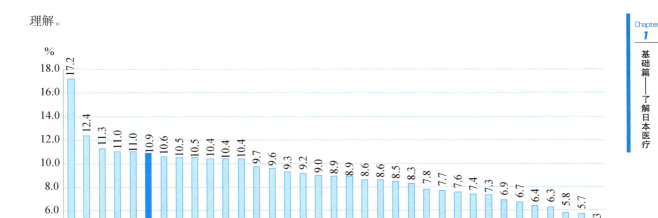

图 1-21　各国保健医疗支出占 GDP 比重（2016 年）

资料出处：根据 OECD 于 2017 年 11 月的健康数据统计。

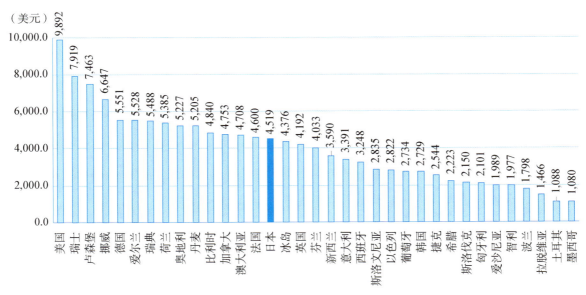

图 1-22　人均平均医疗保健支出

资料出处：根据 OECD 于 2017 年 11 月的健康数据统计。

从从业人员来看，每 1,000 人对应的医生数量，2014 年日本是 2.4 人，在 OECD 加盟国中只排在第 30 位（见图 1-23）。鉴于各国统计口径各不相同，如德国的统计中就包含了一般开业医生、专门医生、实习医生、外国人医生等，所以日本的数据排名略显滞后也可以理解。而在每 1,000 人对应的护理人员数量上，2017 年日本达到了 11.0 人，在 OECD 加盟国中排名第 12 位（见图 1-24），显示出在医疗护理领域的不凡实力，并有持续上升的势头。

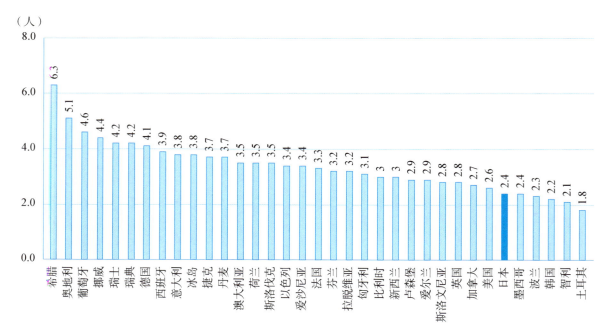

图1-23　每1,000人口对应的医生数（2015年或前后）

资料出处：根据OECD于2017年11月的健康数据统计。日本的数据是2014年的。

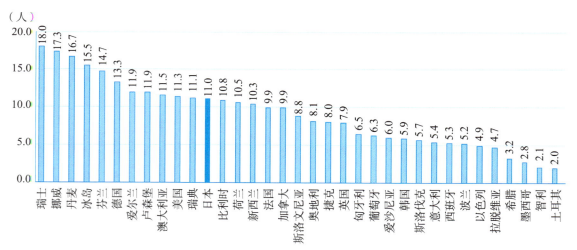

图1-24　每1,000人口护理人员数（2015年或前后）

资料出处：根据OECD于2017年11月的健康数据统计。日本的数据是2014年的。

而在每1,000人对应的药剂师人数上，2014年日本已经达到1.7人，在OECD加盟国中独占鳌头（见图1-25）。

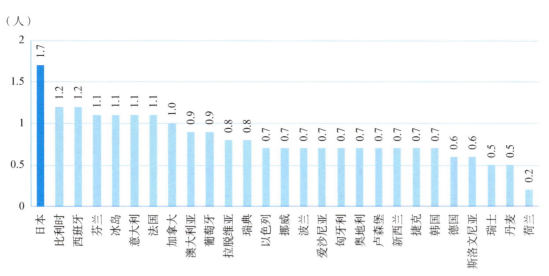

图1-25 每1,000人口药剂师人数(2015年或前后)

资料出处：根据OECD于2017年11月的健康数据统计。日本的数据是2014年的。

在医疗设施，特别是病床数量上，日本也在主要发达国家中位居榜首，而且在各个细分医院门类的病床数量上具有绝对的优势(见图1-26)。

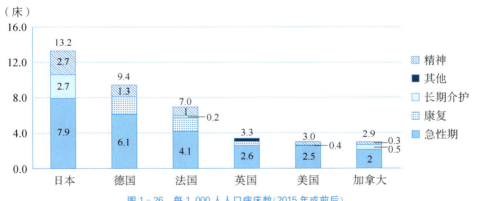

图1-26 每1,000人口病床数(2015年或前后)

资料出处：根据OECD 2017年11月的健康数据统计。日本的数据是2015年的。
说明：急性期：Curative (acute) care beds，康复：Rehabilitative care beds
长期介护：Long-term care beds，其他：Other hospital，精神：Psychiatric care beds

(2) 诺贝尔奖获奖情况

诺贝尔奖自诞生以来，获奖数量一直是衡量一个国家科技(相关领域)水平的标准之一。而日本也是最早参加诺贝尔奖评选的国家之一。迄今为止，日本共有35人(团队)获得诺贝尔奖(见表1-22)。在生理学或医学领域，日本的诺贝尔奖获奖者共有5位，分别是利根川进、山中伸弥、大村智、大隅良典和本庶佑(见表1-23)。

表1-22 日本获诺贝尔奖情况表

获奖部门	日本国籍	外国国籍	合计
物理学奖	9	2	11
化学奖	8	2	10
生理学或医学奖	5	—	5
文学奖	2	1	3
和平奖	1	—	1
经济学奖	—	—	0
合计	25	5	30

资料出处：根据Wikipedia网站资料整理制作。

表1-23 日本获诺贝尔生理学或医学奖情况表

获奖年份	姓名	获奖贡献	学历	获奖理由
1987年	利根川进	单独获奖	京都大学理学部毕业，获加利福尼亚大学圣迭戈校博士学位	抗体多样性的遗传学原理
2012年	山中伸弥	其他1人	神户大学医学部毕业，获博士学位（医学）	对各种细胞成长有帮助的ips细胞的培养和研究
2015年	大村智	其他3人	山梨大学学艺学部毕业，获东京大学药学博士、东京理科大学理学博士学位	研究发现针对由线虫的寄生引起的传染病的新的治疗方法
2016年	大隅良典	单独获奖	东京大学教养学部毕业，获东京大学理学博士学位	发现细胞自噬的机制
2018年	本庶佑	其他1人	京都大学医学部毕业，获京都大学医学博士学位	发现作用于免疫细胞表面的蛋白质，确认该蛋白质是阻止免疫功能发挥作用的"刹车"，并应用于治疗癌症

资料出处：根据Wikipedia网站资料整理制作。

虽然在生理学或医学领域，日本的诺贝尔奖获奖者数量还远落后于美国，但是日本在该领域一直有着很好的口碑，也拥有非常强大的整体实力。自1901年北里柴三郎成为第一位被提名诺贝尔生理学或医学奖的日本人之后，在该奖项候选人名单上涌现出了秦佐八郎（1912—1913年提名）、野口英世（1913—1915年、1920—1921年、1924—1927年提名）、铃木梅太郎（1914年提名）、稻田龙吉与井户泰（1919年共同候选人）、山极胜三郎（1925—1926年、1928年、1936年提名）、加藤元一（1928年、1935年、1937年提名）、吴建（1931年、1933年、1935—1937年、1939年提名）、佐佐木隆兴（1935—1936年、1939年、1941年提名）、市川厚一（1936年提名）、久野宁（1936年、1938年、1953年提名）、石原诚（1939年提名）、鸟潟隆三（1939年提名）、黑津敏行（1952年提名）、胜沼精藏（1953年提名）等一大批优秀的科研人员。

其中不乏出于各种理由而与诺贝尔生理学或医学奖失之交臂的人物。比如，1901年的诺贝尔生理学或医学奖只单独颁给埃米尔·阿道夫·冯·贝林，忽略了获奖论文的共同作者北里柴三郎，而真正主导这项研究的学者正是北里柴三郎。又如，尽管山极胜三郎和市川厚一通过给兔子的耳朵涂抹煤焦油在1915年就成功"制造"出了"人工癌"，但是1926年的诺贝尔生理学或医学奖的得主却是提出癌起源于寄生虫学说的菲比格（现在菲比格学说已经被证实是错误的）。其他还有虽然最早分离出了维生素B1，但是因为在德语翻译中没有标注"世界最早"而错失1929年的诺贝尔生理学或医学奖的铃木梅太郎；尽管发现了脊髓副交感神经并在20世纪30年代获得6次诺贝尔奖候选提名，但因为来自轴心国（历任日本驻联合国大使松平康东评价）落选的吴建。

【小故事】

2002年,岛津制作所的人事部门接到了"恭喜贵公司的田中先生获得诺贝尔奖"的电话,接听者一头雾水:"是不是搞错了?"他没有搞错,这家总部坐落在古都京都、鲜为人知的公司(见图1-28)诞生了一位荣获学术界最高荣誉——诺贝尔奖的获奖者。这也是日本首位来自企业的诺贝尔奖获奖者。

当问及如何在一个普通的企业里取得如此成就时,田中耕一先生自豪地说:"是岛津制作所优秀的企业文化,为我提供了钻研科技的最佳的舞台!"

1875年岛津制作所创办至今,其员工秉承创业者岛津源藏先生(见图1-27)"以科学技术为社会做贡献"的创业宗旨和实现"为了人类和地球的健康"的经营理念,始终致力于为用户提供更先进的产品和更满意的服务,已经成为全球唯一一家同时拥有分析测量技术和医学影像技术的高科技企业。而这一切也应验了岛津源藏先生在日本明治维新迁都东京时发下的誓言:"为了振兴京都,制造日本的理化机械,让日本成为科学之国!"

在当今全新的健康循环理念中,该公司通过独特的分析技术和精密的医疗图像处理技术,在超早期检查、诊断、治疗和预后管理等诸多领域提供了独到而全面的解决方案,为人类医疗技术的进步做出了巨大的贡献。乳腺专用PET系统、脑血管预后管理系统等诸多新产品如雨后春笋般进入医疗的最前线。

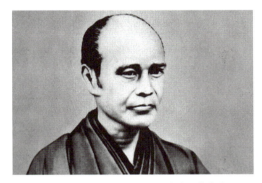

图1-27 岛津制作所创始人岛津源藏先生

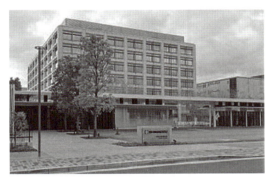

图1-28 株式会社岛津制作所总部

这里必须提到的是,与众多诺贝尔奖获奖者来自大学科研机构所不同,日本还贡献了三位来自企业的诺贝尔奖获得者。他们分别是:岛津制作所的田中耕一(2002年获诺贝尔化学奖)、日亚化学的中村修二(2014年获诺贝尔物理学奖)和旭化成的吉野彰(2019年获诺贝尔化学奖)。由于中村修二后转赴加利福尼亚大学任教,在吉野彰获奖之前,岛津制作所和田中耕一更是成了日本企业界最大的骄傲。

7 日本医疗的国际支援

第二次世界大战之后,日本政府和社会开始反省战争中的侵略行为,并开展了大量的以官方开发援助为主的对外援助活动,其中不乏对海外医疗的支援项目。比如坐落在北京的中日友好医院就是其中之一。进入21世纪,日本政府各部门更是积极鼓励日本医疗机构在海外的发展(或设立分支机构)。以下是近年日本经济产业省主推的一大批日本医疗机构的海外发展项目(见表1-24)。

表 1-24　日本海外医疗项目统计表

时间	项目
2014年5月	北斗医院在俄罗斯符拉迪沃斯托克设立了包含脑透析、心脏透析在内的综合检测诊断中心。该项目以日方出资64%、俄方出资36%的比例共同运营
2014年7月	越南白梅医院在名古屋大学与富士胶卷公司的协助下，设立了内视镜医疗培训中心
2015年1月	巴西福卡斯特医院、德巴塞医院在东京医科齿科大学与富士胶卷公司等的协助下，设立了日本大肠癌检测诊断系统的培训中心
2015年2月	日本MEDIVA医疗咨询公司与富士胶卷公司联手，在缅甸国立中心女子医院（曼德勒）内设立了乳癌检测诊断中心
2015年3月	日本相泽病院在中国北京与北京天坛普华医院联手导入日本式服务和设备，创立了康复治疗中心
2015年9月	印度尼西亚消化器内视镜学会和国立齐普道医院（雅加达）在日本消化器内视镜学会、奥林帕斯公司的协助下，设立了内视镜医疗培训中心
2016年2月	日本Green Hospital Supply公司与当地合作伙伴AICHI集团联合设立合资公司，在孟加拉国达卡市设立拥有循环内科、心脏内科等科室、拥有650个床位的综合医院
2016年4月	日本龟田综合病院与当地合作伙伴北京二十一世纪医院联合设立合资公司，前期推广家庭医生制的普通门诊，后期还会引进乳腺癌治疗、高端体检等医疗项目
2016年5月	日本奥林帕斯公司在日泰两国内视镜学会的协助下，在泰国曼谷市设立了内视镜培训中心（T-TEC），并计划将该项目拓展到整个湄公河流域
2013年10月	日本北原国际病院全额出资在柬埔寨金边市设立了配备脑神经外科等科室并拥有急救医疗中心的综合医院

资料出处：根据日本国经济产业省官网资料整理制作。

随着大批的日本医疗机构走出国门，日本学者也对日本医疗机构在海外的商业模式做了研究，并将其大致分为三种。

第一种，阶段性扩张型，即通过分阶段逐步扩充医疗服务内容。在这种模式下，日本医疗机构会先在当地寻找合作伙伴，扩大在当地的网络，随后将患者送往日本医治。随着知名度的提升和经验的积累，逐渐在当地开展医疗机构的实际运营。比如相泽病院在中国北京率先开辟的康复领域治疗，又如北斗病院在俄罗斯符拉迪沃斯托克开展的远程图像诊断领域的业务，还有龟田综合病院在中国北京设置的家庭医疗门诊等。

第二种，领域专攻型，即运营在某个领域（专业科室）具有优势的医疗机构。在这种模式下，日本医疗机构会使具有压倒性优势的医疗领域（专业科室）进入市场，同时与医疗器械厂家联手，以低廉的价格采购器械设备，提升收益性。比如北原国际病院在柬埔寨金边市、越南河内市以及老挝万象市设置医疗据点，主攻脑神经外科及康复治疗。

第三种，大规模集团型，即在海外同时运营数家医疗机构，提升规模效应。在这种模式下，日本医疗机构通常会以巨额投资为前提，在当地一气呵成地构建医疗集团，确保每家单独的医疗机构拥有一定的收益规模。而日本国际协力银行（JBIC）等官方银行和日本贸易保险（NEXI）等保险公司将会一起提供资金保障，共抗风险。

8　日本政府期待的外国人医疗观光市场

伴随着日本人口集中于大城市、地方城市人口密度过低、高龄少子化等社会结构性变化，日本的医疗市场也出现了很大的变化，特别是地方城市的医疗资源大量闲置等问题已经日益严重。鉴于日本政府已经大力推广观光立国政策（大力发展观光产业以推动日本经济发展），作为观光产业的延伸，"医疗观光产业"应运而生。

所谓"医疗观光"，是指前往长居地以外的国家或地区接受医疗服务（包括治疗、诊断等）。它是观光产业和医疗产业的跨界组合。目前全世界已经有超过50个国家将医疗观光列为独立的产业部门。

其实,日本政府早在2009年就积极地推动医疗观光产业化,但是收效甚微。直到2013年4月,由时任日本首相安倍晋三带头,召集了内阁相关人员、医疗机构及相关企业,通过经济支援等一切可能的方法,真正开始刺激与推进日本医疗技术与服务的国际化发展。同年5月10日,厚生劳动省医政局内正式设立了"国际医疗发展战略室"(翌年4月1日改组为"国际医疗发展推进室"),这也成了日本医疗观光产业得以确立的标志性事件。

国际医疗发展推进室的主导思想是:通过向世界各国分享日本在健康长寿及高超医疗水准方面的经验,培育专业人才,支援发展中国家医疗水平的进步,慢慢形成海外各国对日本医疗的信赖,最终实现日本医药品及医疗器械向海外市场的渗透。其主要业务可以分为两大部分:其一为境外业务,其二为境内业务(见表1-25)。

表1-25　日本海外医疗观光主要业务

业务	内　　容
境外业务	活用日本的经验,帮助其他国家在医疗保健领域制定政策 ● 签订《医疗保健领域合作备忘录》,促进两国间的合作交流(以亚洲、中美、南美为中心,已与包括中国在内的25个国家签订协议) ● 培养医疗技术、医药品、医疗器械领域的相关人才(医疗技术等国际发展推进事业) ● 基于他国的市场需求,进行医疗器械的研究与开发(医疗技术等在发展中国家、新兴国家的实用化研究事业)
境内业务	构建以访日外国人和常驻外国人为对象的外国患者接收体制 ● 医疗机构中对外国患者接收环境的改造事业 ● 针对医院接收外国患者资质的医疗机构认证制度推进事业

【资料】日本成长战略中记载的境内业务支援政策

《日本再兴战略》(2016年)(摘抄)(2016年6月2日内阁决议)

为了外国人在日本能够安心、安全地接受医疗服务,通过对医疗机构内医疗翻译、医疗协调人员配置的支援,医院内资料多语种化等的支援,扩充经"接收外国患者医疗机构认证制度"(JMIP)认证的医院数量,目标是到2020年为止,以访日外国人众多的地区为中心,将"拥有外国人接收体制的医疗机构"增加至100家,相当于现在的5倍。首先在本年度(2016年度)增加至40家医院。

《未来投资战略》(2017年)(摘抄)(2017年6月9日内阁决议)

关于国际医疗的境内业务推进,为使访日、驻日外国患者安心、安全地在日本的医疗机构接受诊疗,通过对医疗翻译等的配置支援,提前于本年度(2017年度)实现2020年改造整备100家"拥有外国人接收体制的医疗机构"的目标。在这100家主干医院的基础上,根据地区的实际情况,尽可能地将外国患者接收体制的范围扩大,使接收外国患者的医疗环境更加充实。

《未来投资战略》(2018年)(摘抄)(2018年6月15日内阁决议)

对于外国游客,以其自身承担一部分合理的费用为前提,组织确保外国人安心、合理地在日就医的医疗团队,为其打造旅行期间即使生病或受伤,也可以安心地接受合理的医疗服务的就医环境。同时,对于驻日外国人实行同样的对应措施。

由日本首相牵头大力推广,经济产业省于2016年7月开始作为"Medical Excellence JAPAN"(MEJ)的官方认证机构,对接纳医疗观光患者的医院进行"日本国际医院"的认证;厚生劳动省则制定了外国患者接纳的"医疗机构认证制度"(JMIP),对医疗机构接纳外国患者的设备、体制提出了一系列的标准。除此之外,观光厅和外务省也对推进医疗观光产业化表现出积极的态度(见表1-26)。

表1-26 日本国内医疗旅行的潜在市场规模

领域	国家	医疗旅行人数（万人）	医疗旅行的市场规模(含观光)	
			纯医疗目的旅行(亿日元)	
亿检诊断	中国	31.2	758	5,507亿日元
	俄罗斯	5.4		
	美国	1.3		
低介格医疗		4.6	923	
合计	—	42.5	1,681	

资料出处：根据日本经济产业省资料整理制作。

【小知识】

以医疗为主要目的的观光可以一直追溯到古希腊时代，当时人们就有从地中海各地前往萨罗尼加海湾的圣域进行巡礼和疗养的举动。除此之外，日本的温泉治疗、欧美的Spa等，都可以看作广受欢迎的疗养与观光融合的活动。

当前，发达国家的部分公民因为廉价的手术费、药剂费而前往发展中国家进行治疗；而发展中国家的富人则为了高超的医疗技术、器官移植、美容整形、健康诊断而前往发达国家接受治疗。渡航的目的地有医疗技术高超但价格便宜的印度、新加坡、泰国、马来西亚、墨西哥等，还有希望招揽各国富裕阶层进行美容整形、齿科治疗的韩国。而后起之秀的日本，则寄望于高超精湛的医疗技术、无微不至的医疗服务、稳定安全的社会环境能够成为医疗观光的最大卖点。

【日本医疗周边产业的发展】

随着日本医疗产业的发展，医疗周边产业也取得了长足的发展。如オカムラ株式会社生产的护理病床、移动护理车辆、点滴专用架、工作站、特殊用途家具等。

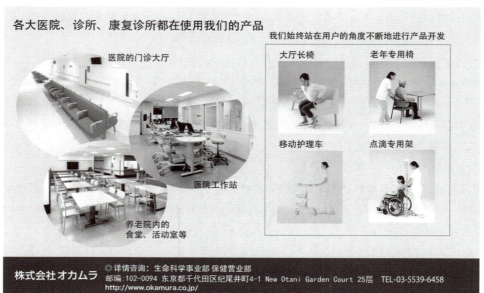

图1-29 オカムラ株式会社的宗旨：以优质的商品带给客户最长远的效益

2 CHAPTER

实用篇
走进日本医疗

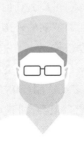

实用篇
走进日本医疗

CHAPTER 2

1　外国人在日本接受医疗服务概况

在 2020 年度日本厚生劳动省医政局预算法案中，就日本医疗的国际化推进明确提出：(1) 医疗国际化的推进预算为 13.62 亿日元，该预算用于培养医疗技术、医药品、医疗器械相关的人才，以日本的经验教训帮助其他国家完善医疗、保健领域的政策，利用政府拿出的预算补贴向各国派遣日本医疗政策领域的专家学者及医师等医疗从业人员，同时接受来自世界各国的研修生赴日学习；(2) 完善接纳海外患者的体制的预算为 11.20 亿日元，政府对来自地方医院的求助建立一站式对应体制，同时帮助医疗机构，使它们能够用多国语言进行直接对应，通过这些措施，打造海外患者可以安心就医的环境。同时，对有不良付款记录的外国人进行严格的入国审查，确保医疗机构能够安心地为外国人提供优质的医疗服务。在日本政府的推动下，日本医疗机构接受外国人就医、接受相关医疗服务的整体环境正在日益完善。

在日本接受医疗服务的外国人被分成三种：(1) 长期居住日本的外国人，(2) 因商务、旅游等短期访问日本的外国人，(3) 以接受医疗服务为目的的外国人。

对于第一种长期居住日本的外国人来说，因为他们都拥有长期居留日本的签证，根据日本的相关法律，必须加入日本的社会保障体制，所以从原则上来讲，只要没有语言沟通的障碍，可以去任何一家日本的医疗机构就诊。即便有语言障碍，也可以在亲朋好友的陪同下前往就医。本书第四篇罗列的外国人就医的医疗机构则更具备接待外国人就医的条件，特别是多种语言的对应及相关的医疗辅助条件。

对于第二种因商务、旅游等短期访问日本的外国人而言，往往是遭遇了突发性的变故，如遭遇交通事故、不慎跌倒造成行动不便、慢性病突然发作等。与第一种人群相比，他们大多无法用日语交流，更加需要去被日本政府认定的医疗机构接受治疗。针对这一人群，日本政府推荐 JMIP 认证的医疗机构（详见本书第四篇）。

对于第三种以接受医疗服务为目的的外国人，日本政府则推荐 JIH 认证的医疗机构（详见本书第四篇）。

当然，上述分类也不是绝对的，日本的医生和医疗机构本着人命最优先的理念，只要是有条件进行医治的病人，他们一定会全力以赴，即便是欠缺条件的医疗机构，也会尽心尽责地尽快将患者转移到有条件的医疗机构接受相应的治疗。

2　外国人在日本接受医疗服务的流程

当前随着全球化的发展和中国国力日益增强，国民生活水平不断提升，跨国人员流动已经变成非常稀松平常的事情，有过前往日本旅游交流经历的国人也不在少数，但是赴异国他乡接受医疗服务的人员还是少数，毕竟相关手续烦琐,而且虽然日本的医疗技术先进,但是国人知之甚少。下面我们就为大家详细介绍一下赴日本接受医疗服务的流程(见图2-1)。

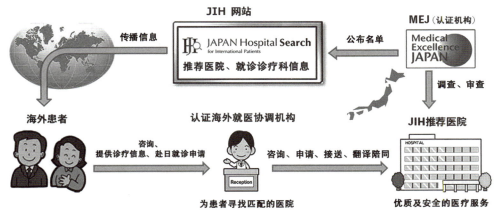

图2-1 赴日医疗流程图

资料出处:根据日本厚生劳动省官网资料整理制作。

图2-1是日本政府整理的外国人赴日接受医疗服务的简单流程图,我们将其中的各个阶段细化分析之后可以得到图2-2。

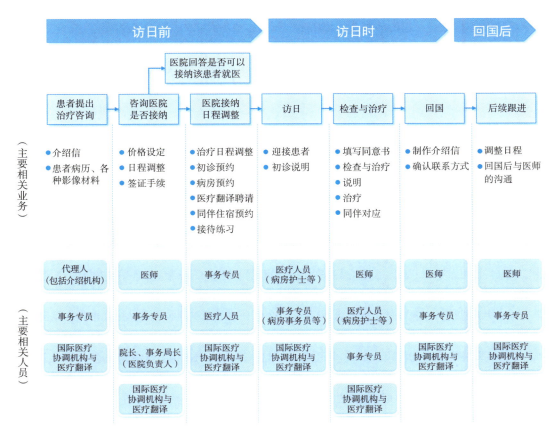

图2-2 赴日医疗各阶段细化图

3 日本政府指定的中介机构

（1）日本政府指定的中介机构是什么

在国内一般会把帮助我们介绍日本医院、联系相关医疗服务的机构统称为中介公司。其实，在日本从事相关业务的机构有一个专用名词——"医疗协调机构"。准确地说，这些医疗协调机构是专业为海外的患者及其家属（包括其他同行人员，如保姆、护工等）提供医疗协调服务的企业。医疗协调服务指为希望在日本接受医疗服务的海外患者所提供的，包括接收医疗机构配对、代为支付医疗相关费用、派遣医疗翻译等一系列服务的总称。日本的医疗协调机构不仅仅是连接海外患者和医疗机构的中介机构，还需要与患者及医疗机构构建信任关系，帮助患者顺利地在日接受医疗服务。这些医疗协调机构的营业许可必须得到日本政府的官方认定。换而言之，没有得到日本政府官方认定的中介机构，是没有资格从事相关业务的。

（2）为什么需要政府指定的中介机构

很多人会诧异，去日本接受医疗服务为什么要多出一个中介机构？难道自己去日本的医院求医会被拒之门外吗？

事实上，在日本就算是日本人也有可能被医院拒之门外，或被要求去其他医院接受治疗。日本的医疗体系是金字塔形构造，即便是一般的日本人去大型的综合医院，也需要社区医院或家庭医生开具介绍信（介绍信制度会在后文具体介绍）。

而日本政府认定的中介机构，即前文介绍的医疗协调机构不仅仅承担着帮助海外患者联系医院医生的重要使命，而且为海外患者能够顺利接受日本的医疗服务做着各种各样的幕后工作。其主要作用可以归纳为以下三点。

第一，向海外患者提供正确的信息。医疗协调机构必须深入了解患者的需求与不安要素，并为其提供相应的服务以满足需求、消解不安；机构本身也需熟知日本的医疗制度、医疗服务以及各家医疗机构的规则。

第二，与医疗机构充分沟通与合作。因为日本国内的医疗机构（科室）对患者的接收方针与接收规则各不相同，所以作为代理人的医疗协调机构需要与医疗机构紧密联合，熟知医疗机构的方针、规则及医疗机构对医疗协调机构的要求。

第三，帮助海外患者及其随行人员遵守日本的法律法规。医疗协调机构必须明确业务上所必需的各种许可、认可，在取得许可、认可的基础上，遵守相关法律法规开展业务（如在住宿、交通等的安排上必须遵守《旅行业法》，在安排车辆接送旅客时必须遵守《道路运送法》等）。

而从医疗协调机构具体从事的工作来看，几乎涵盖了海外患者及其同行人员从治疗前期咨询到治疗结束后复诊、检查、康复的整个过程（见图2-3）。可以说，自海外患者决定去日本接受医疗服务的那一刻起，医疗协调机构就一直陪伴在患者的身边。下面，我们来看看这些医疗协调机构具体为海外患者解决了什么样的问题。

① 患者与医疗机构的配对：基于海外患者所提供的医疗信息，为患者选出治疗方案与备选医疗机构，深入了解海外患者的医疗信息及其所希望接受的治疗方针，结合患者的经济条件为其寻找合适的、愿意接收的医疗机构。

② 帮助患者获得医疗签证（医疗协调机构作为海外患者保证人的情况下）：向愿意接收该患者的医疗机

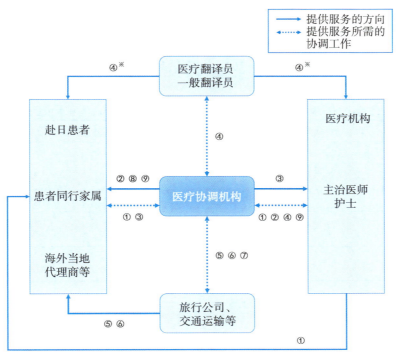

※ 在医疗协调机构本身就是旅行公司或医疗协力机构中有医疗翻译者的情况下，由医疗协调机构直接提供该服务。

图 2-3　医疗协力服务概览图

构确认治疗日程后，为使患者能够申请符合治疗时长的单次或多次签证，医疗协调机构将为其发放"医疗机构诊疗预定证明书及保证机构保证书"。

③ 治疗费的代支付（医疗机构同意由医疗协调机构代支付的情况下）：预先从海外患者处收取治疗费报价的总额作为预付款后，由医疗协调机构代表患者向医疗机构进行代支付。这样做的好处是，对于无法预收款或无法接受国际转账的医院来说，降低了患者拒绝支付治疗费的风险。

④ 医疗翻译与一般翻译的派遣：在国外患者或医疗机构需要医疗翻译或一般翻译的情况下，医疗协调机构将派遣翻译提供服务。

⑤ 机场接送：为患者访日与回国提供机场接送机服务。这既能够帮助患者在抵达日本后办理各项手续，也能够使患者避免因意外导致非法滞留，帮助患者顺利回国。

⑥ 住宿、交通安排：根据海外患者的要求，为其安排住宿及交通（出租车等）。

⑦ 24小时电话客服：对海外患者及其同行人员提供包括生活翻译在内的24小时电话客服。

⑧ 其他可选服务：根据海外患者的要求，为其提供其他可选服务。

⑨ 代表患者与医疗机构联系：事先将医疗协调机构专员的联系方式作为紧急联络人告知医疗机构，帮助患者与医疗机构之间实现无障碍的沟通。

（3）日本政府指定的中介机构名录

正如前文所述，日本的医疗协调机构需要得到日本政府的官方认定，才可以开展相关业务。目前日本已经取得相关资质的企业共有162家，分成两类。第一类是具有旅游资质的医疗协调机构，这些企业多为之前从事国内外旅游业务的企业，可以提供事前咨询、日本入境签证担保、签证手续代理、协调医院医生、陪同接受治疗、派遣专业翻译等一条龙服务。这类企业全日本只有52家,多为大型企业,且在日本的医疗资源较为丰富,具有一定的"大而全"的属性(见表2-1至表2-52)。而第二类的医疗协调机构共有110家。这些机构没有旅游资质,虽然也可以承担担保业务,但相对规模较小,或在医疗资源上有一定的局限性(如地域性等),"小而精"是企业的发展方向(见表2-53至表2-162)。以下是我们为读者整理的日本医疗中介机构的名录及其相关信息汇总。

表2-1 ジャパン・メディカル&ヘルスツーリズムセンター(JMHC)/株式会社 JTB(日语)信息表

企业名称(英语)	JTB Corp. (Japan Medical & Health Tourism Center c/o JTB Corp.)		
EMAIL/HP	https://j-medical-healthcare.com/mofa/contact/(日语) https://j-medical-healthcare.com/zh_CN/mofa/contact/(汉语) https://j-medical-healthcare.com/en/mofa/contact/(English)		
所在地	东京都	对应语言	日语、汉语、朝鲜语、英语
电话	81-3-5290-1630	备注	对应时间:10:00—17:00 (双休日及日本节假日除外)

表2-2 株式会社日本旅行(日语)信息表

企业名称(英语)	Nippon Travel Agency		
EMAIL/HP	keiichi_kawamoto@nta.co.jp https://www.nta.co.jp		
所在地	东京都	对应语言	汉语、日语、英语、俄语
电话	81-3-6895-8343(汉语、日语、英语) 03-6895-8341(俄语)	备注	

表2-3 株式会社南海国際旅行(日语)信息表

企业名称(英语)	Nankai Travel International Co., Inc.		
EMAIL/HP	inbound@geo-nti.co.jp http://www.nti-china.com		
所在地	大阪府	对应语言	日语、英语、汉语
电话	81-6-6641-4010	备注	

表2-4 有限会社さくらツアー企画(日语)信息表

企业名称(英语)	Sakura Tour Kikaku Co., Ltd.		
EMAIL/HP	sakuratour@mail.ru http://sakuratour.net		
所在地	北海道	对应语言	日语、俄语
电话	81-11-557-1650	备注	

表2-5 株式会社 三重交通第一旅行会(日语)信息表

企业名称(英语)	Sanko Daiichi Travel Co., Ltd.		
EMAIL/HP	miekodaiichi@aol.com miekodaiichi@asahinet.jp		
所在地	爱知县	对应语言	日语、英语、汉语
电话	81-561-82-3914	备注	对应时间:10:00—17:00 (周日及日本节假日除外)

表2-6 エヌビーツーリストサービス株式会社（日语）信息表

企业名称（英语）	NB Tourist Service Co.，Ltd.		
EMAIL/HP	japan_only@outlook.com http://medical-japanonly.ru/jp		
所在地	北海道	对应语言	日语、俄语、英语
电话	81-11-280-8877	备注	对应时间：10:00—17:00 （双休日及日本节假日除外）

表2-7 中和産業株式会社（日语）信息表

企业名称（英语）	CHUWA Industrial Co.，Ltd.		
EMAIL/HP	chuwasangyo@yahoo.co.jp		
所在地	千叶县	对应语言	日语、汉语、英语
电话	81-47-705-8016	备注	

表2-8 ABC国際医療ツーリズム株式会社（日语）信息表

企业名称（英语）	ABC International Medical Tourism Co.，Ltd.		
EMAIL/HP	info@abctravel.jp http://www.abctravel.jp		
所在地	东京都	对应语言	日语、汉语
电话	81-3-5928-5988	备注	

表2-9 オールジャパン企画株式会社（日语）信息表

企业名称（英语）	All Japan Planning Co.，Ltd.		
EMAIL/HP	info@ajp-kikaku.co.jp http://www.ajp-kikaku.co.jp		
所在地	群马县	对应语言	日语、汉语、朝鲜语
电话	81-277-46-7818	备注	

表2-10 東馬国際株式会社（日语）信息表

企业名称（英语）	TOMA International Co.，Ltd.		
EMAIL/HP	info@toma-intl.co.jp		
所在地	东京都	对应语言	日语、汉语
电话	81-3-5904-8718	备注	

表2-11 株式会社オーティーシージャパン（日语）信息表

企业名称（英语）	OTC Japan Co.，Ltd.		
EMAIL/HP	zhangchen@otcjpn.co.jp kaneshiro@otcjpn.co.jp http://otcyl.com		
所在地	东京都	对应语言	日语、汉语
电话	81-3-5950-7831	备注	

表 2-12 日本医療観光株式会社（日语）信息表

企业名称（英语）	Japan Medical Tourism Co.，Ltd.			
EMAIL/HP	info@jmt-net.co.jp http://jmt-net.co.jp			
所在地	东京都	对应语言	日语、汉语	
电　话	81-3-3668-6688	备　注		

表 2-13 中青旅日本株式会社（日语）信息表

企业名称（英语）	CYTS Japan Co.，Ltd.			
EMAIL/HP	liuliang@cyts.co.jp http://cyts.co.jp/company/profile.html			
所在地	东京都	对应语言	日语、汉语、英语	
电　话	81-3-5510-9988	备　注		

表 2-14 株式会社 SGW（日语）信息表

企业名称（英语）	SGW Co.，Ltd.			
EMAIL/HP	t.takeshita@southerngateway.co.jp http://www.southerngateway.co.jp			
所在地	鹿儿岛县	对应语言	日语、汉语、英语	
电　话	81-99-565-5050	备　注		

表 2-15 株式会社天公システム（日语）信息表

企业名称（英语）	PKU Tech.Co.，Ltd.			
EMAIL/HP	medical@pkutech.co.jp http://www.pkutech.co.jp			
所在地	东京都	对应语言	日语、汉语、朝鲜语、英语	
电　话	81-3-3526-7778	备　注		

表 2-16 ソレイユ・コンセイエ株式会社（日语）信息表

企业名称（英语）	Soleil Conseiller INC.			
EMAIL/HP	info@soleil-tours.com http://soleil-tours.com			
所在地	东京都	对应语言	日语、英语、汉语	
电　话	81-3-3870-909	备　注		

表 2-17 株式会社ワップ（日语）信息表

企业名称（英语）	Wap Inc.			
EMAIL/HP	andowap@gmail.com http://www.a-wap.com			
所在地	东京都	对应语言	越南语	
电　话	81-3-6687-1033	备　注		

表2-18 株式会社天旅（日语）信息表

企业名称（英语）	Tenryo Co., Ltd.		
EMAIL/HP	tenryo2009@yahoo.co.jp http://www.ten-ryo.com		
所在地	东京都	对应语言	日语、汉语、朝鲜语、英语
电话	81-3-6262-8706	备注	对应时间：9:30—18:30 （双休日及日本节假日除外）

表2-19 株式会社ワールドナビゲーター（日语）信息表

企业名称（英语）	World Navigator Ltd.		
EMAIL/HP	mail@world-navigator.co.jp http://world-navigator.co.jp/		
所在地	东京都	对应语言	日语、汉语
电话	81-3-5829-4011	备注	

表2-20 東悟アセット・マネジメント株式会社（日语）信息表

企业名称（英语）	Togo Asset Management Co., Ltd.		
EMAIL/HP	work@togoasset.com http://www.togoasset.com		
所在地	东京都	对应语言	日语、汉语、英语
电话	81-3-6264-9878	备注	

表2-21 河北新報トラベル（日语）信息表

企业名称（英语）	Kahoku Shimpo Press Travel		
EMAIL/HP	travel@kahoku-fc.co.jp https://www.kahoku-fc.co.jp/travel		
所在地	宫城县	对应语言	日语、汉语
电话	81-22-211-6960	备注	对应时间：09:30—17:30 （双休日及日本节假日除外）

表2-22 海幸通商株式会社（日语）信息表

企业名称（英语）	Kaikou Tsusho Co.,Ltd.		
EMAIL/HP	kaikou.office@gmail.com		
所在地	千叶县	对应语言	日语、汉语、英语
电话	81-47-316-2086	备注	

表2-23 株式会社プランナーズ・インターナショナル（ジャパン・リトリート）（日语）信息表

企业名称（英语）	Planners International Ltd.（Japan Retreat）		
EMAIL/HP	info@japan-retreat.jp https://japan-retreat.jp		
所在地	兵库县	对应语言	英语、汉语、日语
电话	81-78-858-757（英语、日语） 81-78-858-667（汉语）	备注	对应时间：10:00—17:00 （双休日及日本节假日除外）

表 2-24 株式会社ジャパンフライトツアーズ（日语）信息表

企业名称（英语）	Japan Flight Tours Co.，Ltd.		
EMAIL/HP	inbound@jft.jp http://jft.jp		
所在地	东京都	对应语言	日语、汉语、英语
电话	81-3-5643-1638	备注	对应时间：9:30—18:00 双休日及日本节假日除外

表 2-25 株式会社アジア・コミュニケーションズ（日语）信息表

企业名称（英语）	Asia・Communications．Co.，Ltd.		
EMAIL/HP	info@asicom.co.jp http://www.asicom.co.jp		
所在地	冈山县	对应语言	日语、汉语、朝鲜语
电话	81-86-231-334	备注	

表 2-26 盛和株式会社（日语）信息表

企业名称（英语）	SEYWA Co.，Ltd.		
EMAIL/HP	contact@seywa.co.jp www.seywa.co.jp		
所在地	千叶县	对应语言	日语、汉语、英语
电话	81-47-103-242	备注	

表 2-27 信和企画株式会社（日语）信息表

企业名称（英语）	Shinwa Consulting Co.，Ltd.		
EMAIL/HP	info@cathay-jp.com http://www.shinwa-kikaku.co.jp		
所在地	香川县	对应语言	日语、汉语、朝鲜语、英语
电话	81-877-85-3286	备注	对应时间：10:00—17:00 （双休日及日本节假日除外）

表 2-28 株式会社シーエルエー・テクノロジー（日语）信息表

企业名称（英语）	CLA Technology Co.，Ltd.		
EMAIL/HP	japan@cla-technology.com https://www.damojiankang.com		
所在地	东京都	对应语言	日语、汉语、英语
电话	81-50-1382-2664	备注	

表 2-29 日盛国际株式会社（日语）信息表

企业名称（英语）	Nissay International．，Ltd.		
EMAIL/HP	jmt.solution01@gmail.com http://nissay-int.com		
所在地	东京都	对应语言	日语、汉语、英语
电话	81-3-6272-6930	备注	

表2-30　偉峰実業日本株式会社（日语）信息表

企业名称（英语）	Weifeng Industry Co.，Ltd.		
EMAIL/HP	inbound@wft.jp		
所在地	东京都	对应语言	日语、汉语
电　话	81-3-6441-2828	备　注	

表2-31　日本アイライフ株式会社（日语）信息表

企业名称（英语）	Japan Ailife Co.，Ltd.		
EMAIL/HP	admin@japan-ailife.co.jp http://japan-ailife.jp		
所在地	东京都	对应语言	日语、汉语
电　话	81-3-6860-4798	备　注	

表2-32　華王株式会社（日语）信息表

企业名称（英语）	KAO Co.，Ltd.		
EMAIL/HP	kao_japan_info@yahoo.co.jp		
所在地	东京都	对应语言	日语、汉语
电　话	81-3-6231-5016	备　注	对应时间：10:00—19:00 （双休日及日本节假日除外）

表2-33　カモメツーリスト株式会社（日语）信息表

企业名称（英语）	Kamome Tourist Co.，Ltd.		
EMAIL/HP	royou@kamome-travel.jp https://www.kamome-travel.jp		
所在地	东京都	对应语言	日语、汉语/粤语、朝鲜语、英语
电　话	03-6273-1122	备　注	

表2-34　TSJ株式会社（日语）信息表

企业名称（英语）	TSJ Co.，Ltd.		
EMAIL/HP	mdt@tsj-tourist.jp https://www.tsj-tourist.jp		
所在地	东京都	对应语言	日语、汉语、英语
电　话	81-3-6262-5711	备　注	对应时间：9:30—18:30 （双休日及日本节假日除外）

表2-35　漢和源株式会社（日语）信息表

企业名称（英语）	Kanwagen Co.，Ltd.		
EMAIL/HP	kwg-travel@kanwagen.com		
所在地	兵库县	对应语言	日语、汉语
电　话	81-78-392-7088	备　注	对应时间：9:00—18:00 （双休日及日本节假日除外）

表2-36 畅遊株式会社（日语）信息表

企业名称（英语）	Changyou Co.，Ltd.		
EMAIL/HP	xieyingbo@proxtrip.com		
所在地	埼玉县	对应语言	日语、汉语、英语
电话	81-429-41-5204	备注	

表2-37 株式会社コノミティ（日语）信息表

企业名称（英语）	Conomity Co.，Ltd.		
EMAIL/HP	medical@conomity.co.jp http://www.conomity.co.jp		
所在地	东京都	对应语言	日语、汉语、越南语、英语
电话	81-3-6402-4707（医务） 81-3-3438-3585（总台）	备注	

表2-38 泓悦国际株式会社（日语）信息表

企业名称（英语）	Hong Yue International Co.,Ltd.		
EMAIL/HP	cp@hyi-jp.com http://www.hyi-jp.com		
所在地	东京都	对应语言	日语、汉语
电话	81-3-6709-8368	备注	

表2-39 信川医疗观光株式会社（日语）信息表

企业名称（英语）	Nobu Kawa Medical & Health Tourism Co.,Ltd.		
EMAIL/HP	info@nbkw.co.jp yangfan@nbkw.co.jp http://www.nbkw.co.jp		
所在地	东京都	对应语言	日语、汉语、英语
电话	81-3-5319-4388	备注	

表2-40 オネスト・スカイ株式会社（日语）信息表

企业名称（英语）	Honest Sky Co.,Ltd.		
EMAIL/HP	kenka.tei@honestsky14.co.jp http://honestsky14.co.jp		
所在地	神奈川县	对应语言	日语、汉语、英语、韩语
电话	81-45-620-5605	备注	对应时间：9:00—18:00 （双休日及日本节假日除外）

表2-41 株式会社中和観光（日语）信息表

企业名称（英语）	Tyuuwakankou Co.，Ltd.		
EMAIL/HP	ike@tyuuwa.com take@tyuuwa.com http://www.tyuuwa.com		
所在地	埼玉县	对应语言	日语、汉语、朝鲜语、英语
电话	81-48-299-5720	备注	

表2-42 株式会社VIPコンシェルジュ（日语）信息表

企业名称（英语）	VIP Concierge Co., Ltd.		
EMAIL/HP	info@vip-concierge.jp http://vip-concierge.jp		
所在地	东京都	对应语言	日语、汉语、英语
电话	81-3-6277-7855	备注	

表2-43 日本MTIサービス株式会社（日语）信息表

企业名称（英语）	Japan MTI Service Co., Ltd.		
EMAIL/HP	kiyokawa-tsuyoshi@japan-mti.com customer.service@japan-mti.com http://www.japan-mti.co.jp		
所在地	东京都	对应语言	日语、汉语
电话	81-3-6915-4898	备注	

表2-44 株式会社ファイン国际医疗ツーリズム（日语）信息表

企业名称（英语）	FINE International Medical Tourism Co., Ltd.		
EMAIL/HP	info@fine-med.com http://fine-med.com		
所在地	东京都	对应语言	日语、汉语
电话	81-3-6315-7782	备注	

表2-45 合同会社小江户俱乐部ヘルスツーリズム（日语）信息表

企业名称（英语）	LLC Koedo Club Health Tourism		
EMAIL/HP	houjun766@yahoo.co.jp houjun@koedo-health.com http://koedo-health.com		
所在地	东京都	对应语言	日语、汉语、越南语
电话	81-3-3744-7677 81-80-6562-1870	备注	

表2-46 RIGHT株式会社（日语）信息表

企业名称（英语）	RIGHT Co., Ltd.		
EMAIL/HP	daiwei@right-medical.com lidan@right-medical.com		
所在地	东京都	对应语言	日语、汉语
电话	81-3-6865-6577 86-25-8766-7330（中国国内专线）	备注	

表2-47 株式会社From Tokyo（日语）信息表

企业名称（英语）	From Tokyo Co., Ltd.		
EMAIL/HP	info@medicaltrain.jp http://medicaltrain.jp		
所在地	东京都	对应语言	日语、汉语、英语
电话	81-3-5927-9057	备注	

表 2-48 鴻宇国際文化交流センター株式会社(日语)信息表

企业名称(英语)	Kou Kokusai Bunkakoryu Center Co., Ltd.		
EMAIL/HP	liangailin1009@gmail.com		
所在地	东京都	对应语言	日语、汉语、英语
电话	81-3-5926-6727	备注	

表 2-49 安信国際株式会社(日语)信息表

企业名称(英语)	Anshin International Co., Ltd.		
EMAIL/HP	zhu@anxin.jp ohara@anxin.jp kin@anxin.jp http://www.anxin.jp/index.html		
所在地	东京都	对应语言	日语、汉语、朝鲜语、英语
电话	81-3-5919-7787	备注	对应时间：10:00—19:00（双休日及日本节假日除外）

表 2-50 和正堂株式会社(日语)信息表

企业名称(英语)	Waseidou Co., Ltd.		
EMAIL/HP	jinsufen@hezhengtang.jp http://www.hezhengtang.jp(汉语) http://www.wsd.hezhengtang.jp(日语)		
所在地	大阪府	对应语言	日语、汉语、英语
电话	81-6-6227-8680	备注	

表 2-51 一般社団法人日中医療・介護技術交流協会(日语)信息表

企业名称(英语)	Japan China Medical and Care Technology Association(JCMC)		
EMAIL/HP	official@jcmc.jp http://jcmc.jp		
所在地	东京都	对应语言	日语、汉语、英语
电话	81-3-6205-7119	备注	对应时间：10:00—18:00（双休日及日本节假日除外）

表 2-52 株式会社 JM international(日语)信息表

企业名称(英语)	JM international Co., Ltd.		
EMAIL/HP	JM international altanbolag@jm-international.jp https://jm-international.jp/ja		
所在地	群马县	对应语言	日语、汉语、英语
电话	81-27-226-1985	备注	

表 2-53 日本エマージェンシーアシスタンス株式会社（日语）信息表

企业名称（英语）	Emergency Assistance Japan Co.，Ltd.		
EMAIL/HP	mj-info@emergency.co.jp http://maj.emergency.co.jp		
所在地	东京都	对应语言	日语、汉语、英语、俄语
电话	81-3-3811-8600（英语、日语、朝鲜语、泰语） 81-3-3811-8251（汉语） 81-3-3811-8271（俄语） 86-10-8592-7080（中国国内专线）	备注	

表 2-54 株式会社 SMC（シップヘルスケアグループ）（日语）信息表

企业名称（英语）	SMC Co.，Ltd.（Ship Healthcare Group）		
EMAIL/HP	m-t-hokkaido@hotmail.com http://ksmc.jp		
所在地	北海道	对应语言	俄语、越南语、英语、日语
电话	81-50-5532-7775（俄语、越南语、英语、日语） 81-11-862-4061（日语）	备注	

表 2-55 株式会社国書刊行会（日语）信息表

企业名称（英语）	Kokusho Kankokai，Inc.		
EMAIL/HP	Medical@kokusho.co.jp http://www.medicalkokusho.jp		
所在地	东京都	对应语言	汉语、日语、蒙古语、英语、朝鲜语、孟加拉语、越南语
电话	976-11-314235（蒙古语） 81-3-5970-7802（日语、汉语、越南语、朝鲜语、孟加拉语） 81-3-5970-7805（日语、汉语、英语）	备注	

表 2-56 株式会社オリオン（日语）信息表

企业名称（英语）	Orion Ltd.		
EMAIL/HP	tatyana@orionjapan.com http://en.orionjapan.com		
所在地	北海道	对应语言	俄语、英语、日语
电话	81-153-25-4121（俄语、英语、日语）	备注	

表2-57　メディカルツーリズム・ジャパン株式会社（シップヘルスケアグループ）（日语）信息表

企业名称（英语）	Medical Tourism Japan Co.，Ltd.（Ship Healthcare Group）			
EMAIL/HP	info@medical-hokkaido.com（汉语、英语、日语） info.ru@medical-hokkaido.com（俄语、英语、日语） info.vn@medical-hokkaido.com（越南语、英语、日语） http://jp.medical-hokkaido.com			
所在地	北海道、东京	对应语言	汉语、俄语、英语、越南语、日语	
电话	81-11-865-8555（日语） 81-50-5532-4488（日语、汉语） 81-50-5532-7775（俄语、英语、日语） 84-2839250681（越南语、英语） 86-21-5355-0317（汉语，中国国内专线） 2839250681（越南国内专线）	备注		

表2-58　ピー・ジェイ・エル株式会社（日语）信息表

企业名称（英语）	PJL Inc.		
EMAIL/HP	info@israc.co.jp（日语、英语、汉语、俄语） http：//www.israc.co.jp		
所在地	东京都	对应语言	日语、英语、汉语、俄语
电话	81-3-3503-8770 81-3-6892-1477（日语）	备注	

表2-59　株式会社アイセルネットワークス（日语）信息表

企业名称（英语）	I-cell Networks Co.，Ltd.		
EMAIL/HP	I-cell：imsc@i-cell.co.jp IIMS：info@iims-vnm.com https://www.i-cell.co.jp/business/international.html		
所在地	东京都	对应语言	汉语、朝鲜语、英语、越南语、日语
电话	81-3-6268-0261（汉语、英语、朝鲜语） 84-24-39440914（越南国内专线）	备注	

表2-60　日々向上国際株式会社（日语）信息表

企业名称（英语）	Hibikojyo. Kokusai Co.，Ltd.		
EMAIL/HP	jpmedical@vip.163.com http：//www.rrxs-medical.com		
所在地	东京都	对应语言	汉语、英语、日语
电话	81-3-6233-7171（汉语、英语、日语） 86-21-6385-6282（中国上海专线） 86-21-6333-0781（中国上海专线） 86-10-6461-7880（中国北京专线）	备注	

表2-61　ブリジアン株式会社（日语）信息表

企业名称（英语）	Brisian Co., Ltd.		
EMAIL/HP	m-info@brisian.co.jp http://www.brisian.co.jp/visa/index.php		
所在地	东京都	对应语言	汉语、朝鲜语、英语、日语
电　话	81-3-5809-3026（汉语、朝鲜语、英语、日语）	备　注	

表2-62　イザヤ株式会社（日语）信息表

企业名称（英语）	Izaya Co., Ltd.		
EMAIL/HP	izaya.med@gmail.com http://ishiimedical.com/izaya		
所在地	大阪府	对应语言	汉语、英语、日语
电　话	81-6-6357-3310	备　注	

表2-63　一般社団法人国際フロンティアメディカルサポート（日语）信息表

企业名称（英语）	International Frontier Medical Support		
EMAIL/HP	support@ifms.or.jp http://www.ifms.or.jp/english/e01_shien_2.html		
所在地	兵库县	对应语言	英语、汉语、印度尼西亚语、日语
电　话	81-78-303-6222（日语、英语、汉语）	备　注	

表2-64　医療法人社団康喜会辻仲病院柏の葉（日语）信息表

企业名称（英语）	Medical Corporation Koukikai（Tsujinaka Hospital）		
EMAIL/HP	sec-kashiwanoha@tsujinaka.or.jp http://www.tsujinaka.or.jp		
所在地	千叶县	对应语言	汉语、日语
电　话	81-4-7137-3003（日语、汉语）	备　注	

表2-65　医療法人社団昌医会葛西昌医会病院（日语）信息表

企业名称（英语）	Kasai Shoikai Hospital		
EMAIL/HP	k-sai@shoikai.com http://www.shoikai.com		
所在地	东京都	对应语言	汉语、英语、俄语
电　话	81-3-5696-1934	备　注	

表2-66　特定非営利活動法人グローバルライフサポートセンター（日语）信息表

企业名称（英语）	Non Profit Organization Global Life Support Center		
EMAIL/HP	support@npo-global.jp http://www.npo-global.jp		
所在地	福冈县	对应语言	日语、英语、汉语、朝鲜语、塔加洛语、越南语
电　话	81-92-283-8891	备　注	

表2-67 株式会社キャピタルメディカ（日语）信息表

企业名称（英语）	Capital Medica Co.，Ltd.		
EMAIL/HP	cm_cordi@capimedi.com http：//mt.capimedi.com		
所在地	东京都	对应语言	英语、越南语、日语
电话	81-3-5501-2271（日语） 81-3-5501-1172（英语、越南语、日语）	备注	

表2-68 株式会社野口医学研究所（日语）信息表

企业名称（英语）	Noguchi Medical Research，Co.，Ltd.		
EMAIL/HP	sai@noguchi-net.com（汉语、日语） yu@noguchi-net.com（汉语、朝鲜语、日语） kato@noguchi-net.com（英语、日语） tsutsumi@noguchi-net.com（英语、日语） https://noguchi-co.com/		
所在地	东京都	对应语言	汉语、英语、朝鲜语、日语
电话	81-3-3501-0130	备注	

表2-69 日本国際医療交流センター株式会社（日语）信息表

企业名称（英语）	Japan International Medical Exchange Co.，Ltd.		
EMAIL/HP	intl@hopenoah.com http：//www.jimec.jp		
所在地	东京都	对应语言	汉语、英语、朝鲜语、蒙古语、越南语
电话	81-3-6277-6517（汉语、英语、蒙古语、越南语）	备注	

表2-70 株式会社漢唐国際（日语）信息表

企业名称（英语）	Kanto International，Ltd.		
EMAIL/HP	haiyi@onlyhantang.com http：//www.onlyhantang.com		
所在地	东京都	对应语言	汉语、英语、日语
电话	81-3-5906-5538（汉语、日语） 86-10-5903-7612（汉语、中国国内专线）	备注	

表2-71 メディネットインターナショナル株式会社（日语）信息表

企业名称（英语）	Medinet International Co.，Ltd.		
EMAIL/HP	info@senmaoclinic.jp http：//www.medinet-int.jp		
所在地	神奈川县	对应语言	汉语、日语
电话	86-21-6841-0513（汉语、日语、中国上海专线） 81-44-969-7141（日语）	备注	

表 2-72　医療法人社団創友会 UDX ヒラハタクリニック（日语）信息表

企业名称（英语）	Medical Corporation Soyukai（UDX Hirahata Clinic）Cancer Specialist		
EMAIL/HP	udxhc@udx-hc.com https：//www.udx-hc.com/		
所在地	东京都	对应语言	英语、汉语、巴基斯坦语
电话	81-3-3258-8080（日语）	备注	

表 2-73　ビジット・ジャパン株式会社（日语）信息表

企业名称（英语）	Visit Japan Co.，Ltd.		
EMAIL/HP	inoue@visit-japan.co.jp http：//www.jp-mct.com		
所在地	福冈县	对应语言	汉语、日语
电话	81-92-401-1677 86-411-8280-3133（汉语，中国国内专线）	备注	

表 2-74　株式会社創業新幹線（日语）信息表

企业名称（英语）	Sougyou Shinkansen Co.，Ltd.		
EMAIL/HP	info@medicaltrain.jp http：//jp.medicaltrain.jp		
所在地	东京都	对应语言	汉语、日语
电话	81-3-5927-9057	备注	

表 2-75　株式会社 PLT（日语）信息表

企业名称（英语）	PLT Inc.		
EMAIL/HP	nanaq@plt-inc.com http：//pltmedicalservice.com/index.html		
所在地	东京都	对应语言	汉语、英语
电话	81-3-6264-7896（日语、汉语） 86-10-6522-8588（汉语，中国北京专线）	备注	

表 2-76　ワンアップ株式会社（日语）信息表

企业名称（英语）	One Up Co.，Ltd.		
EMAIL/HP	info@1upmedical.com http：//www.1upmedical.com		
所在地	东京都	对应语言	汉语、日语
电话	81-3-6264-3686（汉语、日语）	备注	

表 2-77　偕行国際医療株式会社（日语）信息表

企业名称（英语）	Kaikou International Healthcare Corporation		
EMAIL/HP	info@kaikoukai-kih.co.jp https：//kaikoukai-kih.co.jp/		
所在地	爱知县、东京都	对应语言	日语、汉语、英语、印度尼西亚语
电话	81-52-351-8889	备注	

表 2-78　株式会社大可国際医療グループ（日语）信息表

企业名称（英语）	DAKE International Medical Group Co.，Ltd.		
EMAIL/HP	info@dake.jp sw.shao@hotmail.com http：//dake.jp/index.html		
所在地	东京都	对应语言	汉语、日语、英语
电话	81-3-5924-9088（汉语、日语） 81-90-1804-6340（汉语、日语）	备注	

表 2-79　アイ・ジー・エージャパン株式会社（日语）信息表

企业名称（英语）	I.G.A Japan Co.，Ltd.		
EMAIL/HP	info@iga.jp.net http：//www.iga.jp.net		
所在地	东京都	对应语言	汉语、英语、日语
电话	81-3-5410-5070	备注	

表 2-80　一般社団法人 日中メディカルサポートセンター（日语）信息表

企业名称（英语）	Japan&China Medical Support Center		
EMAIL/HP	lijingchu@outlook.jp		
所在地	千叶县	对应语言	汉语、日语
电话	81-4-7111-1190（汉语、日语）	备注	

表 2-81　日本潤東株式会社（日语）信息表

企业名称（英语）	Rundo Japan Co.，Ltd.		
EMAIL/HP	information@rundo.co.jp http：//www.rundo.co.jp		
所在地	兵库县	对应语言	日语、汉语
电话	81-78-231-6666（汉语、日语）	备注	

表2-82 日本一舟健康管理株式会社（日语）信息表

企业名称（英语）	Japan Ecare Medical Co.，Ltd.		
EMAIL/HP	info@japanecare.com http://www.japanecare.com		
所在地	东京都	对应语言	日语、汉语、英语
电话	81-3-6261-6218（日语、汉语、英语） 86-10-8571-5567（日语、汉语、英语，中国国内专线） 86-400-699-1019（日语、汉语、英语，中国国内专线） 65-9787-5186（汉语、英语，新加坡国内专线）	备注	

表2-83 日本核医学技術株式会社（日语）信息表

企业名称（英语）	Japanese Nuclear Medicine Technology Co.，Ltd.		
EMAIL/HP	info@jpnmt.com http://www.jpnmt.com		
所在地	宫城县	对应语言	汉语、英语、日语
电话	81-22-213-9823（日语、汉语、英语） 86-10-8571-1310（日语、汉语，中国国内专线） 86-411-8758-7999（日语、汉语，中国国内专线）	备注	

表2-84 一般社団法人日中国際交流協会（日语）信息表

企业名称（英语）	Japan-China international communication Promote		
EMAIL/HP	info@mejpn.com http://www.jcip.or.jp		
所在地	东京都	对应语言	汉语、英语、日语
电话	81-3-5319-2688	备注	

表2-85 XKメディカル株式会社（日语）信息表

企业名称（英语）	XK Medical K.K.		
EMAIL/HP	medical@xkmed.co.jp http://cn.xkmed.com		
所在地	东京都	对应语言	汉语、英语、日语
电话	81-3-6276-5821（汉语、日语、英语） 86-10-8486-5161（汉语，中国国内专线）	备注	

表2-86 医療法人真生会（日语）信息表

企业名称（英语）	Medical Corporation Shinseikai		
EMAIL/HP	info@shinseikai.or.jp http://www.shinseikai.jp		
所在地	富山县	对应语言	汉语、日语
电话	81-766-52-2156	备注	

表 2-87 株式会社澤山商会マリン（日语）信息表

企业名称（英语）	Sawayama Marine & Co., Ltd.		
EMAIL/HP	info-m@sawayama.co.jp		
所在地	长崎县	对应语言	英语、汉语、日语
电话	81-95-823-2007	备注	

表 2-88 Medi Hub 株式会社（日语）信息表

企业名称（英语）	Medi Hub Co., Ltd.		
EMAIL/HP	info@medihub-jp.com http://www.medihub-jp.com		
所在地	东京都	对应语言	日语、汉语
电话	81-50-5806-6658（汉语、日语）	备注	

表 2-89 株式会社エスアールディ（日语）信息表

企业名称（英语）	SRD Co., Ltd.		
EMAIL/HP	k-kin@cro-srd.co.jp http://www.cro-srd.co.jp/index.html		
所在地	东京都	对应语言	汉语、日语、朝鲜语、英语
电话	81-80-4330-2447（汉语、日语、朝鲜语） 81-3-5543-0521（英语、日语）	备注	

表 2-90 株式会社華玉（日语）信息表

企业名称（英语）	Huayu Co., Ltd.		
EMAIL/HP	huayu@gol.com http://www.huayu.co.jp		
所在地	神奈川县	对应语言	汉语、日语
电话	81-45-212-1661（日语、汉语） 86-21-5888-8296（汉语、日语，中国上海专线）	备注	

表 2-91 株式会社グレースウィット（日语）信息表

企业名称（英语）	Grace Wit Co., Ltd.		
EMAIL/HP	medical@gracewit.com http://medical.gracewit.com		
所在地	东京都	对应语言	汉语、英语、日语、朝鲜语、俄语
电话	81-80-4667-7693（汉语、日语、英语） 86-186-21504667（汉语、日语、英语，中国国内专线）	备注	

表 2-92　シルクロード株式会社（日语）信息表

企业名称（英语）	Japan Silk Road Co.，Ltd.		
EMAIL/HP	info@medical-treatment-japan.jp http://medical-treatment-japan.jp		
所在地	埼玉县	对应语言	英语、日语、汉语、俄语、土耳其语、维吾尔语、乌兹别克语
电话	81-48-797-7381（土耳其语、维吾尔语、日语） 81-80-6532-2665（俄语、英语、乌兹别克语） 81-80-4351-5364（汉语）	备注	

表 2-93　株式会社協和通商（日语）信息表

企业名称（英语）	Kyowa Trading Co.，Ltd.		
EMAIL/HP	kenko@kyowatrading.co.jp http://www.kyowatrading.co.jp		
所在地	福冈县	对应语言	汉语、日语、英语
电话	81-92-262-3328	备注	

表 2-94　社会医療法人財団慈泉会相澤病院（日语）信息表

企业名称（英语）	Jisenkai Healthcare Incorporated Foundation Aizawa Hospital		
EMAIL/HP	inquiry@ai-hosp.or.jp http://w3.ai-hosp.or.jp/_en/index.htmlOpen a New Window（英语） http://w3.ai-hosp.or.jp/_cn/Open a New Window（汉语）		
所在地	长野县	对应语言	英语、汉语、日语
电话	81-263-33-8600（日语） 81-80-1022-3341（英语） 81-80-1022-3006（汉语） 86-10-5725-8830（汉语，中国国内专线）	备注	

表 2-95　株式会社NEコーポレーション（日语）信息表

企业名称（英语）	NE Corporation Co.，Ltd.		
EMAIL/HP	medical@necorporation.co.jp http://necorp.info		
所在地	大阪府	对应语言	汉语、英语、日语
电话	81-6-6684-9082	备注	

表 2-96　株式会社BIT国际（日语）信息表

企业名称（英语）	Bit Kokusai Corporation		
EMAIL/HP	bitkokusai@yahoo.co.jp http://ja.bitkokusai.com		
所在地	东京都	对应语言	汉语、日语、英语
电话		备注	

表2-97 医療法人社团慈鸿会麴町内科(日语)信息表

企业名称(英语)	Medical Corporation Jikoukai Koujimachi Naika		
EMAIL/HP	info@koujimachi-naika.jp http：//www.koujimachi-naika.jp		
所在地	东京都	对应语言	汉语、蒙古语、英语、日语
电话	86-152-4912-2199(汉语、蒙古语，中国国内专线) 86-130-84776968(汉语、蒙古语，中国国内专线) 81-50-3570-3174(汉语、日语) 81-3-5276-2082(英语、日语)	备注	

表2-98 有限会社守明(日语)信息表

企业名称(英语)	Syumei Co.，Ltd.		
EMAIL/HP	Jimukyoku@shouming.co.jp http：//www.shouming.co.jp		
所在地	大阪府	对应语言	日语、汉语、英语
电话	81-72-727-9688(日语、汉语、英语)	备注	

表2-99 株式会社メリーライフ・コーポレーション(日语)信息表

企业名称(英语)	Merrylife Corporation Company Limited		
EMAIL/HP	zbxmerrylife@163.com https：//www.mofa.go.jp/j_info/visit/visa/www.merrylife.net		
所在地	东京都	对应语言	汉语、英语、日语
电话	81-3-6914-3161(汉语、英语、日语)	备注	

表2-100 新義豊株式会社(日语)信息表

企业名称(英语)	Shingihou Co.，Ltd.		
EMAIL/HP	service@shingihou.com https：//www.shingihou.com		
所在地	福冈县	对应语言	汉语、英语、日语
电话	81-92-984-3200(汉语、日语、英语) 886-90-5563-717(汉语、日语、英语)	备注	

表2-101 Life Shine International株式会社(日语)信息表

企业名称(英语)	Life Shine International Co.，Ltd.		
EMAIL/HP	japanls@lifeshineinc.com http：//www.lifeshineinc.com		
所在地	东京都	对应语言	英语、汉语、日语
电话	81-3-5545-5806	备注	

表 2-102　株式会社ジャパンアクセス（日语）信息表

企业名称（英语）	Japan Access Co.，Ltd.			
EMAIL/HP	xinyu@jp-access.com https://www.jp-access.com			
所在地	千叶县	对应语言	汉语、日语	
电话	81-47-711-4251	备注		

表 2-103　ナースウェル・インターナショナル株式会社（日语）信息表

企业名称（英语）	Nursewell・International Co.，Ltd.			
EMAIL/HP	chudai.med@gmail.com			
所在地	大阪府	对应语言	汉语、日语	
电话	81-6-6878-5378（汉语、日语） 81-80-3783-0861（汉语、日语）	备注		

表 2-104　マービートレーディング合同会社（日语）信息表

企业名称（英语）	Marby Trading Inc.			
EMAIL/HP	ymikami@mbtrd.co.jp http://www.mbtrd.co.jp			
所在地	东京都	对应语言	哈萨克语、汉语、吉尔吉斯斯坦语、乌兹别克语、维吾尔语、俄语、英语	
电话	81-3-6326-4804 81-90-9977-4777（哈萨克语、汉语、吉尔吉斯斯坦语、乌兹别克语、维吾尔语）	备注		

表 2-105　株式会社精准国际医療（日语）信息表

企业名称（英语）	Precision International Medical Co.，Ltd.			
EMAIL/HP	info@pim.jp http://www.pim.jp			
所在地	东京都	对应语言	日语、汉语、英语、朝鲜语	
电话	81-3-6661-9858（日语、汉语、英语、朝鲜语） 81-3-5817-4112（日语、汉语、英语、朝鲜语）	备注		

表 2-106　富士国際ヘルスケア合同会社（日语）信息表

企业名称（英语）	Fuji International Healthcare Co.，Ltd.			
EMAIL/HP	vip@fujihealthcare.org https://www.fujihealthcare.org			
所在地	千叶县	对应语言	汉语、日语	
电话	81-43-382-9591（日语） 81-43-307-9090（汉语）	备注		

表2-107 株式会社マチス教育システム(日语)信息表

企业名称(英语)	Matisse Education System Co.，Ltd.		
E-MAIL/HP	medicalcenter@matisse.co.jp http://www.matisse.co.jp		
所在地	东京都	对应语言	越南语、英语、日语
电话	81-3-5296-0211(越南语、英语、日语)	备注	

表2-108 株式会社国際先進医療センター(日语)信息表

企业名称(英语)	International Advanced Medical Center Co.，Ltd.		
E-MAIL/HP	info@kiamc.co.jp http://www.kiamc.co.jp		
所在地	冈山县	对应语言	汉语、日语
电话	81-86-441-6667(汉语、日语)	备注	

表2-109 桜華健康支援株式会社(日语)信息表

企业名称(英语)	Oka Health Support Co.，Ltd.		
E-MAIL/HP	nh@okahealth.co.jp http://okahealth.co.jp/index.html		
所在地	千叶县	对应语言	汉语、日语
电话	81-80-5446-8346(汉语、日语) 81-43-221-5012(汉语、日语)	备注	

表2-110 株式会社オーサムコンサルティング(日语)信息表

企业名称(英语)	Awesome consulting corporation		
E-MAIL/HP	qu.tuo@amazingbird.com http://www.amazingbird.com		
所在地	东京都	对应语言	汉语、日语
电话	81-3-6883-6211	备注	

表2-111 路興商事株式会社(日语)信息表

企业名称(英语)	Roko Shoji Co.，Ltd.		
E-MAIL/HP	info@roko-med369.com http://www.roko-med369.com		
所在地	大阪府	对应语言	汉语、英语、日语
电话	81-6-6535-4438	备注	

表2-112 日本医療通訳センター株式会社(日语)信息表

企业名称(英语)	Japan Medical Translation Center		
E-MAIL/HP	jmtc@j-mtc.com http://www.j-mtc.com		
所在地	东京都	对应语言	汉语、日语
电话	81-3-6912-7290(日语、汉语)	备注	

表2-113 株式会社国際医療総合サービス（日语）信息表

企业名称（英语）	International Medical Total Service Co.，Ltd.		
EMAIL/HP	info@imts.jp http://www.imts.jp		
所在地	东京都	对应语言	汉语、日语
电话	81-3-6894-7677（汉语、日语）	备注	

表2-114 株式会社美好メディカルラボ（日语）信息表

企业名称（英语）	Miyoshi Medical Lab Co.，Ltd.		
EMAIL/HP	info@miyoshimed.jp http://www.miyoshimed.jp		
所在地	埼玉县	对应语言	汉语、英语、日语
电话	81-48-711-7818	备注	

表2-115 東和株式会社（日语）信息表

企业名称（英语）	Towa Corporation		
EMAIL/HP	liusonny@towa-globe.com http://towa-globe.com		
所在地	东京都	对应语言	汉语、英语、日语
电话	81-3-6806-8480（日语、英语、汉语）	备注	

表2-116 医信株式会社（日语）信息表

企业名称（英语）	Ishin Co.，Ltd.		
EMAIL/HP	info@i-shin.co.jp http://www.i-shin.co.jp		
所在地	东京都	对应语言	日语、汉语
电话	81-90-6034-5318（汉语、日语） 81-3-5829-8785（汉语、日语）	备注	

表2-117 KENKO MEDi 株式会社（日语）信息表

企业名称（英语）	KENKO MEDi Co.，Ltd.		
EMAIL/HP	info.kenkomedi@gmail.com		
所在地	东京都	对应语言	日语、越南语、英语
电话	81-3-6206-2388（日语） 81-90-6181-5634（越南语） 81-90-5196-5206（英语）	备注	

表2-118 ジャパンクオリティ株式会社（日语）信息表

企业名称（英语）	Japan Quality Co.，Ltd.		
EMAIL/HP	info@jquality.co.jp https://www.jquality.co.jp		
所在地	东京都	对应语言	日语、汉语
电话	81-3-5356-9151（日语、汉语）	备注	

表2-119　株式会社添翼（日语）信息表

企业名称（英语）	Add Wings Co.，Ltd.		
EMAIL/HP	medical@add-wings.jp http://www.add-wings.jp/tourism		
所在地	大阪府	对应语言	汉语、日语
电　话	81-6-7709-5292	备　注	

表2-120　株式会社マイツ（日语）信息表

企业名称（英语）	MYTS Co.，Ltd.		
EMAIL/HP	mnakazaw@myts.co.jp yhattori@myts.co.jp		
所在地	东京都	对应语言	日语、汉语、英语
电　话	81-3-6261-5323（日语、汉语、英语）	备　注	

表2-121　東京国際株式会社（日语）信息表

企业名称（英语）	TOKYOKOKUSAI Co.，Ltd		
EMAIL/HP	tokyoguoji@yahoo.co.jp http://www.tokyo-jmtj.com/		
所在地	埼玉县	对应语言	汉语、日语、英语
电　话	048-299-7624	备　注	

表2-122　HSE-INT株式会社（日语）信息表

企业名称（英语）	HSE-INT Co.，Ltd.		
EMAIL/HP	huangping@ask-life.com http://www.hse-int.com		
所在地	福冈县	对应语言	汉语、日语
电　话	81-92-292-5388（汉语、日语）	备　注	

表2-123　株式会社A・Y・Aホールディングス（日语）信息表

企业名称（英语）	A・Y・A Holdings Co.，Ltd.		
EMAIL/HP	feng_yao@aya-g.co.jp http://www.aya-g.co.jp		
所在地	埼玉县	对应语言	汉语、日语
电　话	81-48-662-5521（汉语、日语） 86-411-8633-1122（汉语、中国大连专线）	备　注	

表2-124　K株式会社（日语）信息表

企业名称（英语）	K Co.，Ltd.		
EMAIL/HP	keieichen@hotmail.com		
所在地	东京都	对应语言	汉语、日语
电　话	81-42-400-7639	备　注	

表2-125 インプルービングライフ(株)(日语)信息表

企业名称(英语)	Improvinglife Co.，Ltd.		
EMAIL/HP	info@improvinglife.co.jp		
所在地	东京都	对应语言	汉语
电话	81-80-4943-0417	备注	

表2-126 株式会社A.J.C(日语)信息表

企业名称(英语)	A.J.C Co.，Ltd.		
EMAIL/HP	info@ajc-japan.com http://www.ajc-japan.com		
所在地	大阪府	对应语言	汉语、日语
电话	81-6-6459-9634(汉语、日语) 81-90-9934-9616(汉语、日语) 81-80-1594-9944(汉语、日语)	备注	

表2-127 トーキイ株式会社(日语)信息表

企业名称(英语)	Toki Co.，Ltd.		
EMAIL/HP	immayunlong@126.com immayunlong@gmail.com		
所在地	千叶县	对应语言	日语、汉语
电话	81-47-703-7827(日语、汉语) 81-90-4535-6789(日语、汉语)	备注	

表2-128 株式会社アジア・ニュー・パワー(日语)信息表

企业名称(英语)	Asia New Power Co.，Ltd.		
EMAIL/HP	nguyen@asianewpower.com http://asianewpower.com		
所在地	东京都	对应语言	日语、汉语、英语、越南语
电话	81-3-5207-6785 (日语、汉语、英语、越南语)	备注	

表2-129 トップ九州国際医療コンサルティング株式会社(日语)信息表

企业名称(英语)	Top Kyushu International Medical Consulting Inc.		
EMAIL/HP	info@topkyushu.com http://www.topkyushu.com		
所在地	福冈县	对应语言	汉语、日语、英语
电话	81-92-982-2646	备注	

表2-130 エース健康管理株式会社(日语)信息表

企业名称(英语)	AceMed Health Management Inc.		
EMAIL/HP	info@acemed.co.jp http://www.acemed.co.jp		
所在地	东京都	对应语言	汉语、英语、日语
电话	81-3-6915-2987(汉语、英语、日语)	备注	

表 2-131 特定非営利活動法人日本医学歯学情報機構（日语）信息表

企业名称（英语）	Japanese Medical and Dental Network		
EMAIL/HP	office@jmdn.org http://www.jmdn.org		
所在地	爱知县	对应语言	日语、汉语
电话	81-52-763-7844	备注	

表 2-132 長和国際医療株式会社（日语）信息表

企业名称（英语）	Ever Union International Medical Co.，Ltd.		
EMAIL/HP	info@euimedical.com jp.medical@euimedical.com		
所在地	东京都	对应语言	汉语、英语、日语
电话	81-3-6912-9828（日语、汉语、英语） 86-10-8444-8068（日语、汉语、英语，中国北京专线）	备注	

表 2-133 日本抗加齢センター株式会社（日语）信息表

企业名称（英语）	Japan Anti-Aging Center Inc.		
EMAIL/HP	info@koukarei.com http://www.koukarei.com		
所在地	东京都	对应语言	汉语、日语、英语、越南语
电话	81-3-3511-1170（日语、汉语）	备注	

表 2-134 株式会社 康誠（日语）信息表

企业名称（英语）	Kousei Co.，Ltd.		
EMAIL/HP	info@kousei-cj.co.jp http://www.kousei-medical.jimdo.com		
所在地	东京都	对应语言	日语、汉语、英语
电话	81-3-3952-7711（日语、汉语、英语）	备注	

表 2-135 中瀛国際貿易株式会社（日语）信息表

企业名称（英语）	Tuei International Trade Co.，Ltd.		
EMAIL/HP	info-cho@tueikokusai.co.jp http://www.tueikokusai.co.jp		
所在地	埼玉县	对应语言	汉语、日语、英语
电话	81-48-831-4088（汉语、日语、英语）	备注	

表 2-136 株式会社日本国際文化交流協会（日语）信息表

企业名称（英语）	Japan International Cultural Association Co.，Ltd.		
EMAIL/HP	japaninternationalcultural6@gmail.com http://www.jicamedical.com		
所在地	东京都	对应语言	汉语、英语、日语
电话	81-3-0357-5867（日语、汉语、英语）	备注	

表 2-137 株式会社健康の旅（日语）信息表

企业名称（英语）	KENKOUNOTABI Co., Ltd.		
EMAIL/HP	info@kenkou-tabi.co.jp info@siwgroup.com http://www.kenkou-tabi.co.jp		
所在地	神奈川县	对应语言	汉语、英语、日语
电话	81-46-233-6606（日语、汉语、英语） 86-571-8670-9763（汉语、日语，中国杭州专线）	备注	

表 2-138 株式会社三華（日语）信息表

企业名称（英语）	MIHANA Co., Ltd.		
EMAIL/HP	info@mihana-group.com https://www.mihanagroup.com		
所在地	神奈川县	对应语言	汉语、英语、日语
电话	81-45-309-7842（汉语、日语） 81-80-8155-3878（汉语、日语）	备注	

表 2-139 板橋貿易株式会社（日语）信息表

企业名称（英语）	Itabashi Trading Co., Ltd		
EMAIL/HP	iryo@itabashi-trading.com http://www.itabashi-trading.com/		
所在地	东京都	对应语言	汉语、朝鲜语、英语、日语
电话	81-3-3248-1006	备注	

表 2-140 東京医旅株式会社（日语）信息表

企业名称（英语）	Tokyo Medical Tourism Co., Ltd.		
EMAIL/HP	info@tkc-kokusai.com https://medical-tourism.tokyo		
所在地	东京都	对应语言	汉语、日语
电话	81-3-3218-1282（汉语、日语）	备注	

表 2-141 鋭正国際コーディネート株式会社（日语）信息表

企业名称（英语）	Eisei International Coordinate Co., Ltd.		
EMAIL/HP	Info@eskmc.com http://ruizhenggj.com		
所在地	东京都	对应语言	汉语、日语、英语
电话	81-462-16-8875（日语） 81-90-6415-5820（英语） 81-90-8051-6968（汉语）	备注	

表2-142 株式会社イース・トランサービス（日语）信息表

企业名称（英语）	Ease Transervice，Inc.		
EMAIL/HP	ying@coral.ocn.ne.jp otc@beige.ocn.ne.jp http://www17.plala.or.jp/yishi		
所在地	千叶县	对应语言	汉语、日语、英语
电话	81-4-7128-6977 81-90-7205-9691（汉语、日语、英语） 81-90-2225-0493（日语、英语）	备注	

表2-143 桜ジャパン株式会社（日语）信息表

企业名称（英语）	Sakura Japan Co.，Ltd.		
EMAIL/HP	cherry.liuxinxin@gmail.com http://www.sakura-japan.jp		
所在地	东京都	对应语言	汉语、朝鲜语、日语
电话	81-03-6228-7191（日语、朝鲜语）	备注	

表2-144 NEUSOFT Japan 株式会社（日语）信息表

企业名称（英语）	NEUSOFT Japan Co.，Ltd.		
EMAIL/HP	huangjk@neusoft.co.jp http://www.neusoft.co.jp		
所在地	东京都	对应语言	汉语、日语
电话	81-3-6686-9621	备注	

表2-145 株式会社ソシオンヘルスケアマネージメント（日语）信息表

企业名称（英语）	Socion Healthcare Management Co.，Ltd.		
EMAIL/HP	inbound@shm.co.jp http://shm.co.jp		
所在地	大阪府	对应语言	汉语、英语、日语
电话	81-6-6484-5565	备注	

表2-146 日本医通佳日株式会社（日语）信息表

企业名称（英语）	Japan Medical Translation Holiday Co.，Ltd.		
EMAIL/HP	joe.xu@e-tem.com http://www.jc-mea.com		
所在地	东京都	对应语言	日语、汉语、英语
电话	81-3-6903-1290（日语、汉语、英语）	备注	

表2-147 新翼実業株式会社（日语）信息表

企业名称（英语）	New Wing Inc.		
EMAIL/HP	medical@nw-inc.co.jp http://www.nw-inc.co.jp		
所在地	大阪府	对应语言	日语、汉语、英语
电话	81-50-5539-1818	备注	

表2-148 メディケアジャパン株式会社(日语)信息表

企业名称(英语)	Medicare Japan Co.，Ltd.		
EMAIL/HP	amy.zhang@medicare-japan.jp http://www.medicare-japan.jp		
所在地	东京都	对应语言	日语、汉语、英语
电话	81-3-6260-8912	备注	

表2-149 神戸国際医療サポート株式会社(日语)信息表

企业名称(英语)	Kobe International Medical Support Co.，Ltd.		
EMAIL/HP	mail@kims.co.jp https：//www.kims.co.jp		
所在地	兵库县	对应语言	日语、汉语、英语
电话	81-78-219-3601	备注	

表2-150 IMC株式会社(日语)信息表

企业名称(英语)	IMC Co.，Ltd.		
EMAIL/HP	info@world-imc.co.jp http://www.world-imc.co.jp		
所在地	东京都	对应语言	汉语、英语、朝鲜语、日语
电话	81-3-6272-5218	备注	

表2-151 万康田株式会社(日语)信息表

企业名称(英语)	Bankouda Co.，Ltd.		
EMAIL/HP	bankouda@yahoo.co.jp http：//www.bkd-jp.com		
所在地	东京都	对应语言	日语、汉语、英语、朝鲜语
电话	81-3-5579-6050(日语、汉语、英语、朝鲜语)	备注	

表2-152 Doctor Care株式会社(日语)信息表

企业名称(英语)	Doctor Care Co.，Ltd.		
EMAIL/HP	info@healingcare.net http：//www.doctorcare.co.jp		
所在地	东京都	对应语言	英语、日语、汉语
电话	81-3-3946-5886(英语、日语、汉语)	备注	

表2-153 株式会社ネクスト(日语)信息表

企业名称(英语)	Next.Co.，Ltd.		
EMAIL/HP	info@next-o.com https：//www.next-o.com		
所在地	神奈川县	对应语言	汉语、日语、英语
电话	81-46-244-3162	备注	

表2-154　シーセブンマーケティング株式会社（日语）信息表

企业名称（英语）	Sea Seven Medical Tourism Co.，Ltd.		
EMAIL/HP	info@sea7.co.jp https://sea7.co.jp		
所在地	枥木县	对应语言	汉语、日语
电话	81-28-666-0688（汉语、日语） 81-90-2337-1321（汉语、日语）	备注	

表2-155　株式会社リユース（日语）信息表

企业名称（英语）	Reuse Co.，Ltd.		
EMAIL/HP	okitomosa@yahoo.co.jp http://japan-reuse.jp		
所在地	广岛县	对应语言	汉语、日语
电话	81-82-962-1489（汉语、日语）	备注	

表2-156　株式会社東洋（日语）信息表

企业名称（英语）	Toyo Corporation		
EMAIL/HP	toyo@kyobun.net http://www.dldyyl.com		
所在地	大阪府	对应语言	汉语、英语、朝鲜语、日语
电话	81-6-6170-8010（汉语、英语、朝鲜语、日语）	备注	

表2-157　株式会社サンシーア（日语）信息表

企业名称（英语）	Sun Seer Co.，Ltd.		
EMAIL/HP	yiliaofanyi@sunseer.co.jp https://jpmtdc.com		
所在地	东京都	对应语言	汉语、日语、朝鲜语、越南语
电话	81-3-6280-7380（汉语、日语） 86-29-8928-8598（汉语）	备注	

表2-158　株式会社メディポリス（日语）信息表

企业名称（英语）	Medipolis K.K.		
EMAIL/HP	info-medipolis@snbl.co.jp		
所在地	东京都	对应语言	日语、汉语、朝鲜语、英语
电话	81-3-6264-7122	备注	

表2-159　万方インターナショナル株式会社(日语)信息表

企业名称(英语)	Wan Fang International Co., Ltd.		
EMAIL/HP	wanfang@yifang.co.jp http://www.yifang.co.jp		
所在地	东京都	对应语言	汉语、英语、朝鲜语、日语
电话	81-3-5846-8658(汉语、英语、朝鲜语、日语)	备注	

表2-160　株式会社日中博医堂(日语)信息表

企业名称(英语)	Japan-China Expo Medical Center Co., Ltd.		
EMAIL/HP	zbysor@rzbyt.com http://www.rzbyt.com		
所在地	爱知县	对应语言	汉语、朝鲜语、英语、蒙古语
电话	81-52-887-6976	备注	

表2-161　エヌ·プロビデンス株式会社(日语)信息表

企业名称(英语)	N. Providence Inc.		
EMAIL/HP	n.providence@outlook.jp(日语) npc.jp2013@gmail.com(汉语) https://www.n-providence.com		
所在地	千叶县	对应语言	汉语、日语
电话	81-50-3580-8882(日语) 81-70-5563-5594(日语)	备注	

表2-162　株式会社董董アカデミー(日语)信息表

企业名称(英语)	Don Don Academy Inc.		
EMAIL/HP	s.goto@dong-dong.jp http://www.dong-dong.net		
所在地	东京都	对应语言	汉语、英语、日语、越南语
电话	81-3-5793-3227(汉语、英语、日语)	备注	

4 与日本政府指定的中介机构的交涉方法

为了方便读者理解,我们把具体的赴日医疗细节用图表的形式展开,并以日本最大的具备旅游资质的医疗协调机构(中介机构)ジャパン·メディカル&ヘルスツーリズムセンター(JMHC)/株式会社JTB为案例加以说明。图2-4反映了该公司针对海外患者提供的在日本的医疗服务的业务流程和相关服务内容。换个角度来看,这些流程和相关内容也是海外患者赴日本接受医疗服务所必需经历的过程。

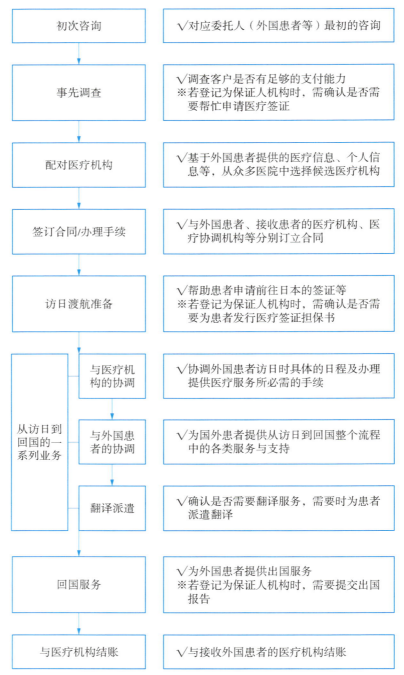

图 2-4 日本政府指定的中介机构的医疗中介服务流程

资料出处：根据ジャパン・メディカル&ヘルスツーリズムセンター（JMHC）/株式会社JTB提供的资料整理制作。

（1）初次咨询

初次咨询可以是电话咨询，也可以直接到相关机构的办公网点咨询（见图2-5）。

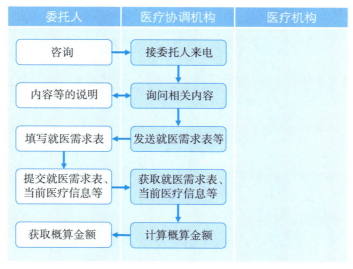

图 2-5　初次咨询流程

资料出处：根据ジャパン・メディカル&ヘルスツーリズムセンター（JMHC）/株式会社JTB提供的资料整理制作。

（2）事先调查

在这里，医疗协调机构会仔细审查委托人及海外患者的相关信息，包括两者之间的关系、所提供的医疗信息是否充足、赴日的主要目的是否确实是医疗、是否有足够的支付能力等。

（3）配对医疗机构（见图2-6）

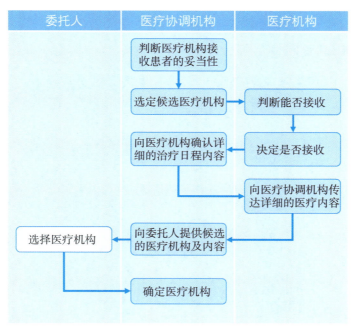

图 2-6　配对医疗机构流程

资料出处：根据ジャパン・メディカル&ヘルスツーリズムセンター（JMHC）/株式会社JTB提供的资料整理制作。

(4) 签订合同/办理手续（见图2-7）

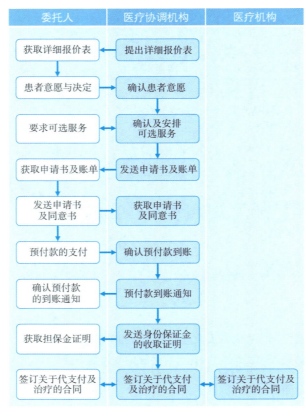

图2-7 签约流程

(5) 访日渡航准备（见图2-8）

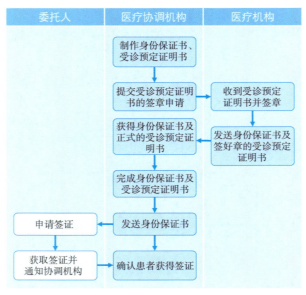

图2-8 访日渡航准备流程

【温馨提示】

通常出国前,都需要提前购买一份海外旅行保险(见图2-9)。海外旅行保险不适用于以医疗为目的的旅行,但就医者的同行人员可以购买。除了意外伤害所产生的医疗费,同行人员在整个旅行过程中发生身体不适,只要不属于本人的既往病症,也可启用海外旅行保险保障项目中的医疗费用。

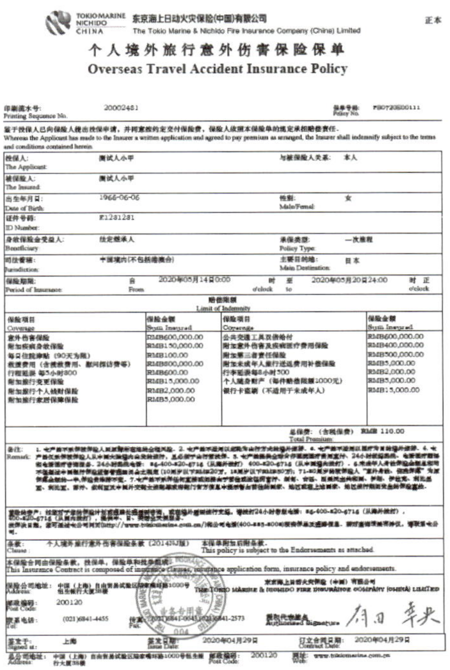

保障类型	保障项目	保险金额(日本地区)		
		快乐游	随心游	任我游
意外伤害医疗费用	意外伤害保险金(身故/伤残)	20.0万	40.0万	60.0万
	公共交通工具双倍给付	—	—	60.0万
	疾病身故保险金	5.0万	10.0万	15.0万
	意外伤害医疗和疾病医疗费用	20.0万	30.0万	40.0万
	每日住院津贴(90天为限)	100元/天	100元/天	100元/天
责任保障	第三者责任	10.0万	20.0万	50.0万
紧急救援	救援费用(含搜救费用、慰问探访费等)	30.0万	50.0万	80.0万
	未成年人旅行送返	0.2万	0.3万	0.5万
旅行不便	旅行延误(每延误5小时,赔偿300元)	最高300元	最高300元	最高600元
	行李延误(每延误8小时,赔偿500元)	最高500元	最高500元	最高2,000元
	旅行变更	—	0.2万	1.5万
财产损失	个人随身财产(每件赔偿限额1,000元)	0.1万	0.3万	0.5万
	个人钱财	—	0.1万	0.2万
	银行卡盗刷(不适用未成年人)	0.5万	1.0万	1.5万
	家居保障	—	—	0.5万

图2-9 个人境外旅行保险(例)

(6) 从访日到回国的一系列业务

患者抵达日本之后,医疗协调机构(中介机构)还会继续进行各种协调工作。医疗协调机构(中介机构)必须确认治疗的日程安排;灵活应对医疗机构提出的其他要求(派遣医疗翻译等);尽早取得住院同意书、手术同意书、治疗计划书,并翻译成对应的语言等。

在与海外患者协调方面,医疗协调机构(中介机构)需要确认患者赴日的航班号;将访日的行程表发给患者;为患者提供接机服务,并详细说明医疗机构及住宿地周边的便利店等信息;告知海外患者24小时客服电话;安排赴日后的可选服务;确认海外患者回国的航班号[帮助预定"OPEN票"(指没有预定起飞的具体时间)的客户在确定回国日期后预约回国机票]等。

(7) 翻译派遣(见图2-10)

这里有必要强调一下专业翻译的必要性。有很多人认为只要有一个懂日语的朋友作伴就可以,甚至认为手机上装上翻译软件就能够应付,没有必要出钱请专业的翻译,花冤枉钱。其实,这种想法过于简单。既然不惜重金前往海外治疗,那一定是因为患有重大疾病,不然何必劳师动众呢!既然如此,面对危急复杂的病情,很多专业知识是非专业人士无法掌握的,很多专业术语在翻译软件上根本找不到。加之日语作为语言本身就

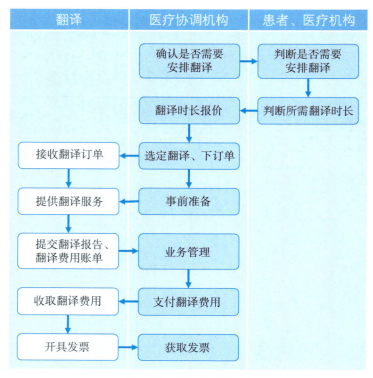

图 2-10 医疗翻译派遣流程

有一定的委婉特性,特别是在诊断报告、治疗方案等方面,还是需要专业人士进行专业的翻译。在人命关天的医疗现场,那种只要听懂了就行的态度显然不合时宜,那既是对医学的轻视,也是对患者的不负责任。

(8) 回国服务

在海外患者回国时医疗协调机构需提供必要的服务,及时确认患者顺利出国(因为这些机构往往是海外患者在日本的担保机构);医疗协调机构注册为身份保证机构时,需根据规定提交海外患者的出国报告书;海外患者回国时因医疗需要携带医用麻药出境时,需根据法律规定向厚生劳动省地方厚生局麻药取缔部提交麻药输出输入许可申请等。

(9) 与医疗机构结账(见图 2-11)

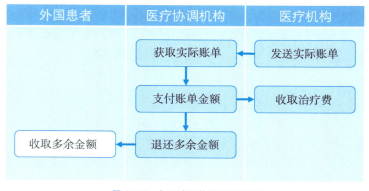

图 2-11 与医疗机构的结账流程

综上所述，日本政府指定的医疗协调机构（中介机构）并非单纯收取中介费用的企业，而是提供包括担保人在内的各项相关综合服务的企业。换而言之，在这些政府认定的机构的安排下，海外患者在日本接受医疗服务会有更好的保障。

5 日本医院的选择方法

在日本选择医院的方式有很多种，也没有特定的选择标准。一般来说，从医院的成立年数可以看出其历史；从医院的员工人数（医生数量、护士数量、技师数量等）或床位数量可以预估出医院的规模；从医院是否365天24小时急救可以考量其急救能力；从医院实施的手术台数也可以判断医院实操领域的大致情况等。

在这里，我们按照疾病种类（医学大分类）为大家整理了日本医院主要科室（大科室）每月平均接待患者人数的排行榜（前100位），并对被列入日本政府公布的外国人就医疗机构名录（2019年）做了核对，供大家参考（见表2-163至表2-198）。

以下的排名数据来源于"医院信息局"。该组织成立于2010年，是日本第一个全面介绍日本国内医院信息的网站，用户可以通过该网站对日本国内医院的诊疗业绩进行比较。该网站由Care Review Co., Ltd.（总部：东京都品川区，代表董事：Ryohei Kato，以下简称"Care Review"）实际运营，囊括了全日本1,700多家急诊医院的医疗记录数据库的资料，并详细罗列了患者人数和平均住院时间。

2002年日本厚生劳动省创立了诊断组分类综合评估系统（DPC制度），将急诊医院的住院医疗费用转换为综合支付方式。各类医疗机构可以根据自身情况自愿加入DPC制度。目前加入该制度的医院数已增加到了1,757家（出处：日本中医协会），主要是大型医院，占普通病床数的比例已超过50%（全国范围）。每家医院提交的DPC数据由厚生劳动省汇总，并由医疗费调查专业小组（DPC评估小组委员会）每年报告一次，该报告也称为"导入DPC影响评估调查"。这项调查的数据结果发布在厚生劳动省的网站上。由于"医院信息局"正是以此数据为基础设计的网站，因此，从这个角度来看，可以将"医院信息局"的数据看作是官方数据。

表2-163 神经系统疾病日本医院患者接待量排名（第1—50名）

排名	医院名（日语）	都道府县（日语）	月均患者数	厚生名录
1	独立行政法人国立病院機構静岡てんかん神経医療センター	静岡県	243.8	×
2	国立研究開発法人国立循環器病研究センター	大阪府	222.5	×
3	医療法人社団順心会順心病院	兵庫県	215.6	×
4	社会医療法人医仁会中村記念病院	北海道	204.8	×
5	社会医療法人寿会富永病院	大阪府	196.7	○
6	藤田医科大学病院	愛知県	176.8	○
7	順天堂大学医学部附属順天堂医院	東京都	170.4	○
8	神戸市立医療センター中央市民病院	兵庫県	166.1	×
9	埼玉医科大学国際医療センター	埼玉県	164.7	○
10	一般財団法人広南会広南病院	宮城県	162.5	×
11	東京女子医科大学病院	東京都	160.8	×
12	済生会熊本病院	熊本県	152	○
13	国立大学法人京都大学医学部附属病院	京都府	151.8	×
14	大阪市立総合医療センター	大阪府	148.1	×

续表

排名	医院名（日语）	都道府县（日语）	月均患者数	厚生名录
15	大西脳神経外科病院	兵庫県	148	×
16	公益財団法人大原記念倉敷中央医療機構倉敷中央病院	岡山県	145.7	○
17	奈良県立医科大学附属病院	奈良県	140.2	×
18	国立研究開発法人国立精神・神経医療研究センター病院	東京都	139.3	×
19	小倉記念病院	福岡県	136.8	×
20	医療法人社団明芳会横浜新都市脳神経外科病院	神奈川県	135.9	○
21	脳神経センター大田記念病院	広島県	135.9	×
22	獨協医科大学病院	栃木県	133.9	○
23	旭川赤十字病院	北海道	131.7	○
24	独立行政法人労働者健康安全機構横浜労災病院	神奈川県	131.7	×
25	独立行政法人国立病院機構九州医療センター	福岡県	129.8	×
26	筑波大学附属病院	茨城県	128.2	○
27	愛知医科大学病院	愛知県	126.8	×
28	兵庫医科大学病院	兵庫県	125.9	×
29	社会福祉法人聖隷福祉事業団総合病院聖隷浜松病院	静岡県	125	×
30	社会医療法人ペガサス馬場記念病院	大阪府	124.6	×
31	兵庫県立尼崎総合医療センター	兵庫県	124.6	×
32	熊本赤十字病院	熊本県	124	○
33	福岡大学病院	福岡県	123.3	○
34	名古屋第二赤十字病院	愛知県	121.1	○
35	独立行政法人国立病院機構仙台医療センター	宮城県	120.8	×
36	東京医科歯科大学医学部附属病院	東京都	118.8	○
37	豊橋市民病院	愛知県	118.3	×
38	厚地脳神経外科病院	鹿児島県	118.3	×
39	名古屋大学医学部附属病院	愛知県	118.3	×
40	岩手県立中央病院	岩手県	116.5	○
41	公益財団法人操風会　岡山旭東病院	岡山県	116.1	○
42	大阪大学医学部附属病院	大阪府	116	○
43	東京慈恵会医科大学附属病院	東京都	115.9	×
44	一宮西病院	愛知県	115	×
45	杏林大学医学部付属病院	東京都	114.3	×
46	伊勢赤十字病院	三重県	114.3	○
47	埼玉医科大学総合医療センター	埼玉県	114.1	○
48	独立行政法人国立病院機構名古屋医療センター	愛知県	113.3	×
49	聖マリア病院	福岡県	113.3	×
50	順天堂大学医学部附属静岡病院	静岡県	113.2	×

注：表格中"厚生名录"指是否被收录到2019年日本厚生劳动省官网公布的"外国人就医医疗机构名录"。"○"指被收录进名录，"×"指未被收录进名录。下同。

表 2-164　神经系统疾病日本医院患者接待量排名（第 51—100 名）

排名	医院名（日语）	都道府县（日语）	月均患者数	厚生名录
51	医療法人社団 KNI 北原国際病院	東京都	112	○
52	社会医療法人社団木下会千葉西総合病院	千葉県	111.1	○
53	社会医療法人禎心会札幌禎心会病院	北海道	110.2	×
54	学校法人獨協学園獨協医科大学埼玉医療センター	埼玉県	110.1	○
55	東海大学医学部付属病院	神奈川県	109.8	○
56	北里大学病院	神奈川県	109	○
57	公益財団法人田附興風会医学研究所北野病院	大阪府	108.8	○
58	一般財団法人脳神経疾患研究所附属総合南東北病院	福島県	108.6	○
59	独立行政法人国立病院機構長崎医療センター	長崎県	108.4	○
60	武蔵野赤十字病院	東京都	108	×
61	東京大学医学部附属病院	東京都	108	×
62	公益財団法人天理よろづ相談所病院	奈良県	106.9	×
63	東京医科大学病院	東京都	106.8	×
64	愛知県厚生農業協同組合連合会安城更生病院	愛知県	106.2	×
65	社会医療法人財団石心会埼玉石心会病院	埼玉県	105.8	×
66	東北大学病院	宮城県	105.7	○
67	国家公務員共済組合連合会横須賀共済病院	神奈川県	105.4	×
68	医療法人沖縄徳洲会湘南鎌倉総合病院	神奈川県	105.2	○
69	地方独立行政法人広島市立病院機構広島市立広島市民病院	広島県	105	×
70	和歌山県立医科大学附属病院	和歌山県	104.8	○
71	日本医科大学付属病院	東京都	104.2	×
72	岩手医科大学附属病院	岩手県	103.5	○
73	自治医科大学附属病院	栃木県	103.4	○
74	長崎大学病院	長崎県	103.3	○
75	日本大学医学部附属板橋病院	東京都	103.1	×
76	医療法人清仁会シミズ病院	京都府	102.4	×
77	岡山大学病院	岡山県	101.8	○
78	社会医療法人社団健脳会千葉脳神経外科病院	千葉県	101.1	×
79	聖マリアンナ医科大学病院	神奈川県	101.1	○
80	札幌医科大学附属病院	北海道	100.7	×
81	名古屋市立大学病院	愛知県	99.6	×
82	地方独立行政法人広島市立病院機構広島市立安佐市民病院	広島県	99.4	×
83	東京都立墨東病院	東京都	99.3	○
84	社会医療法人医翔会札幌白石記念病院	北海道	98.8	×
85	大阪医科大学附属病院	大阪府	98	×
86	NTT 東日本関東病院	東京都	97.8	×

续 表

排名	医院名（日语）	都道府县（日语）	月均患者数	厚生名录
87	医療法人社団親和会西島病院	静岡県	96.7	×
88	総合病院国保旭中央病院	千葉県	95.8	×
89	独立行政法人国立病院機構横浜医療センター	神奈川県	95.7	○
90	大垣市民病院	岐阜県	95.2	○
91	鹿児島市立病院	鹿児島県	94.1	○
92	東京都立多摩総合医療センター	東京都	93.9	○
93	日本赤十字社　成田赤十字病院	千葉県	93.7	○
94	九州大学病院	福岡県	93.4	○
95	飯塚病院	福岡県	92.9	×
96	福岡脳神経外科病院	福岡県	92.8	×
97	名古屋掖済会病院	愛知県	91.6	×
98	岡崎市民病院	愛知県	91.6	×
99	公立昭和病院	東京都	90.9	×
100	昭和大学病院	東京都	90.8	×

表 2-165　眼科疾病日本医院患者接待量排名（第 1—50 名）

排名	医院名（日语）	都道府县（日语）	月均患者数	厚生名录
1	総合新川橋病院	神奈川県	388.30	×
2	独立行政法人労働者健康安全機構大阪労災病院	大阪府	377.9	×
3	医療法人明和会宮田眼科病院	宮崎県	306.7	×
4	多根記念眼科病院	大阪府	271.3	×
5	昭和大学藤が丘リハビリテーション病院	神奈川県	266.9	×
6	兵庫医科大学病院	兵庫県	264.3	×
7	北里大学病院	神奈川県	252.3	○
8	杏林大学医学部付属病院	東京都	241.3	×
9	東京医科大学病院	東京都	241.2	×
10	倉敷成人病センター	岡山県	226.9	×
11	近畿大学病院	大阪府	223.5	○
12	医療法人旦龍会町田病院	高知県	222.3	×
13	東北大学病院	宮城県	209.7	○
14	藤田医科大学病院	愛知県	202.8	○
15	帝京大学医学部附属病院	東京都	202.7	×
16	大阪大学医学部附属病院	大阪府	202.4	○
17	学校法人順天堂順天堂大学医学部附属浦安病院	千葉県	201.7	○
18	医療法人社団ひかり会木村眼科内科病院	広島県	197.2	×
19	昭和大学病院附属東病院	東京都	190	×

续 表

排名	医院名（日语）	都道府县（日语）	月均患者数	厚生名录
20	岩手医科大学附属病院	岩手県	189.5	○
21	学校法人獨協学園獨協医科大学埼玉医療センター	埼玉県	187.8	○
22	独立行政法人地域医療機能推進機構中京病院	愛知県	184.8	○
23	東海大学医学部付属病院	神奈川県	181.3	○
24	国立大学法人京都大学医学部附属病院	京都府	179.2	×
25	東邦大学医療センター佐倉病院	千葉県	179.1	○
26	東京慈恵会医科大学附属病院	東京都	176.9	×
27	順天堂大学医学部附属順天堂医院	東京都	168.2	○
28	三菱神戸病院	兵庫県	167.7	×
29	総合病院釧路赤十字病院	北海道	164.2	×
30	自治医科大学附属病院	栃木県	163.8	○
31	東京都健康長寿医療センター	東京都	161.3	○
32	九州大学病院	福岡県	160.5	○
33	東京大学医学部附属病院	東京都	159.8	×
34	埼玉医科大学病院	埼玉県	159.5	○
35	公益財団法人天理よろづ相談所病院	奈良県	159.3	×
36	慶應義塾大学病院	東京都	157	○
37	関西医科大学総合医療センター	大阪府	155.6	○
38	広島大学病院	広島県	155.5	×
39	愛知医科大学病院	愛知県	154.6	○
40	市立札幌病院	北海道	154.5	×
41	平成眼科病院	宮城県	153.3	×
42	社会医療法人三栄会ツカザキ病院	兵庫県	148.7	×
43	獨協医科大学病院	栃木県	147.4	○
44	聖マリアンナ医科大学病院	神奈川県	146.7	○
45	日本大学医学部附属板橋病院	東京都	145.2	×
46	兵庫県立尼崎総合医療センター	兵庫県	143.6	×
47	琉球大学医学部附属病院	沖縄県	142.3	×
48	国立大学法人富山大学附属病院	富山県	138.3	○
49	国立大学法人群馬大学医学部附属病院	群馬県	138.2	×
50	あさぎり病院	兵庫県	137.6	×

表 2-166 眼科疾病日本医院患者接待量排名（第 51—100 名）

排名	医院名（日语）	都道府县（日语）	月均患者数	厚生名录
51	熊本大学病院	熊本県	137.1	×
52	日本大学病院	東京都	136.7	×

续 表

排名	医院名(日语)	都道府县(日语)	月均患者数	厚生名录
53	神戸大学医学部附属病院	兵庫県	136.2	○
54	北海道大学病院	北海道	135.4	×
55	国立大学法人金沢大学附属病院	石川県	135	○
56	大阪市立総合医療センター	大阪府	134.8	×
57	独立行政法人国立病院機構大阪医療センター	大阪府	134	×
58	岡山大学病院	岡山県	133.5	○
59	国立大学法人千葉大学医学部附属病院	千葉県	132	○
60	奈良県立医科大学附属病院	奈良県	131.9	×
61	関西医科大学附属病院	大阪府	131.7	○
62	久留米大学病院	福岡県	131.4	×
63	大阪医科大学附属病院	大阪府	130.4	×
64	真生会富山病院	富山県	129.9	○
65	成田記念病院	愛知県	126.8	×
66	名古屋大学医学部附属病院	愛知県	126.8	×
67	大阪赤十字病院	大阪府	124.7	○
68	友愛記念病院	茨城県	123.4	×
69	さいたま赤十字病院	埼玉県	121.6	○
70	東京医科歯科大学医学部附属病院	東京都	121	○
71	新潟大学医歯学総合病院	新潟県	119.8	×
72	滋賀医科大学医学部附属病院	滋賀県	119.3	○
73	大阪市立大学医学部附属病院	大阪府	118.6	×
74	金沢医科大学病院	石川県	118	○
75	島根大学医学部附属病院	島根県	116.4	○
76	独立行政法人国立病院機構東京医療センター	東京都	115.5	○
77	公立昭和病院	東京都	115.2	×
78	公立学校共済組合近畿中央病院	兵庫県	114.9	×
79	東北医科薬科大学病院	宮城県	114.8	×
80	住友別子病院	愛媛県	114.6	×
81	福井赤十字病院	福井県	114.2	○
82	山口大学医学部附属病院	山口県	113.3	○
83	佐賀大学医学部附属病院	佐賀県	112.9	×
84	京都府立医科大学附属病院	京都府	111.7	○
85	鳥取大学医学部附属病院	鳥取県	110.9	○
86	福岡大学病院	福岡県	110.8	○
87	順天堂大学医学部附属静岡病院	静岡県	110.4	×
88	旭川医科大学病院	北海道	109.9	○

续表

排名	医院名（日语）	都道府县（日语）	月均患者数	厚生名录
89	岡山済生会総合病院	岡山県	108.3	○
90	公立大学法人福島県立医科大学附属病院	福島県	107.6	×
91	国立大学法人三重大学医学部附属病院	三重県	107.4	×
92	東京医科大学八王子医療センター	東京都	106.3	○
93	日本赤十字社和歌山医療センター	和歌山県	105.9	×
94	公益財団法人大原記念倉敷中央医療機構倉敷中央病院	岡山県	105.1	○
95	筑波大学附属病院	茨城県	104.8	○
96	福井大学医学部附属病院	福井県	103.8	○
97	加古川中央市民病院	兵庫県	103.8	×
98	札幌医科大学附属病院	北海道	103.3	×
99	医療法人東和会第一東和会病院	大阪府	102.7	○
100	東邦大学医療センター大森病院	東京都	102.2	○

表2-167 耳鼻咽喉疾病日本医院患者接待量排名（第1—50名）

排名	医院名（日语）	都道府县（日语）	月均患者数	厚生名录
1	東京慈恵会医科大学附属病院	東京都	198.1	×
2	東京医科大学病院	東京都	152.6	×
3	順天堂大学医学部附属順天堂医院	東京都	138.1	○
4	公益財団法人大原記念倉敷中央医療機構倉敷中央病院	岡山県	127.3	○
5	愛知医科大学病院	愛知県	116.6	○
6	藤田医科大学病院	愛知県	110.2	○
7	岩手医科大学附属病院	岩手県	106	○
8	国立大学法人京都大学医学部附属病院	京都府	101.8	×
9	日本大学医学部附属板橋病院	東京都	100.7	×
10	伊勢赤十字病院	三重県	99.4	○
11	藤田医科大学ばんたね病院	愛知県	98.4	×
12	名古屋市立大学病院	愛知県	95.8	×
13	琉球大学医学部附属病院	沖縄県	95.8	×
14	聖マリアンナ医科大学病院	神奈川県	95.3	○
15	大阪赤十字病院	大阪府	95.1	○
16	山形市立病院済生館	山形県	94.4	×
17	産業医科大学病院	福岡県	92.8	×
18	東邦大学医療センター大森病院	東京都	91.3	○
19	北里大学病院	神奈川県	91	○
20	医療法人財団神尾記念病院	東京都	90.7	×
21	獨協医科大学病院	栃木県	90.2	○

续表

排名	医院名(日语)	都道府县(日语)	月均患者数	厚生名录
22	学校法人獨協学園獨協医科大学埼玉医療センター	埼玉県	88.9	○
23	東京大学医学部附属病院	東京都	87.8	×
24	独立行政法人労働者健康安全機構東北労災病院	宮城県	86.3	×
25	独立行政法人労働者健康安全機構大阪労災病院	大阪府	86.3	×
26	九州大学病院	福岡県	86.1	○
27	公益財団法人田附興風会医学研究所北野病院	大阪府	85.8	○
28	一般財団法人太田綜合病院附属太田西ノ内病院	福島県	85.2	×
29	埼玉医科大学病院	埼玉県	84.8	○
30	国家公務員共済組合連合会浜の町病院	福岡県	84.8	×
31	KKR札幌医療センター	北海道	84.7	×
32	久留米大学病院	福岡県	84.1	×
33	東京医科歯科大学医学部附属病院	東京都	83.3	○
34	東北大学病院	宮城県	83.3	○
35	医療法人豊田会刈谷豊田総合病院	愛知県	81.4	×
36	加古川中央市民病院	兵庫県	81.4	×
37	西横浜国際総合病院	神奈川県	81.3	×
38	大垣市民病院	岐阜県	80.8	○
39	名古屋大学医学部附属病院	愛知県	79.7	×
40	岡山赤十字病院	岡山県	79.1	○
41	慶應義塾大学病院	東京都	77.6	○
42	岡山大学病院	岡山県	77.2	○
43	総合病院水戸協同病院	茨城県	77.1	○
44	杏林大学医学部付属病院	東京都	77.1	×
45	医療法人愛仁会太田総合病院	神奈川県	77	○
46	国立研究開発法人国立がん研究センター中央病院	東京都	76.3	×
47	昭和大学病院	東京都	76.1	×
48	鳥取大学医学部附属病院	鳥取県	75.4	○
49	社会福祉法人聖隷福祉事業団総合病院聖隷浜松病院	静岡県	75.1	×
50	日本赤十字社和歌山医療センター	和歌山県	75	×

表2-168　耳鼻咽喉疾病日本医院患者接待量排名(第51—100名)

排名	医院名(日语)	都道府県(日语)	月均患者数	厚生名録
51	大阪医科大学附属病院	大阪府	74.9	×
52	地方独立行政法人大阪府立病院機構大阪急性期・総合医療センター	大阪府	74.7	○
53	神戸市立医療センター中央市民病院	兵庫県	73.3	×
54	大阪市立大学医学部附属病院	大阪府	73.3	×

续　表

排名	医院名（日语）	都道府县（日语）	月均患者数	厚生名录
55	医療法人協仁会小松病院	大阪府	73	×
56	大阪大学医学部附属病院	大阪府	72.6	○
57	東京歯科大学市川総合病院	千葉県	72.5	×
58	東海大学医学部付属病院	神奈川県	71.8	○
59	川崎医科大学附属病院	岡山県	71.8	×
60	北里大学東病院	神奈川県	71.4	×
61	一宮西病院	愛知県	71.1	×
62	地方独立行政法人大阪府立病院機構大阪国際がんセンター	大阪府	70.9	×
63	大阪回生病院	大阪府	70.8	×
64	北九州総合病院	福岡県	70.8	×
65	河北総合病院	東京都	70.6	○
66	国際医療福祉大学三田病院	東京都	70.5	○
67	愛知県厚生農業協同組合連合会豊田厚生病院	愛知県	70.5	×
68	前橋赤十字病院	群馬県	70	○
69	関西医科大学附属病院	大阪府	70	○
70	愛知県厚生農業協同組合連合会安城更生病院	愛知県	69.4	×
71	兵庫医科大学病院	兵庫県	69.4	×
72	医療法人社団愛友会上尾中央総合病院	埼玉県	68.9	○
73	姫路赤十字病院	兵庫県	68.5	×
74	仙台市立病院	宮城県	68.4	×
75	トヨタ記念病院	愛知県	68.2	○
76	東京都立多摩総合医療センター	東京都	68	○
77	昭和大学藤が丘病院	神奈川県	67.6	×
78	独立行政法人国立病院機構鹿児島医療センター	鹿児島県	67.6	○
79	東京女子医科大学病院	東京都	67.2	×
80	静岡県立静岡がんセンター	静岡県	67	×
81	愛知県厚生農業協同組合連合会江南厚生病院	愛知県	66.9	×
82	八尾市立病院	大阪府	66.7	×
83	埼玉医科大学総合医療センター	埼玉県	66.2	○
84	国立研究開発法人国立がん研究センター東病院	千葉県	65.7	×
85	学校法人順天堂順天堂大学医学部附属浦安病院	千葉県	65.3	○
86	虎の門病院	東京都	65.3	×
87	山口大学医学部附属病院	山口県	64.9	○
88	東京慈恵会医科大学附属第三病院	東京都	64.6	×
89	浜松医科大学医学部附属病院	静岡県	64.5	×
90	藤沢市民病院	神奈川県	64.3	○

续表

排名	医院名（日语）	都道府县（日语）	月均患者数	厚生名录
91	神戸大学医学部附属病院	兵庫県	64.1	○
92	和歌山県立医科大学附属病院	和歌山県	64.1	○
93	京都第一赤十字病院	京都府	63.6	○
94	兵庫県立尼崎総合医療センター	兵庫県	63.6	×
95	掛川市・袋井市病院企業団立中東遠総合医療センター	静岡県	63.5	×
96	東京女子医科大学東医療センター	東京都	63.3	×
97	松江赤十字病院	島根県	63.3	○
98	東北医科薬科大学病院	宮城県	62.4	×
99	医療法人社団東光会戸田中央総合病院	埼玉県	62.4	○
100	綜合病院山口赤十字病院	山口県	62.4	○

表2-169　呼吸系統疾病日本医院患者接待量排名（第1—50名）

排名	医院名（日语）	都道府县（日语）	月均患者数	厚生名录
1	独立行政法人国立病院機構近畿中央呼吸器センター	大阪府	412.3	×
2	一般財団法人厚生会仙台厚生病院	宮城県	284.3	×
3	独立行政法人国立病院機構姫路医療センター	兵庫県	269.2	×
4	地方独立行政法人大阪府立病院機構大阪はびきの医療センター	大阪府	254	×
5	神奈川県立循環器呼吸器病センター	神奈川県	252	×
6	公益財団法人田附興風会医学研究所北野病院	大阪府	238.4	○
7	名古屋第一赤十字病院	愛知県	235.8	×
8	公立陶生病院	愛知県	235.8	×
9	東海大学医学部付属病院	神奈川県	233.3	○
10	独立行政法人国立病院機構東京病院	東京都	232.9	×
11	公益財団法人大原記念倉敷中央医療機構倉敷中央病院	岡山県	232.9	○
12	独立行政法人国立病院機構茨城東病院	茨城県	225.6	×
13	独立行政法人国立病院機構岡山医療センター	岡山県	223.5	○
14	大阪赤十字病院	大阪府	222	○
15	札幌南三条病院	北海道	221.1	×
16	藤田医科大学病院	愛知県	220	○
17	総合病院聖隷三方原病院	静岡県	219.9	×
18	愛知県厚生農業協同組合連合会安城更生病院	愛知県	219.1	×
19	豊橋市民病院	愛知県	218.6	×
20	飯塚病院	福岡県	214.7	×
21	国立研究開発法人国立がん研究センター中央病院	東京都	213.3	×
22	兵庫県立尼崎総合医療センター	兵庫県	205.4	×
23	東京医科大学病院	東京都	205.3	×

续　表

排名	医院名(日语)	都道府县(日语)	月均患者数	厚生名录
24	東邦大学医療センター大森病院	東京都	203.6	○
25	大垣市民病院	岐阜県	203.4	○
26	名古屋第二赤十字病院	愛知県	200.8	○
27	杏林大学医学部付属病院	東京都	198.6	×
28	加古川中央市民病院	兵庫県	198.5	×
29	医療法人豊田会刈谷豊田総合病院	愛知県	198	×
30	地方独立行政法人那覇市立病院	沖縄県	197.5	×
31	大同病院	愛知県	195.1	×
32	神戸市立医療センター中央市民病院	兵庫県	194.3	×
33	独立行政法人国立病院機構大阪刀根山医療センター	大阪府	193.8	×
34	山形県立中央病院	山形県	189.4	○
35	国立研究開発法人国立がん研究センター東病院	千葉県	188.8	×
36	静岡県立静岡がんセンター	静岡県	187.6	×
37	大阪市立総合医療センター	大阪府	187.5	×
38	川崎市立川崎病院	神奈川県	186.3	○
39	埼玉県立循環器・呼吸器病センター	埼玉県	185.9	×
40	中部徳洲会病院	沖縄県	185.9	○
41	名古屋掖済会病院	愛知県	183.8	×
42	地方独立行政法人大阪府立病院機構大阪急性期・総合医療センター	大阪府	183.3	○
43	社会医療法人敬愛会中頭病院	沖縄県	182.5	○
44	公益財団法人結核予防会複十字病院	東京都	182.4	×
45	医療法人鉄蕉会亀田総合病院	千葉県	182	○
46	慶應義塾大学病院	東京都	181.8	○
47	日本赤十字社和歌山医療センター	和歌山県	181.5	×
48	堺市立総合医療センター	大阪府	179.3	○
49	岡崎市民病院	愛知県	178.8	×
50	独立行政法人国立病院機構山口宇部医療センター	山口県	178.7	×

表 2-170　呼吸系统疾病日本医院患者接待量排名(第 51—100 名)

排名	医院名(日语)	都道府県(日语)	月均患者数	厚生名录
51	東京都立多摩総合医療センター	東京都	178.3	○
52	聖マリアンナ医科大学病院	神奈川県	175.8	○
53	横浜市立市民病院	神奈川県	175.4	○
54	国家公務員共済組合連合会横須賀共済病院	神奈川県	174.8	×
55	沖縄県立中部病院	沖縄県	174.6	×
56	産業医科大学病院	福岡県	173.9	×

续表

排名	医院名（日语）	都道府县（日语）	月均患者数	厚生名录
57	青森県立中央病院	青森県	173.8	○
58	公益財団法人天理よろづ相談所病院	奈良県	172.8	×
59	国立研究開発法人国立国際医療研究センター病院	東京都	172.5	○
60	長岡赤十字病院	新潟県	172.3	○
61	兵庫医科大学病院	兵庫県	171.8	×
62	北九州市立八幡病院	福岡県	171.3	×
63	独立行政法人国立病院機構福岡病院	福岡県	170.9	×
64	熊本赤十字病院	熊本県	170	○
65	一宮西病院	愛知県	168.7	×
66	名古屋市立西部医療センター	愛知県	168.4	×
67	宗教法人在日本南プレスビテリアンミッション淀川キリスト教病院	大阪府	168.3	×
68	武蔵野赤十字病院	東京都	167.8	×
69	済生会宇都宮病院	栃木県	167.6	×
70	藤枝市立総合病院	静岡県	167.6	×
71	愛知県厚生農業協同組合連合会江南厚生病院	愛知県	167.3	×
72	独立行政法人国立病院機構福岡東医療センター	福岡県	166.7	×
73	岐阜県立多治見病院	岐阜県	166.6	○
74	和泉市立総合医療センター	大阪府	165.9	×
75	北里大学病院	神奈川県	165.8	○
76	愛知県厚生農業協同組合連合会豊田厚生病院	愛知県	165.4	×
77	公益財団法人筑波メディカルセンター筑波メディカルセンター病院	茨城県	163.9	○
78	春日部市立医療センター	埼玉県	163.5	×
79	石川県立中央病院	石川県	163.4	×
80	春日井市民病院	愛知県	162.6	×
81	市立釧路総合病院	北海道	161.5	○
82	松阪市民病院	三重県	160.6	○
83	帝京大学医学部附属病院	東京都	160.5	×
84	KKR札幌医療センター	北海道	159.5	×
85	順天堂大学医学部附属順天堂医院	東京都	159.3	○
86	小牧市民病院	愛知県	158.3	×
87	自治医科大学附属病院	栃木県	158.2	○
88	藤沢市民病院	神奈川県	157.8	○
89	愛知県がんセンター	愛知県	157.5	×
90	山形市立病院済生館	山形県	156.9	×
91	トヨタ記念病院	愛知県	156.8	○

续表

排名	医院名(日语)	都道府县(日语)	月均患者数	厚生名录
92	長野赤十字病院	長野県	156.6	○
93	総合病院土浦協同病院	茨城県	156.5	×
94	富山県立中央病院	富山県	156.3	○
95	獨協医科大学病院	栃木県	156.2	○
96	独立行政法人国立病院機構　渋川医療センター	群馬県	156.2	×
97	埼玉医科大学総合医療センター	埼玉県	156	○
98	愛知医科大学病院	愛知県	155.9	○
99	近畿大学病院	大阪府	155.2	○
100	市立岸和田市民病院	大阪府	155	×

表2-171　循环内科疾病日本医院患者接待量排名(第1—50名)

排名	医院名(日语)	都道府县(日语)	月均患者数	厚生名录
1	小倉記念病院	福岡県	775.7	×
2	社会医療法人社団木下会千葉西総合病院	千葉県	690.1	○
3	一般財団法人厚生会仙台厚生病院	宮城県	550.3	×
4	国立研究開発法人　国立循環器病研究センター	大阪府	482.7	×
5	札幌心臓血管クリニック	北海道	469.8	×
6	医療法人沖縄徳洲会湘南鎌倉総合病院	神奈川県	448.4	○
7	公益財団法人日本心臓血圧研究振興会附属榊原記念病院	東京都	434	×
8	徳島赤十字病院	徳島県	391.3	○
9	医療法人社団誠馨会新東京病院	千葉県	376.4	○
10	公益財団法人大原記念倉敷中央医療機構倉敷中央病院	岡山県	365.1	○
11	群馬県立心臓血管センター	群馬県	332.3	○
12	国家公務員共済組合連合会横須賀共済病院	神奈川県	321.8	×
13	心臓病センター榊原病院	岡山県	309.9	○
14	宮崎市郡医師会病院	宮崎県	308.2	○
15	独立行政法人労働者健康安全機構関西労災病院	兵庫県	300.4	×
16	兵庫県立姫路循環器病センター	兵庫県	293.8	×
17	済生会熊本病院	熊本県	292.1	○
18	東京女子医科大学病院	東京都	289.4	×
19	静岡市立静岡病院	静岡県	272.4	×
20	自治医科大学附属さいたま医療センター	埼玉県	264.6	○
21	地方独立行政法人大阪府立病院機構大阪急性期・総合医療センター	大阪府	259.5	○
22	社会福祉法人恩賜財団済生会支部神奈川県済生会横浜市東部病院	神奈川県	257.6	○
23	医療法人渡辺医学会桜橋渡辺病院	大阪府	257.6	×

续 表

排名	医院名（日语）	都道府县（日语）	月均患者数	厚生名录
24	地方独立行政法人広島市立病院機構広島市立広島市民病院	広島県	257	×
25	社会医療法人財団石心会川崎幸病院	神奈川県	256.6	×
26	兵庫県立尼崎総合医療センター	兵庫県	256.2	×
27	岐阜ハートセンター	岐阜県	252.8	○
28	医療法人澄心会豊橋ハートセンター	愛知県	251.9	×
29	独立行政法人労働者健康安全機構大阪労災病院	大阪府	247.5	×
30	順天堂大学医学部附属順天堂医院	東京都	243.2	○
31	総合病院土浦協同病院	茨城県	241.5	×
32	藤田医科大学病院	愛知県	240.4	○
33	中央病院	鹿児島県	231.7	○
34	医療法人社団宏和会岡村記念病院	静岡県	230.7	×
35	医療法人徳洲会札幌東徳洲会病院	北海道	223.4	○
36	医療法人財団竹政会福山循環器病院	広島県	223.1	×
37	社会医療法人財団石心会埼玉石心会病院	埼玉県	222.3	×
38	一宮西病院	愛知県	221.3	×
39	独立行政法人国立病院機構鹿児島医療センター	鹿児島県	221.1	○
40	社会医療法人近森会近森病院	高知県	220.3	○
41	獨協医科大学病院	栃木県	217	○
42	岩手医科大学附属病院	岩手県	216.2	○
43	加古川中央市民病院	兵庫県	214.2	×
44	神戸市立医療センター中央市民病院	兵庫県	213.7	×
45	医療法人愛心会東宝塚さとう病院	兵庫県	213.3	×
46	医療法人社団誠馨会千葉メディカルセンター	千葉県	211.5	×
47	公益財団法人心臓血管研究所付属病院	東京都	209.9	×
48	埼玉医科大学国際医療センター	埼玉県	209.2	○
49	社会福祉法人三井記念病院	東京都	208.9	×
50	市立四日市病院	三重県	208.3	○

表 2-172　循环内科疾病日本医院患者接待量排名（第 51—100 名）

排名	医院名（日语）	都道府县（日语）	月均患者数	厚生名录
51	さいたま赤十字病院	埼玉県	207.8	○
52	社会医療法人北海道循環器病院	北海道	207.4	×
53	日本医科大学付属病院	東京都	206.8	×
54	長野医療生活協同組合長野中央病院	長野県	206.5	○
55	北里大学病院	神奈川県	205.5	○
56	埼玉県立循環器・呼吸器病センター	埼玉県	202.4	×

续 表

排名	医院名(日语)	都道府県(日语)	月均患者数	厚生名录
57	大垣市民病院	岐阜県	201.9	○
58	医療法人徳洲会宇治徳洲会病院	京都府	200.5	○
59	医療法人警和会大阪警察病院	大阪府	193.9	×
60	愛知県厚生農業協同組合連合会豊田厚生病院	愛知県	192.7	×
61	昭和大学病院	東京都	192.4	×
62	済生会宇都宮病院	栃木県	191.7	×
63	順天堂大学医学部附属静岡病院	静岡県	191.5	×
64	名古屋ハートセンター	愛知県	191.5	×
65	岐阜県総合医療センター	岐阜県	191.3	○
66	福岡県済生会福岡総合病院	福岡県	191.3	○
67	名古屋第二赤十字病院	愛知県	191.1	○
68	社会医療法人愛仁会明石医療センター	兵庫県	190	×
69	静岡県立総合病院	静岡県	188.7	×
70	総合病院国保旭中央病院	千葉県	188.4	×
71	武蔵野赤十字病院	東京都	186.4	×
72	国保直営総合病院君津中央病院	千葉県	185.6	○
73	医療法人徳洲会福岡徳洲会病院	福岡県	184.1	○
74	大和成和病院	神奈川県	183.8	×
75	綾瀬循環器病院	東京都	183.3	×
76	自治医科大学附属病院	栃木県	182.4	○
77	医療法人徳洲会岸和田徳洲会病院	大阪府	182.3	○
78	大阪医科大学附属病院	大阪府	181.6	×
79	大阪市立総合医療センター	大阪府	181.6	×
80	飯塚病院	福岡県	181.6	×
81	福井循環器病院	福井県	181.4	×
82	社会福祉法人恩賜財団済生会支部　大阪府済生会中津病院	大阪府	180.8	×
83	東海大学医学部付属病院	神奈川県	180.4	○
84	東邦大学医療センター大森病院	東京都	179.5	○
85	愛知県厚生農業協同組合連合会安城更生病院	愛知県	179.3	×
86	いわき市医療センター	福島県	179.2	○
87	聖マリアンナ医科大学病院	神奈川県	178.9	○
88	かわぐち心臓呼吸器病院	埼玉県	178.5	○
89	横浜市立みなと赤十字病院	神奈川県	177.9	○
90	手稲渓仁会病院	北海道	177.8	×
91	熊本赤十字病院	熊本県	177.8	○
92	医療法人あかね会土谷総合病院	広島県	177.5	×

续表

排名	医院名(日语)	都道府县(日语)	月均患者数	厚生名录
93	ベルランド総合病院	大阪府	176.7	×
94	日本大学医学部附属板橋病院	東京都	176.6	×
95	医療法人鉄蕉会亀田総合病院	千葉県	176.3	○
96	国立大学法人千葉大学医学部附属病院	千葉県	176	○
97	独立行政法人国立病院機構九州医療センター	福岡県	175.1	×
98	奈良県立医科大学附属病院	奈良県	171.3	×
99	昭和大学横浜市北部病院	神奈川県	171.1	×
100	日本医科大学千葉北総病院	千葉県	170.9	○

表2-173　消化系統疾病日本医院患者接待量排名(第1—50名)

排名	医院名(日语)	都道府县(日语)	月均患者数	厚生名录
1	公益財団法人仙台市医療センター仙台オープン病院	宮城県	527.3	×
2	公益財団法人がん研究会有明病院	東京都	524.8	×
3	順天堂大学医学部附属順天堂医院	東京都	490.8	○
4	国立研究開発法人国立がん研究センター中央病院	東京都	486.5	×
5	一般財団法人厚生会仙台厚生病院	宮城県	479.6	×
6	公益財団法人大原記念倉敷中央医療機構倉敷中央病院	岡山県	467.8	○
7	名古屋大学医学部附属病院	愛知県	459.7	×
8	兵庫医科大学病院	兵庫県	451.5	×
9	東京大学医学部附属病院	東京都	443	×
10	東京慈恵会医科大学附属病院	東京都	442.3	×
11	地方独立行政法人大阪府立病院機構大阪国際がんセンター	大阪府	434.6	×
12	JA北海道厚生連札幌厚生病院	北海道	429.8	×
13	虎の門病院	東京都	427	○
14	飯塚病院	福岡県	425.6	×
15	近畿大学病院	大阪府	425.5	○
16	国立研究開発法人国立がん研究センター東病院	千葉県	423.6	×
17	静岡県立静岡がんセンター	静岡県	418.1	×
18	手稲渓仁会病院	北海道	417.3	×
19	大阪赤十字病院	大阪府	409.7	○
20	九州大学病院	福岡県	408.3	○
21	東京都立駒込病院	東京都	406.6	○
22	獨協医科大学病院	栃木県	406.5	○
23	医療法人財団中山会八王子消化器病院	東京都	399.9	×
24	神奈川県立がんセンター	神奈川県	387.4	×
25	NTT東日本関東病院	東京都	385.6	×

续 表

排名	医院名（日语）	都道府县（日语）	月均患者数	厚生名录
26	日本海総合病院	山形県	382.6	○
27	岡山済生会総合病院	岡山県	376.8	○
28	医療法人社団康喜会辻仲病院柏の葉	千葉県	376.6	×
29	独立行政法人労働者健康安全機構大阪労災病院	大阪府	375.6	×
30	北里大学病院	神奈川県	375.5	○
31	関西医科大学附属病院	大阪府	372.4	○
32	名古屋第二赤十字病院	愛知県	365.2	○
33	愛知医科大学病院	愛知県	365	○
34	医療法人恵仁会松島病院	神奈川県	362.6	×
35	地方独立行政法人広島市立病院機構広島市立広島市民病院	広島県	361.4	×
36	帝京大学医学部附属病院	東京都	360.8	×
37	日本赤十字社和歌山医療センター	和歌山県	360.3	×
38	昭和大学病院	東京都	359.5	×
39	藤田医科大学病院	愛知県	358	○
40	東邦大学医療センター大森病院	東京都	354.7	○
41	聖マリアンナ医科大学病院	神奈川県	350.2	○
42	愛知県がんセンター	愛知県	348.4	×
43	昭和大学横浜市北部病院	神奈川県	347.4	×
44	豊橋市民病院	愛知県	344.1	×
45	大阪市立総合医療センター	大阪府	342.3	×
46	広島大学病院	広島県	341.9	×
47	医療法人鉄蕉会亀田総合病院	千葉県	341.1	○
48	静岡県立総合病院	静岡県	338.4	×
49	地方独立行政法人広島市立病院機構広島市立安佐市民病院	広島県	338	×
50	医療法人豊田会刈谷豊田総合病院	愛知県	337.8	×

表 2-174　消化系統疾病日本医院患者接待量排名（第 51—100 名）

排名	医院名（日语）	都道府县（日语）	月均患者数	厚生名录
51	姫路赤十字病院	兵庫県	336.9	×
52	医療法人社団愛友会上尾中央総合病院	埼玉県	333	○
53	名古屋第一赤十字病院	愛知県	332.8	×
54	東京都立多摩総合医療センター	東京都	331.3	○
55	東海大学医学部付属病院	神奈川県	331.3	○
56	昭和大学江東豊洲病院	東京都	330.1	×
57	総合病院国保旭中央病院	千葉県	329.4	×
58	東京女子医科大学病院	東京都	329.2	×

续表

排名	医院名(日语)	都道府县(日语)	月均患者数	厚生名录
59	地方独立行政法人大阪府立病院機構大阪急性期・総合医療センター	大阪府	328.8	○
60	国立大学法人千葉大学医学部附属病院	千葉県	324.7	○
61	大阪市立大学医学部附属病院	大阪府	321.3	×
62	東京医科大学病院	東京都	318.6	×
63	自治医科大学附属病院	栃木県	316.8	○
64	愛媛県立中央病院	愛媛県	316.3	×
65	公立大学法人横浜市立大学附属市民総合医療センター	神奈川県	315.9	○
66	独立行政法人国立病院機構大阪医療センター	大阪府	312.3	×
67	総合病院土浦協同病院	茨城県	312.1	×
68	独立行政法人地域医療機能推進機構東京山手メディカルセンター	東京都	310.8	×
69	大垣市民病院	岐阜県	310.8	○
70	日本医科大学付属病院	東京都	310.7	×
71	埼玉医科大学総合医療センター	埼玉県	310.3	○
72	国家公務員共済組合連合会斗南病院	北海道	307.8	×
73	熊本赤十字病院	熊本県	306.1	○
74	社会福祉法人恩賜財団済生会支部神奈川県済生会横浜市南部病院	神奈川県	306	○
75	神戸市立医療センター中央市民病院	兵庫県	305.3	×
76	武蔵野赤十字病院	東京都	304.5	×
77	松山赤十字病院	愛媛県	302.7	○
78	慶應義塾大学病院	東京都	301.3	○
79	国家公務員共済組合連合会横須賀共済病院	神奈川県	299	×
80	東京都立墨東病院	東京都	298.9	○
81	学校法人獨協学園獨協医科大学埼玉医療センター	埼玉県	298.1	○
82	横浜市立市民病院	神奈川県	296.7	○
83	公立大学法人横浜市立大学附属病院	神奈川県	295.8	○
84	医療法人警和会　大阪警察病院	大阪府	294.3	×
85	国保直営総合病院君津中央病院	千葉県	292.2	○
86	名古屋市立大学病院	愛知県	291.6	×
87	医療法人社団俊和会寺田病院	東京都	291.3	×
88	済生会熊本病院	熊本県	290.7	○
89	伊勢崎市民病院	群馬県	290.5	○
90	社会福祉法人聖隷福祉事業団総合病院聖隷浜松病院	静岡県	290.2	×
91	独立行政法人労働者健康安全機構関西労災病院	兵庫県	289.8	×
92	一般財団法人太田綜合病院附属太田西ノ内病院	福島県	289.5	×

续表

排名	医院名（日语）	都道府県（日语）	月均患者数	厚生名录
93	杏林大学医学部付属病院	東京都	289.5	×
94	国立研究開発法人国立国際医療研究センター病院	東京都	287	○
95	市立豊中病院	大阪府	285.6	×
96	日本赤十字社医療センター	東京都	285.1	○
97	愛知県厚生農業協同組合連合会安城更生病院	愛知県	284.7	×
98	社会福祉法人函館厚生院函館五稜郭病院	北海道	283.4	○
99	日本大学医学部附属板橋病院	東京都	283.2	×
100	加古川中央市民病院	兵庫県	282.8	×

表2-175　骨科疾病日本医院患者接待量排名（第1—50名）

排名	医院名（日语）	都道府県（日语）	月均患者数	厚生名录
1	医療法人社団紺整会船橋整形外科病院	千葉県	182.3	×
2	兵庫県立加古川医療センター	兵庫県	180.3	×
3	慶應義塾大学病院	東京都	174.8	○
4	九州大学病院	福岡県	172.5	○
5	東京大学医学部附属病院	東京都	165.9	×
6	医療法人社団我汝会えにわ病院	北海道	156.4	×
7	あんしん病院	兵庫県	148.8	×
8	関西医科大学附属病院	大阪府	148.6	○
9	独立行政法人国立病院機構村山医療センター	東京都	142.8	×
10	医療法人社団慶友会慶友整形外科病院	群馬県	140.5	×
11	産業医科大学病院	福岡県	132.4	×
12	医療法人北海道整形外科記念病院	北海道	132.1	×
13	社会医療法人友愛会豊見城中央病院	沖縄県	131.7	×
14	藤田医科大学病院	愛知県	126.4	○
15	独立行政法人労働者健康安全機構九州労災病院	福岡県	126.3	×
16	東京医科歯科大学医学部附属病院	東京都	125.1	○
17	杏林大学医学部付属病院	東京都	121.7	×
18	独立行政法人国立病院機構九州医療センター	福岡県	120.9	×
19	大阪市立大学医学部附属病院	大阪府	119.4	×
20	静岡赤十字病院	静岡県	119.1	×
21	医療法人社団整志会　沢田記念高岡整志会病院	富山県	118.3	×
22	医療法人財団岩井医療財団岩井整形外科内科病院	東京都	117.3	×
23	独立行政法人労働者健康安全機構横浜労災病院	神奈川県	117.1	×
24	鹿児島赤十字病院	鹿児島県	115.1	×
25	独立行政法人国立病院機構岡山医療センター	岡山県	113.9	○

续 表

排名	医院名（日语）	都道府县（日语）	月均患者数	厚生名录
26	順天堂大学医学部附属順天堂医院	東京都	112.8	○
27	さいたま赤十字病院	埼玉県	112.6	○
28	兵庫医科大学病院	兵庫県	112.1	×
29	国家公務員共済組合連合会横浜南共済病院	神奈川県	111.8	○
30	岡山大学病院	岡山県	111.3	○
31	医療法人鉄蕉会亀田総合病院	千葉県	111.1	○
32	公立大学法人横浜市立大学附属病院	神奈川県	110.3	○
33	長崎大学病院	長崎県	110.1	○
34	東京慈恵会医科大学附属病院	東京都	109.9	×
35	公益財団法人大原記念倉敷中央医療機構倉敷中央病院	岡山県	109.5	○
36	医療法人財団岩井医療財団稲波脊椎・関節病院	東京都	109.2	×
37	大阪市立総合医療センター	大阪府	109.2	×
38	北里大学病院	神奈川県	109.1	○
39	独立行政法人労働者健康安全機構関東労災病院	神奈川県	107.6	×
40	東京医科大学病院	東京都	106.3	×
41	国家公務員共済組合連合会名城病院	愛知県	106.2	×
42	佐賀大学医学部附属病院	佐賀県	105.9	×
43	独立行政法人地域医療機能推進機構大阪病院	大阪府	105.2	×
44	品川志匠会病院	東京都	104.7	×
45	独立行政法人労働者健康安全機構大阪労災病院	大阪府	104.3	×
46	神戸大学医学部附属病院	兵庫県	103.8	○
47	大阪医科大学附属病院	大阪府	103.1	×
48	大分整形外科病院	大分県	102.7	×
49	国立大学法人京都大学医学部附属病院	京都府	102.3	×
50	国立研究開発法人国立がん研究センター中央病院	東京都	102.2	×

表 2-176　骨科疾病日本医院患者接待量排名（第 51—100 名）

排名	医院名（日语）	都道府县（日语）	月均患者数	厚生名录
51	名古屋大学医学部附属病院	愛知県	102.2	×
52	新潟中央病院	新潟県	101.8	×
53	国立大学法人信州大学医学部附属病院	長野県	101.6	○
54	社会福祉法人聖隷福祉事業団総合病院聖隷浜松病院	静岡県	101.3	×
55	福岡大学病院	福岡県	100.4	○
56	名古屋第二赤十字病院	愛知県	100.3	○
57	北海道大学病院	北海道	99.7	×
58	近畿大学病院	大阪府	99.7	○

续表

排名	医院名（日语）	都道府县（日语）	月均患者数	厚生名录
59	宫崎大学医学部附属病院	宫崎县	99.7	×
60	京都府立医科大学附属病院	京都府	98.9	○
61	独立行政法人国立病院机构福山医疗センター	广岛县	98.4	○
62	国立大学法人金泽大学附属病院	石川县	97.9	○
63	公立大学法人福岛县立医科大学附属病院	福岛县	97.8	×
64	东京女子医科大学病院	东京都	97.4	×
65	爱媛大学医学部附属病院	爱媛县	96.2	×
66	东邦大学医疗センター大森病院	东京都	95.1	○
67	函馆中央病院	北海道	94.6	×
68	大阪大学医学部附属病院	大阪府	94.6	○
69	独立行政法人国立病院机构大阪医疗センター	大阪府	94.1	×
70	独立行政法人国立病院机构神户医疗センター	兵库县	93.5	×
71	新小文字病院	福冈县	93.4	×
72	埼玉医科大学病院	埼玉县	93	○
73	山口大学医学部附属病院	山口县	92.5	○
74	独协医科大学病院	栃木县	92	○
75	地方独立行政法人广岛市立病院机构广岛市立安佐市民病院	广岛县	91.7	×
76	国际医疗福祉大学三田病院	东京都	91.1	○
77	和歌山县立医科大学附属病院	和歌山县	91.1	○
78	熊本大学病院	熊本县	90.8	×
79	德岛大学病院	德岛县	90.7	○
80	新潟手の外科研究所病院	新潟县	90.2	×
81	久留米大学病院	福冈县	90.2	×
82	岩手医科大学附属病院	岩手县	89.6	○
83	筑波大学附属病院	茨城县	89.2	○
84	川崎医科大学附属病院	冈山县	88.2	×
85	日本钢管病院	神奈川县	88.1	×
86	广岛县厚生农业协同组合连合会广岛总合病院	广岛县	87	×
87	旭川医科大学病院	北海道	86.6	○
88	东京都立多摩总合医疗センター	东京都	86.5	○
89	爱知医科大学病院	爱知县	86.3	○
90	奈良县立医科大学附属病院	奈良县	86.3	×
91	日本医科大学附属病院	东京都	86	×
92	独立行政法人劳働者健康安全机构关西劳灾病院	兵库县	85.4	×
93	札幌医科大学附属病院	北海道	84.2	×
94	帝京大学医学部附属病院	东京都	84	×

续表

排名	医院名（日语）	都道府县（日语）	月均患者数	厚生名录
95	聖マリアンナ医科大学病院	神奈川県	83.6	○
96	独立行政法人労働者健康安全機構中部労災病院	愛知県	83.2	×
97	松山赤十字病院	愛媛県	83.2	○
98	東海大学医学部付属病院	神奈川県	83.1	○
99	大阪赤十字病院	大阪府	82.3	○
100	高知大学医学部附属病院	高知県	81.7	×

表2-177 皮肤疾病日本医院患者接待量排名（第1—50名）

排名	医院名（日语）	都道府县（日语）	月均患者数	厚生名录
1	独立行政法人国立病院機構相模原病院	神奈川県	169.1	×
2	近畿大学病院	大阪府	71	○
3	宮城県立こども病院	宮城県	68.2	×
4	浜松医科大学医学部附属病院	静岡県	62.8	×
5	国立大学法人千葉大学医学部附属病院	千葉県	61.6	○
6	北里大学病院	神奈川県	61.3	○
7	国立研究開発法人国立成育医療研究センター	東京都	60	○
8	杏林大学医学部付属病院	東京都	58.3	×
9	大阪市立大学医学部附属病院	大阪府	58.3	×
10	学校法人獨協学園獨協医科大学埼玉医療センター	埼玉県	52.7	○
11	東北大学病院	宮城県	50.3	○
12	熊本大学病院	熊本県	49.2	×
13	河北総合病院	東京都	48.7	○
14	国立大学法人京都大学医学部附属病院	京都府	47.5	×
15	日本医科大学付属病院	東京都	46.6	×
16	神戸市立医療センター中央市民病院	兵庫県	46.4	×
17	山口大学医学部附属病院	山口県	46.1	○
18	産業医科大学病院	福岡県	45.8	×
19	九州大学病院	福岡県	45.3	○
20	札幌医科大学附属病院	北海道	45.1	×
21	東京医科大学病院	東京都	44.8	×
22	藤田医科大学病院	愛知県	44.6	○
23	愛知医科大学病院	愛知県	44.5	○
24	獨協医科大学病院	栃木県	43.8	○
25	東京大学医学部附属病院	東京都	43.4	×
26	東京都立駒込病院	東京都	43.3	○
27	岩手医科大学附属病院	岩手県	42.9	○

续表

排名	医院名(日语)	都道府县(日语)	月均患者数	厚生名录
28	国立大学法人三重大学医学部附属病院	三重県	42.9	×
29	東京医科歯科大学医学部附属病院	東京都	42.3	○
30	北海道大学病院	北海道	42.2	×
31	神戸大学医学部附属病院	兵庫県	41.8	○
32	国家公務員共済組合連合会横須賀共済病院	神奈川県	41.6	×
33	鳥取大学医学部附属病院	鳥取県	41.6	○
34	埼玉医科大学病院	埼玉県	41	○
35	福岡大学病院	福岡県	39.7	○
36	虎の門病院	東京都	39.5	○
37	京都府立医科大学附属病院	京都府	39.3	○
38	昭和大学病院	東京都	39.3	×
39	長崎大学病院	長崎県	39.2	○
40	自治医科大学附属病院	栃木県	39.1	○
41	東京慈恵会医科大学附属病院	東京都	38.4	×
42	慶應義塾大学病院	東京都	38.2	○
43	国立大学法人信州大学医学部附属病院	長野県	37.8	○
44	さいたま市立病院	埼玉県	37.8	○
45	名古屋大学医学部附属病院	愛知県	37.6	×
46	大垣市民病院	岐阜県	37.5	○
47	名古屋市立大学病院	愛知県	37.5	×
48	愛媛大学医学部附属病院	愛媛県	37.5	○
49	東京女子医科大学病院	東京都	37.2	×
50	独立行政法人国立病院機構埼玉病院	埼玉県	36.7	○

表 2-178　皮肤疾病日本医院患者接待量排名(第 51—100 名)

排名	医院名(日语)	都道府县(日语)	月均患者数	厚生名录
51	東邦大学医療センター大森病院	東京都	36.7	○
52	市立札幌病院	北海道	36.6	×
53	弘前大学医学部附属病院	青森県	36.4	○
54	地方独立行政法人大阪府立病院機構大阪母子医療センター	大阪府	36.3	×
55	学校法人順天堂順天堂大学医学部附属浦安病院	千葉県	35.7	○
56	関西医科大学附属病院	大阪府	35.7	○
57	東京逓信病院	東京都	35.4	×
58	独立行政法人国立病院機構栃木医療センター	栃木県	35.1	×
59	川崎医科大学附属病院	岡山県	35.1	×
60	国立大学法人群馬大学医学部附属病院	群馬県	34.9	×

续表

排名	医院名(日语)	都道府县(日语)	月均患者数	厚生名录
61	順天堂大学医学部附属順天堂医院	東京都	34.8	○
62	東京女子医科大学東医療センター	東京都	34.7	×
63	独立行政法人国立病院機構下志津病院	千葉県	34.5	×
64	旭川医科大学病院	北海道	34.4	○
65	地方独立行政法人那覇市立病院	沖縄県	34.3	×
66	公益財団法人田附興風会医学研究所北野病院	大阪府	34.2	○
67	秋田大学医学部附属病院	秋田県	33.8	○
68	函館中央病院	北海道	33.6	×
69	社会医療法人財団新和会八千代病院	愛知県	33.6	×
70	福井赤十字病院	福井県	33.5	○
71	社会福祉法人恩賜財団済生会支部神奈川県済生会横浜市南部病院	神奈川県	33.1	○
72	和歌山県立医科大学附属病院	和歌山県	32.6	○
73	新潟大学医歯学総合病院	新潟県	32.5	×
74	公立西知多総合病院	愛知県	32.5	×
75	独立行政法人地域医療機能推進機構中京病院	愛知県	32.3	○
76	埼玉医科大学総合医療センター	埼玉県	32.3	○
77	独立行政法人国立病院機構福岡病院	福岡県	32.3	×
78	公立大学法人福島県立医科大学附属病院	福島県	32.2	×
79	高知大学医学部附属病院	高知県	32	×
80	福井大学医学部附属病院	福井県	31.9	○
81	医療法人社団愛友会上尾中央総合病院	埼玉県	31.8	○
82	日本大学医学部附属板橋病院	東京都	31.7	×
83	東京医科大学八王子医療センター	東京都	31.2	○
84	松戸市立総合医療センター	千葉県	30.8	×
85	公益財団法人大原記念倉敷中央医療機構倉敷中央病院	岡山県	30.8	○
86	国立大学法人岐阜大学医学部附属病院	岐阜県	30.3	○
87	公立大学法人横浜市立大学附属市民総合医療センター	神奈川県	30.3	○
88	帝京大学医学部附属病院	東京都	30.2	×
89	独立行政法人国立病院機構　福岡東医療センター	福岡県	30.2	×
90	日本医科大学千葉北総病院	千葉県	30.1	○
91	琉球大学医学部附属病院	沖縄県	30	×
92	医療法人鉄蕉会亀田総合病院	千葉県	29.8	○
93	IHI播磨病院	兵庫県	29.7	×
94	独立行政法人国立病院機構別府医療センター	大分県	29.4	×
95	地方独立行政法人広島市立病院機構広島市立安佐市民病院	広島県	29.3	×
96	大分大学医学部附属病院	大分県	29.3	×

续表

排名	医院名（日语）	都道府县（日语）	月均患者数	厚生名录
97	東京都立墨東病院	東京都	29.2	○
98	久留米大学病院	福岡県	29.2	×
99	鹿児島大学病院	鹿児島県	29.1	○
100	国家公務員共済組合連合会佐世保共済病院	長崎県	28.9	○

表 2-179　乳腺疾病日本医院患者接待量排名（第1—50名）

排名	医院名（日语）	都道府县（日语）	月均患者数	厚生名录
1	国家公務員共済組合連合会東北公済病院	宮城県	150.6	×
2	公益財団法人がん研究会有明病院	東京都	142.9	×
3	相良病院	鹿児島県	119.3	○
4	くまもと森都総合病院	熊本県	109.7	×
5	くまもと乳腺・胃腸外科病院	熊本県	102.3	×
6	独立行政法人国立病院機構北海道がんセンター	北海道	89.7	×
7	独立行政法人国立病院機構九州がんセンター	福岡県	84.8	×
8	聖路加国際病院	東京都	79.8	○
9	埼玉県立がんセンター	埼玉県	79.7	×
10	国立研究開発法人国立がん研究センター中央病院	東京都	77.8	×
11	医療法人鉄蕉会亀田総合病院	千葉県	75	○
12	聖マリアンナ医科大学病院	神奈川県	73.7	○
13	独立行政法人国立病院機構四国がんセンター	愛媛県	71.8	×
14	独立行政法人地域医療機能推進機構　久留米総合病院	福岡県	67.3	○
15	昭和大学病院	東京都	63.3	×
16	東京都立駒込病院	東京都	59.1	○
17	ブレストピア宮崎病院	宮崎県	58.7	×
18	及川病院	福岡県	58.2	×
19	地方独立行政法人大阪府立病院機構大阪国際がんセンター	大阪府	54.4	×
20	地方独立行政法人広島市立病院機構広島市立広島市民病院	広島県	52.6	×
21	順天堂大学医学部附属順天堂医院	東京都	52.1	○
22	愛知県がんセンター	愛知県	50.3	×
23	静岡県立静岡がんセンター	静岡県	49.4	×
24	岡山大学病院	岡山県	48.3	○
25	福山市民病院	広島県	47.6	○
26	大阪大学医学部附属病院	大阪府	47.3	○
27	医療法人社団鼎会三和病院	千葉県	46.3	×
28	独立行政法人国立病院機構東京医療センター	東京都	45.1	○
29	石川県立中央病院	石川県	44.9	×
30	埼玉医科大学国際医療センター	埼玉県	44.5	○

续表

排名	医院名(日语)	都道府县(日语)	月均患者数	厚生名录
31	国家公務員共済組合連合会浜の町病院	福岡県	44.3	×
32	北里大学病院	神奈川県	44.1	○
33	国立大学法人三重大学医学部附属病院	三重県	44.1	×
34	神奈川県立がんセンター	神奈川県	43.8	×
35	虎の門病院	東京都	42.3	○
36	新潟県立がんセンター新潟病院	新潟県	41.8	×
37	さいたま赤十字病院	埼玉県	41.3	○
38	北九州市立医療センター	福岡県	40.9	×
39	神鋼記念病院	兵庫県	39.6	×
40	名古屋第一赤十字病院	愛知県	39.4	×
41	医療法人湘和会湘南記念病院	神奈川県	38	×
42	静岡県立総合病院	静岡県	37.8	×
43	東京医科大学病院	東京都	37.7	×
44	市立貝塚病院	大阪府	37.3	×
45	日本大学医学部附属板橋病院	東京都	37.2	×
46	東京都立多摩総合医療センター	東京都	37.2	○
47	札幌医科大学附属病院	北海道	36.3	×
48	川崎医科大学附属病院	岡山県	36.1	×
49	国立研究開発法人国立がん研究センター東病院	千葉県	35	×
50	金沢医科大学病院	石川県	34.9	○

表 2-180　乳腺疾病日本医院患者接待量排名(第 51—100 名)

排名	医院名(日语)	都道府县(日语)	月均患者数	厚生名录
51	青森県立中央病院	青森県	34.8	○
52	九州大学病院	福岡県	34.7	○
53	社会福祉法人仁生社江戸川病院	東京都	34.5	×
54	学校法人獨協学園獨協医科大学埼玉医療センター	埼玉県	34.3	○
55	大分県立病院	大分県	34.3	×
56	国立大学法人京都大学医学部附属病院	京都府	34.1	×
57	独立行政法人労働者健康安全機構関西労災病院	兵庫県	33.7	×
58	医療法人社団広仁会広瀬病院	福岡県	33.4	○
59	独立行政法人労働者健康安全機構東北労災病院	宮城県	33.3	×
60	県立宮崎病院	宮崎県	33.2	○
61	藤田医科大学病院	愛知県	32.5	○
62	群馬県立がんセンター	群馬県	32.1	○
63	名古屋市立大学病院	愛知県	32	×
64	兵庫医科大学病院	兵庫県	31.8	×

续表

排名	医院名（日语）	都道府县（日语）	月均患者数	厚生名录
65	独立行政法人国立病院機構水戸医療センター	茨城県	31.7	○
66	公立大学法人横浜市立大学附属市民総合医療センター	神奈川県	31.3	○
67	独立行政法人国立病院機構函館病院	北海道	31.3	×
68	名古屋大学医学部附属病院	愛知県	31	×
69	筑波大学附属病院	茨城県	30.8	○
70	国立大学法人金沢大学附属病院	石川県	30.8	○
71	姫路赤十字病院	兵庫県	30.7	×
72	社会医療法人即仁会北広島病院	北海道	30.3	×
73	昭和大学藤が丘病院	神奈川県	30.1	×
74	東海大学医学部付属病院	神奈川県	30	○
75	東北大学病院	宮城県	29.8	○
76	徳島大学病院	徳島県	29.4	○
77	東京女子医科大学病院	東京都	29.3	×
78	慶應義塾大学病院	東京都	29.2	○
79	水戸赤十字病院	茨城県	29.1	○
80	鳥取大学医学部附属病院	鳥取県	29	○
81	国立大学法人千葉大学医学部附属病院	千葉県	28.8	○
82	独立行政法人国立病院機構大阪医療センター	大阪府	28.8	×
83	旭川医科大学病院	北海道	28.5	○
84	自治医科大学附属病院	栃木県	28.4	○
85	埼玉医科大学総合医療センター	埼玉県	28.4	○
86	千葉県がんセンター	千葉県	28.4	×
87	大船中央病院	神奈川県	28	×
88	おおもと病院	岡山県	27.8	×
89	NTT東日本札幌病院	北海道	27.6	×
90	公立大学法人福島県立医科大学附属病院	福島県	27.6	×
91	名古屋市立西部医療センター	愛知県	27.5	×
92	兵庫県立がんセンター	兵庫県	27.4	×
93	関西医科大学総合医療センター	大阪府	27.2	○
94	宮城県立がんセンター	宮城県	26.8	×
95	福井県済生会病院	福井県	26.8	○
96	大和市立病院	神奈川県	26.7	×
97	社会福祉法人聖隷福祉事業団総合病院聖隷浜松病院	静岡県	26.5	×
98	独立行政法人国立病院機構九州医療センター	福岡県	26.5	×
99	八尾市立病院	大阪府	26.4	×
100	山形県立中央病院	山形県	25.9	○

表 2-181　内分泌系统疾病日本医院患者接待量排名（第 1—50 名）

排名	医院名（日语）	都道府县（日语）	月均患者数	厚生名录
1	伊藤病院	東京都	193.1	×
2	東京女子医科大学病院	東京都	161.7	×
3	医療法人神甲会隈病院	兵庫県	142.9	○
4	湘南第一病院	神奈川県	120.1	×
5	大阪市立大学医学部附属病院	大阪府	119.9	×
6	埼玉医科大学病院	埼玉県	105.8	○
7	野口病院	大分県	93.8	×
8	大阪市立総合医療センター	大阪府	90.8	×
9	大阪大学医学部附属病院	大阪府	87	○
10	九州大学病院	福岡県	85.4	○
11	東京大学医学部附属病院	東京都	84.8	×
12	藤田医科大学病院	愛知県	82.8	○
13	日本医科大学付属病院	東京都	79.8	×
14	やました甲状腺病院	福岡県	79.3	×
15	東北大学病院	宮城県	79.1	○
16	東京医科大学病院	東京都	75.9	×
17	公益財団法人大原記念倉敷中央医療機構倉敷中央病院	岡山県	74	○
18	獨協医科大学病院	栃木県	72.5	○
19	日本赤十字社医療センター	東京都	71.7	○
20	国立大学法人京都大学医学部附属病院	京都府	70.2	×
21	社会福祉法人恩賜財団済生会支部神奈川県済生会横浜市東部病院	神奈川県	70.1	○
22	神戸大学医学部附属病院	兵庫県	69.4	○
23	筑波大学附属病院	茨城県	68.6	○
24	大阪赤十字病院	大阪府	67.9	○
25	自治医科大学附属病院	栃木県	67.5	○
26	兵庫医科大学病院	兵庫県	67	×
27	熊本大学病院	熊本県	66.1	×
28	名古屋大学医学部附属病院	愛知県	64.6	×
29	近畿大学病院	大阪府	64.4	○
30	東京慈恵会医科大学附属病院	東京都	63.8	×
31	名古屋第二赤十字病院	愛知県	62.9	○
32	北里大学病院	神奈川県	62.3	○
33	独立行政法人労働者健康安全機構横浜労災病院	神奈川県	61.6	×
34	東京医科歯科大学医学部附属病院	東京都	60.5	○
35	一般財団法人住友病院	大阪府	60.2	○
36	国立大学法人千葉大学医学部附属病院	千葉県	60	○

续表

排名	医院名（日语）	都道府县（日语）	月均患者数	厚生名录
37	独立行政法人国立病院機構京都医療センター	京都府	60	×
38	医療法人社団金地病院	東京都	59.7	×
39	聖マリアンナ医科大学病院	神奈川県	59.3	○
40	市立札幌病院	北海道	59.2	×
41	愛知県厚生農業協同組合連合会安城更生病院	愛知県	58.8	×
42	医療法人警和会大阪警察病院	大阪府	58.8	×
43	兵庫県立尼崎総合医療センター	兵庫県	58.7	×
44	愛知医科大学病院	愛知県	57.9	○
45	国立大学法人信州大学医学部附属病院	長野県	57.8	○
46	順天堂大学医学部附属順天堂医院	東京都	56.5	○
47	福岡大学病院	福岡県	56.5	○
48	虎の門病院	東京都	56.3	○
49	地方独立行政法人大阪府立病院機構大阪急性期・総合医療センター	大阪府	56.2	○
50	北海道大学病院	北海道	55.9	×

表2-182　内分泌系统疾病日本医院患者接待量排名（第51—100名）

排名	医院名（日语）	都道府县（日语）	月均患者数	厚生名录
51	学校法人獨協学園獨協医科大学埼玉医療センター	埼玉県	55.5	○
52	公立大学法人横浜市立大学附属市民総合医療センター	神奈川県	55.4	○
53	愛媛県立中央病院	愛媛県	55.4	×
54	武蔵野赤十字病院	東京都	54.9	×
55	国立大学法人金沢大学附属病院	石川県	54.9	○
56	公立大学法人福島県立医科大学附属病院	福島県	54.7	×
57	聖マリアンナ医科大学横浜市西部病院	神奈川県	53.6	×
58	慶應義塾大学病院	東京都	52.8	○
59	岡崎市民病院	愛知県	52.6	○
60	日本大学医学部附属板橋病院	東京都	52.4	×
61	福岡赤十字病院	福岡県	50.8	○
62	鹿児島大学病院	鹿児島県	50.8	○
63	和歌山県立医科大学附属病院	和歌山県	50.5	○
64	大垣市民病院	岐阜県	50	○
65	東京都立多摩総合医療センター	東京都	49.3	○
66	国立大学法人岐阜大学医学部附属病院	岐阜県	49.3	○
67	関西医科大学附属病院	大阪府	48.8	○
68	豊橋市民病院	愛知県	48.3	×
69	岩手医科大学附属病院	岩手県	47.7	○

续 表

排名	医院名(日语)	都道府县(日语)	月均患者数	厚生名录
70	公立大学法人横浜市立大学附属病院	神奈川県	47.6	○
71	広島大学病院	広島県	47.3	×
72	東邦大学医療センター大森病院	東京都	46.8	○
73	杏林大学医学部付属病院	東京都	46.8	×
74	久留米大学病院	福岡県	46.4	×
75	公益財団法人田附興風会医学研究所北野病院	大阪府	46.2	○
76	鳥取大学医学部附属病院	鳥取県	46.2	○
77	昭和大学横浜市北部病院	神奈川県	45.7	×
78	神戸市立医療センター中央市民病院	兵庫県	45.7	×
79	春日井市民病院	愛知県	45.4	×
80	独立行政法人国立病院機構九州医療センター	福岡県	45.4	×
81	島根大学医学部附属病院	島根県	45	○
82	東京都済生会中央病院	東京都	44.8	○
83	関西電力病院	大阪府	44.1	×
84	旭川医科大学病院	北海道	44	○
85	仙台市立病院	宮城県	44	×
86	昭和大学藤が丘病院	神奈川県	43.2	×
87	岡山大学病院	岡山県	43.2	○
88	弘前大学医学部附属病院	青森県	43.1	○
89	京都市立病院	京都府	42.9	×
90	公益財団法人天理よろづ相談所病院	奈良県	42.5	×
91	独立行政法人国立病院機構岡山医療センター	岡山県	42.4	○
92	岩手県立中央病院	岩手県	42.3	○
93	国立研究開発法人国立国際医療研究センター病院	東京都	42.1	○
94	市立豊中病院	大阪府	42	×
95	長野赤十字病院	長野県	41.8	○
96	産業医科大学病院	福岡県	41.8	×
97	新潟大学医歯学総合病院	新潟県	41.5	×
98	自治医科大学附属さいたま医療センター	埼玉県	41.3	○
99	総合病院土浦協同病院	茨城県	41.1	○
100	独立行政法人国立病院機構大阪医療センター	大阪府	41.1	×

表2-183 腎内科与泌尿科疾病日本医院患者接待量排名(第1—50名)

排名	医院名(日语)	都道府県(日语)	月均患者数	厚生名録
1	医療法人原三信病院	福岡県	225.7	○
2	医療法人鉄蕉会亀田総合病院	千葉県	202.9	○

续 表

排名	医院名(日语)	都道府県(日语)	月均患者数	厚生名录
3	総合病院国保旭中央病院	千葉県	196.4	○
4	名古屋第二赤十字病院	愛知県	193.7	○
5	順天堂大学医学部附属順天堂医院	東京都	187.8	○
6	兵庫県立尼崎総合医療センター	兵庫県	182.8	×
7	藤田医科大学病院	愛知県	177.6	○
8	東京女子医科大学病院	東京都	171.7	×
9	東京慈恵会医科大学附属病院	東京都	171.5	×
10	独立行政法人地域医療機能推進機構仙台病院	宮城県	168.3	×
11	国家公務員共済組合連合会横須賀共済病院	神奈川県	165.3	×
12	大阪市立総合医療センター	大阪府	164.7	×
13	医療法人社団愛友会上尾中央総合病院	埼玉県	164.4	○
14	杏林大学医学部付属病院	東京都	162.3	×
15	独立行政法人国立病院機構東京医療センター	東京都	160	○
16	社会福祉法人函館厚生院函館五稜郭病院	北海道	159.3	○
17	東京大学医学部附属病院	東京都	155.5	×
18	医療法人社団日高会日高病院	群馬県	155.4	○
19	東邦大学医療センター大森病院	東京都	152.1	○
20	公益財団法人ときわ会常磐病院	福島県	151.9	×
21	東京医科大学病院	東京都	149.9	×
22	公益財団法人大原記念倉敷中央医療機構倉敷中央病院	岡山県	149.1	○
23	北里大学病院	神奈川県	148.8	○
24	独立行政法人労働者健康安全機構大阪労災病院	大阪府	148.1	×
25	愛媛県立中央病院	愛媛県	148	×
26	慶應義塾大学病院	東京都	146.4	○
27	医療法人社団三樹会病院	北海道	145.3	×
28	大阪医科大学附属病院	大阪府	144.7	×
29	獨協医科大学病院	栃木県	142.7	○
30	独立行政法人国立病院機構熊本医療センター	熊本県	142.7	○
31	名古屋市立大学病院	愛知県	142.6	×
32	伊勢崎市民病院	群馬県	141.4	○
33	医療法人財団明理会東京腎泌尿器センター大和病院	東京都	141.3	×
34	豊橋市民病院	愛知県	138.7	×
35	日本医科大学付属病院	東京都	137.2	×
36	公益財団法人がん研究会有明病院	東京都	136.6	×
37	総合病院土浦協同病院	茨城県	136.4	○
38	自治医科大学附属病院	栃木県	135.7	○

续 表

排名	医院名（日语）	都道府县（日语）	月均患者数	厚生名录
39	社会医疗法人社団木下会千葉西総合病院	千葉県	135.5	○
40	県立広島病院	広島県	135.2	○
41	熊本中央病院	熊本県	134.5	×
42	愛知県厚生農業協同組合連合会安城更生病院	愛知県	134	×
43	関西医科大学附属病院	大阪府	133.5	○
44	大阪赤十字病院	大阪府	132.8	○
45	社会福祉法人恩賜財団済生会支部神奈川県済生会横浜市東部病院	神奈川県	131.8	○
46	岡崎市民病院	愛知県	130.8	○
47	伊勢赤十字病院	三重県	130.6	○
48	独立行政法人労働者健康安全機構横浜労災病院	神奈川県	130	×
49	社会医療法人北腎会坂泌尿器科病院	北海道	129.4	×
50	地方独立行政法人大阪府立病院機構大阪急性期・総合医療センター	大阪府	129.3	○

表 2-184　腎内科与泌尿科疾病日本医院患者接待量排名（第 51—100 名）

排名	医院名（日语）	都道府県（日语）	月均患者数	厚生名录
51	済生会宇都宮病院	栃木県	129.1	×
52	加古川中央市民病院	兵庫県	129	×
53	久留米大学病院	福岡県	128.7	×
54	医療法人沖縄徳洲会湘南鎌倉総合病院	神奈川県	128.3	○
55	九州大学病院	福岡県	128.2	○
56	日本赤十字社和歌山医療センター	和歌山県	127.4	×
57	学校法人獨協学園獨協医科大学埼玉医療センター	埼玉県	127	○
58	愛知医科大学病院	愛知県	126.5	○
59	同愛記念病院	東京都	126.4	×
60	愛知県厚生農業協同組合連合会海南病院	愛知県	124.3	○
61	長崎大学病院	長崎県	123.8	○
62	医療法人豊田会刈谷豊田総合病院	愛知県	123.4	×
63	独立行政法人労働者健康安全機構関西労災病院	兵庫県	123.4	×
64	学校法人順天堂順天堂大学医学部附属浦安病院	千葉県	123.3	○
65	市立豊中病院	大阪府	122.9	×
66	日本赤十字社成田赤十字病院	千葉県	122	○
67	東京医科歯科大学医学部附属病院	東京都	121.8	○
68	和歌山県立医科大学附属病院	和歌山県	121.8	○
69	社会医療法人壮幸会行田総合病院	埼玉県	120.4	○
70	東京慈恵会医科大学附属柏病院	千葉県	119.7	×

续 表

排名	医院名(日语)	都道府县(日语)	月均患者数	厚生名录
71	名古屋第一赤十字病院	愛知県	119.6	×
72	昭和大学藤が丘病院	神奈川県	119.3	×
73	岩手医科大学附属病院	岩手県	118.8	○
74	埼玉医科大学総合医療センター	埼玉県	118.8	○
75	大垣市民病院	岐阜県	118.4	○
76	大阪市立大学医学部附属病院	大阪府	117.8	×
77	公立大学法人横浜市立大学附属市民総合医療センター	神奈川県	117.5	○
78	鳥取大学医学部附属病院	鳥取県	117.1	○
79	社会福祉法人恩賜財団済生会支部埼玉県済生会川口総合病院	埼玉県	116.8	○
80	藤沢市民病院	神奈川県	116.8	○
81	市立札幌病院	北海道	116.8	×
82	日本大学医学部附属板橋病院	東京都	116.6	×
83	岐阜県総合医療センター	岐阜県	115.8	○
84	国立大学法人京都大学医学部附属病院	京都府	115.8	○
85	飯塚病院	福岡県	115.7	○
86	手稲渓仁会病院	北海道	114.2	×
87	名古屋大学医学部附属病院	愛知県	114	×
88	姫路赤十字病院	兵庫県	113.3	×
89	聖マリアンナ医科大学病院	神奈川県	113.2	○
90	岡山大学病院	岡山県	113.2	○
91	小牧市民病院	愛知県	112.8	×
92	医療法人桂会平尾病院	奈良県	112.7	×
93	神戸大学医学部附属病院	兵庫県	111.9	○
94	東海大学医学部付属八王子病院	東京都	111.4	×
95	中部徳洲会病院	沖縄県	111.4	○
96	日本海総合病院	山形県	111.3	○
97	株式会社日立製作所日立総合病院	茨城県	110	○
98	公立大学法人横浜市立大学附属病院	神奈川県	110	○
99	神戸市立西神戸医療センター	兵庫県	110	×
100	国家公務員共済組合連合会横浜南共済病院	神奈川県	109.7	○

表 2-185　女性生殖疾病日本医院患者接待量排名(第1—50名)

排名	医院名(日语)	都道府县(日语)	月均患者数	厚生名录
1	福田病院	熊本県	358.8	×
2	社会福祉法人恩賜財団母子愛育会総合母子保健センター愛育病院	東京都	253.7	×
3	公益財団法人がん研究会有明病院	東京都	231.3	×

续表

排名	医院名（日语）	都道府县（日语）	月均患者数	厚生名录
4	倉敷成人病センター	岡山県	221.2	×
5	大阪医科大学附属病院	大阪府	214.8	×
6	日本赤十字社医療センター	東京都	212	○
7	愛知県厚生農業協同組合連合会安城更生病院	愛知県	196.8	×
8	慶應義塾大学病院	東京都	195	○
9	名古屋第一赤十字病院	愛知県	189.6	×
10	九州大学病院	福岡県	184.7	○
11	沖縄県立中部病院	沖縄県	183.1	×
12	社会福祉法人聖隷福祉事業団総合病院聖隷浜松病院	静岡県	182.2	×
13	武蔵野赤十字病院	東京都	180.3	×
14	社会医療法人愛仁会千船病院	大阪府	178.4	○
15	手稲渓仁会病院	北海道	176.6	×
16	医療法人社団三成会新百合ケ丘総合病院	神奈川県	176.3	×
17	国立大学法人三重大学医学部附属病院	三重県	175.8	×
18	埼玉医科大学総合医療センター	埼玉県	174.8	○
19	大阪市立大学医学部附属病院	大阪府	174.1	×
20	東京大学医学部附属病院	東京都	171.3	×
21	東京医科大学病院	東京都	165	×
22	自治医科大学附属病院	栃木県	163.2	○
23	医療法人竹村医学研究会（財団）小阪産病院	大阪府	160.5	×
24	東京慈恵会医科大学附属病院	東京都	157.1	×
25	医療法人鉄蕉会亀田総合病院	千葉県	156.8	○
26	国立大学法人京都大学医学部附属病院	京都府	155.3	×
27	順天堂大学医学部附属順天堂医院	東京都	154.8	○
28	地方独立行政法人広島市立病院機構広島市立広島市民病院	広島県	154.8	×
29	学校法人順天堂順天堂大学医学部附属浦安病院	千葉県	154.2	○
30	東京都立多摩総合医療センター	東京都	153.9	○
31	社会医療法人愛仁会高槻病院	大阪府	153.2	○
32	名古屋大学医学部附属病院	愛知県	152.8	×
33	越谷市立病院	埼玉県	151.3	×
34	札幌医科大学附属病院	北海道	151	×
35	豊橋市民病院	愛知県	150.3	×
36	聖路加国際病院	東京都	149.8	○
37	静岡県立静岡がんセンター	静岡県	148.9	×
38	東北大学病院	宮城県	148.7	○
39	名古屋第二赤十字病院	愛知県	148.7	○

续表

排名	医院名（日语）	都道府县（日语）	月均患者数	厚生名录
40	兵庫県立西宮病院	兵庫県	148.6	×
41	東邦大学医療センター大森病院	東京都	144.7	○
42	愛知医科大学病院	愛知県	139.2	○
43	奈良県立医科大学附属病院	奈良県	137.3	×
44	公益財団法人大原記念倉敷中央医療機構倉敷中央病院	岡山県	137.1	○
45	国家公務員共済組合連合会浜の町病院	福岡県	137.1	×
46	久留米大学病院	福岡県	136.9	×
47	熊本大学病院	熊本県	136.3	×
48	独立行政法人国立病院機構北海道がんセンター	北海道	135.5	×
49	大阪大学医学部附属病院	大阪府	134.6	○
50	昭和大学病院	東京都	134.3	×

表2-186 女性生殖疾病日本医院患者接待量排名（第51—100名）

排名	医院名（日语）	都道府县（日语）	月均患者数	厚生名录
51	大阪市立総合医療センター	大阪府	134.1	×
52	東京慈恵会医科大学附属柏病院	千葉県	130.7	×
53	獨協医科大学病院	栃木県	130.6	○
54	公立大学法人横浜市立大学附属市民総合医療センター	神奈川県	129	○
55	聖マリアンナ医科大学病院	神奈川県	127.8	○
56	関西医科大学附属病院	大阪府	127.3	○
57	八戸市立市民病院	青森県	127.1	○
58	学校法人獨協学園獨協医科大学埼玉医療センター	埼玉県	127	○
59	日本大学医学部附属板橋病院	東京都	126.2	×
60	順天堂大学医学部附属静岡病院	静岡県	125.6	×
61	神戸市立医療センター中央市民病院	兵庫県	125.2	×
62	済生会宇都宮病院	栃木県	125.1	×
63	青森県立中央病院	青森県	124.7	○
64	昭和大学藤が丘病院	神奈川県	124.5	×
65	筑波大学附属病院	茨城県	124.4	○
66	焼津市立総合病院	静岡県	124.4	×
67	琉球大学医学部附属病院	沖縄県	124.3	×
68	昭和大学横浜市北部病院	神奈川県	124.1	×
69	市立札幌病院	北海道	124	×
70	日本赤十字社東京都支部葛飾赤十字産院	東京都	123.3	×
71	岡山大学病院	岡山県	122.5	○
72	北里大学病院	神奈川県	122.4	○

续表

排名	医院名（日语）	都道府县（日语）	月均患者数	厚生名录
73	聖マリア病院	福岡県	122.4	×
74	岩手医科大学附属病院	岩手県	121.7	○
75	医療法人育愛会札幌東豊病院	北海道	121.3	×
76	いわき市医療センター	福島県	120.9	○
77	独立行政法人国立病院機構九州がんセンター	福岡県	120.6	×
78	JA北海道厚生連帯広厚生病院	北海道	119.6	×
79	大分県立病院	大分県	119.3	×
80	独立行政法人国立病院機構九州医療センター	福岡県	118.9	×
81	熊本赤十字病院	熊本県	118.6	○
82	独立行政法人国立病院機構小倉医療センター	福岡県	118.3	×
83	福岡赤十字病院	福岡県	117.7	○
84	国家公務員共済組合連合会東北公済病院	宮城県	117.6	×
85	独立行政法人国立病院機構霞ケ浦医療センター	茨城県	117.5	×
86	地方独立行政法人大阪府立病院機構大阪国際がんセンター	大阪府	116.9	×
87	地方独立行政法人大阪府立病院機構大阪はびきの医療センター	大阪府	116.7	×
88	医療法人財団アドベンチスト会東京衛生病院	東京都	116.6	○
89	石川県立中央病院	石川県	116.6	○
90	国立研究開発法人国立成育医療研究センター	東京都	116.3	○
91	兵庫県立がんセンター	兵庫県	116.3	×
92	杏林大学医学部付属病院	東京都	115.6	×
93	横浜市立市民病院	神奈川県	115.5	○
94	東海大学医学部付属病院	神奈川県	115.3	○
95	徳島大学病院	徳島県	115.3	○
96	神戸大学医学部附属病院	兵庫県	115.1	○
97	福岡山王病院	福岡県	114.8	○
98	富山県立中央病院	富山県	114.8	○
99	公立大学法人福島県立医科大学附属病院	福島県	114.3	×
100	帝京大学医学部附属病院	東京都	114.3	×

表 2-187　血液类疾病日本医院患者接待量排名（第 1—50 名）

排名	医院名（日语）	都道府县（日语）	月均患者数	厚生名录
1	広島赤十字・原爆病院	広島県	155.9	○
2	社会医療法人北楡会札幌北楡病院	北海道	116.3	×
3	姫路赤十字病院	兵庫県	104.6	×
4	大阪赤十字病院	大阪府	103	○
5	大阪市立総合医療センター	大阪府	91.1	×

续 表

排名	医院名（日语）	都道府县（日语）	月均患者数	厚生名录
6	東京都立駒込病院	東京都	89.5	○
7	公益財団法人大原記念倉敷中央医療機構倉敷中央病院	岡山県	86	○
8	大阪医科大学附属病院	大阪府	80.9	×
9	九州大学病院	福岡県	74	○
10	医療法人菊郷会愛育病院	北海道	73.7	×
11	杏林大学医学部付属病院	東京都	72.8	×
12	岐阜市民病院	岐阜県	72	○
13	独立行政法人国立病院機構九州医療センター	福岡県	71.8	×
14	横浜市立市民病院	神奈川県	69.3	○
15	独立行政法人国立病院機構熊本医療センター	熊本県	69	○
16	長野赤十字病院	長野県	68.8	○
17	兵庫県立尼崎総合医療センター	兵庫県	68.6	×
18	神戸市立医療センター中央市民病院	兵庫県	67.6	×
19	東京大学医学部附属病院	東京都	67.3	×
20	広島大学病院	広島県	65.3	×
21	虎の門病院	東京都	64.8	○
22	高知県・高知市病院企業団立高知医療センター	高知県	64.5	○
23	名古屋市立大学病院	愛知県	63.7	×
24	青森県立中央病院	青森県	63.6	○
25	宮城県立がんセンター	宮城県	63.5	×
26	名古屋第一赤十字病院	愛知県	63.5	×
27	福岡赤十字病院	福岡県	63.3	○
28	独立行政法人国立病院機構名古屋医療センター	愛知県	62.7	×
29	独立行政法人国立病院機構呉医療センター	広島県	62.7	○
30	日本赤十字社成田赤十字病院	千葉県	62	○
31	豊橋市民病院	愛知県	62	×
32	独立行政法人国立病院機構岡山医療センター	岡山県	61.5	○
33	愛知県厚生農業協同組合連合会安城更生病院	愛知県	61.2	×
34	岡山市立市民病院	岡山県	61.1	○
35	日本赤十字社長崎原爆病院	長崎県	61	○
36	公益財団法人がん研究会有明病院	東京都	60.9	×
37	大垣市民病院	岐阜県	60.3	○
38	藤田医科大学病院	愛知県	59.9	○
39	名古屋大学医学部附属病院	愛知県	59.5	×
40	一般財団法人太田綜合病院附属太田西ノ内病院	福島県	59.3	×
41	武蔵野赤十字病院	東京都	58.9	×

续　表

排名	医院名（日语）	都道府县（日语）	月均患者数	厚生名录
42	医療法人沖縄徳洲会湘南鎌倉総合病院	神奈川県	58.8	○
43	国家公務員共済組合連合会浜の町病院	福岡県	57.9	×
44	東邦大学医療センター大森病院	東京都	57.8	×
45	久留米大学病院	福岡県	57.6	×
46	松山赤十字病院	愛媛県	57.5	○
47	埼玉医科大学国際医療センター	埼玉県	56.8	○
48	公益財団法人ライフ・エクステンション研究所付属永寿総合病院	東京都	56.6	×
49	国立研究開発法人国立がん研究センター中央病院	東京都	56.3	×
50	熊本大学病院	熊本県	56.3	×

表2-188　血液类疾病日本医院患者接待量排名（第51—100名）

排名	医院名（日语）	都道府县（日语）	月均患者数	厚生名录
51	長岡赤十字病院	新潟県	56.1	○
52	川崎医科大学附属病院	岡山県	55.8	×
53	独立行政法人国立病院機構まつもと医療センター	長野県	55.8	×
54	東京医科大学病院	東京都	55.6	×
55	国家公務員共済組合連合会横須賀共済病院	神奈川県	55.6	×
56	市立札幌病院	北海道	55.3	×
57	群馬県立がんセンター	群馬県	55.3	○
58	独立行政法人地域医療機能推進機構九州病院	福岡県	55.3	×
59	東京慈恵会医科大学附属柏病院	千葉県	55.2	×
60	日本医科大学付属病院	東京都	54.8	×
61	市立豊中病院	大阪府	54.3	×
62	公立学校共済組合中国中央病院	広島県	54	×
63	筑波大学附属病院	茨城県	52.7	○
64	神奈川県立がんセンター	神奈川県	52.7	×
65	独立行政法人国立病院機構仙台医療センター	宮城県	52.3	×
66	公立大学法人福島県立医科大学附属病院	福島県	52.2	×
67	諏訪赤十字病院	長野県	51.9	○
68	京都第一赤十字病院	京都府	51.9	○
69	飯塚病院	福岡県	51.7	×
70	石川県立中央病院	石川県	51.6	○
71	浜松医療センター	静岡県	51.2	×
72	日本赤十字社医療センター	東京都	51	○
73	大阪鉄道病院	大阪府	50.9	×
74	学校法人獨協学園獨協医科大学埼玉医療センター	埼玉県	50.8	○

续表

排名	医院名(日语)	都道府县(日语)	月均患者数	厚生名录
75	社会福祉法人四天王寺福祉事業団四天王寺病院	大阪府	50.7	×
76	大分県立病院	大分県	50.6	×
77	独立行政法人国立病院機構長崎医療センター	長崎県	50.5	○
78	北見赤十字病院	北海道	49.8	×
79	大阪大学医学部附属病院	大阪府	49.8	○
80	八戸赤十字病院	青森県	49.6	×
81	社会福祉法人京都社会事業財団京都桂病院	京都府	48.8	○
82	北九州市立医療センター	福岡県	48.2	×
83	くまもと森都総合病院	熊本県	48.2	×
84	横浜市立みなと赤十字病院	神奈川県	48.1	○
85	地方独立行政法人大阪府立病院機構大阪国際がんセンター	大阪府	48.1	○
86	東京医科歯科大学医学部附属病院	東京都	47.8	○
87	社会医療法人財団董仙会恵寿金沢病院	石川県	47.8	○
88	株式会社日立製作所日立総合病院	茨城県	47.7	○
89	産業医科大学病院	福岡県	47.7	×
90	国立大学法人信州大学医学部附属病院	長野県	47.6	○
91	長野県厚生農業協同組合連合会佐久総合病院佐久医療センター	長野県	47.1	○
92	日本赤十字社和歌山医療センター	和歌山県	46.9	×
93	東京女子医科大学病院	東京都	46.8	×
94	市立函館病院	北海道	46.3	○
95	独立行政法人労働者健康安全機構関東労災病院	神奈川県	46.5	×
96	公益財団法人田附興風会医学研究所北野病院	大阪府	46.4	○
97	長崎大学病院	長崎県	46.3	○
98	関西医科大学附属病院	大阪府	46.1	○
99	東京都立多摩総合医療センター	東京都	45.8	○
100	独立行政法人国立病院機構鹿児島医療センター	鹿児島県	45.8	○

表2-189　新生儿疾病日本医院患者接待量排名(第1—50名)

排名	医院名(日语)	都道府県(日语)	月均患者数	厚生名録
1	国立研究開発法人国立成育医療研究センター	東京都	239.8	○
2	地方独立行政法人大阪府立病院機構大阪母子医療センター	大阪府	213.7	×
3	東京都立小児総合医療センター	東京都	152	○
4	埼玉県立小児医療センター	埼玉県	133.1	×
5	大阪市立総合医療センター	大阪府	125.6	×
6	神奈川県立こども医療センター	神奈川県	122.9	○
7	兵庫県立こども病院	兵庫県	118	○

续表

排名	医院名（日语）	都道府县（日语）	月均患者数	厚生名录
8	地方独立行政法人福岡市立病院機構福岡市立こども病院	福岡県	106.3	×
9	慶應義塾大学病院	東京都	106	○
10	順天堂大学医学部附属順天堂医院	東京都	97.3	○
11	社会医療法人愛仁会千船病院	大阪府	96.8	○
12	岡山大学病院	岡山県	96.3	○
13	自治医科大学附属病院	栃木県	95.4	○
14	国立研究開発法人国立循環器病研究センター	大阪府	94.8	×
15	静岡県立こども病院	静岡県	92.5	×
16	宮城県立こども病院	宮城県	91.8	×
17	宗教法人在日本南プレスビテリンミッション淀川キリスト教病院	大阪府	90.1	×
18	地方独立行政法人広島市立病院機構広島市立広島市民病院	広島県	90.1	×
19	公益財団法人日本心臓血圧研究振興会附属榊原記念病院	東京都	89.8	×
20	千葉県こども病院	千葉県	88.4	×
21	あいち小児保健医療総合センター	愛知県	88.4	×
22	筑波大学附属病院	茨城県	88.1	○
23	社会福祉法人聖隷福祉事業団総合病院聖隷浜松病院	静岡県	82.8	×
24	九州大学病院	福岡県	82.1	○
25	日本赤十字社医療センター	東京都	81.2	○
26	大阪大学医学部附属病院	大阪府	81.2	○
27	福田病院	熊本県	78.3	×
28	埼玉医科大学総合医療センター	埼玉県	77.8	○
29	長野県立こども病院	長野県	75.4	×
30	加古川中央市民病院	兵庫県	75.2	×
31	松戸市立総合医療センター	千葉県	74.8	×
32	北里大学病院	神奈川県	74.7	○
33	国立大学法人京都大学医学部附属病院	京都府	71.6	×
34	総合病院釧路赤十字病院	北海道	70.9	×
35	独立行政法人国立病院機構四国こどもとおとなの医療センター	香川県	70.4	○
36	社会医療法人愛仁会高槻病院	大阪府	70.3	○
37	兵庫県立尼崎総合医療センター	兵庫県	70.3	×
38	東京女子医科大学病院	東京都	69.3	×
39	聖マリア病院	福岡県	68.6	×
40	聖マリアンナ医科大学病院	神奈川県	68.1	○
41	東京都立墨東病院	東京都	67.3	○
42	鹿児島市立病院	鹿児島県	67	○
43	北海道大学病院	北海道	65.4	×

续表

排名	医院名（日语）	都道府县（日语）	月均患者数	厚生名录
44	沖縄県立南部医療センター・こども医療センター	沖縄県	65.4	○
45	岩手医科大学附属病院	岩手県	63.4	○
46	独立行政法人地域医療機能推進機構中京病院	愛知県	62.8	○
47	神戸大学医学部附属病院	兵庫県	62.3	○
48	国立大学法人三重大学医学部附属病院	三重県	62.3	×
49	埼玉医科大学病院	埼玉県	61.6	○
50	公益財団法人大原記念倉敷中央医療機構倉敷中央病院	岡山県	61.4	○

表 2-190　新生儿疾病日本医院患者接待量排名（第 51—100 名）

排名	医院名（日语）	都道府县（日语）	月均患者数	厚生名录
51	東京大学医学部附属病院	東京都	61.1	×
52	福岡大学病院	福岡県	60.9	○
53	京都府立医科大学附属病院	京都府	60.8	○
54	群馬県立小児医療センター	群馬県	60.4	○
55	愛知県厚生農業協同組合連合会安城更生病院	愛知県	60.4	×
56	日本赤十字社東京都支部葛飾赤十字産院	東京都	60.2	×
57	関西医科大学附属病院	大阪府	59.6	○
58	独立行政法人国立病院機構福山医療センター	広島県	57.7	○
59	東京都立大塚病院	東京都	57.2	○
60	さいたま市立病院	埼玉県	56.9	○
61	手稲渓仁会病院	北海道	56.8	×
62	JA北海道厚生連旭川厚生病院	北海道	56.8	×
63	名古屋市立大学病院	愛知県	56.3	×
64	岐阜県総合医療センター	岐阜県	56.3	○
65	医療法人三友会なでしこレディースホスピタル	兵庫県	56.1	×
66	東京慈恵会医科大学附属病院	東京都	55.4	×
67	新潟大学医歯学総合病院	新潟県	55.1	×
68	独立行政法人国立病院機構岡山医療センター	岡山県	54.1	○
69	昭和大学藤が丘病院	神奈川県	53.7	×
70	名古屋市立西部医療センター	愛知県	53.4	×
71	富山県立中央病院	富山県	53.1	○
72	姫路赤十字病院	兵庫県	52.7	×
73	奈良県立医科大学附属病院	奈良県	52.6	×
74	順天堂大学医学部附属静岡病院	静岡県	52.3	×
75	社会福祉法人石井記念愛染園附属愛染橋病院	大阪府	52.3	○
76	獨協医科大学病院	栃木県	52.1	○

续表

排名	医院名（日语）	都道府县（日语）	月均患者数	厚生名录
77	名古屋大学医学部附属病院	愛知県	51.5	×
78	社会医療法人愛仁会明石医療センター	兵庫県	50.5	×
79	名古屋第二赤十字病院	愛知県	49.8	○
80	名古屋第一赤十字病院	愛知県	49.4	×
81	茨城県立こども病院	茨城県	49.2	×
82	社会医療法人社団正志会荒木記念東京リバーサイド病院	東京都	48.8	×
83	徳島大学病院	徳島県	48.4	○
84	独立行政法人国立病院機構佐賀病院	佐賀県	48	×
85	独立行政法人地域医療機能推進機構九州病院	福岡県	47.7	×
86	県立広島病院	広島県	47.4	○
87	山梨大学医学部附属病院	山梨県	47.1	×
88	豊橋市民病院	愛知県	47	×
89	医療法人財団アドベンチスト会東京衛生病院	東京都	46.8	○
90	和歌山県立医科大学附属病院	和歌山県	46.8	○
91	公益社団法人地域医療振興協会東京北医療センター	東京都	46.7	×
92	川崎医科大学附属病院	岡山県	46.7	×
93	新潟市民病院	新潟県	46.3	×
94	昭和大学病院	東京都	46.2	×
95	横浜市立市民病院	神奈川県	45.3	○
96	山梨県立中央病院	山梨県	45.2	○
97	久留米大学病院	福岡県	44.7	×
98	鹿児島大学病院	鹿児島県	44.5	○
99	愛媛県立中央病院	愛媛県	44.4	×
100	学校法人順天堂順天堂大学医学部附属浦安病院	千葉県	44.3	○

表 2-191　小儿科疾病日本医院患者接待量排名（第 1—50 名）

排名	医院名（日语）	都道府县（日语）	月均患者数	厚生名录
1	滋賀県立小児保健医療センター	滋賀県	35.8	×
2	社会医療法人真美会中野こども病院	大阪府	29.8	×
3	地方独立行政法人福岡市立病院機構福岡市立こども病院	福岡県	27.4	×
4	国立研究開発法人国立成育医療研究センター	東京都	23.8	○
5	聖マリア病院	福岡県	23.3	×
6	地方独立行政法人広島市立病院機構広島市立舟入市民病院	広島県	23.1	×
7	兵庫県立尼崎総合医療センター	兵庫県	22.3	×
8	独立行政法人国立病院機構熊本再春医療センター	熊本県	20.6	○
9	熊本赤十字病院	熊本県	20.1	○

续表

排名	医院名(日语)	都道府县(日语)	月均患者数	厚生名录
10	加古川中央市民病院	兵庫県	19.7	×
11	宮城県立こども病院	宮城県	19.5	×
12	社会医療法人愛仁会高槻病院	大阪府	18.6	○
13	東京都立小児総合医療センター	東京都	18.2	○
14	兵庫県立こども病院	兵庫県	17.8	○
15	地方独立行政法人大阪府立病院機構大阪急性期・総合医療センター	大阪府	17.4	○
16	独立行政法人国立病院機構南九州病院	鹿児島県	16.7	×
17	大分こども病院	大分県	16.3	×
18	済生会宇都宮病院	栃木県	16	×
19	松戸市立総合医療センター	千葉県	16	×
20	東京女子医科大学附属八千代医療センター	千葉県	15.8	×
21	埼玉医科大学総合医療センター	埼玉県	15.3	○
22	愛知県医療療育総合センター中央病院	愛知県	15.2	×
23	昭和大学横浜市北部病院	神奈川県	15.1	×
24	県立宮崎病院	宮崎県	14.8	○
25	独立行政法人国立病院機構岡山医療センター	岡山県	14.7	○
26	姫路赤十字病院	兵庫県	14.4	×
27	公益財団法人大原記念倉敷中央医療機構倉敷中央病院	岡山県	14.4	○
28	仙台市立病院	宮城県	14.3	×
29	独立行政法人労働者健康安全機構横浜労災病院	神奈川県	14.3	×
30	社会福祉法人恩賜財団済生会支部神奈川県済生会横浜市南部病院	神奈川県	13.8	○
31	岐阜県総合医療センター	岐阜県	13.3	○
32	大同病院	愛知県	12.9	×
33	市立豊中病院	大阪府	12.9	×
34	京都第二赤十字病院	京都府	12.8	○
35	独立行政法人国立病院機構埼玉病院	埼玉県	12.8	○
36	千葉市立海浜病院	千葉県	12.6	×
37	さいたま市立病院	埼玉県	12.5	○
38	社会福祉法人恩賜財団済生会支部神奈川県済生会横浜市東部病院	神奈川県	12.4	○
39	独立行政法人国立病院機構四国こどもとおとなの医療センター	香川県	12.4	○
40	医療法人徳洲会福岡徳洲会病院	福岡県	12.4	○
41	横浜市立市民病院	神奈川県	12.3	○
42	神戸市立西神戸医療センター	兵庫県	12.2	×
43	岡崎市民病院	愛知県	12	○

续 表

排名	医院名(日语)	都道府县(日语)	月均患者数	厚生名录
44	川崎市立多摩病院	神奈川県	11.7	○
45	社会福祉法人恩賜財団済生会滋賀県病院	滋賀県	11.4	○
46	社会医療法人さいたま市民医療センターさいたま市民医療センター	埼玉県	11.3	×
47	飯塚病院	福岡県	11.2	×
48	公益財団法人筑波メディカルセンター筑波メディカルセンター病院	茨城県	11.1	○
49	自治医科大学附属さいたま医療センター	埼玉県	10.9	○
50	独立行政法人地域医療機能推進機構九州病院	福岡県	10.9	×

表 2-192 小儿科疾病日本医院患者接待量排名(第51—100名)

排名	医院名(日语)	都道府县(日语)	月均患者数	厚生名录
51	藤沢市民病院	神奈川県	10.8	○
52	聖マリアンナ医科大学病院	神奈川県	10.8	○
53	名古屋第二赤十字病院	愛知県	10.8	○
54	松山赤十字病院	愛媛県	10.8	○
55	手稲渓仁会病院	北海道	10.8	×
56	総合病院聖隷三方原病院	静岡県	10.8	×
57	藤田医科大学病院	愛知県	10.8	○
58	中津市立中津市民病院	大分県	10.8	○
59	SUBARU健康保険組合太田記念病院	群馬県	10.7	○
60	独立行政法人国立病院機構小倉医療センター	福岡県	10.7	×
61	名古屋記念病院	愛知県	10.5	×
62	徳島県立中央病院	徳島県	10.5	○
63	日本大学医学部附属板橋病院	東京都	10.4	×
64	独立行政法人国立病院機構三重病院	三重県	10.4	○
65	神戸市立医療センター中央市民病院	兵庫県	10.4	×
66	日本赤十字社医療センター	東京都	10.3	○
67	医療法人豊田会刈谷豊田総合病院	愛知県	10.3	×
68	医療法人福井愛育病院	福井県	10.2	×
69	越谷市立病院	埼玉県	10	×
70	埼玉医科大学病院	埼玉県	9.9	○
71	茅ケ崎市立病院	神奈川県	9.9	×
72	公益財団法人東京都保健医療公社多摩北部医療センター	東京都	9.8	×
73	河北総合病院	東京都	9.8	×
74	国際医療福祉大学病院	栃木県	9.7	○
75	公立昭和病院	東京都	9.7	×

续 表

排名	医院名（日语）	都道府县（日语）	月均患者数	厚生名录
76	長浜赤十字病院	滋賀県	9.7	○
77	埼玉県立小児医療センター	埼玉県	9.5	×
78	東邦大学医療センター大森病院	東京都	9.5	○
79	公益社団法人地域医療振興協会東京北医療センター	東京都	9.5	×
80	学校法人順天堂順天堂大学医学部附属浦安病院	千葉県	9.4	○
81	昭和大学病院	東京都	9.4	×
82	岐阜市民病院	岐阜県	9.4	○
83	社会福祉法人聖隷福祉事業団総合病院聖隷浜松病院	静岡県	9.4	×
84	山形市立病院済生館	山形県	9.3	×
85	群馬県立小児医療センター	群馬県	9.3	○
86	新潟市民病院	新潟県	9.3	×
87	独立行政法人国立病院機構金沢医療センター	石川県	9.3	○
88	京都市立病院	京都府	9.3	×
89	川崎医科大学附属病院	岡山県	9.3	○
90	愛媛県立中央病院	愛媛県	9.2	×
91	沖縄県立南部医療センター・こども医療センター	沖縄県	9.2	○
92	川口市立医療センター	埼玉県	9.1	×
93	社会医療法人愛仁会千船病院	大阪府	9.1	○
94	鹿児島市立病院	鹿児島県	9.1	○
95	石川県立中央病院	石川県	9	○
96	静岡県立こども病院	静岡県	9	×
97	豊橋市民病院	愛知県	9	×
98	聖マリアンナ医科大学横浜市西部病院	神奈川県	8.9	×
99	名古屋市立西部医療センター	愛知県	8.9	×
100	名古屋第一赤十字病院	愛知県	8.9	×

表2-193 外伤疾病日本医院患者接待量排名（第1—50名）

排名	医院名（日语）	都道府县（日语）	月均患者数	厚生名录
1	医療法人社団紺整会船橋整形外科病院	千葉県	167.6	×
2	聖マリア病院	福岡県	162.3	×
3	独立行政法人労働者健康安全機構関東労災病院	神奈川県	161.1	×
4	医療法人財団明理会東戸塚記念病院	神奈川県	156	×
5	公益財団法人大原記念倉敷中央医療機構倉敷中央病院	岡山県	139.4	○
6	熊本整形外科病院	熊本県	130.8	×
7	医療法人徳洲会札幌徳洲会病院	北海道	130.3	○
8	米盛病院	鹿児島県	128	○

续表

排名	医院名(日语)	都道府县(日语)	月均患者数	厚生名录
9	医療法人沖縄徳洲会湘南鎌倉総合病院	神奈川県	126.1	○
10	さいたま赤十字病院	埼玉県	120.8	○
11	名古屋第二赤十字病院	愛知県	120.3	○
12	済生会熊本病院	熊本県	119.7	○
13	埼玉医科大学総合医療センター	埼玉県	115.8	○
14	一宮西病院	愛知県	115.8	×
15	社会医療法人社団木下会千葉西総合病院	千葉県	115.5	○
16	神戸市立医療センター中央市民病院	兵庫県	110.5	×
17	独立行政法人国立病院機構災害医療センター	東京都	110.3	×
18	いわき市医療センター	福島県	109.3	○
19	医誠会病院	大阪府	109.2	×
20	医療法人徳洲会福岡徳洲会病院	福岡県	108.3	○
21	伊勢赤十字病院	三重県	107.3	○
22	社会福祉法人聖隷福祉事業団総合病院聖隷浜松病院	静岡県	106.8	×
23	武蔵野赤十字病院	東京都	105.4	×
24	名古屋掖済会病院	愛知県	104.7	×
25	北九州総合病院	福岡県	103.3	×
26	社会医療法人財団慈泉会相澤病院	長野県	100.9	○
27	学校法人順天堂順天堂大学医学部附属浦安病院	千葉県	100.4	○
28	福岡和白病院	福岡県	100.3	×
29	総合病院聖隷三方原病院	静岡県	99.1	×
30	独立行政法人労働者健康安全機構関西労災病院	兵庫県	97.9	×
31	藤田医科大学病院	愛知県	97.7	○
32	順天堂大学医学部附属静岡病院	静岡県	96.9	×
33	健和会大手町病院	福岡県	96.9	×
34	熊本赤十字病院	熊本県	96.8	○
35	東海大学医学部付属病院	神奈川県	96.7	○
36	聖路加国際病院	東京都	96.3	○
37	浜松医療センター	静岡県	96.2	×
38	岡山赤十字病院	岡山県	95.9	○
39	医療法人社団悠仁会羊ケ丘病院	北海道	95.7	×
40	帝京大学医学部附属病院	東京都	95	×
41	医療法人社団明芳会横浜新都市脳神経外科病院	神奈川県	94.3	○
42	社会医療法人近森会近森病院	高知県	93.7	○
43	社会福祉法人恩賜財団済生会滋賀県病院	滋賀県	93.5	○
44	仙台市立病院	宮城県	93.2	×

续表

排名	医院名（日语）	都道府县（日语）	月均患者数	厚生名录
45	前橋赤十字病院	群馬県	92.8	○
46	医療法人社団明芳会高島平中央総合病院	東京都	92.5	○
47	横浜市立みなと赤十字病院	神奈川県	92.4	○
48	兵庫県立尼崎総合医療センター	兵庫県	92.1	×
49	半田市立半田病院	愛知県	91.5	○
50	藤沢市民病院	神奈川県	91.4	○

表 2-194　外伤疾病日本医院患者接待量排名（第 51—100 名）

排名	医院名（日语）	都道府县（日语）	月均患者数	厚生名录
51	医療法人社団明芳会板橋中央総合病院	東京都	91.3	○
52	徳島赤十字病院	徳島県	91.3	○
53	大垣市民病院	岐阜県	91.2	○
54	小田原市立病院	神奈川県	90.8	×
55	中部徳洲会病院	沖縄県	90.6	○
56	山梨県立中央病院	山梨県	90.5	○
57	長野赤十字病院	長野県	90.3	○
58	岡崎市民病院	愛知県	90.2	○
59	独立行政法人国立病院機構熊本医療センター	熊本県	89.8	○
60	京都第二赤十字病院	京都府	89.1	○
61	独立行政法人国立病院機構名古屋医療センター	愛知県	88.2	×
62	津山中央病院	岡山県	88.1	○
63	富山赤十字病院	富山県	87.8	○
64	名古屋第一赤十字病院	愛知県	87.8	×
65	医療法人東和会第一東和会病院	大阪府	87.5	○
66	長岡赤十字病院	新潟県	87.3	○
67	トヨタ記念病院	愛知県	87.3	○
68	鶴岡市立荘内病院	山形県	86.9	×
69	医療法人社団誠馨会千葉メディカルセンター	千葉県	86.9	×
70	日本医科大学付属病院	東京都	86.9	×
71	愛知県厚生農業協同組合連合会江南厚生病院	愛知県	86.8	×
72	兵庫県立淡路医療センター	兵庫県	86.7	×
73	医療法人北海道整形外科記念病院	北海道	86.5	×
74	菊名記念病院	神奈川県	86.4	○
75	独立行政法人労働者健康安全機構九州労災病院	福岡県	86.1	×
76	日本赤十字社成田赤十字病院	千葉県	85.8	○
77	掛川市・袋井市病院企業団立中東遠総合医療センター	静岡県	85.6	×

续表

排名	医院名(日语)	都道府县(日语)	月均患者数	厚生名录
78	国立研究開発法人国立国際医療研究センター病院	東京都	85.5	○
79	医療法人鉄蕉会亀田総合病院	千葉県	84.8	○
80	製鉄記念広畑病院	兵庫県	84.8	○
81	東京都立墨東病院	東京都	84.7	○
82	医療法人社団明芳会横浜旭中央総合病院	神奈川県	84.6	○
83	独立行政法人労働者健康安全機構中国労災病院	広島県	84.3	×
84	静岡赤十字病院	静岡県	84.2	×
85	国家公務員共済組合連合会横須賀共済病院	神奈川県	83.7	×
86	春日井市民病院	愛知県	83.7	×
87	倉持病院	栃木県	83.4	×
88	飯塚病院	福岡県	83.4	×
89	独立行政法人国立病院機構長崎医療センター	長崎県	82.7	○
90	国家公務員共済組合連合会横浜南共済病院	神奈川県	82.4	○
91	藤枝市立総合病院	静岡県	82.4	×
92	医療法人徳洲会札幌東徳洲会病院	北海道	82.3	○
93	手稲渓仁会病院	北海道	82	×
94	磐田市立総合病院	静岡県	82	○
95	杏林大学医学部付属病院	東京都	81.8	×
96	医療法人豊田会刈谷豊田総合病院	愛知県	81.7	×
97	社会医療法人ジャパンメディカルアライアンス海老名総合病院	神奈川県	81.6	×
98	福岡大学病院	福岡県	81.4	○
99	大崎市民病院	宮城県	81.2	○
100	岡山市立市民病院	岡山県	80.9	○

表 2-195 精神科疾病日本医院患者接待量排名(第 1—50 名)

排名	医院名(日语)	都道府県(日语)	月均患者数	厚生名录
1	倉敷成人病センター	岡山県	19.6	×
2	国立研究開発法人国立国際医療研究センター国府台病院	千葉県	18.7	×
3	独立行政法人地域医療機能推進機構東京新宿メディカルセンター	東京都	15.2	×
4	社会医療法人社団大成会長汐病院	東京都	14	×
5	公益財団法人東京都保健医療公社大久保病院	東京都	13.3	○
6	神戸市立医療センター中央市民病院	兵庫県	10.2	×
7	医誠会病院	大阪府	9.8	×
8	九州大学病院	福岡県	9	○
9	杉村病院	熊本県	8.9	×
10	国家公務員共済組合連合会東京共済病院	東京都	8.8	×

续 表

排名	医院名（日语）	都道府県（日语）	月均患者数	厚生名录
11	社会医療法人城西医療財団城西病院	長野県	8.4	×
12	公益財団法人日本生命済生会日本生命病院	大阪府	8.3	○
13	聖マリア病院	福岡県	8.3	×
14	慶應義塾大学病院	東京都	7.6	○
15	日本医科大学千葉北総病院	千葉県	7.5	○
16	医療法人社団青藍会鈴木病院	東京都	7	×
17	秋本病院	福岡県	6.8	×
18	松戸市立総合医療センター	千葉県	6.6	×
19	医療法人財団梅田病院	東京都	6.5	×
20	新潟県立吉田病院	新潟県	6.5	○
21	国家公務員共済組合連合会名城病院	愛知県	6.4	×
22	一般財団法人厚生会仙台厚生病院	宮城県	6.2	×
23	公益財団法人淀川勤労者厚生協会附属西淀病院	大阪府	6.1	×
24	医療法人伯鳳会東京曳舟病院	東京都	5.9	×
25	虎の門病院	東京都	5.8	○
26	医療法人孟仁会東大阪山路病院	大阪府	5.7	×
27	医療法人梨香会秋元病院	千葉県	5.4	×
28	医療法人青峰会くじらホスピタル	東京都	5.4	×
29	独立行政法人国立病院機構仙台医療センター	宮城県	5.3	×
30	JR東京総合病院	東京都	5.3	×
31	飯塚病院	福岡県	5.3	×
32	武田病院	京都府	5.1	○
33	大阪大学医学部附属病院	大阪府	5.1	○
34	日本海総合病院	山形県	5	○
35	中央病院	鹿児島県	5	○
36	天使病院	北海道	4.8	×
37	社会医療法人行岡医学研究会行岡病院	大阪府	4.8	×
38	北九州市立医療センター	福岡県	4.8	×
39	東京逓信病院	東京都	4.6	×
40	東京都立神経病院	東京都	4.5	○
41	宇都宮記念病院	栃木県	4.4	○
42	一般財団法人住友病院	大阪府	4.4	○
43	医療法人正和会協和病院	大阪府	4.4	○
44	久留米大学病院	福岡県	4.4	×
45	医療法人貴島会貴島病院本院	大阪府	4.3	×
46	医療法人社団大坪会東都文京病院	東京都	4.3	×
47	千鳥橋病院	福岡県	4.1	×

续 表

排名	医院名（日语）	都道府县（日语）	月均患者数	厚生名录
48	学校法人順天堂順天堂大学医学部附属浦安病院	千葉県	3.9	○
49	公益社団法人東京都教職員互助会三楽病院	東京都	3.8	×
50	医療法人徳洲会宇治徳洲会病院	京都府	3.8	○

表 2-196　精神科疾病日本医院患者接待量排名（第 51—100 名）

排名	医院名（日语）	都道府县（日语）	月均患者数	厚生名录
51	中部徳洲会病院	沖縄県	3.8	○
52	福田総合病院	大阪府	3.7	×
53	社会医療法人社団木下会千葉西総合病院	千葉県	3.6	○
54	公益社団法人地域医療振興協会東京北医療センター	東京都	3.6	○
55	済生会広島病院	広島県	3.6	×
56	独立行政法人国立病院機構三重病院	三重県	3.5	○
57	市立びらかた病院	大阪府	3.5	×
58	医療法人財団明理会イムス明理会仙台総合病院	宮城県	3.4	×
59	医療法人徳洲会長崎北徳洲会病院	長崎県	3.4	×
60	国立研究開発法人国立精神・神経医療研究センター病院	東京都	3.3	×
61	近畿大学病院	大阪府	3.3	○
62	北九州市立八幡病院	福岡県	3.3	×
63	東邦大学医療センター大森病院	東京都	3.3	○
64	独立行政法人労働者健康安全機構浜松労災病院	静岡県	3.3	×
65	岡山大学病院	岡山県	3.3	○
66	医療法人社団杏仁会河原町病院	宮城県	3.2	○
67	独立行政法人労働者健康安全機構横浜労災病院	神奈川県	3.2	×
68	公益財団法人大原記念倉敷中央医療機構倉敷中央病院	岡山県	3.2	○
69	医療法人新松田会愛宕病院	高知県	3.2	×
70	鹿児島大学病院	鹿児島県	3.2	○
71	沖縄県立中部病院	沖縄県	3.2	×
72	菊名記念病院	神奈川県	3.1	○
73	くまもと森都総合病院	熊本県	3.1	×
74	独立行政法人地域医療機能推進機構東京高輪病院	東京都	3	○
75	住友別子病院	愛媛県	3	×
76	健和会大手町病院	福岡県	3	×
77	中津市立中津市民病院	大分県	3	○
78	沖縄県立南部医療センター・こども医療センター	沖縄県	3	○
79	公益財団法人河野臨牀医学研究所附属第三北品川病院	東京都	2.9	○
80	下越病院	新潟県	2.9	×
81	北海道大学病院	北海道	2.8	×

续表

排名	医院名（日语）	都道府县（日语）	月均患者数	厚生名录
82	独立行政法人国立病院机构灾害医疗センター	东京都	2.8	×
83	独立行政法人劳働者健康安全机构神戸労災病院	兵库县	2.8	×
84	鹤冈市立荘内病院	山形县	2.8	×
85	山梨大学医学部附属病院	山梨县	2.8	×
86	三菱神戸病院	兵库县	2.8	×
87	医疗法人徳洲会鹿児島徳洲会病院	鹿児島县	2.8	×
88	医疗法人徳洲会札幌徳洲会病院	北海道	2.7	○
89	独立行政法人国立病院机构东京医疗センター	东京都	2.7	○
90	东京大学医学部附属病院	东京都	2.7	×
91	独立行政法人国立病院机构静冈てんかん神経医疗センター	静冈县	2.7	×
92	広島厚生病院	広島县	2.7	×
93	松山赤十字病院	愛媛县	2.7	○
94	福冈记念病院	福冈县	2.7	○
95	JA北海道厚生连旭川厚生病院	北海道	2.6	×
96	东京女子医科大学附属八千代医疗センター	千叶县	2.6	×
97	国际医疗福祉大学三田病院	东京都	2.6	○
98	独立行政法人国立病院机构まつもと医疗センター	长野县	2.6	×
99	愛知县医疗療育总合センター中央病院	愛知县	2.6	×
100	医疗法人中本会中本病院	大阪府	2.6	×

表2-197　其他疾病日本医院患者接待量排名（第1—50名）

排名	医院名（日语）	都道府县（日语）	月均患者数	厚生名录
1	独立行政法人地域医疗机能推进机构仙台病院	宫城县	150.5	×
2	东京女子医科大学病院	东京都	84.3	×
3	医疗法人社团洛和会洛和会音羽记念病院	京都府	63.5	○
4	九州大学病院	福冈县	59.5	○
5	市立札幌病院	北海道	49.2	×
6	东京大学医学部附属病院	东京都	49.1	×
7	聖マリアンナ医科大学病院	神奈川县	48.3	○
8	社会医疗法人友愛会豊見城中央病院	沖绳县	43	×
9	飯塚病院	福冈县	42.8	×
10	藤田医科大学病院	愛知县	41.3	○
11	神戸市立医疗センター中央市民病院	兵库县	38.8	×
12	SUBARU健康保険组合太田记念病院	群马县	38.6	○
13	大阪大学医学部附属病院	大阪府	38.3	○
14	医疗法人社团愛友会上尾中央总合病院	埼玉县	38.1	○
15	社会福祉法人恩赐財団済生会支部茨城县済生会水戸済生会总合病院	茨城县	37.5	○

续 表

排名	医院名(日语)	都道府县(日语)	月均患者数	厚生名录
16	医療法人沖縄徳洲会湘南鎌倉総合病院	神奈川県	35.8	○
17	公益財団法人大原記念倉敷中央医療機構倉敷中央病院	岡山県	35.4	○
18	日本海総合病院	山形県	35	○
19	静岡県立総合病院	静岡県	34.5	×
20	東海大学医学部付属病院	神奈川県	34.2	○
21	国立研究開発法人国立成育医療研究センター	東京都	34.1	○
22	北里大学病院	神奈川県	34	○
23	松山赤十字病院	愛媛県	33.9	○
24	大阪市立総合医療センター	大阪府	33.6	×
25	大阪市立大学医学部附属病院	大阪府	33.4	×
26	地方独立行政法人大阪府立病院機構大阪急性期・総合医療センター	大阪府	33.3	○
27	県立広島病院	広島県	33.3	○
28	医療法人あかね会土谷総合病院	広島県	33.3	×
29	熊本赤十字病院	熊本県	33.2	○
30	東北大学病院	宮城県	32.9	○
31	兵庫医科大学病院	兵庫県	32.8	×
32	沖縄県立中部病院	沖縄県	32.8	×
33	熊本中央病院	熊本県	32.7	×
34	国立研究開発法人国立がん研究センター中央病院	東京都	32.6	×
35	慶應義塾大学病院	東京都	31.9	○
36	東邦大学医療センター大森病院	東京都	31.5	○
37	京都府立医科大学附属病院	京都府	30.5	○
38	総合病院国保旭中央病院	千葉県	30.3	○
39	昭和大学病院	東京都	30.1	×
40	社会医療法人敬愛会中頭病院	沖縄県	30.1	○
41	日本大学医学部附属板橋病院	東京都	30	×
42	北海道大学病院	北海道	29.8	×
43	東京医科大学病院	東京都	29.7	×
44	愛知医科大学病院	愛知県	29	○
45	長崎大学病院	長崎県	28.9	○
46	広島大学病院	広島県	28.8	×
47	名古屋大学医学部附属病院	愛知県	28.6	×
48	一般財団法人厚生会仙台厚生病院	宮城県	28	×
49	自治医科大学附属病院	栃木県	27.8	○
50	加古川中央市民病院	兵庫県	27.5	×

表 2-198　其他疾病日本医院患者接待量排名（第 51—100 名）

排名	医院名（日语）	都道府県（日语）	月均患者数	厚生名録
51	独立行政法人国立病院機構東京医療センター	東京都	27.4	○
52	医療法人鉄蕉会亀田総合病院	千葉県	27.3	○
53	名古屋市立大学病院	愛知県	27.3	×
54	獨協医科大学病院	栃木県	26.8	○
55	国立研究開発法人国立国際医療研究センター病院	東京都	26.5	○
56	勤医協中央病院	北海道	26.3	×
57	日本医科大学付属病院	東京都	26.3	×
58	順天堂大学医学部附属順天堂医院	東京都	26.3	○
59	杏林大学医学部付属病院	東京都	25.7	×
60	東京都立多摩総合医療センター	東京都	25.6	○
61	大阪赤十字病院	大阪府	25.6	○
62	川崎市立多摩病院	神奈川県	25.5	○
63	東京医科歯科大学医学部附属病院	東京都	25.3	○
64	藤枝市立総合病院	静岡県	25.3	×
65	済生会熊本病院	熊本県	25.3	○
66	独立行政法人労働者健康安全機構関西労災病院	兵庫県	25.1	×
67	耳原総合病院	大阪府	25	×
68	神戸大学医学部附属病院	兵庫県	24.9	○
69	社会福祉法人聖隷福祉事業団総合病院聖隷浜松病院	静岡県	24.8	×
70	学校法人獨協学園獨協医科大学埼玉医療センター	埼玉県	24.7	○
71	手稲渓仁会病院	北海道	24.6	×
72	東京医科大学八王子医療センター	東京都	24.5	○
73	国立大学法人岐阜大学医学部附属病院	岐阜県	24.5	○
74	近畿大学病院	大阪府	24.2	○
75	独立行政法人地域医療機能推進機構大阪病院	大阪府	24.2	×
76	京都市立病院	京都府	23.8	×
77	独立行政法人国立病院機構名古屋医療センター	愛知県	23.7	×
78	聖マリア病院	福岡県	23.7	×
79	大垣市民病院	岐阜県	23.5	○
80	医療法人社団嬉泉会春日部嬉泉病院	埼玉県	23.4	×
81	社会医療法人愛仁会高槻病院	大阪府	23.3	○
82	筑波大学附属病院	茨城県	23.3	○
83	独立行政法人国立病院機構岡山医療センター	岡山県	23.3	○
84	製鉄記念八幡病院	福岡県	23.3	×
85	医療法人仁栄会島津病院	高知県	23.2	×

续 表

排名	医院名(日语)	都道府县(日语)	月均患者数	厚生名录
86	川崎医科大学附属病院	冈山县	23.1	×
87	国立大学法人京都大学医学部附属病院	京都府	23	×
88	新潟大学医齿学综合病院	新潟县	22.9	×
89	福冈赤十字病院	福冈县	22.9	○
90	株式会社日立制作所日立综合病院	茨城县	22.8	○
91	独立行政法人国立病院机构熊本医疗中心	熊本县	22.8	○
92	横浜市立市民病院	神奈川县	22.5	○
93	札幌医科大学附属病院	北海道	22.4	×
94	长冈赤十字病院	新潟县	22.4	○
95	大同病院	爱知县	22.2	×
96	昭和大学横浜市北部病院	神奈川县	22	×
97	地方独立行政法人那霸市立病院	冲绳县	21.8	×
98	综合病院圣隶三方原病院	静冈县	21.8	×
99	公益财团法人がん研究会有明病院	东京都	21.7	×
100	独立行政法人国立病院机构仙台医疗中心	宫城县	21.5	×

【Q&A】

Q：在日本可不可以同时在几家医院就诊？

A：在日本完全可以同时在几家医院接受诊断。尽管日本的误诊率和医疗事故率都非常低，但是所谓货比三家的概念在日本也被广泛接受。其实，哪怕是患者在国内，有些日本政府认定的医疗协调机构（中介机构）也可以为患者提供日本医院专家的咨询服务（如治疗方案推荐等）。

6 日本医生的选择方法

在日本如何选择医生也很有讲究。日本医疗的平均化水平非常高，甚至超过美国，在日本也确实存在大批优秀的医疗人才，也就是说，在日本全国各地的医疗机构基本上都可以提供相仿的医疗服务。但是，医疗领域毕竟是一个充满竞争和实力比拼的世界，日本也涌现出了一批现代名医，他们在各自的专业领域备受推崇。

当然，如何判断医生的优劣本身就是一个相当复杂的问题，即便是在日本的医学界，也没有很明确的排名指标，至此，我们选取了一些有代表性的名医推荐形式，向大家介绍一些日本优秀的医生。

2020年9月1日樱花出版编辑部（日语：桜の花出版编集部）主编的《为了国民的名医排行榜2021—2023》(日语：国民のための名医ランキング2021—2023)由樱花出版社出版问世。该书经过严格挑选，推荐了1,045名工作在日本医疗第一线的优秀医生。接下来，我们就根据该书提供的相关信息进行梳理，按照专业领域逐一介绍给广大读者（见表2-199至表2-221）。

表 2-199 综合诊疗（日语：総合診療）科名医榜

专业领域	医师姓名	所属单位	所属部门
総合診療	生坂政臣	千葉大学医学部附属病院	総合診療科
総合診療	竹村洋典	東京医科歯科大学医学部附属病院	総合診療科
総合診療	酒見英太	洛和会音羽病院	内科
総合診療	清田雅智	飯塚病院	総合診療科
総合診療	中山克郎	福島県立医科大学	会津医療センター
総合診療	上田剛士	洛和会丸太町病院	救急総合診療科
総合診療	加藤良太郎	板橋中央総合病院	総合診療内科
総合診療	西尾健治	奈良県立医科大学附属病院	総合診療科
総合診療	大平善之	国際医療福祉大学病院	—
総合診療	鈴木富雄	大阪医科大学附属病院	総合診療科
総合診療	八重樫牧人	亀田総合病院	総合内科
総合診療	松下明	奈義ファミリークリニック	—
総合診療	太田光泰	横浜市立大学附属病院	総合診療科
総合診療	野村英樹	金沢大学附属病院	総合診療科
救急医療	林寛之	福井大学医学部附属病院	—
救急医療	救急医療	八戸市立市民病院	救急科
救急医療	石井正	東北大学病院	総合診療科
家庭医療	中西重清	中西内科	—
家庭医療	大杉泰弘	藤田医科大学病院	総合診療内科

说明：① 专业领域、人名、所属单位名称等采用日语表述。
　　　② 鉴于日本的医院科室分类与我国有不少差异，为了便于读者对日本医疗有更直观的认识，所属部门沿用了日本的分类方法，用日文表述。下同。

表 2-200 脑・神经（日语：脳・神経）科名医榜

专业领域	医师姓名	所属单位	所属部门
神経内科	豊田一則	国立循環器病研究センター病院	脳血管内科
神経内科	内山真一郎	山王病院	脳血管センター
神経内科	服部信孝	順天堂大学医学部附属順天堂医院	脳神経内科
神経内科	橋本洋一郎	熊本市民病院	脳神経内科
神経内科	鈴木則宏	湖南慶育病院	脳神経内科
神経内科	竹島多賀夫	富永病院	脳神経内科・頭痛センター
神経内科	廣瀬源二郎	浅ノ川総合病院	脳神経内科
神経内科	岩田誠	メディカルクリニック柿の木坂	—
神経内科	水野美邦	東京クリニック	神経内科
神経内科	卜部貴夫	順天堂大学医学部附属浦安医院	—
神経内科	北川一夫	東京女子医科大学病院	脳神経内科
神経内科	古賀政利	国立循環器病研究センター病院	—
神経内科	野川茂	東海大学医学部附属八王子病院	—
神経内科	内野誠	くまもと南部広域病院	脳神経内科

续 表

专业领域	医师姓名	所属单位	所属部门
神经内科	高橋良輔	京都大学医学部附属病院	—
神经内科	木村和美	日本医科大学附属病院	脳神経内科
神经内科	岡田靖	九州医療センター	脳血管、神経内科
神经内科	下畑享良	岐阜大学医学部附属病院	脳神経内科
神经内科	猪原匡史	国立循環器病研究センター病院	—
神经内科	長谷川泰弘	聖マリアンナ医科大学病院	—
神经内科	美原盤	美原記念病院	脳神経内科
神经内科	長田乾	横浜総合病院	神経内科
神经内科	上坂義和	虎ノ門病院	脳神経内科
老年科・認知症	羽生春夫	東京医科大学病院	高齢診療科
老年科・認知症	玉岡晃	筑波大学附属病院	神経内科
老年科・認知症	秋下雅弘	東京大学医学部附属病院	老年病科
老年科・認知症	葛谷雅文	名古屋大学医学部附属病院	—
老年科・認知症	池田学	大阪大学医学部附属病院	神経科・精神科
老年科・認知症	阿部康二	岡山大学病院	脳神経内科
老年科・認知症	下濱俊	札幌医科大学附属病院	脳神経内科
老年科・認知症	山田正仁	金沢大学附属病院	脳神経内科
老年科・認知症	荒井啓行	東北大学病院	加齢、老年病科
老年科・認知症	松原悦朗	大分大学医学部附属病院	—
老年科・認知症	數井裕光	高知大学医学部附属病院	精神科
老年科・認知症	橋本衛	大阪大学医学部附属病院	—
老年科・認知症	富本秀和	三重大学医学部附属病院	脳神経内科
老年科・認知症	神崎恒一	杏林大学医学部附属病院	高齢診療科
老年科・認知症	厚地正道	厚地脳神経外科病院	脳神経外科
脳神経外科	福島孝徳	森山脳神経センター病院	福島孝徳神経センター
脳神経外科	河野道広	東京医科大学病院	脳神経外科
脳神経外科	谷川緑野	札幌禎心会病院	脳神経外科
脳神経外科	佐野公俊	総合新川橋病院	脳神経外科
脳神経外科	吉村紳一	兵庫医科大学病院	脳神経外科
脳神経外科	平孝臣	東京女子医科大学病院	脳神経外科
脳神経外科	村山雄一	東京慈恵会医科大学附属病院	脳血管内治療部
脳神経外科	山田正三	森山脳神経センター病院	間脳下垂体センター
脳神経外科	木内博之	山梨大学医学部附属病院	脳神経外科
脳神経外科	坂井信幸	神戸市立医療センター中央市民病院	—
脳神経外科	大石英則	順天堂大学医学部附属順天堂医院	—
脳神経外科	川俣貴一	東京女子医科大学病院	脳神経外科
脳神経外科	後藤剛夫	大阪市立大学医学部附属病院	

续 表

专业领域	医师姓名	所属单位	所属部门
脳神経外科	入江伸介	釧路孝仁会記念病院	脳神経外科
脳神経外科	栗田浩樹	埼玉医科大学国際医療センター	—
脳神経外科	鰐淵昌彦	大阪医科大学附属病院	—
脳神経外科	松本康史	広南病院	血管内脳神経外科
脳神経外科	森田明夫	日本医科大学附属病院	脳神経外科
脳神経外科	松丸祐司	筑波大学附属病院	脳神経外科
脳神経外科	野田公寿茂	札幌禎心会病院	脳神経外科
脳神経外科	寺坂俊介	柏葉脳神経外科病院	脳神経外科
脳神経外科	上山博康	札幌禎心会病院	脳神経外科

表 2-201 眼科名医榜

专业领域	医师姓名	所属单位	所属部门
眼科	相原一	東京大学医学部附属病院	眼科
眼科	恵美和幸	大阪労災病院	眼科
眼科	竹内忍	竹内眼科クリニック	—
眼科	井上幸次	鳥取大学医学部附属病院	眼科
眼科	白土城照	四谷しらと眼科	—
眼科	島崎潤	東京歯科大学市川総合病院	眼科
眼科	桑山泰明	福島アイクリニック	—
眼科	西田幸二	大阪大学医学部附属病院	眼科
眼科	ビッセン宮島弘子	東京歯科大学水道橋病院	眼科
眼科	清水公也	山王病院	アイセンター
眼科	江口秀一郎	江口眼科病院	眼科
眼科	田中住美	田中住美アイクリニック	眼科
眼科	飯田知弘	東京女子医科大学病院	眼科
眼科	平形明人	杏林大学医学部附属病院	眼科
眼科	寺崎浩子	名古屋大学医学部附属病院	眼科
眼科	永原國弘	聖母眼科	—
眼科	富所敦男	東中野とみどころ眼科	—
眼科	山本哲也	海谷眼科	海仁緑内障センター
眼科	藤田善史	藤田眼科	—
眼科	池田恒彦	大阪医科大学附属病院	眼科
眼科	稲村幹夫	稲村眼科クリニック	—
眼科	富田剛司	東邦大学医療センター大橋病院	眼科
眼科	井上吐州	オリンピア眼科病院	—
眼科	坪田一男	慶応義塾大学病院	眼科
眼科	五十嵐弘昌	釧路赤十字病院	眼科

表 2-202 耳鼻咽喉、头颈部科名医榜

专业领域	医师姓名	所属单位	所属部门
耳鼻咽喉科	小川郁	慶応義塾大学病院	耳鼻咽喉科
耳鼻咽喉科	土井勝美	近畿大学病院	耳鼻咽喉科
耳鼻咽喉科	欠畑誠治	山形大学医学部附属病院	耳鼻咽喉科、頭頸部外科
耳鼻咽喉科	東野哲也	宮崎大学医学部附属病院	耳鼻いんこう、頭頸部外科
耳鼻咽喉科	小島博巳	東京慈恵会医科大学附属病院	—
耳鼻咽喉科	内藤泰	神戸市立医療センター中央市民病院	—
耳鼻咽喉科	小林俊光	仙塩利府病院	耳科手術センター
耳鼻咽喉科	村上信五	名古屋市立東部医療センター	—
耳鼻咽喉科	山岨達也	東京大学医学部附属病院	—
耳鼻咽喉科	坂上雅史	兵庫医科大学病院	耳鼻咽喉科、頭頸部外科
耳鼻咽喉科	北原糺	奈良県立医科大学附属病院	—
耳鼻咽喉科	須納瀬弘	東京女子医科大学東医療センター	—
耳鼻咽喉科	羽藤直人	愛媛大学医学部附属病院	—
耳鼻咽喉科	飯野ゆき子	東京北医療センター	耳鼻咽喉科
耳鼻咽喉科	新田清一	済生会宇都宮病院	耳鼻咽喉科
耳鼻咽喉科	肥塚泉	聖マリアンナ医科大学病院	耳鼻咽喉科
耳鼻咽喉科	熊川孝三	赤坂虎の門クリニック	耳鼻咽喉科
耳鼻咽喉科	高木明	静岡県立総合病院	—
耳鼻咽喉科	堀井新	新潟大学歯学総合病院	—
耳鼻咽喉科	鴻信義	東京慈恵会医科大学附属病院	耳鼻咽喉科
耳鼻咽喉科	春名眞一	獨協医科大学病院	耳鼻咽喉、頭頸部外科
耳鼻咽喉科	岡野光博	国際医療福祉大学成田病院	—
耳鼻咽喉科	三輪高喜	金沢医科大学病院	耳鼻咽喉科
耳鼻咽喉科	藤枝重治	福井大学医学部附属病院	—
耳鼻咽喉科	朝子幹也	関西医科大学医療センター	—
耳鼻咽喉科	黒野祐一	鹿児島大学病院	耳鼻咽喉科、頭頸部外科
耳鼻咽喉科	近藤健二	東京大学医学部附属病院	—
耳鼻咽喉科	兵頭政光	高知大学医学部附属病院	耳鼻咽喉科、頭頸部外科
耳鼻咽喉科	香取幸夫	東北大学病院	耳鼻咽喉、頭頸部外科
耳鼻咽喉科	梅野博仁	久留米大学病院	耳鼻咽喉科、頭頸部外科
耳鼻咽喉科	大森孝一	京都大学医学部附属病院	—
頭頸部外科	朝蔭孝宏	東京医科歯科大学医学部附属病院	頭頸部外科
頭頸部外科	丹生健一	神戸大学医学部附属病院	耳鼻咽喉、頭頸部外科
頭頸部外科	林隆一	国立がん研究センター東病院	頭頸部外科
頭頸部外科	藤井隆	大阪国際がんセンター	頭頸部外科
頭頸部外科	松浦一登	国立がん研究センター東病院	—

续 表

专业领域	医师姓名	所属单位	所属部门
頭頸部外科	猪原秀典	大阪大学医学部附属病院	—
頭頸部外科	吉本世一	国立がん研究センター中央病院	—
頭頸部外科	折舘伸彦	横浜市立大学附属病院	耳鼻いんこう科
頭頸部外科	山下拓	北里大学病院	耳鼻咽喉科、頭頸部外科
頭頸部外科	塚原清彰	東京医科大学病院	耳鼻咽喉科、頭頸部外科
頭頸部外科	吉崎智一	金沢大学附属病院	耳鼻咽喉科、頭頸部外科
頭頸部外科	平野滋	京都府立医科大学附属病院	—
頭頸部外科	塩谷彰浩	防衛医科大学校病院	耳鼻咽喉科
頭頸部外科	岸本誠司	亀田京橋クリニック	頭頸部外科

表2-203　心脏・血管科名医榜

专业领域	医师姓名	所属单位	所属部门
循環器内科	斎藤滋	湘南鎌倉総合病院	循環器科
循環器内科	林田健太郎	慶応義塾大学病院	循環器内科
循環器内科	中村茂	京都桂病院	心臓血管センター、内科
循環器内科	門田一繁	倉敷中央病院	心臓病センター循環器内科
循環器内科	山下武廣	北海道大野記念病院	心臓病センター循環器内科
循環器内科	白井伸一	小倉記念病院	循環器内科
循環器内科	安藤献児	小倉記念病院	循環器内科
循環器内科	川崎友裕	新古賀病院	循環器内科
循環器内科	松本崇	仙台厚生病院	循環器内科
循環器内科	木村剛	京都大学医学部附属病院	循環器内科
循環器内科	赤坂隆史	和歌山県立医科大学附属病院	—
循環器内科	内藤滋人	群馬県立心臓血管センター	—
循環器内科	山下武志	心臓血管研究所附属病院	循環器内科
循環器内科	森野禎浩	岩手医科大学附属病院	循環器内科
循環器内科	井上直人	東京蒲田病院	循環器内科
循環器内科	合屋雅彦	東京医科歯科大学医学部附属病院	—
循環器内科	鈴木孝彦	豊橋ハートセンター	循環器内科
循環器内科	家坂義人	土浦協同病院	循環器内科
循環器内科	村松俊哉	東京ハートセンター	循環器内科
循環器内科	上野勝己	松波総合病院	心臓疾患センター
循環器内科	当麻正直	兵庫県立尼崎総合医療センター	—
循環器内科	全完	京都府立医科大学附属病院	—
循環器内科	山根禎一	東京慈恵会医科大学附属病院	—
循環器内科	我妻賢司	筑波記念病院	つくばハートセンター
循環器内科	吉田幸彦	名古屋第二赤十字病院	循環器内科

续表

专业领域	医师姓名	所属单位	所属部门
循環器内科	野上昭彦	筑波大学附属病院	循環器内科
循環器内科	磯部光章	榊原記念病院	循環器内科
循環器内科	三角和雄	千葉西総合病院	循環器内科
心臓血管外科	天野篤	順天堂大学医学部附属順天堂医院	心臓血管外科
心臓血管外科	高梨秀一郎	第二川崎クリニック	心臓病センター（心臓外科）
心臓血管外科	伊藤敏明	名古屋第一赤十字病院	心臓血管外科
心臓血管外科	浅井徹	順天堂大学医学部附属順天堂医院	心臓血管外科
心臓血管外科	小宮達彦	倉敷中央病院	心臓血管外科
心臓血管外科	夜久均	京都府立医科大学附属病院	心臓血管外科
心臓血管外科	坂口太一	兵庫医科大学病院	心臓血管外科
心臓血管外科	道井洋史	北海道循環器病院	心臓血管外科
心臓血管外科	江石清行	長崎大学病院	心臓血管外科
心臓血管外科	新浪博士	東京女子医科大学病院	心臓血管外科
心臓血管外科	福井寿啓	熊本大学附属病院	心臓血管外科
心臓血管外科	東上震一	岸和田徳洲会病院	心臓血管外科
心臓血管外科	磯村正	イムス東京葛飾総合病院	—
心臓血管外科	坂口元一	近畿大学病院	心臓血管外科
心臓血管外科	潮瀬明	九州大学病院	心臓血管外科
心臓血管外科	湊谷謙司	京都大学医学部附属病院	心臓血管外科
心臓血管外科	大川育秀	名古屋ハートセンター	心臓血管外科
心臓血管外科	田嶋一喜	名古屋第二赤十字病院	心臓血管外科
心臓血管外科	小山忠明	神戸市立医療センター中央市民病院	—
心臓血管外科	志水秀行	慶応義塾大学病院	心臓血管外科
心臓血管外科	加藤雅明	森之宮病院	大動脈治療センター

表 2-204 呼吸科名医榜

专业领域	医师姓名	所属单位	所属部门
呼吸器内科	高橋和久	順天堂大学医学部附属順天堂医院	呼吸器内科
呼吸器内科	谷口正実	湘南鎌倉総合病院	免疫、アレルギーセンター
呼吸器内科	横山彰仁	高知大学医学部附属病院	呼吸器、アレルギー内科
呼吸器内科	小倉高志	神奈川県立循環器呼吸器病センター	呼吸器内科
呼吸器内科	東田有智	近畿大学病院	呼吸器、アレルギー内科
呼吸器内科	一ノ瀬正和	東北大学病院	呼吸器内科
呼吸器内科	金子猛	横浜市立大学附属病院	呼吸器内科
呼吸器内科	田中裕士	医大前南4条内科	—
呼吸器内科	永田真	埼玉医科大学病院	呼吸器内科
呼吸器内科	堀口高彦	藤田医科大学ばんたね病院	呼吸器内科

续 表

专业领域	医师姓名	所属单位	所属部门
呼吸器内科	松瀨厚人	東邦大学医療センター大橋病院	—
呼吸器内科	多賀谷悦子	東京女子医科大学病院	呼吸器内科
呼吸器内科	玉置淳	浜町センタービルクリニック	呼吸器科
呼吸器内科	平田一人	大阪市立大学医学部附属病院	—
呼吸器内科	足立満	山王病院	アレルギー内科
呼吸器内科	放生雅章	国立国際医療研究センター病院	—
呼吸器内科	中野孝史	大手前病院	呼吸器内科
呼吸器内科	柴田陽光	福島県立医科大学附属病院	呼吸器内科
呼吸器内科	西村正治	豊水総合メディカルクリニック	—
呼吸器内科	井上博雅	鹿児島大学病院	呼吸器内科
呼吸器内科	矢寺和博	産業医科大学病院	呼吸器内科
呼吸器内科	宮澤輝臣	宮澤内科・呼吸器クリニック	—
呼吸器内科	長坂行雄	洛和会音羽病院	—
呼吸器内科	白井敏博	静岡県立総合病院	呼吸器内科
呼吸器内科	福井基成	北野病院	呼吸器内科
呼吸器内科	姫路大輔	宮崎県立宮崎病院	呼吸器内科
呼吸器内科	高柳昇	埼玉県立循環器・呼吸器病センター	—
呼吸器内科	大谷義夫	池袋大谷クリニック	—
呼吸器外科	伊達洋至	京都大学医学部附属病院	呼吸器外科
呼吸器外科	渡辺俊一	国立がん研究センター中央病院	呼吸器外科
呼吸器外科	文敏景	がん研究会有明病院	呼吸器センター外科
呼吸器外科	浅村尚生	慶応義塾大学病院	呼吸器外科
呼吸器外科	鈴木健司	順天堂大学医学部附属順天堂医院	呼吸器外科
呼吸器外科	岡田守人	広島大学病院	呼吸器外科
呼吸器外科	池田徳彦	東京医科大学病院	呼吸器外科、甲状腺外科
呼吸器外科	遠藤俊輔	自治医科大学附属さいたま医療センター	—
呼吸器外科	中山治彦	神奈川県立がんセンター	呼吸器外科
呼吸器外科	岩崎正之	東海大学医学部附属病院	呼吸器外科
呼吸器外科	近藤晴彦	杏林大学医学部附属病院	呼吸器、甲状腺外科
呼吸器外科	川村雅文	帝京大学医学部附属病院	呼吸器外科
呼吸器外科	長谷川誠紀	兵庫医科大学病院	呼吸器外科
呼吸器外科	岡田克典	東北大学病院	呼吸器外科
呼吸器外科	渡辺敦	札幌医科大学附属病院	呼吸器外科
呼吸器外科	河野匡	新東京病院	呼吸器外科
呼吸器外科	光冨徹哉	近畿大学病院	呼吸器外科
呼吸器外科	棚橋雅幸	聖隷三方原病院	呼吸器外科

表 2-205 感染症科名医榜

专业领域	医师姓名	所属单位	所属部门
感染症	三鸭廣繁	愛知医科大学病院	感染症科
感染症	古川惠一	国保旭中央病院	感染症科
感染症	石田直	倉敷中央病院	呼吸器内科
感染症	長谷川直樹	慶応義塾大学病院	感染症外来
感染症	青木洋介	佐賀大学医学部附属病院	感染制御部
感染症	忽那賢志	国立国際医療研究センター病院	—
感染症	宮下修行	関西医科大学附属病院	—
感染症	山本善裕	富山大学附属病院	感染症科
感染症	斧康雄	帝京大学医学部附属病院	内科
感染症	神谷亨	洛和会音羽病院	感染症科
感染症	賀来満夫	東北医科薬科大学病院	感染症内科
感染症	四柳宏	東京大学医科研究所附属病院	—
感染症	石和田稔彦	千葉大学医学部附属病院	感染症内科
感染症	小林治	杏林大学医学部附属病院	感染症内科
感染症	岩田健太郎	神戸大学医学部附属病院	感染症内科

表 2-206 肝、胆、胰(日语：膵)科名医榜

专业领域	医师姓名	所属单位	所属部门
肝胆膵内科	糸井隆夫	東京医科大学病院	消化器内科
肝胆膵内科	工藤正俊	近畿大学病院	消化器内科
肝胆膵内科	泉並木	武蔵野赤十字病院	消化器内科
肝胆膵内科	坂本直哉	北海道大学病院	消化器内科
肝胆膵内科	伊佐山浩通	順天堂大学医学部附属順天堂医院	消化器内科
肝胆膵内科	良沢昭銘	埼玉医科大学国際医療センター	消化器内科
肝胆膵内科	八橋弘	国立病院機構長崎医療センター	肝臓内科
肝胆膵内科	中井陽介	東京大学医学部附属病院	—
肝胆膵内科	安田一郎	富山大学附属病院	消化器内科
肝胆膵内科	伊藤鉄英	福岡山王病院	肝臓、胆のう、膵臓内科
肝胆膵内科	榎本信幸	山梨大学医学部附属病院	消化器内科
肝胆膵内科	辻邦彦	手稲渓仁会病院	消化器内科
肝胆膵内科	井岡達也	山口大学医学部附属病院	腫瘍センター
肝胆膵内科	溝上雅史	国府台病院	消化器・肝臓内科
肝胆膵内科	上甲康二	松山赤十字病院	膵臓内科
肝胆膵内科	森安史典	山王病院	がん局部療法センター
肝胆膵内科	児玉裕三	神戸大学医学部附属病院	—
肝胆膵内科	川村祐介	虎の門病院	肝臓内科
肝胆膵内科	茶山一彰	広島大学病院	消化器・代謝内科

续 表

专业领域	医师姓名	所属单位	所属部门
肝胆膵外科	齋浦明夫	順天堂大学医学部附属順天堂医院	肝胆膵外科
肝胆膵外科	梛野正人	名古屋大学医学部附属病院	消化器外科
肝胆膵外科	上坂克彦	静岡県立静岡がんセンター	肝、胆、膵外科
肝胆膵外科	高山忠利	日本大学医学部附属板橋病院	消化器外科
肝胆膵外科	佐野圭二	帝京大学医学部附属病院	外科（肝胆膵）
肝胆膵外科	永川裕一	東京医科大学病院	消化器外科、小児外科
肝胆膵外科	山本雅一	東京女子医科大学病院	—
肝胆膵外科	遠藤格	横浜市立大学附属病院	消化器外科
肝胆膵外科	川崎誠治	三井記念病院	消化器外科
肝胆膵外科	宮崎勝	国際医療福祉大学三田病院	—
肝胆膵外科	江畑智希	名古屋大学医学部附属病院	—
肝胆膵外科	國土典宏	国立国際医療研究センター病院	—
肝胆膵外科	阪本良弘	杏林大学医学部附属病院	肝胆膵外科
肝胆膵外科	江口晋	長崎大学病院	肝胆膵、肝移植外科
肝胆膵外科	大塚将之	千葉大学医学部附属病院	肝胆膵外科
肝胆膵外科	新田浩幸	岩手医科大学附属病院	外科
肝胆膵外科	橋本拓哉	日本赤十字社医療センター	—
肝胆膵外科	窪田敬一	獨協医科大学病院	第二外科
肝胆膵外科	木村理	東都春日部病院	外科
肝胆膵外科	岸庸二	防衛医科大学校病院	肝胆膵外科
肝胆膵外科	吉住朋晴	九州大学病院	—
肝胆膵外科	永野浩昭	山口大学医学部附属病院	—
肝胆膵外科	藤井努	富山大学附属病院	—

表 2 - 207　消化科名医榜

专业领域	医师姓名	所属单位	所属部门
消化器内科	山本博徳	自治医科大学附属病院	消化器センター内科部門
消化器内科	浦岡俊夫	群馬大学大学医学部附属病院	消化器、肝臓内科
消化器内科	仲瀬裕志	札幌医科大学附属病院	消化器内科
消化器内科	松本主之	岩手医科大学附属病院	消化管内科
消化器内科	三輪洋人	兵庫医科大学病院	消化器内科
消化器内科	加藤元嗣	国立病院機構函館病院	消化器内科
消化器内科	上村直実	国立国際医療研究センター国府台病院	—
消化器内科	大宮直木	藤田医科大学病院	消化管内科
消化器内科	平井郁仁	福岡大学病院	消化器内科
消化器内科	岡田裕之	岡山大学病院	消化器内科
消化器内科	溝上裕士	筑波大学附属病院	消化器内科

续表

专业领域	医师姓名	所属单位	所属部门
消化器内科	中島淳	横浜市立大学附属病院	消化器内科
内視鏡検査・治療	工藤進英	昭和大学横浜市北部病院	消化器センター
内視鏡検査・治療	斎藤豊	国立がん研究センター中央病院	内視鏡科
内視鏡検査・治療	後藤田卓志	日本大学病院	消化器内科、消化器病センター
内視鏡検査・治療	矢作直久	慶応義塾大学病院	腫瘍センター
内視鏡検査・治療	井上晴洋	昭和大学江東豊洲病院	消化器センター
内視鏡検査・治療	小野裕之	静岡県立静岡がんセンター	内視鏡科
内視鏡検査・治療	豊永高史	神戸大学医学部附属病院	消化器内科
内視鏡検査・治療	田中信治	広島大学病院	内視鏡診療科
内視鏡検査・治療	松田尚久	国立がん研究センター中央病院	内視鏡科
内視鏡検査・治療	藤井隆広	藤井隆広クリニック	—
内視鏡検査・治療	森田圭紀	神戸大学医学部附属病院	国際がん医療、研究センター 消化器内科
内視鏡検査・治療	藤城光弘	名古屋大学医学部附属病院	消化器内科
内視鏡検査・治療	小田一郎	国立がん研究センター中央病院	—
内視鏡検査・治療	山野泰穂	札幌医科大学附属病院	消化器内科
内視鏡検査・治療	矢野智則	自治医科大学附属病院	—
内視鏡検査・治療	池松弘朗	国立がん研究センター東病院	—
内視鏡検査・治療	大圃研	NTT東日本関東病院	消化管内科
内視鏡検査・治療	島谷昌明	関西医科大学附属病院	—
内視鏡検査・治療	田邊聡	北里大学病院	消化器内科
内視鏡検査・治療	木庭郁朗	山鹿中央病院	消化器内科
内視鏡検査・治療	竹内学	長岡赤十字病院	消化器内科
内視鏡検査・治療	池原久朝	日本大学病院	消化器内科
内視鏡検査・治療	藤崎順子	がん研究会有明病院	内視鏡診療部
内視鏡検査・治療	小泉浩一	東京都立駒込病院	消化器内科
内視鏡検査・治療	花田敬士	JA尾道総合病院	—
消化器外科	宇山一郎	藤田医科大学病院	総合消化器外科
消化器外科	木下敬弘	国立がん研究センター東病院	胃外科
消化器外科	絹笠祐介	東京医科歯科大学医学部附属病院	大腸、肛門外科
消化器外科	大幸宏幸	国立がん研究センター中央病院	食道外科
消化器外科	福永哲	順天堂大学医学部附属順天堂医院	消化器、低侵襲外科
消化器外科	福長洋介	がん研究会有明病院	消化器外科（大腸外科）
消化器外科	片井均	国立がん研究センター中央病院	胃外科
消化器外科	笹子三津留	淀川キリスト教病院	外科
消化器外科	宇田川晴司	虎の門病院分院	消化管センター外科
消化器外科	寺島雅典	県立静岡がんセンター	胃外科

续 表

专业领域	医师姓名	所属单位	所属部门
消化器外科	黒柳洋弥	虎の門病院	消化器外科
消化器外科	金谷誠一郎	大阪赤十字病院	消化器外科
消化器外科	山口茂樹	埼玉医科大学国際医療センター	—
消化器外科	北川雄光	慶応義塾大学病院	一般、消化器外科
消化器外科	小嶋一幸	獨協医科大学附属病院	第一外科
消化器外科	比企直樹	北里大学病院	上部消化管外科
消化器外科	佐野武	がん研究会有明病院	消化器外科
消化器外科	竹政伊知郎	札幌医科大学附属病院	—
消化器外科	小寺泰弘	名古屋大学医学部附属病院	—
消化器外科	奥田準二	大阪医科大学附属病院	—
消化器外科	二宮基樹	友愛医療センター	消化器病センター
消化器外科	布部創也	がん研究会有明病院	胃外科
消化器外科	稲木紀幸	順天堂大学医学部附属浦安医院	—
消化器外科	村上雅彦	昭和大学病院	食道外科
消化器外科	秋吉高志	がん研究会有明病院	大腸外科
消化器外科	永井英司	福岡赤十字病院	外科
消化器外科	渡辺雅之	がん研究会有明病院	消化器外科
消化器外科	松原久裕	千葉大学医学部附属病院	—

表 2-208 肾脏（日语：腎臓）科名医榜

专业领域	医师姓名	所属单位	所属部门
腎臓	吉村吾志夫	新横浜第一クリニック	腎臓内科
腎臓	乳原善文	虎の門病院分院	腎センター内科リウマチ膠原病
腎臓	堀田修	堀田修クリニック	—
腎臓	小林正貴	東京医科大学茨城医療センター	腎臓内科
腎臓	井上嘉彦	昭和大学藤が丘病院	腎臓内科
腎臓	山縣邦弘	筑波大学附属病院	腎臓内科
腎臓	小田弘明	小田内科クリニック	内科
腎臓	原茂子	原プレスセンタークリニック	—
腎臓	大谷晴久	紀泉 KD クリニック	内科
腎臓	鈴木亨	鈴木クリニック	内科・人工透析
腎臓	雑賀保至	藤井病院	腎、透析センター
腎臓	重松隆	和歌山県立医科大学附属病院	—
腎臓	今井圓裕	中山寺いまいクリニック	—
腎臓	川村哲也	東京慈恵会医科大学附属病院	—

続 表

专业领域	医师姓名	所属单位	所属部门
肾脏	鹤冈秀一	田尻ヶ丘病院	内科
肾脏	石橋由孝	日本赤十字社医療センター	—
肾脏	岩崎滋樹	横浜市立市民病院	腎臓内科
肾脏	松永智仁	永仁会病院	腎センター
肾脏	塚本雄介	板橋中央総合病院	腎臓内科
肾脏	池田謙三	泉が丘内科クリニック	内科

表 2-209　高血圧（日语：高血圧）科名医榜

专业领域	医师姓名	所属单位	所属部门
高血圧	市原淳弘	東京女子医科大学病院	高血圧、内分泌内科
高血圧	楽木宏実	大阪大学医学部附属病院	老年、高血圧内科
高血圧	伊藤裕	慶応義塾大学病院	腎臓、内分泌、代謝内科
高血圧	伊藤貞嘉	公立刈田総合病院	腎臓内科
高血圧	東幸仁	広島大学病院	循環器内科
高血圧	向山政志	熊本大学病院	腎臓内科
高血圧	土橋卓也	製鉄記念八幡病院	—
高血圧	大蔵隆文	市立八幡浜総合病院	内科
高血圧	甲斐久史	久留米大学医療センター	循環器内科

表 2-210　糖尿病・甲状腺科名医榜

专业领域	医师姓名	所属单位	所属部门
糖尿病	門脇孝	虎の門病院	内分泌代謝科（高血圧・代謝部門）
糖尿病	小田原雅人	東京医科大学病院	糖尿病・代謝・内分泌内科
糖尿病	古家大祐	金沢医科大学病院	内分泌・代謝科
糖尿病	植木浩二郎	国立国際医療研究センター病院	糖尿病内分泌代謝内科
糖尿病	西村理明	東京慈恵会医科大学附属病院	—
糖尿病	弘世貴久	東邦大学医療センター大森病院	—
糖尿病	中村二郎	愛知医科大学病院	糖尿病内科
糖尿病	渥美義仁	永寿総合病院	糖尿病・内分泌内科
糖尿病	岡田洋右	産業医科大学病院	—
糖尿病	片桐秀樹	東北大学病院	糖尿病代謝内科
糖尿病	福井道明	京都府立医科大学附属病院	—
糖尿病	吉岡成人	NTT 東日本札幌病院	—
糖尿病	鈴木吉彦	HDCアトラスクリニック	—
糖尿病	森保道	虎の門病院	内分泌代謝内科
糖尿病	鈴木大輔	すずき糖尿病内科クリニック	—
糖尿病	坂根直樹	京都医療センター	糖尿病内科

续　表

专业领域	医师姓名	所属单位	所属部门
甲状腺	伊藤公一	伊藤病院	—
甲状腺	山田正信	群馬大学医学部附属病院	内分泌糖尿病内科
甲状腺	荒田尚子	国立成育医療研究センター	母性内科
甲状腺	伊藤充	隈病院	内科
甲状腺	高橋裕	奈良県立医科大学附属病院	—
甲状腺	山下弘幸	やました甲状腺病院	外科

表 2-211　泌尿科名医榜

专业领域	医师姓名	所属单位	所属部门
泌尿器	田邊一成	東京女子医科大学病院	泌尿器科
泌尿器	高橋悟	日本大学医学部附属板橋病院	泌尿器科
泌尿器	後藤百万	中京病院	泌尿器科
泌尿器	近藤恒徳	東京女子医科大学東医療センター	泌尿器科
泌尿器	大山力	弘前大学医学部附属病院	泌尿器科
泌尿器	武井実根雄	原三信病院	泌尿器科
泌尿器	武中篤	鳥取大学医学部附属病院	泌尿器科
泌尿器	杉本幹史	香川大学医学部附属病院	泌尿器科
泌尿器	河合弘二	筑波大学附属病院	泌尿器科
泌尿器	舛森直哉	札幌医科大学附属病院	泌尿器科
泌尿器	岡田弘	獨協医科大学埼玉医療センター	—
泌尿器	寺地敏郎	古賀病院21	泌尿器科
泌尿器	吉岡邦彦	板橋中央総合病院	泌尿器科
泌尿器	辻村晃	順天堂大学医学部附属浦安医院	—
泌尿器	赤倉功一郎	東京新宿メディカルセンター	—
泌尿器	松川宜久	名古屋大学医学部附属病院	泌尿器科
泌尿器	吉田正貴	国立長寿医療研究センター	泌尿器外科
泌尿器	永尾光一	東邦大学医療センター大森病院	—
泌尿器	土谷順彦	山形大学医学部附属病院	泌尿器科
泌尿器	原田浩	はらだ腎泌尿器クリニック	—
泌尿器	高木敏男	東京女子医科大学病院	泌尿器科

表 2-212　泌尿妇科・不孕（日语：泌婦人・不妊）科名医榜

专业领域	医师姓名	所属单位	所属部门
泌婦人・不妊	鈴木直	聖マリアンナ医科大学病院	産科、婦人科
泌婦人・不妊	三上幹男	東海大学医学部附属病院	産婦人科
泌婦人・不妊	金尾祐之	がん研究会有明病院	婦人科
泌婦人・不妊	安藤正明	倉敷成人病センター	婦人科
泌婦人・不妊	佐々木寛	佐々木病院	産婦人科

续表

专业领域	医师姓名	所属单位	所属部门
泌婦人・不妊	榎本隆之	新潟大学医歯学総合病院	—
泌婦人・不妊	岡本愛光	東京慈恵会医科大学附属病院	—
泌婦人・不妊	片淵秀隆	熊本大学病院	婦人科
泌婦人・不妊	田畑務	東京女子医科大学病院	婦人科
泌婦人・不妊	大須賀穣	東京大学医学部附属病院	産婦人科
泌婦人・不妊	進伸幸	国際医療福祉大学成田病院	—
泌婦人・不妊	若槻明彦	愛知医科大学病院	産科、婦人科
泌婦人・不妊	百枝幹雄	聖路加国際病院	女性総合診療部
泌婦人・不妊	平嶋泰之	静岡県立静岡がんセンター	婦人科
泌婦人・不妊	松村謙臣	近畿大学病院	産科婦人科
泌婦人・不妊	伊藤公彦	関西ろうさい病院	産婦人科
泌婦人・不妊	田中京子	東邦大学医療センター大橋病院	—
泌婦人・不妊	馬場長	岩手医科大学附属病院	産婦人科
泌婦人・不妊	杉山徹	聖マリア病院	婦人科
泌婦人・不妊	高倉聡	獨協医科大学埼玉医療センター	—
不妊	堤治	山王病院	リプロダクション・婦人科内視鏡治療センター
不妊	田中	セントマザー産婦人科医院	—
不妊	明樂重夫	日本医科大学附属病院	—
不妊	北脇城	京都府立医科大学附属病院	—
不妊	辰巳賢一	梅ヶ丘産婦人科	—
不妊	石塚文平	ローズレディースクリニック	—
不妊	福田愛作	IVF大阪クリニック	—
不妊	河村和弘	山王病院	—
不妊	小島加代子	高木病院	不妊センター
不妊	俵史子	俵IVFクリニック	—
不妊	岡本純英	岡本ウーマンズクリニック	—

表2-213　乳腺癌(日语：乳がん)科名医榜

专业领域	医师姓名	所属单位	所属部门
乳がん	大野真司	がん研究会有明病院	乳腺センター
乳がん	岩田広治	愛知県がんセンター病院	乳腺科部
乳がん	中村清吾	昭和大学病院	ブレストセンター
乳がん	佐治重衡	福島県立医科大学附属病院	腫瘍内科
乳がん	山内英子	聖路加国際病院	乳腺外科
乳がん	戸井雅和	京都大学医学部附属病院	乳腺外科
乳がん	増田慎三	大阪医療センター	乳腺外科
乳がん	高橋将人	北海道がんセンター	乳腺外科

续 表

专业领域	医师姓名	所属单位	所属部门
乳がん	中山貴寛	大阪国際がんセンター	—
乳がん	徳永えり子	九州がんセンター	乳腺科
乳がん	明石定子	昭和大学病院	ブレストセンター
乳がん	相良安昭	相良病院	乳腺科
乳がん	福間瑛祐	亀田総合病院	乳腺科
乳がん	大谷彰一郎	広島市立広島市民病院	乳腺外科
乳がん	坂東裕子	筑波大学附属病院	乳腺、甲状腺、内分泌外科
乳がん	有賀智之	都立駒込病院	乳腺外科
乳がん	千島隆司	横浜労災病院	乳腺外科
乳がん	唐澤久美子	東京女子医科大学病院	放射線腫瘍科
乳房再建	佐武利彦	富山大学附属病院	—
乳房再建	矢野健二	大阪ブレストクリニック	—
乳房再建	寺尾保信	都立駒込病院	形成再建外科
乳房再建	冨田興一	大阪大学医学部附属病院	形成外科
乳房再建	矢永博子	Yanage Clinic（矢永クリニック）	—

表2-214　血液科名医榜

专业领域	医师姓名	所属单位	所属部门
血液	神田善伸	自治医科大学附属さいたま医療センター	血液科
血液	豊嶋崇徳	北海道大学病院	血液内科
血液	伊豆津宏二	国立がん研究センター中央病院	血液腫瘍科
血液	谷口修一	虎の門病院	血液内科
血液	飯田真介	名古屋市立大学病院	—
血液	木村晋也	佐賀大学医学部附属病院	—
血液	小林光	長野赤十字病院	血液内科
血液	小松則夫	順天堂大学医学部附属順天堂医院	—

表2-215　放射线科名医榜

专业领域	医师姓名	所属单位	所属部门
放射線	大西洋	山梨大学医学部附属病院	放射線科
放射線	小口正彦	がん研究会有明病院	放射線治療部
放射線	唐澤克之	都立駒込病院	放射線治療科（治療部）
放射線	伊丹純	国立がん研究センター中央病院	放射線治療科
放射線	櫻井英幸	筑波大学附属病院	放射線腫瘍科
放射線	宇野隆	千葉大学医学部附属病院	放射線科
放射線	古平	愛知県がんセンター病院	放射線治療部
放射線	中山優子	国立がん研究センター中央病院	—
放射線	中村和正	浜松医科大学医学部附属病院	—

续表

专业领域	医师姓名	所属单位	所属部门
放射线	塩山善之	九州大学病院	放射線科
放射线	幡野和男	東京ベイ先端医療・幕張クリニック	—
放射线	西村恭昌	近畿大学病院	放射線治療科
放射线	茂松直之	慶応義塾大学病院	放射線治療科
放射线	淡河恵津世	久留米大学病院	放射線科
放射线	武田篤也	大船中央病院	放射線治療センター
放射线	芝本雄太	名古屋市立大学病院	放射線科
放射线	永田靖	広島大学病院	放射線治療科
放射线	吉岡晴生	がん研究会有明病院	放射線治療部
放射线	萬篤憲	国立病院機構東京医療センター	—
放射线	笹井啓資	順天堂大学医学部附属順天堂医院	
放射线	不破信和	伊勢赤十字病院	放射線治療科
放射线	沖本智昭	兵庫県立粒子線医療センター	—
放射线	山田滋	量子科学技術研究開発機構QST病院	—

表 2-216 化疗科名医榜

专业领域	医师姓名	所属单位	所属部门
化学疗法	大江裕一郎	国立がん研究センター中央病院	呼吸器内科
化学疗法	中川和彦	近畿大学病院	腫瘍内科
化学疗法	木浦勝行	岡山大学病院	呼吸器・アレルギー内科
化学疗法	上野秀樹	国立がん研究センター中央病院	肝胆膵内科
化学疗法	清田尚臣	神戸大学医学部附属病院	腫瘍・血液内科
化学疗法	山本信之	和歌山県立医科大学附属病院	呼吸器内科・腫瘍内科
化学疗法	坂英雄	松波総合病院	呼吸器内科
化学疗法	後藤功一	国立がん研究センター東病院	—
化学疗法	西尾誠人	がん研究会有明病院	呼吸器内科
化学疗法	吉野孝之	国立がん研究センター東病院	—
化学疗法	室圭	愛知県がんセンター病院	薬物療法部
化学疗法	川口知哉	大阪市立大学医学部附属病院	—
化学疗法	堀之内秀仁	国立がん研究センター中央病院	
化学疗法	田原信	国立がん研究センター東病院	
化学疗法	朝比奈肇	北海道大学病院	内科Ⅰ
化学疗法	國頭英夫	日本赤十字医療センター	—
化学疗法	武藤学	京都大学医学部附属病院	腫瘍内科
化学疗法	藤原豊	三井記念病院	呼吸器内科
化学疗法	佐藤温	弘前大学医学部附属病院	腫瘍内科

表 2-217　整形外科名医榜

专业领域	医师姓名	所属单位	所属部门
整形外科	西良浩一	徳島大学病院	整形外科
整形外科	石井賢	国際医療福祉大学三田病院	整形外科、脊椎脊髄センター
整形外科	松本守雄	慶応義塾大学病院	整形外科
整形外科	久野木順一	日本赤十字社医療センター	脊椎整形外科
整形外科	中村雅也	慶応義塾大学病院	整形外科
整形外科	中井修	九段坂病院	整形外科
整形外科	清水敬親	群馬脊椎脊髄病センター	整形外科
整形外科	山崎正志	筑波大学附属病院	整形外科
整形外科	種市洋	獨協医科大学病院	整形外科
整形外科	松山幸弘	浜松医科大学医学部附属病院	—
整形外科	竹下克志	自治医科大学附属病院	整形外科
整形外科	戸川大輔	近畿大学奈良病院	整形外科、リウマチ科
整形外科	長谷川和宏	亀田第一病院	新潟脊椎外科センター
整形外科	寶子丸稔	交野病院	信愛会脊椎脊髄センター
整形外科	伊藤康信	総合東京病院	脳神経外科、椎脊髄センター
整形外科	山下敏彦	札幌医科大学附属病院	整形外科
整形外科	菅谷啓之	船橋整形外科病院	スポーツ医学、関節センター
整形外科	井樋栄二	東北大学病院	整形外科
整形外科	池上博泰	東邦大学医療センター大橋病院	—
整形外科	中川照彦	同愛記念病院	整形外科
整形外科	岩堀裕介	あさひ病院	スポーツ医学、関節センター
整形外科	三上容司	横浜労災病院	整形外科
整形外科	三浦俊樹	JR東京総合病院	整形外科
整形外科	小林尚史	八王子スポーツ整形外科	—
整形外科	高橋憲正	船橋整形外科病院	—
整形外科	稲葉裕	横浜市立大学附属病院	整形外科
整形外科	平川和男	湘南鎌倉人工関節センター	—
整形外科	中島康晴	九州大学病院	整形外科
整形外科	岩瀬敏樹	浜松医療センター	整形外科
整形外科	松原正明	玉川病院	股関節センター
整形外科	加畑多文	金沢大学附属病院	整形外科
整形外科	名越智	札幌医科大学附属病院	整形外科
整形外科	神野哲也	獨協医科大学埼玉医療センター	—
整形外科	菅野伸彦	大阪大学医学部附属病院	整形外科
整形外科	中村茂	西東京中央総合病院	整形外科
整形外科	老沼和弘	船橋整形外科病院	人工関節センター
整形外科	伊藤英也	日本赤十字社医療センター	—
整形外科	土屋弘行	金沢大学附属病院	整形外科

专业领域	医师姓名	所属单位	所属部门
整形外科	石橋恭之	弘前大学医学部附属病院	整形外科
整形外科	松田秀一	京都大学医学部附属病院	整形外科
整形外科	熊井司	八王子スポーツ整形外科	—
整形外科	大関覚	獨協医科大学埼玉医療センター	—
整形外科	須田康文	国際医療福祉大学塩谷病院	—
整形外科	小堀眞	こほり整形外科クリニック	—
整形外科	土屋明弘	船橋整形外科病院	スポーツ医学、関節センター
整形外科	堀部秀二	正風病院	スポーツ整形外科
整形外科	加藤有紀	亀田総合病院	スポーツ医学科

表2-218 胶原病・风湿病（日语：膠原病・リウマチ）科名医榜

专业领域	医师姓名	所属单位	所属部门
膠原病・リウマチ	山中寿	山王メディカルセンター	リウマチ、痛風、膠原病センター
膠原病・リウマチ	桑名正隆	日本医科大学附属病院	リウマチ・膠原病内科
膠原病・リウマチ	西本憲広	大阪リウマチ・膠原病クリニック	—
膠原病・リウマチ	藤井隆夫	和歌山県立医科大学附属病院	リウマチ、膠原病科
膠原病・リウマチ	岡田正人	聖路加国際病院	リウマチ膠原病センター
膠原病・リウマチ	渥美達也	北海道大学病院	内科Ⅱ
膠原病・リウマチ	池田啓	千葉大学医学部附属病院	—
膠原病・リウマチ	土橋浩章	香川大学医学部附属病院	—
膠原病・リウマチ	日高利彦	市民の森病院	膠原病リウマチセンター
膠原病・リウマチ	針谷正祥	東京女子医科大学病院	—
膠原病・リウマチ	中山亜矢子	三重大学医学部附属病院	—
膠原病・リウマチ	伊藤聡	新潟県立リウマチセンター	—
膠原病・リウマチ	石井智徳	東北大学病院	血液免疫科
膠原病・リウマチ	山田秀裕	聖隷横浜病院	リウマチ、膠原病内科
膠原病・リウマチ	亀田秀人	東邦大学医療センター大橋病院	—
膠原病・リウマチ	鈴木康夫	東海大学医学部附属八王子病院	—
膠原病・リウマチ	大村浩一郎	京都大学医学部附属病院	—

表2-219 形成科名医榜

专业领域	医师姓名	所属单位	所属部门
形成	小川令	日本医科大学附属病院	形成外科、再建外科、美容外科
形成	桜庭実	岩手医科大学附属病院	形成外科
形成	寺師浩人	神戸大学医学部附属病院	形成外科
形成	水野博司	順天堂大学医学部附属順天堂医院	形成外科
形成	前川二郎	横浜市立大学附属病院	形成外科
形成	野平久仁彦	蘇春堂形成外科	—

续 表

专业领域	医师姓名	所属单位	所属部门
形成	宮本慎平	東京大学医学部附属病院	—
形成	楠本健司	関西医科大学附属病院	形成外科
形成	本村尚嗣	大阪市立大学医学部附属病院	—
形成	鈴木茂彦	浜松労災病院	形成外科
形成	橘川和信	神戸大学医学部附属病院	—
形成	山本匠	国立国際医療研究センター病院	—
形成	田中克己	長崎大学病院	形成外科
形成	岡崎睦	東京大学医学部附属病院	形成外科
形成	今井啓道	東北大学病院	形成外科
形成	島田賢一	金沢医科大学附属病院	形成外科
形成	齊藤晋	京都大学医学部附属病院	—
形成	山下理絵	湘南藤沢形成外科クリニックR	—

表 2-220　皮肤（日语：皮膚）科名医榜

专业领域	医师姓名	所属单位	所属部门
皮膚	大原國章	赤坂虎の門クリニック	皮膚科
皮膚	戸倉新樹	中東遠総合医療センター	皮膚科
皮膚	山本有紀	和歌山県立医科大学附属病院	—
皮膚	江藤隆史	あたご皮フ科	—
皮膚	岩月啓氏	福島労災病院	皮膚科
皮膚	森田栄伸	島根大学医学部附属病院	皮膚科
皮膚	本田まりこ	まりこの皮フ科	—
皮膚	古川福実	高槻赤十字病院	皮膚科
皮膚	北島康雄	木沢記念病院	皮膚科
皮膚	細谷律子	細谷皮フ科	—
皮膚	照井正	日本大学医学部附属板橋病院	—

表 2-221　小儿（日语：小兒）科名医榜

专业领域	医师姓名	所属单位	所属部门
小兒	坂本喜三郎	静岡県立こども病院	心臓血管外科
小兒	山岸正明	京都府立医科大学附属病院	小兒心臓血管外科
小兒	平田康隆	東京大学医学部附属病院	心臓外科
小兒	角秀秋	福岡市立こども病院	心臓血管外科
小兒	芳村直樹	富山大学附属病院	小兒循環器外科
小兒	山高篤行	順天堂大学医学部附属順天堂医院	小兒外科、小兒泌尿生殖器外科
小兒	笠原群生	国立成育医療研究センター	臓器移植センター
小兒	仁尾正記	東北大学病院	小兒外科
小兒	内田広夫	名古屋大学医学部附属病院	小兒外科

续　表

专业领域	医师姓名	所属单位	所属部门
小兒	宍戸清一郎	東邦大学医療センター大森病院	—
小兒	前田貢作	兵庫県立こども病院	小兒外科
小兒	漆原直人	静岡県立こども病院	小兒外科
小兒	米倉竹夫	近畿大学奈良病院	小兒外科
小兒	猪股裕紀洋	熊本労災病院	小兒外科、移植外科
小兒	高槻光寿	琉球大学医学部附属病院	第一外科
小兒	東範行	国立成育医療研究センター	眼科
小兒	大矢幸弘	国立成育医療研究センター	—
小兒	齋藤昭彦	新潟大学医歯学総合病院	小兒科
小兒	井上徳浩	大阪南医療センター	小兒科
小兒	佐野俊二	昭和大学病院	小兒循環器、成人先天性心疾患センター

诚然，上述排名只是前文所述《为了国民的名医排行榜2021—2023》一书中所整理的汇总，并不能说百分之百准确，但是作为日本优秀医生的代表肯定是当之无愧的。

当然，在日本也有其他形式的名医排名，比如"癌症治疗新时代WEB"（日语：がん治療新時代WEB）官网近年连载了"与癌症战斗的名医"系列，专门介绍了一批日本的抗癌名医。这里，我们为大家精选了一些，也供参考（见表2-222）。

表2-222　日本的抗癌名医表

医师姓名	所属单位	所属部门	职称职务	擅长专业领域
大段秀树	广岛大学大学院	医齿药保健学研究科（消化器移植外科）	教授	肝癌（肝脏移植）
椎名秀一朗	顺天堂大学医学部附属顺天堂医院	消化器内科	教授	肝癌（低侵袭治疗）
中岛淳	东京大学医学部附属医院	呼吸器外科	教授 诊疗科长	肺癌
濑户泰之	东京大学医学部附属医院	胃食道外科	科长	胃癌食道癌
糸井隆夫	东京医科大学	临床医学系消化器内科方向	主任教授 诊疗科长	胆道癌和胰腺癌等
本间之夫	东京大学大学院（东京大学医学部附属医院）	医学系研究科泌尿器外科学	教授	前列腺癌
金子周一	金泽大学	医药保健研究领域长系统生物学（旧第一内科）	教授	大肠癌
福田护	圣玛丽安娜医科大学附属研究所	先进医疗中心附属诊疗所	院长	乳腺癌
森正树	大阪大学医学部附属医院	消化器外科学	教授 诊疗科长	消化器官癌
森安史典	东京医科大学医院	消化器内科	主任教授 诊疗科长	消化器官癌
远藤格	横滨市立大学附属医院	消化器肝脏移植外科诊疗科	部长	消化器官癌
高柳和久	顺天堂大学医学部附属顺天堂医院	呼吸器内科	教授	肺癌
神亘隆	医疗法人社团滉志社濑田诊疗集团	临床研究中心	中心主任	免疫疗法治疗癌症

资料出止：据"癌症治疗新时代"官网近年连载的"与癌症战斗的名医"部分精选整理而成。

7 医疗签证的申请和机票、住宿预约

（1）医疗签证

很多人没有听说过医疗签证。其实，日本出于人道主义考量，会针对赴日接受医疗服务的人员发放医疗签证。该签证的期限根据患者实际情况从3个月到1年不等，当然也可以延长。而且考虑到患者的病体需要照料，每一名海外患者还可以有两名陪同人员，也享有相同期限的滞留资格。以下是ジャパン・メディカル＆ヘルスツーリズムセンター（JMHC）/株式会社JTB提供的医疗签证申请的相关信息（见图2-12、图2-13及表2-223至表2-225）。

外国患者在日本驻外使馆申请签证时，须提交图2-12的材料，（同行人须提交图2-12中的1、2、3、6）另外，外国患者因住院治疗必需居留90天以上时，外国患者必须以本人住院的日本医疗机构的职员或居住在日本的本人亲属为代理人，从日本法务省入国管理局取得在留资格认定证明书，并与其他提交材料一起提交给其管辖范围内的日本驻外使领馆。

 上海佳途国际旅行社有限公司

上海领区 医疗及同伴签证所需资料

申请对象
(1) 希望在日本的医疗机构接受治疗等的外国患者。请参照日本领事馆的官方网站所记载的可以作为担保人的机构（国际医疗交流中心、旅行社等）一览表，并与其中的任一机构取得联系，进行委托。
(2) 通过担保机构确定可以接纳患者的医疗机构，并从担保机构处取得"医疗机构发行的受诊预定证明书以及担保机构发行的身元保证书"（根据实际情况，还需要治疗预定证明）

申请人以及同行人提供材料（根据实际情况，会有所调整和变化）

1. 护照	1) 护照在有效期内，需2页空白签证页 2) 如护照换发过，老护照也需提供
2. 照片	1) 彩色白色背景照片：2张（半年内近照） 2) 尺寸为 45mm*45mm
3. 户口簿	1) 户口簿原件及户口簿户主本人页的复印件 2) 服务处所栏中公司名必须与在职证明中公司名一致
4. 居住证或暂住证	1) 常驻地和户籍所在地不一致必须提供居住证或暂住证 2) 如居住证正在办理中可以使用居住证凭证（回执单）代替 3) 日本国驻上海领事馆：上海、江苏、浙江、安徽、江西
6. 赴日签证申请表（详见附件1）	申请表必须用A4纸双面打印 如实填写（可机打可手写）此表并在签名处用黑色水笔亲笔签字
7. 资产证明	工资流水，存款证明，房产证复印等能证明可以负担医疗费的经济材料
8. 医疗机构发行的受诊等预定证明书和担保机构发行的担保函	医疗机构发行的受诊预定证明，担保机构发行的担保函
9. 治疗预定表	因需多次治疗必须访日时
10. 个人信息处理同意书	（附件3）
注	1) 如同伴同行者，一定要在身份保证书上写明 2) 住院治疗90天以上则需提供【在留资格认定证明书】
特殊提示	1) 客人是否获得签证的最终决定权取决于使馆，如果申请资料被拒签，则签证费用不能退还 2) 客人务必提供真实资料，若有虚假资料，则因此造成的所有风险和损失需由客人本人承担 3) 以上所需资料均是使馆要求的基本材料，在签证申请提交后使馆有权要求补充材料

图2-12 签证所需资料（样表一）

上海佳途国际旅行社有限公司

上海领区 医疗及同伴签证所需资料

申请对象

(1) 希望在日本的医疗机构接受治疗等的外国患者。请参照日本领事馆的官方网站所记载的可以作为担保人的机构（国际医疗交流中心、旅行社等）一览表，并与其中的任一机构取得联系，进行委托。

(2) 通过担保机构确定可以接纳患者的医疗机构，并从担保机构处取得"医疗机构发行的受诊等预定证明书以及担保机构发行的身元保证书"（根据实际情况，还需要治疗预定证明）

申请人以及同行人提供材料（根据实际情况，会有所调整和变化）

	申请人	同行人
1. 护照 1）护照在有效期内，需2页空白签证页 2）如护照换发过，老护照也需提供	○	○
2. 照片 1）彩色白色背景照片：2张（半年内近照） 2）尺寸为 45mm*45mm	○	○
3. 赴日签证申请表 1）申请表必须用A4纸双面打印 2）如实填写（可机打可手写）	○	○
4. 医疗机构发行的受诊等预定证明书以及医疗机构发行的担保函（担保机构以及医疗机构双方盖章的材料）	○	△ 担保函上需要追加名字
5. 资产证明（工资流水，存款证明，房产证复印等能证明可以负担医疗费的经济材料）	○	—
6. 户口簿（居住证或暂住证） 1）户口簿原件及户口簿户主页本人页的复印件 2）常住地和户籍所在地不一致必须提供居住证或暂住证 3）如居住证正在办理中可以使用居住证凭证（回执单）代替 4）日本国驻上海领事馆：上海、江苏、浙江、安徽、江西		○
7. 在留资格认定证明书（已取得在留资格认定证明书的申请人需要提交）	因住院接受治疗，需在日本停留90天以上	需在日本停留90天以上
8. 治疗预定表（因多次治疗需要访日时需要提供，即使只有1次治疗，根据担保机构的要求，也有可能需要提供）	△ （多次）	—
9. 个人信息处理同意书	请参考附件2	
特殊提示	1）客人是否获得签证的最终决定权取决于使馆，如果申请资料被拒签，则签证费用不能退还 2）客人务必提供真实资料，若有虚假资料，则因此造成的所有风险和损失需由客人本人承担 3）以上所需资料均是使馆要求的基本材料，在签证申请提交后使馆有权要求补充材料	

图 2-13 签证所需资料（样表二）

【温馨提示】

表 2-223 上海佳途国际旅行社有限公司信息表

上海市浦东南路 1877 号东旅大厦 15 楼
电舌：021-3327-6730（中文・日文均可）（担当：郭女士）
E-MAIL / jtboutbound@jtbsha.com
营业时间：周一至周五 9:00～18:00（周末及节假日休息）

表 2-224 上海佳途国际旅行社有限公司北京分社信息表

北京市丰台区榴乡路 518 号石榴中心 11 楼
电话：010-5676-2081
E-MAIL / nikoniko@pek.jtb.cn
营业时间：周一至周五 9:00～18:00（周末及节假日休息）

表 2-225　佳天美(广州)国际旅行社有限公司信息表
广州市天河区林和西路 9 号耀中广场 A 塔 901 室
电话:020-3810-3182
E-MAIL / sales@jtbgz.com；URL / http://www.jtb.cn/can/
营业时间:周一至周五 9:00～18:00(周末及节假日休息)

8　就诊前的准备(事先准备资料)

在赴日接受治疗之前,患者最好事先准备填写以下个人的基本信息,因为这些信息到医院挂号时也需要填写,事先准备好可以避免届时手忙脚乱。以下提供相关表格的样本(见图 2-14 至图 2-16)供参考,为了便于读者理解,在表格中加上相应的中文翻译。

书いておけば安心　医療に関する自分情報
(提前写下,添一份安心　医疗相关的个人信息)

- 氏名(姓名)
- 性別(性別)　男性／女性(男性／女性)
- 生年月日(出生年月日)
- 年齢(年龄)　　歳(岁)
- ●現在治療中の疾患(ある／なし)
  [正在接受治疗的疾病(有/无)]
- ●現在服用中の薬(ある／なし)
  [正在服用的药物(有/无)]
- ●妊娠している・していない(怀孕中・未怀孕)
- ●既往症(过往病史)
- ●アレルギー　薬／食物／虫(ハチなど)／動物／そのほか
  [过敏物　药物　食物　蚊虫(蜜蜂等)　动物　其他]
- ※具体的に書いてください
  (※ 请尽量写上具体内容)
- ●通常の会話は何語を使いますか？(　　　　　)
  (平时对话使用什么语言？)
- ●信仰する宗教は？(　　　　　)
  (信仰的宗教是？)

图 2-14　个人信息样表

症状・病状説明のための指さしシート
（说明症状・病情时使用的手指会话卡）

このシートの利用方法（本卡片的使用方法） 病状と、その程度を示して伝えます。
（用手指出相应的症状以及轻重程度。）

〈例〉 ●頭が痛い（头疼） ＋ かなり辛い（非常难受）

 ●頭が痛い（头疼）

 ●耳が痛い（耳朵痛） ●聞こえない（听不见） ●耳鳴り（耳鸣）

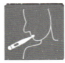 ●熱がある（发热）

 ●口の中が痛い（嘴巴里痛） ●舌が痛い（舌头痛） ●味がわからない（尝不出味道）

 ●めまいがする（晕眩）

 ●歯が痛い（牙疼） ●歯茎が痛い（牙龈痛）

 ●腹が痛い（腹痛） ●胃が痛い（胃痛） ●下痢（腹泻）

*7 ●首が回らない（脖子无法转动） ●首が痛い（脖子痛） ●首が腫れている（脖子肿）

 ●眼が痛い（眼睛痛） ●見えない・見えにくい（看不见／看不清） ●眼のかゆみ（眼睛痒）

 ●腰が痛い（腰痛） ●下肢にしびれがある（下肢酸麻）

*8 ●喉が痛い（喉咙痛） ●声が出ない（发不出声音） ●たんが出る（咳痰） ●せきが出る（咳嗽）

 ●膝が痛い（膝盖痛） ●曲げられない（无法弯曲） ●歩けない（无法走动）

图2-15　手指会话卡样表（一）

痛みや症状の程度を示します （指出症状轻重程度）	我慢できる （可以忍受）	かなり辛い （非常难受）

- 鼻水が出る（流鼻涕）
- 鼻血が出る（流鼻血）
- くしゃみ（打喷嚏）

*9
- 息苦しい（呼吸困难）
- ヒューヒューする（有咻咻声）
- ゼーゼーする（有喘息声）
- 息切れがする（气喘）

- 胸が痛い（胸痛）
- 動悸がする（心悸）
- 脈が乱れる（脉搏紊乱）

- 不正出血（不正常出血）
- 腹が痛い（腹痛）

- かぶれた（起斑疹）
- 発疹がでた（发疹）
- かゆみがひどい（严重瘙痒）
- じんましん（荨麻疹）

- 泣き続けている（一直哭）
- 吐いた（呕吐）
- 熱がある（发烧）
- 食事をしない（不吃饭）
- 元気がない（没有精神）

*10
- お腹が痛い（腹痛）
- お腹が張る（腹胀）
- 膣から出血（阴道出血）
- 膣から水が出た（阴道流水）
- 赤ちゃんについて気になることがある（有点担心宝宝）

*11
- 血尿がでた（尿血）
- 排尿困難（排尿困难）
- 頻尿（尿频）
- 排尿時に痛みがある（排尿时有疼痛感）

- ケガをした（受伤了）
- 交通事故（交通事故）
- ころんだ（摔倒了）
- あたった（撞伤了）
- 落ちた（跌倒了）
- 切った（割伤了）
- 刺さった（刺伤了）
- やけどをした（烧伤/烫伤了）
- 虫に刺された（蚊虫叮咬）

图 2-16　手指会话卡样表（二）

9 就诊

（1）初诊和复诊流程

在医院前台首先被问到的问题就是"初诊还是复诊"。如果是初诊，那么患者会拿到一张"问诊票"，被要求填写相关的内容。如果你已经准备好了前文所述的个人信息，那么只要按部就班地抄写下来，基本上就可以从容应对。所以我们建议患者去医院之前提前准备记录下大致的情况，既便于当场填写，又可以节省时间。问诊票的主要内容有：什么时候开始发病？出现了什么样的症状？发烧的程度是什么？大小便是否正常？有没有食欲？有没有呕吐？过去生过什么大病？有没有慢性病？有没有什么过敏？是否还在服用什么药物等。这里特别需要注意的是，如果有在服用药物的情况，请带好所服用药物的外包装盒和说明书。鉴于中日两国使用的药物、专业术语等可能有不一样的地方，带上外包装盒和说明书可以帮助日本的医生准确地掌握患者的具体情况。

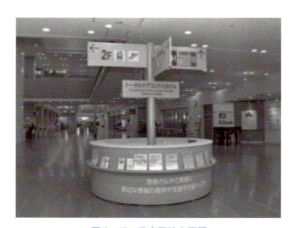

图 2-17　日本医院大厅图

资料出处：癌研究会有明医院提供资料。

在 1 楼的接待处（见图 2-17）领取表格并填写，同时准备好保险证，如果是其他诊疗所、医院介绍来的患者的话，请准备好介绍信。若是交通事故或工伤的话，请在接待处说明。有任何不明确的地方，可以询问附近的事务专员（见图 2-18）。

什么情况下需要办理初诊手续？

- 第一次来院诊疗的人（包括来过本院但第一次去其他科室治疗的人）。
- 距上次来院超过 1 年以上的患者原则上需要办理初诊手续。

初诊需要携带什么材料？

- 保险证及各类医疗证。
- 介绍信（诊疗信息提供书）。
- 预约时的患者编号或诊疗卡。
- X 光照片等资料（若有）。
- 用药手册（若有）。

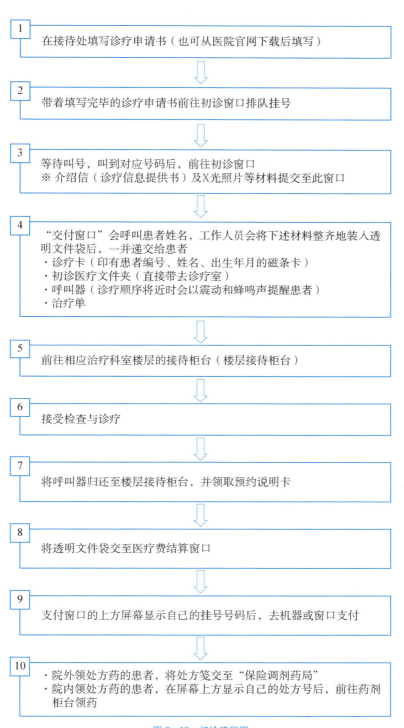

图 2-18 初诊流程图

如果是复诊,不管是定期还是不定期的复诊,原则上是采取"预约制"的,若无预约可能当天无法接受诊疗。若上次诊疗时没有预约的,需要在复诊前重新进行预约(见图 2-19)。

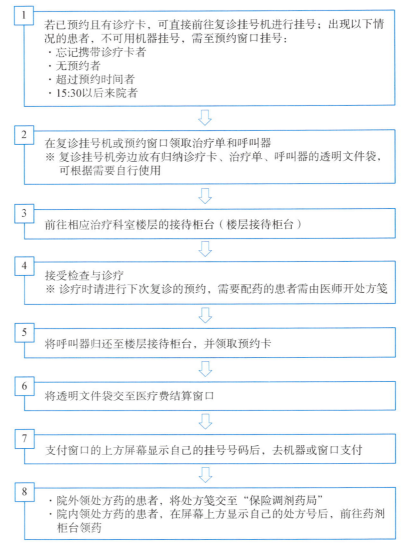

图 2-19 复诊流程图

（2）医生问诊、检查、诊断、治疗

在问诊环节上，日本的医师和相关人员采用的流程和方式方法与国内相近。医生会将问诊过程中获得的信息按照下列方式分类（见表 2-226），并被记录在案。

表 2-226 患者问诊信息表

主诉	以患者自述病情、症状，医生倾听记录为主
现病历	发病的契机以及到目前为止的经过
旧病历	过往的伤病经历，尤其是手术经历、输血经历和有无过敏
服药历史	确认现在正在服用的药品、保健品以及过往服药的副作用
家族病史	配偶、亲属过往所得过的特别需要注意的疾病
生活习惯	主要以是否喝酒、是否抽烟、作息时间等为主

续　表

职业经历	迄今为止的职业经历，考察工作环境对病情的影响
渡航经历	最近有无旅行，尤其是国外旅行。可能会涉及传染病的感染源
动物饲养经历	在考虑人畜共感感染症、过敏疾病等的情况下，此信息非常重要

同时医生也会通过病人的五官来观察患者是否有异常状态，也称为理学诊断（见表2-227）。主要分为以下几种：

表2-227　医生理学诊断表

视诊	视诊是通过眼睛来观察是否异常。从进入诊疗室时的走路方法、表情开始，观察体格、营养状态、肤色与光泽、肿胀、变形、有无皮疹、黏膜状态等
听诊	听诊是通过听诊器查看是否存在异常。能听取心跳、呼吸、肠道蠕动等声音
触诊	触诊是通过手的触摸查看是否存在异常。能获取手感、温度、硬度、弹力、有无肿瘤、有无压迫痛感等各种信息
打诊	打诊是通过手或器具敲打来诊查。可以用手指轻弹胸部听取回音，也可以用小锤子敲打关节附近确认反射神经等
其他	根据科室的不同，还有眼基底检查、内诊、神经学诊查等特殊诊查

问诊结束后，患者应该按照医生的指示进行相关的检查或接受相关的治疗。如果患者需要接受检查或者治疗，日本的医院一般会由主治医生派门诊科室的护士或者技师陪同前往，以"手递手"的方式将患者转交给下一个部门的医护人员。这里也可以看出日本的医疗服务水平相当高。

（3）结账

在结束当天在医院的全部诊断、检查、治疗之后，最后的环节就是结账。与国内的医院挂号、配药、打针每个环节都需要提前支付费用不同，日本的医院都是最后一起结账，有的甚至可以连续几次一起最后结账（各个医院的规定各不相同）。所以，在接受医疗服务的过程中，患者可以省去很多不必要的麻烦，整个医院的人员流动也显得井井有条。

如果事先有了日本政府认定的医疗协调机构（中介机构）的担保，海外患者在结账环节可能就更加轻松，如果无需配药的话，甚至不用等待就可以回家了。

【Q&A】

Q：外国人接受治疗为什么会比一般的日本人花费更多？

A：一般来说，外国人在日本就医的费用与患有同样疾病的日本人的费用相比，会有较大的差别。其主要原因还是日本的医疗机构本来就是为日本国民的卫生健康提供服务的机构，在当初医院设立时并没有考虑到要接收大量的海外患者。在日本政府开始推广医疗观光政策之后，中央政府和地方政府才逐步开始充实相关领域的投入，这也是日本政府目前公布的供外国人就医的医疗机构只有1,972家的根本原因。以下是我们根据日本厚生劳动省官网资料整理的海外患者赴日接受医疗服务而产生的额外费用，从中我们可以看到，当日本的医院接收海外患者之后，会增加各种各样的相关费用，而这些增加的成本也就自然成了患者负担的部分。

（1）翻译费：医疗翻译费、一般翻译费、向导翻译费及其他相关翻译费。

（2）协调费：院内调整的人工成本增加，院外调整的人工成本增加，同行者对应的人工成本增加，向导相关的经费增加，还有其他相关协调费。

3）事务费：一般接待专员对应的人工成本增加，账单处理相关的经费增加，纠纷解决窗口的人工成本增加，合同制作的人工成本增加，诊断书制作费的增加，证明书等材料的对应费用增加，介绍信等的经费增加 诊疗记录整理的经费增加，还有其他相关事务费。

4）诊疗费（对患者进行情况说明、检查、用药、治疗方针、具体诊疗实施等增加医师的负担）：诊疗、检查的人工成本增加，说明与征询的人工成本增加，文化、宗教方面对应的经费增加，还有其他相关诊疗费。

5）其他费用：相关员工的培训费用增加，相关信息系统导入的经费增加，还有其他相关费用。

（2）手术

随着医疗技术的进步，特别是低侵袭手术（微创手术）的普及，现在的手术时间以及住院观察时间都得到了大大缩减。从这个意义上来说，手术也可以分为当天手术和住院手术两种（见图2-20、图2-21）。

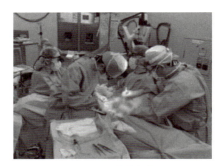

图2-20 手术中场景图

资料出处：癌研究会有明医院提供资料。

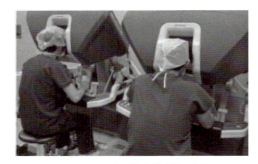

图2-21 手术机器人辅助的手术图

资料出处：癌研究会有明医院提供资料。

因为在前文"基础篇——了解日本医疗"中已经作过详细的介绍，在此不再赘述。当然，无论是当天手术还是住院手术，在日本的医院都会有一支强大的医疗团队在为患者服务。

在住院治疗期间，中国的患者及家属需要留意的倒是陪同人员（家属等）的问题。因为日本的医院住院部门有着很详细的分工，即便是护士也有严格的等级分工，各行其职。在中国国内的许多医院，如果遇到行动不便的患者，陪同人员都会主动或者被要求配合医务人员搀扶患者。但是在日本这样的情况一般不被允许，特别是重症患者，哪怕是推轮椅的工作，医护人员也会尽量不让陪同人员插手。因为在日本的医院，对已经接收的病人负有保护安全的职责，医护人员的亲力亲为可以大大减少不必要的医患纠纷。也正因为如此，一般日本的医院不提倡陪同人员全天陪同、陪夜。如果遇到重大手术，陪同人员一定要陪同或者必须陪夜的，日本的医院也会事先做好安排（一般都有专门供陪夜人员休息的房间）。当然，这也不是绝对的，如果提出申请并有合理的理由（诸如患者首次来到国外治疗，比较孤单寂寞，有家属或者朋友的陪同可以缓解压力，调整好情绪等），大多数日本的医院还是会出于人道主义精神而给予外国患者及陪同人员以方便的。

（3）配药

因为日本奉行医药分离制度，所以配药时会出现两种情况。一种是在医院内购买、领取药物。这种情况和国内相仿，只需要在医院就诊完毕后耐心等待即可。另外一种是医生开具处方，由患者自行去药店买药。此时，也不用慌张，因为一般来说在各个医院附近（有的甚至就在同一建筑物内）都会有药店，在那里可以买到医生开具的处方药。当然，对于熟悉日本实际情况的人来说，就近在药店也可以购买。这里需要补充一句的是,可以购买医院处方药的药店并不是中国游客大量光顾的所谓的药妆店,而是有专业药剂师驻守的药店,日语名称叫作"药局"。

> **【温馨提示】**日本医疗的礼仪及其他相关注意事项
>
> 日本是礼仪之邦,很多中国传统的优良习惯至今仍然在日本社会得到良好的传承。在去日本的医疗机构接受医疗服务的时候也有一些相关的医疗礼仪,或者说是注意事项。
>
> 第一,去医院就诊时请不要化妆,也不要喷洒香水。患者的脸色、嘴唇的色泽、指甲的颜色都是医生诊断时需要知道的必要信息,所以请不要化妆。而香水也有可能给他人(如过敏患者等)带去不必要的麻烦,也请不要使用。
>
> 第二,医院的候诊区域严禁饮食。
>
> 第三,候诊区域严禁大声喧哗。
>
> 第四,按号排队,耐心等待,切勿擅闯医生诊疗室。
>
> 第五,同行人员尽量精简。儿童患者可以由父母陪同,但是不要带上患者兄弟姐妹;高龄老人可以由子女陪同,但是陪同人员尽量控制在1—2人。
>
> 第六,日本的医疗机关的工作人员严禁接受贿赂(红包等)。如果实在要表示谢意,可以赠送一点具有纪念意义的小礼品(切记不能赠送贵重物品,反而会造成尴尬)。住院患者出院时可以买一些礼盒装的糕点(3,000日元左右)赠送给护士站,请护士长代劳,分发给大家,以表达住院期间深得照顾的谢意。

(6)名院探访——东京医科大学医院国际诊疗部介绍

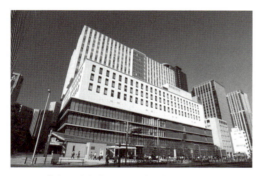

图2-22 东京医科大学医院(照片由东京医科大学医院提供)

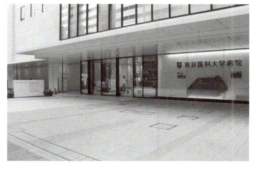

图2-23 东京医科大学医院入口处(照片由东京医科大学医院提供)

地址:〒160-0023 东京都新宿区西新宿6-7-1

院长:三木 保

许可病床数:904床(2020年7月1日)

理念(Philosophy):

在爱的基础上,实现与患者一起前进的优质医疗。

基本方针(Basic Philosophy):

实践本校的校训"正义、友爱、服务"。

- 与患者建立信赖关系,提供安心开放的医疗。
- 与地区医疗机构合作,提供优质、高级的医疗服务。
- 培养富有人性、能为人类福利和幸福的实现做出贡献的医疗人员。

患者的权利（Patient's Rights）：
- 患者有权享受安全、恰当的医疗。为了实现这个目标，也请患者在治疗中给予协助。
- 保护和尊重患者的人权和隐私。
- 有权接受关于诊疗的说明，有权选择医疗行为。也请患者正确地提供自己的信息，如有不明白的地方请不断提问直至能够理解为止。

① 东京医科大学医院接受外国患者的体制

东京医科大学医院作为位于国际都市东京市中心新宿的特定功能医院，每天都接收许多患者。位于外国人居住较多的地域，现在比以前更加积极地接收外国患者。近年来随着访日外国人的激增，来医院就诊的外国患者也逐年增加。

2020年4月，国际诊疗部作为东京医科大学医院新体制的一员，作为让更多的外国患者能够安心、安全地接受医疗服务而设立的专门部门，由4名工作人员组成。国际诊疗部部长糸井隆夫（见图2-24）医生是消化器内科的专家，早在国际诊疗部成立之前，就有很多患者慕名而来求诊。为了让更多的患者能够在东京医科大学医院得到更好的医疗服务，我院也有必要更加积极地推进海外患者来日本进行相关的治疗。当前，来自中国方面的需求特别多，我院今后的方针也是为让更多的中国人了解东京医科大学医院、了解我们的医疗服务而努力。作为其中一项举措，我院邀请到了中国医师李岚女士（见图2-25）加盟，充实了我院国际诊疗部的实力。目前我院不光可以承接海外患者的门诊、住院和在线诊疗，接受外国患者的容量也有了极大改观。

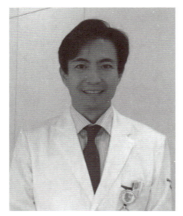

图2-24 糸井隆夫（东京医科大学医院副院长、消化器内科主任教授、国际诊疗部部长）

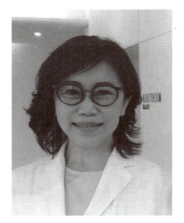

图2-25 李岚（东京医科大学医院国际诊疗部副部长）

② 沟通交流机制

对于外国患者来说，沟通是非常重要的。

国际诊疗部作为以希望在本院接受诊疗的外国患者的咨询和支援为目的的专门部门，在确保医疗服务从业人员和患者之间顺畅交流的基础上，也有一批拥有医学背景的外国工作人员为诊疗服务提供支持。完善接收外国患者的体制从医疗安全的角度来看也非常重要。考虑如何安全且顺利地接受医疗服务，这不仅关系到患者，也关系到对医院和工作人员的保护。因此，本院国际诊疗部的工作人员，不仅掌握了关于接收外国患者的广泛知识、现场实践技能、发现问题和解决问题的技能，而且拥有解决各类问题的执行能力。

我院已经在院内引进了从事医疗翻译、由医疗电话公司提供的"医疗翻译"服务，可以利用平板电脑、智能手机进行实时影像翻译，使医疗从业人员和患者之间可以顺畅地交流沟通。英语、中文自不必说，还可以进行朝鲜语、泰语、越南语等17种语言的医疗翻译，每天都可以使用。

为了让更多的外国患者能够安心前来就诊，我们拥有一批专业的接待人员。虽然建立一支精通中文、精通医疗的工作人员团队并不简单，但我们也寄望在扎实做好本职工作、不断提升国际诊疗部的实绩的基础上，进一步扩充人员。

③ 在东京医科大学医院能接受到的医疗

在这场新冠疫情中，从中国来到我院的患者，特别是癌症患者越来越多了。其中，比通常的癌症诊疗困难很多的重症患者、癌症晚期的患者占了很大的比重。但是，今后如果这场新冠疫情平息的话，从轻度患者到需要进行手术的患者，以及那些虽然在中国也可以接受治疗但还是希望在日本的医院接受治疗的患者会对我们提出更多的各式各样的需求，相信我们也可以满足中国患者的各种需求。我们也希望借调整国际诊疗部的"春风"，能够应对各种各样的疾患。

在不久的将来，我们希望不光是只对已经患病的人群提供服务，也考虑提供健康体检的服务。在本院实施健康体检，如果从中发现了疾病，我们可以及时提供诊断和治疗，也将提供一条龙的医疗服务。目前我们也在为之积极准备。

国际诊疗部在与各诊疗科的配合下，为了让外国患者能够安心地享受到想要接受的治疗，我院同人将团结一心，致力于诊疗服务。

④ 为外国患者提供满意的医疗服务

迄今为止，我院在患者接待方面得到了高度的评价。

来到我院的中国朋友告诉我们，医生、护士、技师等所有的方面都非常好。在工作中，我院的员工没有因为不是日本的患者而对外国患者区别对待，无论什么国籍的患者，都一视同仁，提供最好的医疗服务。

比如在使用抗癌剂的时候，我们会为了尽量不产生副作用，反复进行计量的调整、变更等细致的服务，有不少患者都能够坚持服药，并充满活力地回到了中国。这也是我们提供的医疗服务的重要组成部分。

此外，礼仪自不必说，病房的环境、工作人员的工作环境不断提升也是我们始终贯彻的工作内容，因此我院的每一个员工都为我们高水平的接待服务引以为豪！

⑤ 治疗后的跟踪服务也是值得放心的

治疗后的跟踪服务对于治疗来说也是非常重要的环节。

我们认为即便是在我院接受了充分的治疗，患者回国后也需要很好的跟踪服务。迄今为止，对在我院接受治疗回国的患者，我们都进行在线的跟踪服务。对于诊疗过的患者，医生光看气色就能知道患者的状态。以在线的跟踪服务为基础，如果出现紧急状况需要治疗，最好的形式是和当地的医生保持密切联系，共同对应。今后我们也会致力于完善这样的合作方式。特别是在国际诊疗部部长糸井隆夫医生的专业消化器内科，迄今为止我院也接收了很多中国医生来我院研修内视镜检查等业务。这些医生回国后都在各自的工作岗位上表现活跃。

⑥ 致中国的患者

在这场新冠疫情中，我们更加关注到了这个近邻的国家。虽然中国一直被称为"既近又远的国家"，但我相信以这次疫情为契机，中国一定能成为日本"既近又近的国家"，并确信今后中日两国的良好关系也会持续下去。虽然新冠疫情何时会结束还不明朗，但是从需求的意义上来说，我们期待着双方的关系会变得非常良好，特别是讨论到在日本进行疾病治疗的时候，请一定要到东京医科大学医院国际诊疗部来！

⑦ 关于本院的在线第二诊疗意见

● 关于在线第二诊疗意见的申请

海外患者的第二诊疗意见是完全预约制。以和患者本人的相谈为原则，如果通过家属或身份保证机构进行商量的话，需要本人的同意书。患者本人不会说日语，当天接受第二诊疗意见时一定要有医疗翻译陪同才能进行(见图 2-26)。

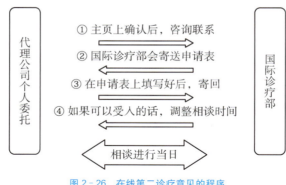

图 2-26　在线第二诊疗意见的程序

- 关于本院的在线第二诊疗意见

在线进行第二诊疗意见时，只有本院医生、本院国际诊疗部的工作人员、医疗翻译人员、患者本人及家属参加(见图 2-27)。中国当地的医生和朋友等第三方不能参加。

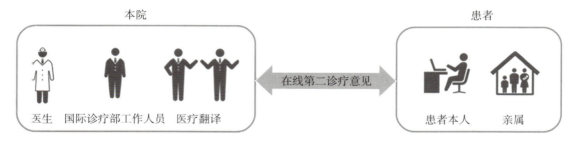

图 2-27　在线第二诊疗流程图

- 关于所需时间及费用(见表 2-228)

表 2-228　诊疗费用表

	第二诊疗意见	书面上的第二诊疗意见
所需时间	45 分钟	—
费用	66,000 日元(含税)	33,000 日元(含税)
注意事项	※ 上述费用包含报告书制作费 ※ 因为属于自由诊疗范畴，所以不能使用健康保险 ※ 第二诊疗意见的日程决定后，一旦取消预约，会产生取消费用，请谅解	

- 在线第二诊疗意见受诊时的注意事项

关于申请

i 本院的在线第二诊疗意见是完全预约制。

ii 申请在线第二诊疗意见时，亲属或是中介公司必须取得患者本人的同意书，并提前告知国际诊疗部。

iii 不能同时和 2 个诊疗科进行相谈。

- 关于患者的信息

i 请无遗漏地填写本院指定的文件。

ii 请尽量不要追加提供图像数据和病理资料。

ⅲ《海外患者预约表》《第二诊疗意见申请表》《相谈同意书》及《诊疗信息提供书》和《检查结果资料》寄送时，由于是含有个人信息的，请尽量利用可以追踪的寄送方式。

ⅳ 关于从患者处取得的文件，由于本院会进行处理，请患者保管好复印件。但是，关于图像的胶片，如果您需要的话会退还给您。

- 关于中介公司及翻译

ⅰ 关于相谈时的通信设备及网络环境请预先由中介公司准备。

ⅱ 相谈时请不要录音、录像。

ⅲ 相谈后患者或中介公司不要用邮件或是电话联络主治医生。

ⅳ 来院当天，仅限于患者及同行的医疗翻译。如果有亲属、友人希望同行的情况时，仅限一名。

ⅴ 在进行在线第二诊疗意见时，只能有本院医生、本院国际诊疗部的工作人员、医疗翻译人员、患者本人及家属参加。中国当地的医生和朋友等第三方不能参加。

- 关于取消及支付

ⅰ 在线第二诊疗意见结束后，请立即支付费用。

ⅱ 在线第二诊疗意见相谈日决定后，日程的变更或是取消都会发生费用。

- 关于联系方式

请通过电话或邮件向国际诊疗部咨询（可以使用中文）。

E-mail：imcd@tokyo-med.ac.jp

TEL：03-3342-6111（代）/内线号码：5809-5829（国际诊疗部）

FAX：03-3342-3535

其他关于日期调整和患者需准备的物品等，请遵从本院的指示。

⑧ 接受访日外国患者住院的体制

- 访日之前至进入病房

来本院的外国患者进入病房前，流程如下：

基于新冠疫情持续扩大的现状，来日本前需要取得核酸检测（PCR）阴性证明书。

来日本前准备的资料、院内的注意事项、关于支付的通知等各种信息也需做出说明，请您充分理解。

希望来院的客人，通过医疗咨询人员联系。如果有人对选择医疗协调员感到不满意的话，本院可以向您介绍合适的医疗协调员，届时请咨询本院。

- 东京医科大学医院的特征

ⅰ 本院的消化器内科，活用高性能的检查机器，在日本全国也是顶级的诊断技术，考虑到患者的生活质量，实行低侵袭治疗（内视镜治疗、超声波治疗等）。本院每年有7,000件以上的消化管内视镜检查等丰富的经验和实绩。

ⅱ 本院肺癌的治疗成果在日本也是顶级的。用心于安全且根治度高的手术，同时重视肺癌早期诊断，所有的治疗都是一贯的。

ⅲ 除此之外，在泌尿科，前列腺癌手术数量自2013年排在日本全国第一位，机器人支援下的前列腺摘除术的实绩约2,000次。在耳鼻喉科、头颈部外科中，也进行了日本第一号人工内耳插入术、喉头麻痹、痉挛性发声障碍的高难度手术等，治疗的实绩在国内外都获得了很高的评价。

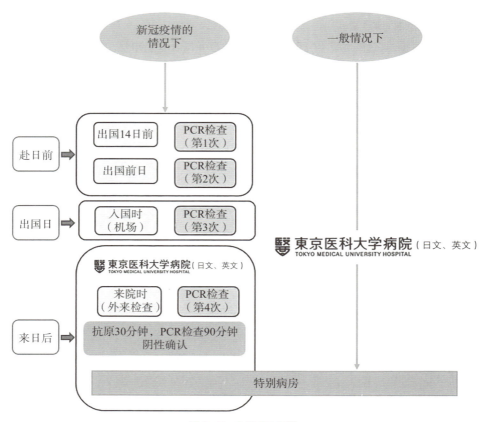

图 2-28　入院前流程图

- 关于手术支援机器人（见图 2-29）

本院引进了最先进的手术支援机器人"Da Vinci"。以泌尿器外科为首，在妇科、消化器外科、呼吸器外科、头颈部外科等多个诊疗科都导入了手术机器人。本院拥有 3 台"Da Vinci S"，以拥有国内顶尖的病例数量而自豪。

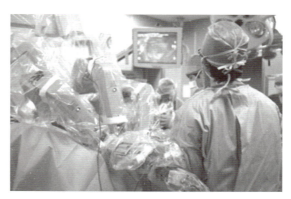

图 2-29　手术机器人（照片出处：东京医科大学医院主页）

- 病房介绍（见图 2-30、图 2-31）

外国住院患者入住的病房有两种，都备有丰富的一次性用品，提供舒适的疗养空间。

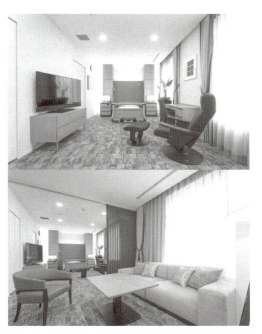

图 2-30　特别病房 A（照片出处：东京医科大学医院主页）

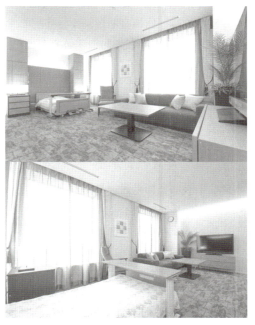

图 2-31　特别病房 B（照片出处：东京医科大学医院主页）

（7）名院探访——公益财团法人癌研究会

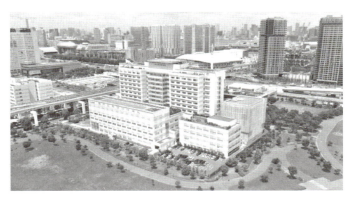

图 2-32　癌研究会外观图（照片由公益财团法人癌研究会提供）

① 癌研究会的目的、措施

为了达成"通过战胜癌症为人类的幸福作出贡献"的基本理念，癌研究会内设研究所、医院以及癌化学疗法中心等，实施以下措施：

- 明确癌症的本质和特性，为癌症的诊断、治疗、预防作出贡献，同时开拓生命科学的尖端技术。
- 实行优质的癌症诊断和治疗，治愈癌症。
- 开发癌症新药和新的诊断、治疗方法。
- 研究癌症的预防和一次、二次预防的实践，抑制癌的发生，减少死亡。
- 促进关于癌症的研究、诊断及预防癌症的国内及国际交流。

② 作为"癌症专门医院"的作用和特点

癌症治疗技术每天都在突飞猛进，在众多患者的协助下，全世界都进行着各种各样的临床研究，诞生了新的治疗标准的诠释。癌研有明医院作为癌症的专业医院经常采用新的技术，目的在于让眼前的患者生存。另外，我们自己在主导世界领先的临床研究上也花费了很多人力和精力。癌研究会的基本理念是"通过战胜癌症为人类的幸福作出贡献"，这也是我们的现实目标。作为日本第一家癌症治疗专业医院的癌症研究会提供外科手术治疗、放射线治疗、化学疗法等癌症治疗领域的全面治疗。我们的方针是：不是患者跟着专家转，而是以患者为中心聚集各类专家，讨论并提供适合每个人的治疗组合方案。例如，以外科手术、放射线治疗和化学疗法等为主要手段，分别对应内科、外科、放射线治疗部、化学疗法部等，成为一个整体，选择治疗方法。此外，护士、药剂师、营养师等也全程参与所有阶段，确保治疗的顺利进行，并不断提升治疗质量。

③ 接受癌症体检的意义

本体检中心的使命是通过早期发现和癌症的预防，保护体检者不受癌症伤害。因此，本中心的体检内容不仅仅是检查整体的健康状态，还包括癌症，特别是消化器官癌、肺癌、子宫癌、乳腺癌的早期发现。在日本如果能早期发现的话，大部分的癌症都可以治疗痊愈。从没有自觉症状的时候开始，积极地接受检查吧！

④ 癌研有明医院未来远景及今后的工作安排

癌研有明医院通过最大限度地活用有限的人力、物力，尽可能为更多的癌症患者提供治疗，不断地提高效率。同时，为应对伴随癌症治疗的危险，我们也在细致入微地完善安全性。我院会不断发展，以满足各位患者对癌研有明医院癌症治疗的期待。希望得到各位更多的理解与支持。

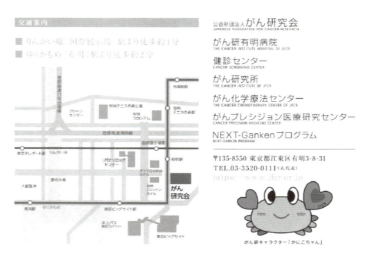

图 2-33　癌研会地址及联系方式（照片由公益财团法人癌研究会提供）

⑤ 体检的流程

● 体检的对象

a. 健康检查的对象是现在没有接受癌症诊断和治疗的人。有患癌史的人在治疗后 5 年以内不能接受体检。关于有病史的人的体检，请通过中介公司和医院商量。

b. 怀孕或可能已怀孕，或有怀孕计划的女性请不要进行体检。

● 体检的申请方法

海外人士烦请通过中介公司申请预约体检。

申请的方法请参考本院的官网 URL：https://www.jfcr.or.jp/hospital-zh/screening/index.html。

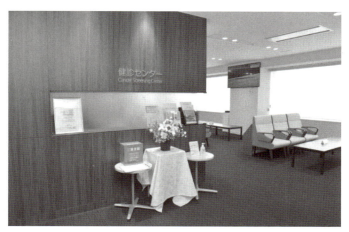

图 2-34 接待处图片

- 关于预约及体检的流程

a. 体检预约的流程

i. 在确认您想要的套餐、可选检查项目及检查时间后,再通过中介公司确认医院的空床情况。

ii. 检查内容确定后,体检费用在体检日 1 个月前全额支付给医院。

iii. 支付完体检费用后,医院将寄去体检指南文件(含问诊票、检查套装等)。

iv. 体检指南文件送达后,请按照指南文件采集检验样本。

v. 体检的第一天,请带上日语的体检指南文件和采集的检验样本来医院。

※原则上请于 1—3 个月之前做好预约。

※根据检查项目不同,体检需要 1—3 天,申请签证的时候请注意。

b. 体检当天的流程

i. 来院受理准备

离开住宿地前,请确认体检指南文件(日语版)和检验样本,带上后再出发。

请在体检受理时间的 30 分钟前到医院,在医院接待台呼叫综合引导人员。

引导人员会带您去专用房间,专门的医疗翻译会指导您填写问诊表。

到了体检的受理时间,专门的医疗翻译会陪同您一起去体检。

※如果迟到的话,有可能发生不能体检的情况,请谅解。

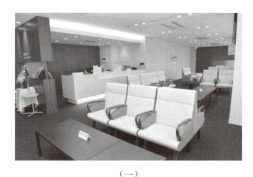
(一)

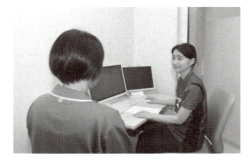
(二)

图 2-35 体检中心内景

ii. 受理体检

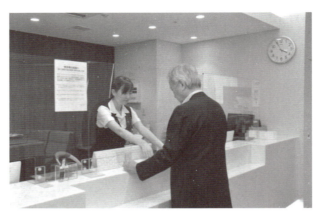

图 2-36　体检中心前台

在更衣室更换体检专用服。

各检查项目的目的及注意点如表 2-229 所示。

表 2-229　各项检查分类及目的

基础检查	血液、身高体重、视力、眼底眼压、听力、心电图等体检的基础检查
肺螺旋CT	早期发现肺部疾病，如肺癌等
上内窥镜检查	早期发现上消化道疾病，如下咽、食道、胃、十二指肠癌等
下内窥镜检查	早期发现下消化道疾病的疾病，如结肠（上行、横行、下行、S状）癌、直肠癌等
腹部超声波/CT	早期发现腹部脏器的疾病，如肝脏、胆囊、胰脏、肾脏、脾脏癌等
甲状腺超声波	早期发现甲状腺疫病，包含血液中的甲状腺相关项目的甲状腺癌
乳腺癌检查	利用超声波和钼靶检查，早期发现乳腺癌等乳腺疾病 ※未满35岁者仅接受超声波检查
妇科癌检查	子宫颈部、子宫内膜细胞学检查、超声波检查、HPV检查，早期发现妇科癌等妇科疾病
骨密度检查	测定腰椎的骨密度，早期发现骨质疏松等疾病
PET-CT检查	利用放射线物，确认是否有癌细胞聚集的全身检查
脑检查	利用颈动脉超声波、脑MRI/MRA检查、ABI检查，早期发现脑肿瘤等脑部异常、动脉硬化等疾病

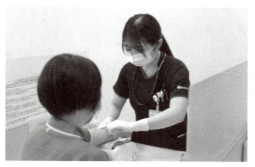

(一)

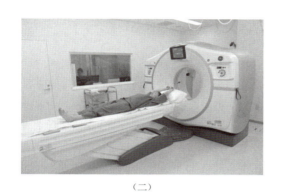

(二)

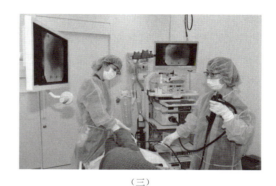

(三)

图 2-37　体检场景图

上述表格内的检查项目都可以预约，因此预约时请和中介公司确认检查内容。另外，根据体检者的身体状态，也有不能实施的检查，详细情况请咨询中介公司。体检结果在检查后 3 周出炉，日语版的报告会制作完成，并邮寄给中介公司。如果中介公司收到了日语报告书，中介公司会翻译成中文，递交给体检者。

- 结算及回国后

a. 关于追加费用（组织检查费、息肉切除费）的结算方法

可以用日元现金或信用卡结算。可以使用 VISA、JCB、American Express 等信用卡。

b. 关于回国后

需要精密检查的人请通过中介公司向体检中心咨询。

- 其他

院内规则包括：

a. 院内禁烟、禁酒。

b. 请在院内将手机设置成振动模式，不要发出铃声。

c. 请在指定的地方使用手机（通话、语音留言）。

d. 请不要大声喧哗。

e. 禁止拍照/录像。

f. 院内的电源插座是不能使用的。

g. 请不要在指定场所以外的地方饮食。

※院内没有幼儿游玩设施，请不要带孩子来院。

10　日本式体检

（1）日本式体检模式的起源

在第二次世界大战前的1933年，日本议员俵孙一和樱内幸雄在东京帝国大学内科教授坂口康藏的指导下，以健康管理为目的，住院1周，进行了精密的全身检查。这被认为是日本最初的"日式精密体检"。"日式精密体检"于1954年由国立东京第一医院（现国立国际医疗研究中心医院）首次系统性地作为专门的医疗项目开展，之后在圣路加国际医院等日本大型医院接连开展了住院1周接受全科室检查、问诊的"日式精密体检"。最初，这种"日式精密体检"被称为"短期入院综合精密身体检查"，随后在报纸上被某位记者称为"人类坞"（日语：人間ドック，英语：Ningen Dock），此后，"人类坞"一词被广泛运用并被人们熟知。所以日本式体检的起源也就是"人类坞"（日式精密体检）的起源。

关于"人类坞"的命名，最初的基本思路是："经历漫长航海后的船只驶入船坞，清理附着在船底的贝壳，对船体进行重新涂装，检查各机关部位的状态，将损坏的零件更换修理，再度出航。"而"日式精密体检中心"就像是船坞一样，从头到尾彻底检查人体，确认健康状态后开展相对应的医疗措施，让人们能够在人生的航路上再度起航，所以才会有"人类坞"这个名称。

（2）日本式体检的内容

目前，日本式体检的内容和价格五花八门，一般来说比较地道的日本式体检含有以下的检查内容：PET检查、CT检查、PET－CT检查、MRI检查、PET－MRI检查、上部（胃）内窥镜与下部内窥镜检查、结肠3D－CT检查等（见表2－230）。

表2－230　日本式体检的主要内容表

体检项目名	简介
PET检查：正电子发射型计算机断层显像（扫描）派特	具有"无痛苦，一次可检查全身""可以发现极微小肿瘤"的特点，是近年来在全世界倍受关注的医疗检查。接受检查者几乎无痛苦，身体负担小，一次可检查全身。 ＜PET检查的适合人群＞ 1. 中老年（特别是50岁以上） 2. 血亲中有患癌症者 3. 吸烟或既往吸烟史等其他致癌危险因素者，建议每1—2年做一次检查
CT检查：电子计算机X射线断层显像（扫描）	利用X射线对身体进行断面扫描的检查。可发现体内多种病灶，特别是对胸部心脏、大动脉、支气管、肺部等以及腹部的肝脏、肾脏等病变，具有较高的检出能力
PET－CT检查	一种用于发现癌症等的尖端图像诊断设备。它是在PET设备上加装CT设备配套使用。传统的CT检查图像主要是通过器官的大小和形状等"形态"异常来发现病灶，而PET图像则是通过"细胞活性"（代谢）的差异来发现病灶，利用PET检查可以掌握以往图像检查无法发现的问题
MRI检查：磁共振成像	在具有强性磁力的桶状检查仪器设备中，利用磁力对身体的脏器及血管进行摄影检查。能够发现多种病灶，特别是对脑、脊椎、四肢及子宫、卵巢、前列腺等盆腔内的病变具有较高的检出能力，同时无须担心遭受放射线辐射。此外，还可拍摄颅脑内和脊柱等CT难以显示的部位的横截面图像
PET－MRI检查	该检查可同时实现通过PET检查掌握"细胞活性"（代谢）的差异与通过MRI检查进行身体器官和血管的拍摄。过去需分2次检查才能得到的检查结果，现在只需1次检查便可完成
上部（胃）内窥镜与下部内窥镜检查	上部（胃）内窥镜检查是指将顶端带有透镜的软管插入身体的内部进行观察，并根据情况进行处置和治疗的医疗设备。上部内窥镜检查是从口腔或鼻腔插入软管，主要检查的是食道和胃。下部内窥镜检查则是从肛门插入软管，主要检查的是结肠
结肠3D－CT检查	不使用内窥镜，利用CT进行结肠检查。一般来说，比使用内窥镜的疼痛要小。接受结肠3D－CT检查需要提前一天食用检查餐，检查时间短（15分钟左右）

资料出处：根据癌研究会有明医院体检中心的资料整理制作。

(3) 日本式体检的注意事项

因为日本式的体检种类繁多，差别也比较大，所以我们建议前往日本体检的外国游客尽量选择具有一定规模且拥有接待外国客人资质的专业医疗机构。虽然体检并不是治疗行为，但是因为涉及诸多精密的检查，所以还是有许多注意事项需要提前了解（以下信息以癌研究会有明医院体检中心为例，并就该中心提供的相关资料进行整理、编辑）。

首先是体检的对象。癌研究会有明医院体检中心就有如下规定：①体检对象是迄今为止还没有接受过癌症诊断和治疗的人。有过癌症病史的患者在治疗后5年之内也不能接受体检。有过病史的患者请通过医疗中介公司向医院的相关人员咨询。②孕妇或者可能怀孕、预定怀孕的女性请不要接受体检。

其次是体检的申请方法。目前日本国内的很多正规体检机构，都委托日本政府指定的医疗中介机构（前文中已有介绍）统一进行申请，也会在各自的官网上公布相关的申请方法（癌研究会有明医院体检中心官网为URL：http://www.jfcr.or.jp/hospital-zh/screening/index.html）。

此外，在预约流程上，也会因体检机构不同而不尽相同，但大致相仿。为了方便大家理解，我们还是选用癌研究会有明医院体检中心为例对预约流程做一个简单的介绍：

① 在确认好选择的体检套餐、常规检查以及检查时间之后，通过医疗中介公司确认医院的预约情况。
② 确认好体检内容后，体检费用在体检日前1个月全额支付给医院。
③ 医院在收到体检费用后，将体检的相关说明资料（问诊票、体检的套件等）邮寄给体检者。
④ 在收到体检相关说明资料以后，请根据说明资料的内容采样。
⑤ 体检的第一天请带好日语版体检说明资料和采集好的样本前往医院。

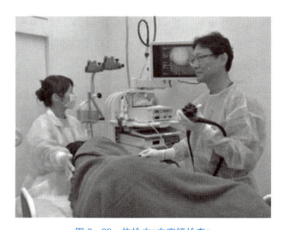

图2-38　体检中（内窥镜检查）

资料出处：癌研究会有明医院提供的资料。

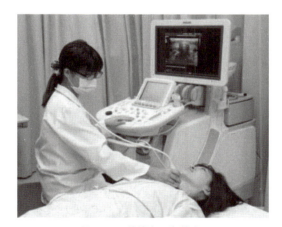

图2-39　体检中（B超检查）

资料出处：癌研究会有明医院提供的资料。

当然，因为各个体检机构的实际运营情况不一样，也会出现热门的机构预约需要较长时间的情况，毕竟绝大部分的机构不光面向海外的客人，更主要的任务是面向日本国内。如癌研究会有明医院体检中心就原则上要求提前13个月。同时，由于检查项目不同，体检所需要的时间也不相同，可能需要1—3天的时间，因此在安排行程和申请签证的时候也需要特别留意。

至于体检当天的流程，基本上就千篇一律了。从住宿地出发前，确认好体检说明资料（日语）和体检的采样样本，带好后出发前往医院。一般会被要求在体检接待时间前30分钟到达医院，并在医院入口处的综合指南处联系医院相关负责人员。医院相关负责人员会引导至专用房间进行说明，医疗专属翻译会帮助一起填写问诊票。到了体检时间后,医疗专属翻译会陪同一起前往前台,在相关人员确认每个检查项目的目的和注意点之后,到指定的更衣室更换体检服后就正式开始体检了。

这里特别需要注意的是,因为各类精密体检设备都是严格按照预约时间运转,每个客人的体检时间也都是按照预约时间严格执行,所以千万不要迟到!如果迟到的话,也有可能无法接受当天的体检。

关于检查结果,一般来说体检机构会在3周左右的时间出具日语版体检报告,并交付医疗中介机构。而医疗中介机构则会在收到日语版报告之后,由专业人士翻译成中文,然后交付给体检客人。

如果在体检的过程中出现需要当场切除息肉或增加检查科目的情况,体检客人也可以通过日元现金结算或者用 VISA、JCB、American Express 等体检机构认可的信用卡进行支付。如果需要做进一步的精密体检,即便是回国之后,还可以继续通过医疗中介机构咨询体检中心。

最后,必须告知大家的是日本体检机构的一些常识性的规定,即:①禁止在院内喝酒、抽烟;②在院内需要将手机设定为静音模式,不能让手机铃声响起;③院内手机通话和有声短信需要在指点的地点进行操作;④院内禁止喧哗;⑤院内禁止拍照、拍视频、翻拍照片;⑥禁止使用院内的电源插座;⑦院内禁止在指定地点以外饮食;⑧不设有保育设施的院内,禁止携带儿童来院等。尊重这些规定,既是文明的表现,也是对医疗工作者的尊重。

至于日本式体检的价值,基于上述的体检内容和日本的先进仪器设备,应该说具有很高的预防疾病的作用,可以说是一次从头到脚的彻底的全身检查。但是考虑到众多设备装置多采用射线影像,对人体也有着一定的伤害,因此体验日本式的体检也需要有节有度,一般来说3年左右做一次,这对身体的影响基本上可以忽略不计。换而言之,没有突发情况,日本式体检的"有效期"可以看作3年。

(4) 外国人赴日体检的流程

外国人赴日参加日本式体检的流程(见表2-231)与赴日看病基本相仿,但是会简单很多。我们还是以ジャパン・メディカル&ヘルスツーリズムセンター(JMHC)/株式会社JTB为例,因为具备日本政府颁发的旅游资质,所以该公司也可以提供从赴日前的咨询到回国后的后续的一条龙服务。

表2-231 外国人赴日体检流程表

咨询与申请	① 赴日体检前请咨询JMHC的合作伙伴或直接咨询JMHC ② 客户选择日本的医疗机构和体检方案
出发前	① JMHC根据客户的使用语言寄送问诊表等,客户需事先填写 ② JMHC就细节与检查医疗机构进行事先沟通 ③ JMHC将详细的体检项目与日程安排发给客户 ④ 客户需在出发前支付体检费用
访日与健康检查	① 体检前一天,JMHC专员会拜访客户,对体检中的注意事项进行说明 ② 体检当天,JMHC专员全程参与,为客户的体检提供细致的服务 ③ 若客户需要即时治疗,JMHC也能同时提供相应的服务
观光	若客户需要,JMHC也能提供有益于健康的各种疗法和观光景点的介绍
回国后	① 体检结果由JMHC的顾问医师(拥有中国医师执照的医生)负责翻译 ② JMHC将体检结果寄送至客户指定的地点 ③ 也能够提供中文以外的语言的准确、可靠的翻译结果

资料出处:根据ジャパン・メディカル&ヘルスツーリズムセンター(JMHC)/株式会社JTB提供的资料整理制作。

【上塚芳郎医生聊日本医疗】"人間ドック"——综合体检

"人間ドック"是日本独有的词语之一。"ドック"(dock)一词指船坞,是专门用于检查和修理船只的场地。因此,"人間ドック"就是指通过每年一次的检查来发现我们身上需要进一步观察或治疗的地方,相当于一个大型的健康检查。"人間ドック"起始于1958年的下半年,那时就已经有了能够提供2天1夜短期体检项目的医院。

一般来说,人们在身体不适的情况下才会去医院就诊。但与普通的医疗不同,就算身体没有感到明显的不适,人们也应该每年进行一次"人間ドック",看看是否存在潜在的健康问题。这和车检的概念有些类似。

"人間ドック"后,体检报告能否得到正确解读、医生能否基于检查结果给出生活习惯的建议是十分重要的。除此之外,在客户需要进一步治疗的情况下,体检机构是否能够推荐合适的医疗机构也是十分重要的。体检机构与各医疗机构保持良好的信赖关系,能够为客户推荐最合适的医疗机构,这是最为理想的情况。

"人間ドック"主要包含的项目有:身体情况检测、血压测定、视力检查、听力检查、呼吸功能检查、胸部X光检查、上消化道X光检查、上消化道内视镜检查、腹部超声波检查、血液检查、尿液检查、排泄物检查、内科诊断等。

3 CHAPTER

资料篇
外国人就医医疗机构

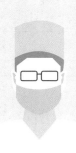

资料篇
外国人就医医疗机构

CHAPTER 3

为了方便患者、提高医疗机构等的服务水平，日本政府汇编了可接收外国患者的医疗机构一览表，力求为外国患者创造安心就诊的体制环境。

关于外国患者的接收，过去一直存在着各种不同的医疗机构的信息汇总，但这些医疗机构对外国患者的接收态度参差不齐，还有人指出这些信息不统一、难以理解等诸多问题。为此，日本厚生劳动省与观光厅联手打造了统一的、一元化的"医疗机构一览表"，这些医疗机构分别由各都道府县就各地的医疗机构对于接收外国患者方面的能力与态度进行审查后选出。今后，日本官方以"医疗机构一览表"为准，并定期对其进行更新，同时不再对"可接收访日外国旅行者的医疗机构列表"（以下简称为"观光厅列表"）进行更新（见表3-1）。

表3-1 本次"医疗机构一览表"的收录对象/非收录对象整理表

各类医疗机构	收录一览表的各条件		
	医疗机构的能力和环境是否符合收录条件※	医疗机构有无意愿接收外国患者在其院内诊疗	是否被都道府县基于各地的医疗体制选为重点机构
由各都道府县选出的接收外国患者的重点医疗机构	是	有	是
虽存在于"观光厅列表"但未被都道府县选为接收外国患者的重点机构的医疗机构	是	有	否
从"观光厅列表"中删除的医疗机构	否	— (医疗机构同意删除)	否

"医疗机构一览表"的收录对象

→非收录对象

说明：今后在更新"医疗机构一览表"时，以医疗机构的能力与环境作为第一条件进行筛选。

2019年日本厚生劳动省在官网首次公布了1,972家外国人就医的医疗机构名录，算是一次性解决了上述问题，也为外国患者在日本就医开创了更加便捷、高效的途径。

本次收录在"医疗机构一览表"内的医疗机构以有接收外国人患者在院内诊疗的意愿为前提，同时还特别增加了由各都道府县根据各地区的医疗体制所选出的接收外国患者的重点医疗机构，并标注了JMIP（Japan Medical Service Accreditation for International Patients）的分类等。

具体来说，接收外国患者的重点医疗机构，分为类别1和类别2，其定义如下：(1) 类别1是可应对需要住院治疗的急救患者的医疗机构；(2) 类别2是可接收外国患者的包括诊疗所、齿科诊疗所在内的医疗机构。一些有意愿接收外国患者在院内治疗但经过审查其能力不足的医疗机构，在与该机构协商同意后，已经从"医疗机构一览表"中删除。今后，也会由各都道府县对医疗机构的能力进行审查，并基于审查结果不断更新"医疗机构一览表"。

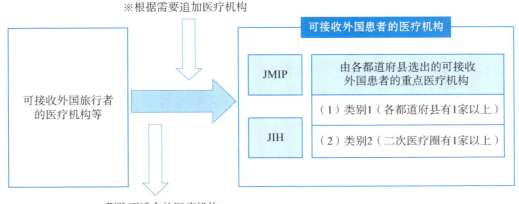

图3-1　日本政府公布的接收外国患者的医院信息表更新流程图

此图标代表该医院拥有JIH（Japan International Hospital）认证，它主要**以医疗签证的外国人为对象**。外国人希望以医疗签证访日时，可着重参考该医院是否拥有此认证。**在JIH认证医院就医前，患者必须与MEJ认证的海外就医协调机构签订翻译、医疗费支付、售后服务等方面的协议，并通过协调机构与医院进行信息沟通。**

此图标代表该医院拥有JMIP（Japan Medical Service Accreditation for International Patients）认证，它主要**以常驻日本或旅日的外国人为对象**。具备该认证的医院在接待外国人的硬件与软件方面较为成熟。**即使在没有事先预约与沟通的前提下，也能接待外国人。**

此图标代表该医院是由各都道府县基于当地的医疗体制所选出的可接待外国患者的**据点性、实验性医疗机构**。类别1的医院要求较高，**可接收需要住院治疗的急救患者。**

此图标代表该医院是由各都道府县基于当地的医疗体制所选出的可接待外国患者的**据点性、实验性医疗机构**。类别2的医院**可接收外国患者进行简单的日常的问诊、治疗工作。**

图3-2　医疗机构示范表图标说明图

　　这些医疗机构分布在日本全国各地，按区域划分：拥有东京、横滨等国际化大都市的关东地区共有750家医疗机构，遥遥领先；但是同样坐拥大阪、京都等大城市，医疗领域实力雄厚的近畿地区只有176家上榜，仅列六大地区的第四位；反倒是名不见经传的中部地区（423家）和中国四国地区（308家）位列第二、第三。按照地方政府排名：东京都有392家，远远超出全国平均水平（41家）；三重县（115家）和香川县（98家）异军突起，分列第二位和第四位，彰显出地方政府为了借日本观光立国东风，促进地方经济发展的决心；神奈川县（100家）和大阪（70家）分列第三位和第五位（见表3-2）。

表3-2 外国人就医医疗机构分布表（2019年）

北海道东北地区	数量	关东地区	数量	中部地区	数量	近畿地区	数量	中国四国地区	数量	九州冲绳地区	数量
北海道	40	茨城县	85	新潟县	25	滋贺县	13	鸟取县	30	福冈县	37
青森县	5	枥木县	32	富山县	11	京都府	34	岛根县	30	佐贺县	7
岩手县	17	群马县	41	石川县	35	大阪府	70	冈山县	22	长崎县	17
宫城县	13	埼玉县	67	福井县	38	兵库县	24	广岛县	25	熊本县	34
秋田县	43	千叶县	33	山梨县	57	奈良县	24	山口县	24	大分县	11
山形县	20	东京都	392	长野县	22	和歌山县	11	德岛县	47	宫崎县	9
福岛县	15	神奈川县	100	岐阜县	57			香川县	98	鹿儿岛县	32
				静冈县	24			爱媛县	18	冲绳县	15
				爱知县	39			高知县	14		
				三重县	115						
地区合计	153	地区合计	750	地区合计	423	地区合计	176	地区合计	308	地区合计	162

本书在上述外国人就医医疗机构中，精选出获得JMIP、JIH认证及日本地方政府选出的据点性、实验性医疗机构中可接收需要住院治疗的急救患者的医院，按照所在地分类加以介绍（样表见图3-3、表3-3），诊疗科目按日本的习惯列出，便于读者查询。

对应外语种类 ⇒ EN：英语　ZH：汉语　KO：朝鲜语　RU：俄语　ID：印度尼西亚语　MS：马来语　ES：西班牙语　PT：葡萄牙语　MN：蒙古语　FR：法语　DE：德语　FA：波斯语　TL：菲律宾语　NE：尼泊尔语　VI：越南语　TH：泰语　PO：波兰语　RO：罗马尼亚语　SI：僧伽罗语　HI：印度语　IT：意大利语　KM：柬埔寨语　LO：老挝语　AR：阿拉伯语

图3-3 "医疗机构一览表"中的各国语言简称

表3-3 "医疗机构一览表"样表

医院名称（EN）	University of Tsukuba Hospital		
设立年份	1976年	床位数	800
员工人数	1,373	每年手术台数	8,374
地址（日语）	茨城県つくば市天久保2-1-1		
邮政编码	305-8576	电话	029-853-3570
官网	http://www.hosp.tsukuba.ac.jp/		
诊疗科目	循环器内科、消化器内科、呼吸器内科、肾脏内科、血液内科、胶原病风湿过敏内科、神经内科、内分泌代谢糖尿病内科、遗传诊疗科、睡眠呼吸障碍科、心理健康科、肿瘤内科、综合内科、消化器外科、心脏血管外科、泌尿器科、脑中风科、呼吸器外科、脑神经外科、乳腺甲状腺内分泌外科、整形外科、形成外科、精神神经科、产科妇科、皮肤科、传染病科、耳鼻咽喉科、牙科口腔外科、麻醉科、放射线科、急救集中治疗科、病理诊断科、小儿内科、小儿外科、眼科、综合诊疗科		
对应外语种类	EN		
营业时间	周一至周五：8:30—17:00 预约制（急诊365天24小时对应）	24小时365日	
支付方式	Visa，Master，Amex，Diners Club，JCB，Nicos，UFJ，DC，Discover		

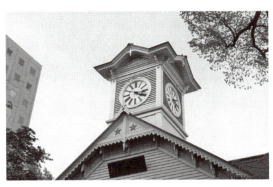
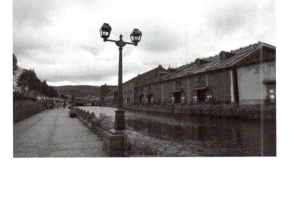
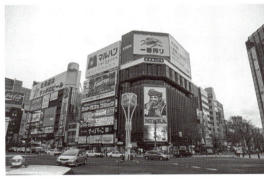

北海道

表3-4 北海道医疗状况总览表

北海道	数量	备注
医院	561家	普通医院493家,精神病医院68家
普通诊疗所	3,384家	有床位的诊疗所421家
齿科诊疗所	2,934家	—
10万人口对应的医院	10.5家	普通医院9.3家,精神病医院1.3家
10万人口对应的普通诊疗所	63.6家	有床位的诊疗所7.9家
10万人口对应的齿科诊疗所	55.2家	—
医院病床数量	94,523床	普通病床52,642床,精神病床19,956床,疗养病床21,611床
普通诊疗所病床数量	6,253床	—
10万人口对应的医院病床	1,776.7床	普通病床989.5床,精神病床375.1床,疗养病床406.2床
10万人口对应的普通诊疗所病床	117.5床	—
医师	13,309人	现任职于医疗设施12,755人(男性10,821人,女性1,934人)
齿科医师	4,440人	现任职于医疗设施4,304人(男性3,588人,女性716人)
药剂师	11,321人	现任职于医疗设施9,397人(男性4,724人,女性4,673人)
10万人口对应的医师	248.7人	现任职于医疗设施238.3人(男性202.2人,女性36.1人)
10万人口对应的齿科医师	83.0人	现任职于医疗设施80.4人(男性67.0人,女性13.4人)
10万人口对应的药剂师	211.5人	现任职于医疗设施175.6人(男性88.3人,女性87.3人)

资料出处:根据日本厚生劳动省截至2017年10月1日的统计数据制作。

表 3-5 医療法人雄心会函館新都市病院(日语)信息表

医院名称(EN)	Incorporated Medical Institution Yushinkai Hakodate Shintoshi Hospital		
设立年份	1987 年	床位数	155
员工人数	166	每年手术台数	409
地址(日语)	北海道函館市石川町 331-1		
邮政编码	041-0802	电话	0138-46-1321
官网	http://yushinkai.jp/hakodate		
诊疗科目	内科、脑神经外科、脑神经内科、整形外科、循环器内科、牙科、麻醉科、康复科、小儿科		
对应外语种类	EN、RU		
营业时间	周一—周五：8：45—11：30，13：00—14：30 周六：8：45—11：30	24 小时 365 日	○
支付方式	Visa、Master、AMEX、Diners Club、JCB		

表 3-6 市立函館病院(日语)信息表

医院名称(EN)	Hakodate Municipal Hospital		
设立年份	1860 年	床位数	648
员工人数	568	每年手术台数	4,377
地址(日语)	北海道函館市港町 1 丁目 10 番 1 号		
邮政编码	041-08680	电话	0137-43-2000
官网	http://www.hospital.hakodate.hokkaido.jp/		
诊疗科目	循环器内科、呼吸器内科、消化器内科、呼吸器外科、消化器外科、乳腺外科、心脏血管外科、整形外科、形成外科、妇产科、小儿科、皮肤科、泌尿器科、眼科、耳鼻咽喉科、脑神经外科、精神神经科、脑神经内科、血液内科、麻醉科、放射线科、牙科・矫正牙科・口腔外科、康复科、缓和护理科、病理诊断科		
对应外语种类	EN、ZH、KO		
营业时间	工作日：8：30—11：30（急诊 24 小时对应）	24 小时 365 日	
支付方式	Visa、Master、AMEX、JCB		

表 3-7 医療法人徳州会札幌東徳州会病院(日语)信息表

医院名称(EN)	Tokushukai Health-care Corporation Ltd. Sapporo Higashi Tokushukai Hospital		
设立年份	1886 年	床位数	325
员工人数	393	每年手术台数	3,759
地址(日语)	北海道札幌市東区北 33 条東 14 丁目 3 番 1 号		
邮政编码	065-0033	电话	011-722-1110
官网	http://www.higashi-tokushukai.or.jp/		
诊疗科目	综合内科、循环器内科、呼吸器内科、消化器内科、小儿科、外科、整形外科、形成外科、乳腺外科、心脏血管外科、脑神经外科、耳鼻咽喉科、头颈部外科、眼科、麻醉科、放射线科、皮肤科、泌尿器科、牙科口腔外科		
对应外语种类	EN、ZH、RU、ES、PT、MS、NE、TH、FR、VI		
营业时间	周一—周五：7：00—11：30，16：00—19：00 周六：7：00—11：30（夜间、周六、周日节假日可以对应急救患者）	24 小时 365 日	○
支付方式	Visa、Master、AMEX、Diners Club、JCB、银联		

表3-8　社会医療法人孝仁会北海道大野記念病院（日语）信息表

医院名称(EN)	Hokkaido Ohno Memorial Hospital		
设立年份	2016 年	床位数	276
员工人数	312	每年手术台数	2,265
地址（日语）	北海道札幌市西区宫の沢2条1-16-1		
邮政编码	063-0052	电话	011-665-0020
官网	https://ohno-kinen.jp/		
诊疗科目	外科、脑神经外科、心脏血管外科、消化器外科、乳腺外科、整形外科、脊柱脊髓外科、妇科、头颈部外科·耳鼻咽喉科、形成外科、泌尿器科、循环器内科、呼吸器内科、消化器内科、肿瘤血液内科、脑神经内科、内科、肾脏内科、麻醉科、放射线科、康复科、病理诊断科		
对应外语种类	EN、ZH		
营业时间	周一——周五：8：30—16：30　周六：8：30—11：30（急诊24小时对应）	24 小时 365 日	
支付方式	Visa、Master、AMEX、JCB、银联		

表3-9　JA北海道厚生連倶知安厚生病院（日语）信息表

医院名称(EN)	Kutchan-Kosei General Hospital		
设立年份	1945 年	床位数	234
员工人数	204	每年手术台数	544
地址（日语）	北海道虻田郡倶知安町北4条東1丁目2番地		
邮政编码	044-0004	电话	0136-22-1141
官网	http://www.dou-kouseiren.com/byouin/kutchan/index.html		
诊疗科目	综合诊疗科、内科（人工透析）、循环器内科、呼吸器内科、消化器内科、神经内科、小儿科、外科、整形外科、脑神经外科、心脏血管外科、妇产科、皮肤科、泌尿器科、眼科、耳鼻咽喉科、精神神经科、麻醉科、临床检查科		
对应外语种类	EN、ZH、KO		
营业时间	周一——周五：8：00—11：00，12：30—16：00（挂号时间根据科室规定）　周六、周日、节假日：仅接待急诊	24 小时 365 日	○
支付方式	Visa、Master、AMEX、JCB		

表3-10　旭川赤十字病院（日语）信息表

医院名称(EN)	Japanese Red CRoss Asahikawa Hospital		
设立年份	1923 年	床位数	554
员工人数	737	每年手术台数	5,237
地址（日语）	北海道旭川市曙1条1丁目1番1号		
邮政编码	070-8530	电话	0166-22-8111
官网	http://www.asahikawa.jrc.or.jp/		
诊疗科目	循环器内科、呼吸器内科、消化器内科、糖尿病·内分泌内科、肾脏内科、小儿科、外科、整形外科、形成外科、脑神经外科、心脏血管外科、呼吸器外科、泌尿器科、妇产科、眼科、耳鼻咽喉科、麻醉科、放射线科、皮肤科、牙科口腔外科、脑神经内科、血液·肿瘤内科、急救科、病理诊断科		
对应外语种类	EN		
营业时间	周一——周五：8：00—12：00（急诊24小时对应）	24 小时 365 日	
支付方式	Visa、Master、AMEX、JCB、Diners Club、银联		

表 3-11　整形外科進藤病院（日语）信息表

医院名称(EN)	Shindo Hospital		
设立年份	1909 年	床位数	137
员工人数	—	每年手术台数	270
地址（日语）	北海道旭川市 4 条通 19 丁目右 6 号		
邮政编码	078-8214	电话	0166-31-1221
官网	https://shindo-hospital.or.jp/		
诊疗科目	整形外科		
对应外语种类	EN		
营业时间	周一—周五：9:00—12:30,14:00—17:00 周六：9:00—11:30(急诊 24 小时对应)	24 小时 365 日	
支付方式	—		

表 3-12　社会医療法人北斗　北斗病院（日语）信息表

医院名称(EN)	Hokuto Hospital		
设立年份	1993 年	床位数	267
员工人数	225	每年手术台数	2,292
地址（日语）	北海道带広市稲田町基線 7 番地 5 号		
邮政编码	080-0833	电话	0155-48-8000
官网	https://www.hokuto7.or.jp/		
诊疗科目	综合诊疗科、循环器内科、人工透析科、消化器内科、脑神经内科、肾脏内科、小儿科、脑神经外科、心脏血管外科、风湿科、肛门外科、消化器外科、乳腺外科、整形外科、形成外科、耳鼻咽喉科、头颈部外科、眼科、皮肤科、泌尿器科、牙科、牙科口腔外科、麻醉科、放射线科、核医学诊断科、先进医疗推进科、病理·遗传因子诊断科		
对应外语种类	EN、ZH、KO、RU		
营业时间	周一—周五：8:00—16:30　周六：8:30—11:30	24 小时 365 日	○
支付方式	Visa、Master、AMEX、Diners Club、JCB、银联		

表 3-13　市立釧路総合病院（日语）信息表

医院名称(EN)	Kushiro City General Hospital		
设立年份	1872 年	床位数	643
员工人数	672	每年手术台数	4,605
地址（日语）	北海道釧路市春湖台 1 番 12 号		
邮政编码	085-0822	电话	0154-41-6121
官网	http://www.kushiro-cghp.jp/		
诊疗科目	呼吸器内科、消化器内科、心脏血管内科、小儿科、外科、心脏血管外科、整形外科、脑神经外科、皮肤科、泌尿器科、妇产科、头颈部外科·耳鼻咽喉科、眼科、精神神经科、麻醉科、放射线科、牙科·口腔外科、形成外科、康复科		
对应外语种类	使用媒体电话对应		
营业时间	周一—周五：9:00—16:00（急救中心 24 小时对应）	24 小时 365 日	
支付方式	JCB、Master、Visa、DC、Nicos、UFJ、MUFG、Discover、AMEX、Diners Club		

资料篇/外国人就医医疗机构

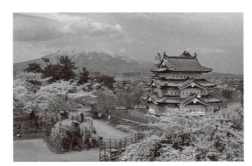
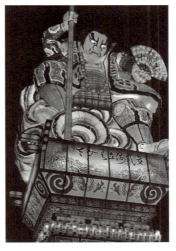
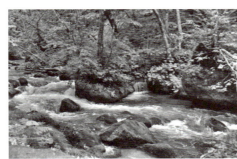

青森县

表 3-14 青森县医疗状况总览表

青森县	数量	备注
医院	94 家	普通医院 78 家,精神病医院 16 家
普通诊疗所	881 家	有床位的诊疗所 146 家
齿科诊疗所	534 家	
10 万人口对应的医院	7.4 家	普通医院 6.1 家,精神病医院 1.3 家
10 万人口对应的普通诊疗所	68.9 家	有床位的诊疗所 11.4 家
10 万人口对应的齿科诊疗所	41.8 家	
医院病床数量	17,252 床	普通病床 9,990 床,精神病床 4,453 床,疗养病床 2,720 床
普通诊疗所病床数量	2,085 床	
10 万人口对应的医院病床	1,349.9 床	普通病床 781.7 床,精神病床 348.4 床,疗养病床 212.8 床
10 万人口对应的普通诊疗所病床	163.1 床	
医师	2,702 人	现任职于医疗设施 2,563 人(男性 2,146 人,女性 417 人)
齿科医师	762 人	现任职于医疗设施 734 人(男性 576 人,女性 158 人)
药剂师	2,210 人	现任职于医疗设施 1,856 人(男性 880 人,女性 976 人)
10 万人口对应的医师	209.0 人	现任职于医疗设施 198.2 人(男性 166.0 人,女性 32.3 人)
10 万人口对应的齿科医师	58.9 人	现任职于医疗设施 56.8 人(男性 44.5 人,女性 12.2 人)
10 万人口对应的药剂师	170.9 人	现任职于医疗设施 143.5 人(男性 68.1 人,女性 75.5 人)

资料出处:根据日本厚生劳动省截至 2017 年 10 月 1 日的统计数据制作。

表 3-15 青森县立中央病院（日语）信息表

医院名称(EN)	Aomori Prefectural Central Hospital		
设立年份	1997 年	床位数	684
员工人数	626	每年手术台数	6,297
地址（日语）	青森県青森市東造道 2-1-1		
邮政编码	030-8553	电话	017-726-8111
官网	https://aomori-kenbyo.jp/		
诊疗科目	呼吸器内科、消化器内科、血液内科、肿瘤内科、呼吸器外科、外科、泌尿器科、耳鼻咽喉科・头颈部外科、牙科口腔外科、形成・再建外科、缓和医疗科、肿瘤心疗科、循环器内科、心脏血管外科、心脏大血管康复科、脑神经内科、脑神经外科、内分泌内科、皮肤科、眼科、产科、新生儿科、风湿胶原病内科、心理健康科、小儿科、整形外科、妇产科、麻醉科、康复科、临床遗传科		
对应外语种类	EN、ZH、KO		
营业时间	周一——周五：8:20—11:30（急诊 24 小时对应）	24 小时 365 日	○
支付方式	MUFG、DC、UFJ、Nicos、Visa、Master、JCB、AMEX、Diners Club、Discover		

表 3-16 弘前大学医学部附属病院（日语）信息表

医院名称(EN)	Hirosaki University Hospital		
设立年份	1949 年	床位数	644
员工人数	917	每年手术台数	6,145
地址（日语）	青森県弘前市本町 53 番地		
邮政编码	036-8563	电话	0172-33-5111
官网	http://www.med.hirosaki-u.ac.jp/hospital/index.html		
诊疗科目	循环器内科、血液内科、呼吸器内科、消化器内科、胶原病内科、内分泌内科、肾脏内科、糖尿病代谢内科、传染病科、脑神经内科、肿瘤内科、精神科神经科、小儿科、呼吸器外科、心脏血管内科、消化器外科、乳腺外科、甲状腺外科、整形外科、脑神经外科、皮肤科、泌尿器科、眼科、耳鼻咽喉科、妇产科、麻醉科、放射线科、小儿外科、形成外科、牙科口腔外科、急救科、康复科、病理诊断科		
对应外语种类	EN		
营业时间	工作日：8:30—17:00	24 小时 365 日	
支付方式	JCB、Nicos、UFJ、DC、Visa、Master、Diners Club、AMEX、MUFG		

表 3-17 八户市立市民病院（日语）信息表

医院名称(EN)	Hachinohe City Hospital		
设立年份	—	床位数	—
员工人数	—	每年手术台数	—
地址（日语）	青森県八戸市田向三丁目 1 番 1 号		
邮政编码	031-8555	电话	0178-72-5111
官网	http://www.hospital.hachinohe.aomori.jp/		
诊疗科目	循环器内科、呼吸器内科、消化器内科、内视镜科、化学疗法科、内分泌糖尿病内科、肾脏内科、神经内科、外科、乳腺外科、小儿外科、呼吸器外科、整形外科、形成外科、脑神经外科、心脏血管外科、小儿科、泌尿器科、妇产科、康复科、眼科、皮肤科、耳鼻咽喉科、麻醉科、放射线科、精神神经科、缓和医疗科、临床检查科、牙科口腔外科、急救科、综合诊疗科、病理诊断科		
对应外语种类	EN、ZH、KO、DE		
营业时间	工作日：8:15—17:00（急救中心 365 天 24 小时对应）	24 小时 365 日	
支付方式	Visa、Master、AMEX、JCB、Diners Club、Discover、银联		

表3-18 十和田市立中央病院（日语）信息表

医院名称（EN）	Towada City Hospital			
设立年份	1958 年	床位数	379	
员工人数	344	每年手术台数	1,937	
地址（日语）	青森县十和田市西十二番町 14 番 8 号			
邮政编码	034-0093	电话	0176-23-5121	
官网	http://www.hp-chuou-towada.towada.aomori.jp/			
诊疗科目	循环器内科、呼吸器内科、消化器内科、糖尿病内科、综合内科、缓和医疗科、外科、脑神经外科、小儿科、妇产科、整形外科、泌尿器科、眼科、耳鼻咽喉科、心理健康科、皮肤科、麻醉科、放射线科、神经内科			
对应外语种类	EN、ZN、KO、TL			
营业时间	周一—周五：8:30—16:00（急诊 24 小时对应）	24 小时 365 日	○	
支付方式	Visa、Master、AMEX、JCB			

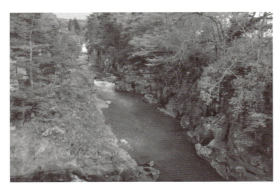
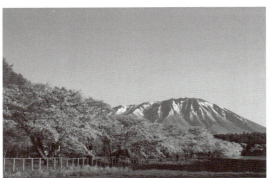
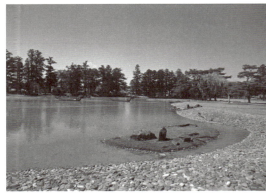

岩手县

表 3-19 岩手县医疗状况总览表

岩手县	数量	备 注
医院	93 家	普通医院 78 家，精神病医院 15 家
普通诊疗所	874 家	有床位的诊疗所 105 家
齿科诊疗所	587 家	
10 万人口对应的医院	7.4 家	普通医院 6.2 家，精神病医院 1.2 家
10 万人口对应的普通诊疗所	69.6 家	有床位的诊疗所 8.4 家
10 万人口对应的齿科诊疗所	46.8 家	
医院病床数量	17,304 床	普通病床 10,499 床，精神病床 4,337 床，疗养病床 2,314 床
普通诊疗所病床数量	1,418 床	
10 万人口对应的医院病床	1,378.8 床	普通病床 836.6 床，精神病床 345.6 床，疗养病床 184.4 床
10 万人口对应的普通诊疗所病床	133.0 床	
医师	2,631 人	现任职于医疗设施 2,458 人（男性 2,077 人，女性 381 人）
齿科医师	1,029 人	现任职于医疗设施 977 人（男性 749 人，女性 228 人）
药剂师	2,303 人	现任职于医疗设施 1,904 人（男性 825 人，女性 1,079 人）
10 万人口对应的医师	207.5 人	现任职于医疗设施 193.8 人（男性 163.8 人，女性 30.0 人）
10 万人口对应的齿科医师	81.2 人	现任职于医疗设施 77.1 人（男性 59.1 人，女性 18.0 人）
10 万人口对应的药剂师	181.6 人	现任职于医疗设施 150.2 人（男性 65.1 人，女性 85.1 人）

资料出处：根据日本厚生劳动省截至 2017 年 10 月 1 日的统计数据制作。

资料篇/外国人就医医疗机构　217

表 3-20　岩手医科大学附属病院（日语）信息表

医院名称(EN)	Iwate Medical University Hospital		
设立年份	1928 年	床位数	1,000
员工人数	1,759	每年手术台数	10,577
地址（日语）	岩手县紫波郡矢巾町医大通二丁目 1 番 1 号		
邮政编码	028-3695	电话	019-613-7111
官网	http://www.iwate-med.ac.jp/hospital/		
诊疗科目	内科、消化内科、肝脏内科、糖尿病·代谢内科、循环器内科、内分泌内科、肾脏内科、呼吸器内科、心理诊疗内科、过敏科、血液·肿瘤内科、神经内科、老年内科、外科、消化器外科、肝脏外科、乳腺外科、小儿外科、气管食管外科、脑神经外科、呼吸器外科、血管外科、整形外科、康复科、风湿科、形成外科、头颈外科、美容外科、妇产科、儿科、耳鼻咽喉科、眼科、皮肤科、泌尿器科、放射线诊断科、放射线治疗科、循环器放射线科、麻醉科、精神科、急诊科、临床检查科、病理诊断科、缓和护理科、牙科、矫正牙科、小儿牙科、牙科口腔外科		
对应外语种类	EN		
营业时间	周一—周五：8:30—16:00　周一、周三、周五（牙科诊疗）：8:30—17:00　（每月第 1、4 周）周六：8:30—11:00	24 小时 365 日	○
支付方式	Visa、Master、AMEX、Diners Club		

表 3-21　岩手县立釜石病院（日语）信息表

医院名称(EN)	Iwate Prefectural Kamaishi Hospital		
设立年份	1934 年	床位数	272
员工人数	212	每年手术台数	1,089
地址（日语）	岩手县釜石市甲子町第 10 地割 483-6		
邮政编码	026-0055	电话	0193-25-2011
官网	http://kamaishi-hp.com/		
诊疗科目	内科、循环器内科、呼吸器内科、消化器内科、小儿科、外科、心脏血管外科、形成外科、脑神经外科、脑神经内科、整形外科、泌尿器科、妇产科、眼科、耳鼻咽喉科		
对应外语种类	自动语言翻译机		
营业时间	周一—周五：8:30—11:00　眼科仅周五：12:00—14:00 呼吸器内科（每月第 1、3 周）周四：12:00—14:00 妇产科、整形外科、耳鼻咽喉科　周一—周五：8:30—10:00（急诊 24 小时对应）	24 小时 365 日	○
支付方式	Visa、Master、AMEX、JCB		

表 3-22　岩手县立中央病院（日语）信息表

医院名称(EN)	Iwate Prefectural Central Hospital		
设立年份	1933 年	床位数	685
员工人数	770	每年手术台数	7,025
地址（日语）	岩手县盛冈市上田 1 丁目 4-1		
邮政编码	020-0066	电话	019-653-1151
官网	http://www.chuo-hp.jp/		

续 表

诊疗科目	血液内科、综合诊疗科、糖尿病·内分泌内科、消化器内科、消化器外科、小儿外科、儿科、整形外科、脑神经内科、脑神经外科、循环器内科、心脏血管外科、呼吸器内科·呼吸器官外科、整形外科、缓和护理科、疼痛科、精神科、皮肤科、眼科、牙科口腔外科			
对应外语种类	远程翻译、自动翻译机			
营业时间	周一——周五：8:00—11:00（急诊24小时对应）	24小时365日		○
支付方式	Visa、JCB、Master、AMEX			

表3-23 岩手县立大船渡病院（日语）信息表

医院名称（EN）	Iwate Prefectural Ofunato Hospital		
设立年份	1934年	床位数	469
员工人数	320	每年手术台数	1,684
地址（日语）	岩手県大船渡市大船渡町字山馬越10-1		
邮政编码	022-8512	电话	0192-26-1111
官网	http://oofunato-hp.com/		
诊疗科目	循环器内科、脑神经内科、血液内科、内科·消化器内科、外科、缓和医疗科、小儿科、整容外科、呼吸器内科、脑神经外科、泌尿器科、放射线科、妇产科、耳鼻咽喉科、整形外科、精神科、眼科、皮肤科		
对应外语种类	远程翻译		
营业时间	周一——周五：8:30—11:00（急诊24小时对应）	24小时365日	○
支付方式	Visa、JCB、Master、AMEX、DC		

表3-24 岩手县立宫古病院（日语）信息表

医院名称（EN）	Iwate Prefectural Miyako Hospital		
设立年份	1959年	床位数	439
员工人数	235	每年手术台数	1,197
地址（日语）	岩手県宮古市崎鍬ヶ崎第1地割11番地26		
邮政编码	027-0096	电话	0193-62-4011
官网	http://www.miyako-hp.jp/		
诊疗科目	呼吸器内科、消化器内科、内科、糖尿病代谢内科、肾脏内科、内科（1型糖尿病）、血液内科、循环器内科、神经内科、精神科、儿科、外科、心脏血管外科、整形外科、形成外科、神经外科、皮肤科、妇产科、泌尿器科、眼科、放射线科、耳鼻咽喉科、麻醉科（疼痛）		
对应外语种类	远程翻译		
营业时间	周一——周五：8:00—11:30（急诊24小时对应）	24小时365日	○
支付方式	Visa、JCB、Master、AMEX		

表3-25 岩手县立胆沢病院（日语）信息表

医院名称（EN）	Iwate Prefectural Isawa Hospital		
设立年份	1997年	床位数	337
员工人数	344	每年手术台数	3,638
地址（日语）	岩手県奥州市水沢字龍ケ馬場61番地		

续 表

邮政编码	023-0864	电话	0197-24-4121
官网	http://www.isawa-hp.com/		
诊疗科目	综合诊疗科、呼吸器内科、消化器内科、循环器内科、脑神经内科、血液内科、血液、胶质原病门诊、小儿科、外科、乳腺外科、整形外科、脑神经外科、呼吸器外科、皮肤科、泌尿器科、妇产科、眼科、耳鼻咽喉科、放射线科、麻醉科		
对应外语种类	医疗翻译人员派遣请求、远程翻译、自动翻译		
营业时间	周一—周五：8：00—11：30（急诊24小时对应）	24小时365日	○
支付方式	Visa、JCB、Master、AMEX、Diners Club		

表 3-26 岩手县立磐井病院（日语）信息表

医院名称(EN)	Iwate Prefectural Iwai Hospital		
设立年份	1935 年	床位数	305
员工人数	308	每年手术台数	2,567
地址（日语）	岩手県一関市狐禅寺字大平 17		
邮政编码	029-0192	电话	0191-23-3452
官网	http://www.iwai-hp.com/		
诊疗科目	小儿科、眼科、心理诊疗内科、综合诊疗科、消化器内科、外科、血液内科、神经内科、呼吸器内科、循环器内科、皮肤科、影像科、耳鼻咽喉科、缓和医疗科、整形外科、形成外科、神经外科、泌尿器科、妇产科、放射治疗科、牙科口腔外科		
对应外语种类	派遣医疗翻译人员，远程翻译应对		
营业时间	周一—周五：9：00—17：00（小儿科） 周一、周二、周四、周五：8：30—10：30	24小时365日	○
支付方式	Visa、JCB、Master、AMEX		

表 3-27 岩手县立久慈病院（日语）信息表

医院名称(EN)	Iwate Prefectural Kuji Hospital		
设立年份	2014 年	床位数	291
员工人数	248	每年手术台数	1,558
地址（日语）	岩手県久慈市旭町第 10 地割 1 番		
邮政编码	028-8040	电话	0194-53-6131
官网	http://www.kuji-hp.com/		
诊疗科目	脑神经内科、循环器内科、外科、整行外科、妇产科、放射线科、康复科、呼吸器内科、神经外科、泌尿器科、精神科、眼科、耳鼻咽喉科、综合诊疗科、儿科、形成外科、消化器内科、皮肤科、牙科口腔外科、血液内科		
对应外语种类	远程翻译		
营业时间	周一—周五：8：30—11：00（根据诊疗科预约制） （整形外科）周一—周五：8：30—10：00（急诊24小时对应）	24小时365日	○
支付方式	Visa、JCB、Master、AMEX		

表 3-28 岩手县立中部病院（日语）信息表

医院名称（EN）	Iwate Prefectural Chubu Hospital		
设立年份	2009 年	床位数	434
员工人数	433	每年手术台数	4,257
地址（日语）	岩手县北上市村崎野 17 地割 10 番地		
邮政编码	024-8507	电话	0197-71-1511
官网	http://chubu-hp.com/		
诊疗科目	综合诊疗科、内科、消化器内科、儿科、整形外科、皮肤科、心理诊疗内科、外科、放射线科、循环器内科、血液内科、形成外科、呼吸器内科、呼吸器外科、神经内科、糖尿病代谢内科、小儿外科、缓解护理科、疼痛科、脑神经外科、耳鼻咽喉科、头颈外科、泌尿器科、肾脏内科、妇产科、眼科		
对应外语种类	医疗翻译人员派遣、远程翻译、自动翻译		
营业时间	周一——周五：8：30—11：30，13：15—16：00（预约制）（小儿科）周一——周五：8：30—11：30（急诊 24 小时对应）	24 小时 365 日	○
支付方式	Visa、JCB、Master、AMEX		

表 3-29 岩手县立二户病院（日语）信息表

医院名称（EN）	Iwate Prefectural Ninohe Hospital		
设立年份	1929 年	床位数	235
员工人数	227	每年手术台数	1,649
地址（日语）	岩手县二户市堀野字大川原毛 38 番地 2		
邮政编码	028-6193	电话	0195-23-2191
官网	http://www.ninohe-hp.net/		
诊疗科目	内科、消化器内科、循环器内科、神经内科、血液内科、呼吸器内科、精神科、儿科、外科、整形外科、神经外科、心脏血管外科、呼吸器外科、泌尿器科、肾·高血压内科、皮肤科、妇产科、眼科、耳鼻咽喉科、放射线科		
对应外语种类	远程自动翻译、翻译机		
营业时间	周一——周五：8：30—11：30（根据诊疗科的不同，只接待介绍患者、预约患者；急诊 24 小时对应）	24 小时 365 日	○
支付方式	Visa、JCB、Master、AMEX、DC		

表 3-30 盛冈赤十字病院（日语）信息表

医院名称（EN）	Morioka Red Cross Hospital		
设立年份	1920 年	床位数	438
员工人数	359	每年手术台数	3,316
地址（日语）	岩手县盛冈市三本柳 6 地割 1 番地 1		
邮政编码	020-8560	电话	019-637-3111
官网	http://www.morioka.jrc.or.jp/		
诊疗科目	综合诊疗科、血液内科、呼吸器内科、消化器内科、循环器内科、神经内科、儿科、外科、消化外科、小儿外科、整形外科、神经外科、皮肤科、泌尿器科、妇产科、眼科、耳鼻咽喉科、放射线科、麻醉科、疼痛科、康复科、缓和护理科		
对应外语种类	EN、ES		
营业时间	周一——周五：9：00—11：00（急诊 24 小时对应）	24 小时 365 日	
支付方式	Visa、Aeon、Master、Nicos、DC、JCB、UC、Jaccs、UFJ		

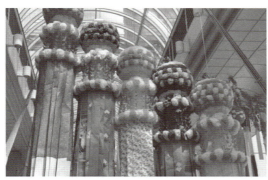
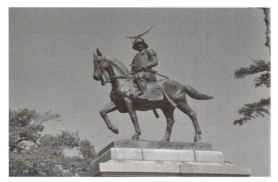
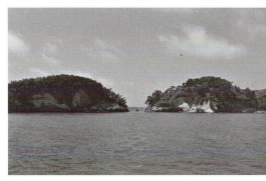

宫城县

表 3-31　宫城县医疗状况总览表

宫城县	数量	备注
医院	140 家	普通医院 114 家,精神病医院 26 家
普通诊疗所	1,659 家	有床位的诊疗所 133 家
齿科诊疗所	1,064 家	
10 万人口对应的医院	6.0 家	普通医院 4.9 家,精神病医院 1.1 家
10 万人口对应的普通诊疗所	71.4 家	有床位的诊疗所 5.7 家
10 万人口对应的齿科诊疗所	45.8 家	
医院病床数量	25,552 床	普通病床 15,837 床,精神病床 6,166 床,疗养病床 3,461 床
普通诊疗所病床数量	1,651 床	
10 万人口对应的医院病床	1,100.0 床	普通病床 681.7 床,精神病床 265.4 床,疗养病床 149.0 床
10 万人口对应的普通诊疗所病床	71.1 床	
医师	5,653 人	现任职于医疗设施 5,404 人(男性 4,422 人,女性 982 人)
齿科医师	1,918 人	现任职于医疗设施 1,830 人(男性 1,359 人,女性 471 人)
药剂师	5,354 人	现任职于医疗设施 4,262 人(男性 1,695 人,女性 2,567 人)
10 万人口对应的医师	242.6 人	现任职于医疗设施 231.9 人(男性 189.8 人,女性 42.1 人)
10 万人口对应的齿科医师	82.3 人	现任职于医疗设施 78.5 人(男性 58.3 人,女性 20.2 人)
10 万人口对应的药剂师	229.8 人	现任职于医疗设施 182.9 人(男性 72.7 人,女性 110.2 人)

资料出处:根据日本厚生劳动省截至 2017 年 10 月 1 日的统计数据制作。

表 3-32 医療法人社団明石台整形外科（日语）信息表

医院名称（EN）	Akaishidai Orthopedic Clinic		
设立年份	—	床位数	—
员工人数	—	每年手术台数	—
地址（日语）	宫城県富谷市明石台 2 丁目 22 番 5 号		
邮政编码	981-3332	电话	022-351-2322
官网			
诊疗科目	整形外科		
对应外语种类	EN、ZH		
营业时间	周一——周五：9：00—12：30，15：00—18：00　周六：9：00—12：00，14：30—16：00　周日：9：00—11：30	24 小时 365 日	
支付方式	—		

表 3-33 柏木クリニック（日语）信息表

医院名称（EN）	Kashiwagi Clinic		
设立年份	—	床位数	—
员工人数	—	每年手术台数	—
地址（日语）	宫城県仙台市青葉区柏木 2 丁目 6 番 2 号		
邮政编码	981-0933	电话	022-275-1310
官网	http://bunanomori.info/		
诊疗科目	内科		
对应外语种类	EN、DE		
营业时间	周一、周三：9：30—18：00，18：00—20：00　周二、周四、周五：9：30—18：00	24 小时 365 日	
支付方式	—		

表 3-34 やすだクリニック（日语）信息表

医院名称（EN）	Yasuda Clinic		
设立年份	—	床位数	—
员工人数	—	每年手术台数	—
地址（日语）	宫城県台市青葉区桜ヶ丘 4 丁目 19 番 16 号		
邮政编码	981-0961	电话	022-278-1731
官网	http://yasuda-cl.byoinnavi.jp/pc/		
诊疗科目	内科、儿科		
对应外语种类	EN、NE		
营业时间	周一、周二、周四、周五：9：00—12：15，14：00—17：45　周六：9：00—12：15	24 小时 365 日	
支付方式	—		

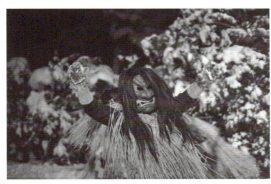
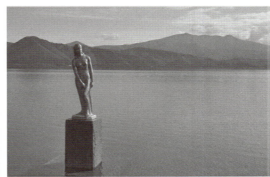
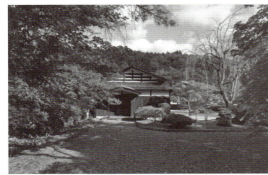

秋田县

表 3-35　秋田县医疗状况总览表

秋田县	数量	备注
医院	69 家	普通医院 53 家，精神病医院 16 家
普通诊疗所	804 家	有床位的诊疗所 60 家
齿科诊疗所	442 家	
10 万人口对应的医院	6.9 家	普通医院 5.3 家，精神病医院 1.6 家
10 万人口对应的普通诊疗所	80.7 家	有床位的诊疗所 6.0 家
10 万人口对应的齿科诊疗所	44.4 家	
医院病床数量	15,059 床	普通病床 8,805 床，精神病床 3,981 床，疗养病床 2,197 床
普通诊疗所病床数量	802 床	
10 万人口对应的医院病床	1,511.9 床	普通病床 884.0 床，精神病床 399.7 床，疗养病床 220.6 床
10 万人口对应的普通诊疗所病床	80.5 床	
医师	2,384 人	现任职于医疗设施 2,257 人（男性 1,840 人，女性 417 人）
齿科医师	627 人	现任职于医疗设施 620 人（男性 508 人，女性 112 人）
药剂师	2,009 人	现任职于医疗设施 1,728 人（男性 722 人，女性 1,006 人）
10 万人口对应的医师	236.0 人	现任职于医疗设施 223.5 人（男性 182.2 人，女性 41.3 人）
10 万人口对应的齿科医师	62.1 人	现任职于医疗设施 61.4 人（男性 50.3 人，女性 11.1 人）
10 万人口对应的药剂师	198.9 人	现任职于医疗设施 171.1 人（男性 71.5 人，女性 99.6 人）

资料出处：根据日本厚生劳动省截至 2017 年 10 月 1 日的统计数据制作。

表3-36 能代厚生医療センター(日语)信息表

医院名称(EN)	Noshiro Kosei Medical Center		
设立年份	1933 年	床位数	456
员工人数	341	每年手术台数	1,400
地址(日语)	秋田県能代市落合字上前田地内		
邮政编码	016-0014	电话	0185-52-3111
官网	http://www.yamamoto-hosp.noshiro.akita.jp/index.html		
诊疗科目	消化器内科、血液・肾脏内科、外科、眼科、神经内科、呼吸器内科、呼吸器外科、脑神经外科、整形外科、循环器内科、小儿科、精神科、泌尿器科、妇产科、耳鼻咽喉科、形成外科、皮肤科、糖尿病・代谢科、放射线科、肿瘤内科		
对应外语种类	EN、ZH、KO		
营业时间	周一——周五:7:30—12:00(挂号时间根据科室不同而异)	24 小时 365 日	○
支付方式	Visa、JCB、Master、AMEX、MUFG、DC、UFJ、Nicos		

表3-37 独立行政法人地域医療機能推進機構秋田病院(日语)信息表

医院名称(EN)	Japan Community Healthcare Organization:JCHO Akita Hospital		
设立年份	1945 年	床位数	519
员工人数	167	每年手术台数	938
地址(日语)	秋田県能代市緑町 5-22		
邮政编码	016-0851	电话	0185-52-3271
官网	https://akita.jcho.go.jp/		
诊疗科目	内科、外科、整形外科、眼科、耳鼻咽喉科、泌尿器科、妇产科、小儿科、康复科		
对应外语种类	EN		
营业时间	周一——周五:8:30—11:30(下午挂号时间根据科室不同而异) 周六、周日、节假日:只接待急诊	24 小时 365 日	○
支付方式	Visa、Master、AMEX、Diners Club、JCB		

表3-38 秋田大学医学部附属病院(日语)信息表

医院名称(EN)	Akita University Hospital		
设立年份	1974 年	床位数	615
员工人数	1,005	每年手术台数	5,080
地址(日语)	秋田県秋田市広面字蓮沼 44 番 2		
邮政编码	010-8543	电话	018-834-1111
官网	http://www.hos.akita-u.ac.jp/		
诊疗科目	消化器内科、神经内科、循环器内科、呼吸器内科、血液内科、肾脏内科、风湿病科、糖尿病・内分泌内科、老年内科、肿瘤内科、小儿科、精神科、泌尿器科、眼科、耳鼻咽喉科、放射线科、皮肤科、放射线诊断治疗科、麻醉科、康复科、急救科、消化器外科、呼吸器外科、食道外科、乳腺・内分泌外科、呼吸器官外科、内分泌外科、心脏血管外科、神经外科、小儿外科、妇产科、整形外科、皮肤科、形成外科、病理诊断科、牙科口腔外科		
对应外语种类	EN		
营业时间	周一——周五:8:30—10:30(急诊 24 小时对应)	24 小时 365 日	○
支付方式	Visa、Master、AMEX、JCB		

表 3-39　秋田厚生医療センター（日语）信息表

医院名称（EN）	Akita Kousei Medical Center		
设立年份	1932 年	床位数	479
员工人数	516	每年手术台数	3,005
地址（日语）	秋田県秋田市飯島西袋 1 丁目 1-1		
邮政编码	011-0948	电话	018-880-3000
官网	http://www.akikumihsp.com/		
诊疗科目	消化器内科、消化器外科、呼吸器・乳腺外科、血液内科、循环器内科、糖尿病・代谢内科、肾脏内科、神经内科、心脏血管外科、整形外科、呼吸器内科、脑神经外科、精神科、康复科、皮肤科、妇产科、泌尿器科、眼科、耳鼻咽喉科、小儿科、缓和护理科、小儿外科、麻醉科、放射线科、肿瘤内科		
对应外语种类	EN		
营业时间	周一——周五：9：00—11：30（诊疗时间根据科室不同而异）	24 小时 365 日	○
支付方式	Visa、JCB、Master、AMEX		

表 3-40　市立角館総合病院（日语）信息表

医院名称（EN）	Municipal Kakunodate General Hospital		
设立年份	1953 年	床位数	170
员工人数	193	每年手术台数	428
地址（日语）	秋田県仙北市角館町岩瀬 3 番地		
邮政编码	014-0394	电话	0187-54-2111
官网	https://www.kakunodate-hp.com/		
诊疗科目	循环器内科、呼吸器内科、消化器内科、糖尿病内科、综合诊疗科、心脏血管外科、血液内科、神经内科、心理健康科、小儿科、外科、整形外科、脑神经外科、皮肤科、妇产科、泌尿器科、眼科、耳鼻咽喉科、牙科		
对应外语种类	EN		
营业时间	周一——周五：8：30—10：30（急诊 24 小时对应）	24 小时 365 日	○
支付方式	Visa、Master、AMEX、Diners Club、JCB、DC		

表 3-41　平鹿総合病院（日语）信息表

医院名称（EN）	Hiraka General Hospital		
设立年份	2007 年	床位数	586
员工人数	506	每年手术台数	2,206
地址（日语）	秋田県横手市前郷字八ツ口 3-1		
邮政编码	013-8610	电话	0132-33-0623
官网	http://www.hiraka-hp.yokote.akita.jp/		
诊疗科目	内科、外科、小儿科、精神科、皮肤科、脑神经外科、泌尿器科、整形外科、眼科、耳鼻咽喉科、妇产科、牙科		
对应外语种类	EN、VI		
营业时间	周一——周五：8：30—17：00（节假日除外）	24 小时 365 日	
支付方式	Visa、Master、JCB、AMEX		

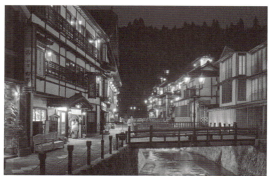
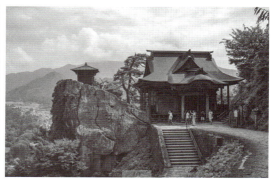
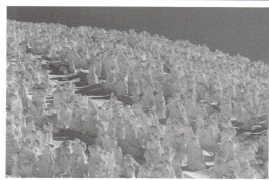

山形县

表 3-42　山形县医疗状况总览表

山形县	数量	备注
医院	69 家	普通医院 55 家，精神病医院 14 家
普通诊疗所	926 家	有床位的诊疗所 61 家
齿科诊疗所	485 家	
10 万人口对应的医院	6.3 家	普通医院 5.0 家，精神病医院 1.3 家
10 万人口对应的普通诊疗所	84.0 家	有床位的诊疗所 5.5 家
10 万人口对应的齿科诊疗所	44.0 家	
医院病床数量	14,589 床	普通病床 8,926 床，精神病床 3,552 床，疗养病床 2,063 床
普通诊疗所病床数量	678 床	
10 万人口对应的医院病床	1,323.9 床	普通病床 810.0 床，精神病床 322.3 床，疗养病床 187.2 床
10 万人口对应的普通诊疗所病床	61.5 床	
医师	2,597 人	现任职于医疗设施 2,443 人（男性 2,031 人，女性 412 人）
齿科医师	689 人	现任职于医疗设施 670 人（男性 525 人，女性 145 人）
药剂师	2,035 人	现任职于医疗设施 1,667 人（男性 784 人，女性 883 人）
10 万人口对应的医师	233.3 人	现任职于医疗设施 219.5 人（男性 182.5 人，女性 37.0 人）
10 万人口对应的齿科医师	61.9 人	现任职于医疗设施 60.2 人（男性 47.2 人，女性 13.0 人）
10 万人口对应的药剂师	182.8 人	现任职于医疗设施 149.8 人（男性 70.4 人，女性 79.3 人）

资料出处：根据日本厚生劳动省截至 2017 年 10 月 1 日的统计数据制作。

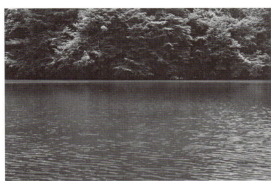
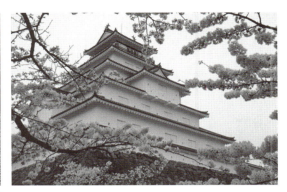
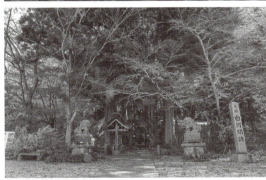

福岛县

表 3-43　福岛县医疗状况总览表

福岛县	数量	备注
医院	128 家	普通医院 105 家，精神病医院 23 家
普通诊疗所	1,355 家	有床位的诊疗所 105 家
齿科诊疗所	860 家	
10 万人口对应的医院	6.8 家	普通医院 5.6 家，精神病医院 1.2 家
10 万人口对应的普通诊疗所	72.0 家	有床位的诊疗所 5.6 家
10 万人口对应的齿科诊疗所	45.7 家	
医院病床数量	25,547 床	普通病床 15,247 床，精神病床 6,335 床，疗养病床 3,835 床
普通诊疗所病床数量	1,429 床	
10 万人口对应的医院病床	1,357.4 床	普通病床 810.1 床，精神病床 336.6 床，疗养病床 203.8 床
10 万人口对应的普通诊疗所病床	75.9 床	
医师	3,888 人	现任职于医疗设施 3,720 人（男性 3,167 人，女性 553 人）
齿科医师	1,377 人	现任职于医疗设施 1,324 人（男性 1,073 人，女性 251 人）
药剂师	3,582 人	现任职于医疗设施 2,947 人（男性 1,352 人，女性 1,595 人）
10 万人口对应的医师	204.5 人	现任职于医疗设施 195.7 人（男性 166.6 人，女性 29.1 人）
10 万人口对应的齿科医师	72.4 人	现任职于医疗设施 69.6 人（男性 56.4 人，女性 13.2 人）
10 万人口对应的药剂师	188.4 人	现任职于医疗设施 155.0 人（男性 71.1 人，女性 83.9 人）

资料出处：根据日本厚生劳动省截至 2017 年 10 月 1 日的统计数据制作。

表 3-44　会津中央病院（日语）信息表

医院名称（EN）	Aidu Chuo Hospital		
设立年份	1977 年	床位数	713
员工人数	587	每年手术台数	3,200
地址（日语）	福岛县会津若松市鹤贺町 1-1		
邮政编码	965-8611	电话	0242-25-1515
官网	http://www.onchikai.jp/		
诊疗科目	循环器内科、呼吸器内科、消化器内科、神经内科、小儿科、外科、内科、心理诊疗内科、内分泌内科、整形外科、形成外科、妇产科、泌尿器科、眼科、耳鼻咽喉科、麻醉科、牙科口腔外科、心脏血管外科、脑神经外科、美容外科、精神科、麻醉科、放射线科		
对应外语种类	EN、ZH、NE、FR		
营业时间	周一——周六（每月第 1、3 周周六除外）：7:30—16:00（急诊 24 小时对应）	24 小时 365 日	○
支付方式	Visa、Diners Club、JCB、Master、AMEX		

表 3-45　竹田综合病院（日语）信息表

医院名称（EN）	Takeda General Hospital		
设立年份	1928 年	床位数	837
员工人数	775	每年手术台数	5,160
地址（日语）	福岛县会津若松市山鹿町 3-27		
邮政编码	965-8585	电话	0242-27-5511
官网	http://www.takeda.or.jp/		
诊疗科目	小儿科、精神科、心脏血管外科、循环器内科、麻醉科、放射线科、呼吸器内科、消化器内科、肾脏内科、呼吸器外科、外科・小儿外科・肛门科、牙科、康复科、整形外科、形成外科、妇产科、泌尿器科、脑神经内科、脑神经外科、心理诊疗内科、皮肤科、眼科、耳鼻咽喉科・头颈部外科、病理诊断科、缓和护理科		
对应外语种类	EN、ZH		
营业时间	周一——周五（每月第 1、3、5 周）周六：8:30—16:30（急诊 24 小时对应）	24 小时 365 日	○
支付方式	Visa、JCB、AMEX、Master、DC、UFJ、Aeon、Saison、CF		

表 3-46　いわき市医療センター（日语）信息表

医院名称（EN）	Iwaki City Medical Center		
设立年份	1950 年	床位数	700
员工人数	—	每年手术台数	6,426
地址（日语）	福岛県いわき市内郷御厩町久世原 16		
邮政编码	973-8555	电话	0246-26-3151
官网	http://iwaki-city-medical-center.jp/		
诊疗科目	内科、循环器内科、呼吸器内科、消化器内科、血液内科、肾脏・胶原病科、糖尿病・内分泌科、脑神经内科、心理诊疗内科、呼吸器外科、小儿内科、早产儿・新生儿科、小儿外科、外科、整形外科、形成外科、脑神经外科、心脏血管外科、眼科、耳鼻咽喉科、妇产科、泌尿器科、麻醉科、放射线科、牙科口腔外科、康复科、病理诊断科、缓和护理科		
对应外语种类	（翻译器）EN、DE、FR、ES、IT、PT、RU、ZH、KO、TH、VI、LO、AR、KM、MY、ID、BN、MS		
营业时间	周一——周五 8:30—11:00、11:40—13:00（根据诊疗科不同而异）　工作日急诊：17:00—（翌日）8:00　周六、周日、节假日：急诊 24 小时对应	24 小时 365 日	○
支付方式	Visa、Master、JCB		

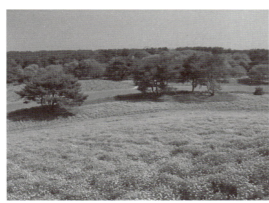
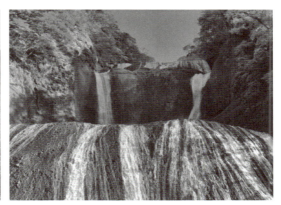
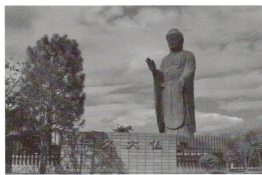

茨城县

表 3-47 茨城县医疗状况总览表

茨城县	数量	备注
医院	176 家	普通医院 156 家，精神病医院 20 家
普通诊疗所	1,728 家	有床位的诊疗所 134 家
齿科诊疗所	1,400 家	
10 万人口对应的医院	6.1 家	普通医院 5.4 家，精神病医院 0.7 家
10 万人口对应的普通诊疗所	59.8 家	有床位的诊疗所 4.6 家
10 万人口对应的齿科诊疗所	48.4 家	
医院病床数量	31,594 床	普通病床 18,363 床，精神病床 7,342 床，疗养病床 5,713 床
普通诊疗所病床数量	1,791 床	
10 万人口对应的医院病床	1,092.5 床	普通病床 635.0 床，精神病床 253.9 床，疗养病床 197.5 床
10 万人口对应的普通诊疗所病床	61.9 床	
医师	5,513 人	现任职于医疗设施 5,240 人（男性 4,130 人，女性 1,110 人）
齿科医师	1,934 人	现任职于医疗设施 1,913 人（男性 1,482 人，女性 431 人）
药剂师	6,605 人	现任职于医疗设施 4,864 人（男性 1,753 人，女性 3,111 人）
10 万人口对应的医师	189.8 人	现任职于医疗设施 180.4 人（男性 142.2 人，女性 38.2 人）
10 万人口对应的齿科医师	66.6 人	现任职于医疗设施 65.9 人（男性 51.0 人，女性 14.8 人）
10 万人口对应的药剂师	227.4 人	现任职于医疗设施 167.4 人（男性 60.3 人，女性 107.1 人）

资料出处：根据日本厚生劳动省截至 2017 年 10 月 1 日的统计数据制作。

表 3-48　株式会社日立製作所ひたちなか総合病院（日语）信息表

医院名称（EN）	Hitachi, Ltd. Hitachinaka General Hospital		
设立年份	1945 年	床位数	290
员工人数	382	每年手术台数	2,153
地址（日语）	茨城県ひたちなか市石川町 20 番 1		
邮政编码	312-0057	电话	029-354-5111
官网	http://www.hitachi.co.jp/hospital/hitachinaka/index.html		
诊疗科目	急救・综合诊疗科、循环器内科、呼吸器内科、消化器内科、代谢・内分泌内科、肾脏内科、神经内科、血液内科、风湿科、小儿科、外科、整形外科、形成外科、脑神经外科、眼科、耳鼻咽喉科、小儿神经精神发达科、皮肤科、泌尿器科、麻醉科、放射线科、病理科、牙科口腔外科、妇科、康复科		
对应外语种类	EN		
营业时间	周一——周五：8：15—16：30	24 小时 365 日	○
支付方式	Visa、Master、JCB、AMEX、Diners Club、Discover		

表 3-49　医療法人寛正会水海道さくら病院（日语）信息表

医院名称（EN）	Mitsukaido Sakura Hospital		
设立年份	1981 年	床位数	93
员工人数	64	每年手术台数	63
地址（日语）	茨城県常総市水海道森下町 4447		
邮政编码	303-0005	电话	0297-23-2223
官网	http://www.msakura-hsp.com/		
诊疗科目	内科、呼吸器内科、肾脏内科・人工透析、血液内科、外科・消化器外科、整形外科、大肠肛门外科、泌尿器科		
对应外语种类	EN、ES、PT		
营业时间	周一——周五：8：30—17：00	24 小时 365 日	
支付方式	—		

表 3-50　水戸赤十字病院（日语）信息表

医院名称（EN）	Mito Red Cross Hospital		
设立年份	1923 年	床位数	483
员工人数	421	每年手术台数	2,416
地址（日语）	茨城県水戸市三の丸 3-12-48		
邮政编码	310-0011	电话	029-221-5177
官网	http://mito.jrc.or.jp/		
诊疗科目	内科、脑神经内科、小儿科、外科、整形外科、形成外科、脑神经外科、皮肤科、泌尿器科、妇产科、眼科、耳鼻咽喉科、康复科、麻醉科、放射线科、病理诊断科、缓和护理科		
对应外语种类	EN、ZH、KO、RU、ID、MS、ES、PT、HN、FR、DE、FA、NE、VI、TH、PO、RO、SI、HI、IT、KM、AR（语音翻译机）		
营业时间	周一——周五：8：00—11：00（急诊 24 小时对应）	24 小时 365 日	
支付方式	Visa、Master、AMEX、JCB、Diners Club、Discver		

表3-51 一般财团法人筑波麗仁会筑波学園病院（日语）信息表

医院名称（EN）	Tsukuba Gakuen Hospital		
设立年份	1996年	床位数	331
员工人数	388	每年手术台数	2,544
地址（日语）	茨城県つくば市上横場2573-1		
邮政编码	305-0854	电话	029-836-1355
官网	http://www.gakuen-hospital.or.jp/		
诊疗科目	循环器内科、呼吸器内科、消化器内科、小儿科、内科（一般内科）、风湿・胶原病内科、肾脏内科、神经内科、血液内科、代谢内科、心理诊疗内科、整形外科、康复科、麻醉科、疼痛内科、外科・消化外科・肛门外科、乳腺内分泌外科、泌尿器科、妇产科、形成外科、皮肤科、眼科、耳鼻咽喉科、牙科口腔外科、脑神经外科、心脏血管外科		
对应外语种类	EN		
营业时间	周一——周五：8：00—11：00，12：00—15：00 周六：8：00—11：00（预约制）	24小时365日	
支付方式	Visa、Master、AMEX、Diners Club、JCB		

表3-52 医療法人小沢眼科内科病院（日语）信息表

医院名称（EN）	Kozawa Eye Hospital and Diabetes Center		
设立年份	—	床位数	—
员工人数	—	每年手术台数	—
地址（日语）	茨城県水戸市吉沢町246-6		
邮政编码	310-0845	电话	029-246-2111
官网	http://www.kozawa-ganka.or.jp/		
诊疗科目	眼科		
对应外语种类	EN		
营业时间	周一——周六：8：30—11：30，13：00—17：30	24小时365日	
支付方式	—		

表3-53 医療法人社団同樹会結城病院（日语）信息表

医院名称（EN）	Doujukai Yuki Hospital		
设立年份	1972年	床位数	194
员工人数	129	每年手术台数	509
地址（日语）	茨城県結城市結城9629-1		
邮政编码	307-0001	电话	0296-33-4161
官网	http://www.yuki.or.jp/		
诊疗科目	内科、乳腺科、外科・消化器・肛门、整形外科、泌尿器科、小儿科、脑神经外科、康复科		
对应外语种类	—		
营业时间	周一——周五：8：30—11：30，12：00—16：40 周六：8：30—11：30	24小时365日	○
支付方式	—		

表 3-54　医療法人徳洲会古河総合病院(日语)信息表

医院名称(EN)	Koga General Hospital		
设立年份	2001 年	床位数	234
员工人数	85	每年手术台数	602
地址(日语)	茨城县古河市鸿巢 1555		
邮政编码	306-0041	电话	0280-47-1010
官网	https://www.kogahosp.jp/		
诊疗科目	综合诊疗科、循环器内科、内科、消化器内科、小儿科、外科、整形外科、形成外科、脑神经外科、乳腺甲状腺外科、眼科、皮肤科、泌尿器科、牙科口腔外科、妇科、麻醉科、放射线科、康复科、临床工学科		
对应外语种类	EN		
营业时间	周一—周五：8：30—12：00，13：00—16：30，17：30—18：30　周六：8：30—12：00，13：00—14：30(急救 24 小时应对)	24 小时 365 日	○
支付方式	Visa、Master、AMEX、JCB		

表 3-55　医疗法人社团常仁会牛久爱和综合病院(日语)信息表

医院名称(EN)	Medical Corporation Joujinkai Ushiku Aiwa Hospital		
设立年份	1978 年	床位数	489
员工人数	428	每年手术台数	1,135
地址(日语)	茨城县牛久市猪子町 896		
邮政编码	300-1296	电话	029-873-3111
官网	https://www.jojinkai.com/		
诊疗科目	综合诊疗科、循环器科、血液内科、消化器内科、肾脏内科、泌尿器科、综合外科・消化器外科、整形外科、形成外科、脑神经外科、小儿科、眼科、耳鼻咽喉科、神经内科、皮肤科、牙科口腔外科、糖尿病・代谢内科、急救医疗科		
对应外语种类	EN		
营业时间	周一—周六：8：30—11：30，13：00—16：30	24 小时 365 日	
支付方式	Visa、Master、JCB、AMEX、DC、Aeon、Nicos、UFJ、Diners Club		

表 3-56　株式会社日立制作所日立综合病院(日语)信息表

医院名称(EN)	Hitachi, Ltd., Hitachi General Hospital		
设立年份	1938 年	床位数	651
员工人数	650	每年手术台数	4,596
地址(日语)	茨城县日立市城南町二丁目 1 番 1 号		
邮政编码	317-0077	电话	0294-23-1111
官网	http://www.hitachi.co.jp/hospital/hitachi/		
诊疗科目	综合内科、循环器科、血液内科、消化器内科、血液・肿瘤内科、代谢内分泌内科、肾脏内科、缓和护理科、神经内科、外科、心脏血管外科、呼吸器外科、乳腺甲状腺外科、泌尿器科、整形外科、形成外科、脑神经外科、小儿科、小儿外科、新生儿科、妇产科、皮肤科、眼科、耳鼻咽喉科、康复科、麻醉科、放射线科、急救综合诊疗科、牙科口腔外科		
对应外语种类	EN		
营业时间	周一—周五：8：00—11：00	24 小时 365 日	○
支付方式	Visa、Master、AMEX、Diners Club、JCB		

表3-57　協和中央病院（日语）信息表

医院名称(EN)	Kyowa Chuo Hospital		
设立年份	1979年	床位数	38
员工人数	170	每年手术台数	512
地址（日语）	茨城县筑西市门井1676-1		
邮政编码	309-1195	电话	0296-57-6131
官网	http://www.kokikai.com/		
诊疗科目	内科、外科、小儿科、皮肤科、脑神经外科、泌尿器科、整形外科、眼科、牙科·口腔外科、心脏血管外科、麻醉科·疼痛内科、放射线科、康复科		
对应外语种类	EN		
营业时间	周一、周二、周四、周五：7:30—11:30,13:00—16:30　周三、周六：7:30—11:00	24小时365日	○
支付方式	Visa、Master、AMEX、Diners Club、JCB		

表3-58　公益財団法人筑波メディカルセンター（日语）信息表

医院名称(EN)	Tsukuba Medical Center Hospital		
设立年份	1985年	床位数	453
员工人数	714	每年手术台数	4,134
地址（日语）	茨城県つくば市天久保1丁目3番地1		
邮政编码	305-8558	电话	029-851-3511
官网	http://www.tmch.or.jp/hosp/index.html		
诊疗科目	综合诊疗科、康复科、小儿科、循环器内科、呼吸器内科、消化器内科、脑神经内科、消化器内视镜科、乳腺科、急救诊疗科、整形外科、心脏血管外科、脑神经外科、消化器外科、呼吸器外科、泌尿器科、妇产科、缓和医疗科、麻醉科、放射线科、临床检查医学科、肿瘤内科、病理科、精神科、传染病内科、肾脏内科		
对应外语种类	EN		
营业时间	周一—周五：8:30—11:30	24小时365日	○
支付方式	Visa、Master、AMEX、Diners Club、JCB		

表3-59　社会福祉法人恩賜財団済生会支部茨城県済生会 水戸済生会総合病院（日语）信息表

医院名称(EN)	Saiseikai, Mito Saiseikai General Hospital		
设立年份	1943年	床位数	472
员工人数	525	每年手术台数	4,967
地址（日语）	茨城県水戸市双葉台3丁目3番10号		
邮政编码	311-4198	电话	029-254-5151
官网	http://www.mito-saisei.jp/		
诊疗科目	循环器科、呼吸器内科、消化器科、血液内科、肾脏内科、胶原病内科、神经内科、缓和护理科、小儿科、整形外科、形成外科、脑神经外科、妇产科、眼科、耳鼻咽喉科、皮肤科、泌尿器科、疼痛·麻醉科、牙科·口腔外科、急救科、放射线科、康复科、病理诊断科		
对应外语种类	EN		
营业时间	周一—周五：8:30—11:30	24小时365日	○
支付方式	Visa、Master、AMEX、Diners Club、JCB		

表3-60　総合病院土浦協同病院（日语）信息表

医院名称（EN）	Tsuchiura Kyodo General Hospital		
设立年份	1948年	床位数	800
员工人数	998	每年手术台数	8,280
地址（日语）	茨城県土浦市おおつ野四丁目1番1号		
邮政编码	300-0028	电话	029-830-3711
官网	http://www.tkgh.jp/		
诊疗科目	综合内科、循环器内科、消化器内科、呼吸器内科、肾脏内科、血液内科、代谢·内分泌内科、脑神经内科、小儿科、新生儿科、消化器外科、心脏血管外科、血管外科、呼吸器外科、脑神经外科、整形外科、皮肤科、形成外科、乳腺外科、小儿外科、泌尿器科、产科、妇科、眼科、耳鼻咽喉科·头颈部外科、牙科口腔外科、康复科、麻醉科、放射线科、疼痛科、缓和护理科、急救集中治疗科、集中治疗科、病理诊断科		
对应外语种类	EN		
营业时间	周一——周五：8：30—11：30	24小时365日	○
支付方式	Visa、Master、AMEX、JCB		

表3-61　地方独立行政法人茨城県西部医療機構茨城県西部メディカルセンター（日语）信息表

医院名称（EN）	Ibaraki Western Medical Center		
设立年份	2018年	床位数	250
员工人数	—	每年手术台数	354
地址（日语）	茨城県筑西市大塚555番地		
邮政编码	308-0813	电话	0296-24-9111
官网	http://iwmo.or.jp/		
诊疗科目	内科、外科、小儿科、整形外科、眼科、耳鼻咽喉科、皮肤科·形成外科、泌尿器科、急救科、麻醉科		
对应外语种类	EN		
营业时间	周一——周五（初诊）：8：30—11：00（复诊）：8：00—16：30　周日、节假日急救24小时对应	24小时365日	○
支付方式	Visa、Master、AMEX、JCB、Diners Club、Discover		

表3-62　筑波大学附属病院（日语）信息表

医院名称（EN）	University of Tsukuba Hospital		
设立年份	1976年	床位数	—
员工人数	—	每年手术台数	—
地址（日语）	茨城県つくば市天久保2-1-1		
邮政编码	305-8576	电话	029-853-3570
官网	http://www.hosp.tsukuba.ac.jp/		
诊疗科目	循环器内科、消化器内科、呼吸器内科、肾脏内科、血液内科、胶原病·风湿·过敏内科、神经内科、内分泌代谢·糖尿病内科、遗传诊疗科、睡眠呼吸障碍科、心理健康科、肿瘤内科、综合内科、消化器外科、心脏血管外科、泌尿器科、脑中风科、呼吸器外科、脑神经外科、乳腺·甲状腺·内分泌外科、整形外科、形成外科、精神神经科、产科·妇科、皮肤科、传染病科、耳鼻咽喉科、牙科口腔外科、麻醉科、放射线科、急救集中治疗科、病理诊断科、小儿内科、小儿外科、眼科、综合诊疗科		
对应外语种类	EN		
营业时间	周一——周五：8：30—17：00（预约制）（急诊24小时对应）	24小时365日	
支付方式	Visa、Master、AMEX、Diners Club、JCB、Nicos、UFJ、DC、Discover		

表 3-63 独立行政法人国立病院機構水戸医療センター(日语)信息表

医院名称(EN)	NHO Mito Medical Center		
设立年份	1910 年	床位数	500
员工人数	564	每年手术台数	3,326
地址(日语)	茨城県東茨城郡茨城町桜の郷 280 番		
邮政编码	311-3193	电话	029-240-7711
官网	https://mito.hosp.go.jp/		
诊疗科目	内科、精神科、心理诊疗内科、神经内科、血液内科、呼吸器内科、消化器内科、循环器内科、小儿科、乳腺外科、消化器外科、整形外科、形成外科、脑神经外科、心脏血管外科、呼吸器外科、小儿外科、脏器移植外科、内视镜外科、皮肤科、泌尿器科、妇产科、眼科、耳鼻咽喉科、康复科、麻醉科、放射线科、牙科、牙科口腔外科、急救科、病理诊断科、临床检查科		
对应外语种类	EN		
营业时间	周一—周五：8:30—11:00	24 小时 365 日	○
支付方式	Visa、Master、AMEX、Diners Club、JCB		

表 3-64 医疗法人社团筑波记念会筑波记念病院(日语)信息表

医院名称(EN)	Tsukuba Kinen Group Tsukuba Kinen Hospital		
设立年份	1982 年	床位数	487
员工人数	452	每年手术台数	2,454
地址(日语)	茨城県つくば市要 1187-299		
邮政编码	300-2622	电话	029-864-1212
官网	http://www.tsukuba-kinen.or.jp/		
诊疗科目	循环器内科、消化器内科、呼吸器内科、神经内科、血液内科、风湿・过敏内科、肾脏内科、糖尿病・内分泌代谢内科、泌尿器科、消化器外科、心脏血管外科、呼吸器外科、脑神经外科、整形外科、形成外科、乳腺・甲状腺外科、一般外科、一般内科、妇科、小儿科、眼科、耳鼻咽喉科、皮肤科、精神科、放射线科、康复科、内视镜科、麻醉科、缓和护理科、病理诊断科		
对应外语种类	EN		
营业时间	周一—周五：8:00—12:00,13:30—16:30 周六：8:00—12:00　夜间、周日、节假日：(急救 24 小时对应)	24 小时 365 日	○
支付方式	Visa、Master、AMEX、Diners Club、JCB、银联、Nicos、UC		

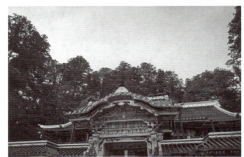
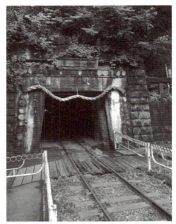
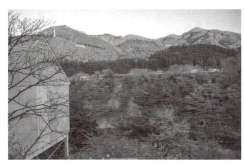

栃木县

表 3-65 栃木县医疗状况总览表

栃木县	数量	备注
医院	107 家	普通医院 89 家，精神病医院 18 家
普通诊疗所	1,442 家	有床位的诊疗所 114 家
齿科诊疗所	986 家	
10 万人口对应的医院	5.5 家	普通医院 4.5 家，精神病医院 0.9 家
10 万人口对应的普通诊疗所	73.7 家	有床位的诊疗所 5.8 家
10 万人口对应的齿科诊疗所	50.4 家	
医院病床数量	21,105 床	普通病床 11,833 床，精神病床 5,004 床，疗养病床 4,195 床
普通诊疗所病床数量	1,657 床	
10 万人口对应的医院病床	1,078.4 床	普通病床 604.6 床，精神病床 255.7 床，疗养病床 214.4 床
10 万人口对应的普通诊疗所病床	84.7 床	
医师	4,498 人	现任职于医疗设施 4,285 人（男性 3,411 人，女性 874 人）
齿科医师	1,379 人	现任职于医疗设施 1,360 人（男性 1,058 人，女性 302 人）
药剂师	3,934 人	现任职于医疗设施 3,110 人（男性 1,244 人，女性 1,866 人）
10 万人口对应的医师	228.8 人	现任职于医疗设施 218.0 人（男性 173.5 人，女性 44.5 人）
10 万人口对应的齿科医师	70.1 人	现任职于医疗设施 69.2 人（男性 53.8 人，女性 15.4 人）
10 万人口对应的药剂师	200.1 人	现任职于医疗设施 158.2 人（男性 63.3 人，女性 94.9 人）

资料出处：根据日本厚生劳动省截至 2017 年 10 月 1 日的统计数据制作。

表 3-66 足利赤十字病院（日语）信息表

医院名称（EN）	Japanese Red Cross Ashikaga Hospital		
设立年份	1949 年	床位数	555
员工人数	680	每年手术台数	4,427
地址（日语）	栃木県足利市五十部町 284-1		
邮政编码	326-0843	电话	0284-21-0121
官网	http://www.ashikaga.jrc.or.jp/		
诊疗科目	内科、循环器内科、心脏血管外科、呼吸器内科、小儿科、神经精神科、外科、整形外科、康复科、形成外科、脑神经外科、妇产科、缓和护理科、眼科、耳鼻咽喉科·头颈部外科、皮肤科、泌尿器科、急救科、麻醉科、放射线科、牙科口腔外科、病理诊断科		
对应外语种类	EN、ZH、KO		
营业时间	周一——周五：8：45—11：30　周六（每月第2、4周除外）：8：45—11：30（急救中心24小时对应）	24 小时 365 日	〇
支付方式	Visa、Master、JCB		

表 3-67 獨協医科大学日光医療センター（日语）信息表

医院名称（EN）	Dokkyo Medical University Nikko Medical Center		
设立年份	1957 年	床位数	199
员工人数	228	每年手术台数	1,237
地址（日语）	栃木県日光市高徳 632		
邮政编码	321-2593	电话	0288-76-1515
官网	https://www.dokkyomed.ac.jp/nmc/		
诊疗科目	呼吸器内科、胶原病过敏内科、消化器内科、循环器内科、心脏·血管·肾脏内科、脑神经内科、糖尿病·内分泌内科、皮肤科、放射线科、病理诊断科、外科、呼吸器外科、心脏·血管外科、整形外科、泌尿器科、形成外科、麻醉科、观光医疗科、传染病内科		
对应外语种类	EN		
营业时间	周一——周六：8：50—11：00（每月第3周周六除外，急诊24小时对应）	24 小时 365 日	
支付方式	Visa、Master、AMEX、JCB、UFJ、DC、Nicos、Dynamics、银联		

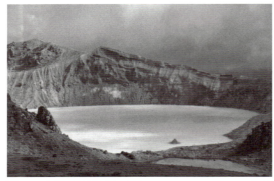
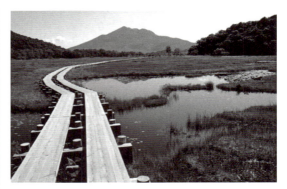
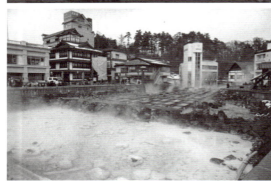

群马县

表 3-68 群马县医疗状况总览表

群马县	数量	备注
医院	130 家	普通医院 117 家，精神病医院 13 家
普通诊疗所	1,563 家	有床位的诊疗所 92 家
齿科诊疗所	979 家	
10 万人口对应的医院	6.6 家	普通医院 6.0 家，精神病医院 0.7 家
10 万人口对应的普通诊疗所	79.7 家	有床位的诊疗所 4.7 家
10 万人口对应的齿科诊疗所	49.9 家	
医院病床数量	24,217 床	普通病床 14,461 床，精神病床 5,025 床，疗养病床 4,614 床
普通诊疗所病床数量	1,219 床	
10 万人口对应的医院病床	1,235.6 床	普通病床 737.8 床，精神病床 256.4 床，疗养病床 235.4 床
10 万人口对应的普通诊疗所病床	62.2 床	
医师	4,620 人	现任职于医疗设施 4,430 人（男性 3,571 人，女性 859 人）
齿科医师	1,420 人	现任职于医疗设施 1,394 人（男性 1,096 人，女性 298 人）
药剂师	3,798 人	现任职于医疗设施 3,127 人（男性 1,218 人，女性 1,909 人）
10 万人口对应的医师	234.9 人	现任职于医疗设施 225.2 人（男性 181.5 人，女性 43.7 人）
10 万人口对应的齿科医师	72.2 人	现任职于医疗设施 70.9 人（男性 55.7 人，女性 15.1 人）
10 万人口对应的药剂师	193.1 人	现任职于医疗设施 159.0 人（男性 61.9 人，女性 97.1 人）

资料出处：根据日本厚生劳动省截至 2017 年 10 月 1 日的统计数据制作。

表 3-69 前橋赤十字病院（日语）信息表

医院名称（EN）	Japanese Red Cross Maebashi Hospital		
设立年份	1913 年	床位数	555
员工人数	799	每年手术台数	5,589
地址（日语）	群馬県前橋市朝倉町 389-1		
邮政编码	371-0811	电话	027-265-3333
官网	https://www.maebashi.jrc.or.jp/		
诊疗科目	内科、风湿・肾脏内科、血液内科、糖尿病・内分泌内科、传染病内科、精神科、神经内科、脑神经外科、呼吸器内科、呼吸器外科、消化器内科、外科、乳腺・内分泌外科、心脏血管内科、心脏血管外科、小儿科、妇产科、整形外科、形成・美容外科、皮肤科、泌尿器科、眼科、耳鼻咽喉科、麻醉科、放射线科、康复科、牙科口腔外科、急救科、病理诊断科、临床检查科		
对应外语种类	EN		
营业时间	周一——周五：8：30—11：00	24 小时 365 日	○
支付方式	Visa、Master、AMEX、Diners Club、JCB		

表 3-70 独立行政法人国立病院機構高崎総合医療センター（日语）信息表

医院名称（EN）	National Hospital Organization Takasaki General Medical Center		
设立年份	1945 年	床位数	451
员工人数	397	每年手术台数	4,691
地址（日语）	群馬県高崎市高松町 36		
邮政编码	370-0829	电话	027-322-5901
官网	https://takasaki.hosp.go.jp/		
诊疗科目	综合诊疗科・内科、神经内科、呼吸器内科、消化器内科、心脏血管内科（循环器）、小儿科、精神科、放射线科、消化器外科、乳腺内分泌外科、呼吸器外科、心脏血管外科、脑神经外科、整形外科、形成外科、妇产科、泌尿器科、皮肤科、眼科、眼形成眼窝外科、耳鼻咽喉科、牙科口腔外科、急救科、疼痛缓和内科、内分泌・代谢内科、麻醉科		
对应外语种类	EN		
营业时间	工作日：8：30—11：00	24 小时 365 日	—
支付方式	Visa、Master、AMEX、Diners Club、JCB		

表 3-71 SUBARU 健康保険組合太田記念病院（日语）信息表

医院名称（EN）	SUBARU Health Insurance Society Ota Memorial Hospital		
设立年份	1946 年	床位数	404
员工人数	518	每年手术台数	5,624
地址（日语）	群馬県太田市大島町 455-1		
邮政编码	373-8585	电话	0276-55-2200
官网	http://www.ota-hosp.or.jp/		
诊疗科目	综合内科、循环器内科、消化器内科、呼吸器内科、内分泌内科、肾脏内科、脑神经内科、内科、外科、乳腺外科、呼吸器外科、心脏血管外科、脑神经外科、整形外科、形成外科、小儿外科、肾脏外科、小儿科、皮肤科、泌尿器科、妇产科、眼科、耳鼻咽喉科、急救科、康复科、牙科口腔外科、麻醉科（疼痛）、放射线科、病理诊断科		
对应外语种类	EN		
营业时间	周一——周六：8：30—11：00（急救中心 24 小时对应）	24 小时 365 日	○
支付方式	Visa、Master、UFJ、Nicos、AMEX、Diners Club、JCB		

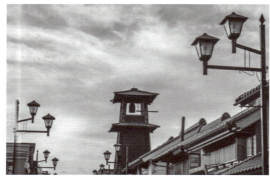
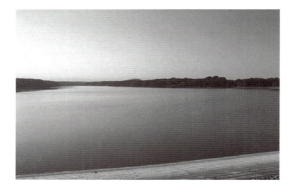
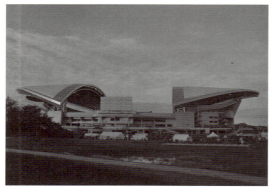

埼玉县

表3-72 埼玉县医疗状况总览表

埼玉县	数量	备注
医院	343家	普通医院295家,精神病医院48家
普通诊疗所	4,261家	有床位的诊疗所217家
齿科诊疗所	3,542家	
10万人口对应的医院	4.7家	普通医院4.0家,精神病医院0.7家
10万人口对应的普通诊疗所	58.3家	有床位的诊疗所3.0家
10万人口对应的齿科诊疗所	48.5家	
医院病床数量	62,346床	普通病床36,359床,精神病床14,097床,疗养病床11,686床
普通诊疗所病床数量	2,765床	
10万人口对应的医院病床	852.9床	普通病床497.4床,精神病床192.8床,疗养病床159.9床
10万人口对应的普通诊疗所病床	37.8床	
医师	12,172人	现任职于医疗设施11,667人(男性9,295人,女性2,372人)
齿科医师	5,293人	现任职于医疗设施5,202人(男性3,995人,女性1,207人)
药剂师	15,100人	现任职于医疗设施12,087人(男性3,997人,女性8,090人)
10万人口对应的医师	167.0人	现任职于医疗设施160.1人(男性127.5人,女性32.5人)
10万人口对应的齿科医师	72.6人	现任职于医疗设施71.4人(男性54.8人,女性16.6人)
10万人口对应的药剂师	207.2人	现任职于医疗设施165.8人(男性54.8人,女性111.0人)

注:根据日本厚生劳动省截至2017年10月1日的统计数据制作。

表 3-73 TMGあさか医療センター(日语)信息表

医院名称(EN)	TMG Asaka Medical Center		
设立年份	1977 年	床位数	446
员工人数	406	每年手术台数	3,769
地址(日语)	埼玉県朝霞市溝沼 1340-1		
邮政编码	351-0023	电话	048-466-2055
官网	http://www.asakadai-hp.jp/outpatient/cat383/		
诊疗科目	急诊科、内科、外科、儿科、整形外科、皮肤科、脑神经外科、泌尿器科、形成外科、眼科、耳鼻咽喉科、牙科·口腔外科、妇科		
对应外语种类	EN		
营业时间	周一—周六:9:00—17:00(周六下午仅限部分诊疗科)(急诊 24 小时对应)	24 小时 365 日	○
支付方式	Visa、Master、AMEX、JCB		

表 3-74 上尾中央総合病院(日语)信息表

医院名称(EN)	Ageo Central General Hospital		
设立年份	1964 年	床位数	733
员工人数	985	每年手术台数	7,793
地址(日语)	埼玉県上尾市柏座 1-10-10		
邮政编码	362-8588	电话	048-773-1111
官网	http://www.ach.or.jp/		
诊疗科目	血液内科、呼吸器内科、过敏内科、胶原病内科、心理诊疗内科、糖尿病内科、肾脏内科、循环器内科、消化器内科、肝脏内科、脑神经内科、肿瘤内科、急救综合诊疗科、外科、乳腺外科、小儿外科、心脏血管外科、整形外科、形成外科、美容外科、脑神经外科、泌尿器科、眼科、耳鼻咽喉科、妇产科、头颈部外科、小儿科、牙科口腔外科、皮肤科、放射线科、临床遗传科		
对应外语种类	EN		
营业时间	周一—周五:9:00—12:00(急诊 24 小时对应)	24 小时 365 日	○
支付方式	Visa、Master、AMEX、UFJ、DC、JCB、UC		

表 3-75 上福岡総合病院(日语)信息表

医院名称(EN)	Kamifukuoka General Hospital		
设立年份	1962 年	床位数	239
员工人数	181	每年手术台数	1,079
地址(日语)	埼玉県ふじみ野市福岡 931		
邮政编码	356-0011	电话	049-266-0111
官网	http://www.kamifukuoka.or.jp/		
诊疗科目	内科、外科、消化科、皮肤科、脑神经外科、乳腺外科、泌尿器科、整形外科、形成外科、眼科、耳鼻咽喉科、妇产科、小儿科、牙科		
对应外语种类	EN、ZH		
营业时间	周一—周五 8:00—11:45,12:00—16:30 周六 8:00—11:45	24 小时 365 日	—
支付方式	—		

表 3-76　かわぐち心臓呼吸器病院（日语）信息表

医院名称（EN）	Kawaguchi Cardiovascular and Respiratory Hospital		
设立年份	2015 年	床位数	108
员工人数	—	每年手术台数	1,091
地址（日语）	埼玉県川口市前川 1-1-51		
邮政编码	333-0842	电话	048-264-5533
官网	http://www.kheartlung.jp/		
诊疗科目	呼吸器内科、循环器内科、急诊科		
对应外语种类	EN		
营业时间	周一——周五：8:30—11:30,13:30—17:00 周六：8:30—11:30	24 小时 365 日	—
支付方式	Visa、Master、银联		

表 3-77　埼玉医科大学国際医療センター（日语）信息表

医院名称（EN）	Saitama Medical University International Medical Center		
设立年份	2007 年	床位数	700
员工人数	1,171	每年手术台数	7,437
地址（日语）	埼玉県日高市山根 1397-1		
邮政编码	350-1298	电话	042-984-4111
官网	http://www.international.saitama-med.ac.jp/		
诊疗科目	急诊科、内科、外科、脑神经外科、泌尿器科、整形外科、耳鼻咽喉科、妇科		
对应外语种类	EN、ZH		
营业时间	周一——周六 8:30—16:00（预约制,急诊 24 小时对应）	24 小时 365 日	
支付方式	Visa、Master、AMEX、JCB、Discover、Diners Club		

表 3-78　埼玉医科大学総合医療センター（日语）信息表

医院名称（EN）	Saitama Medical Center		
设立年份	1985 年	床位数	1,053
员工人数	1,492	每年手术台数	9,153
地址（日语）	埼玉県川越市鴨田 1981 番地		
邮政编码	350-8550	电话	049-228-3400
官网	http://www.kawagoe.saitama-med.ac.jp/		
诊疗科目	急诊科、内科、外科、小儿科、精神科、皮肤科、脑神经外科、泌尿器科、整形外科、眼科、耳鼻咽喉科、产科、妇科、牙科		
对应外语种类	EN		
营业时间	周一——周五：8:30—11:00（急诊 24 小时对应）	24 小时 365 日	—
支付方式	Visa、Master、AMEX、JCB		

资料篇 / 外国人就医医疗机构　243

表 3-79　埼玉医科大学病院（日语）信息表

医院名称（EN）	Saitama Medical University Hospital		
设立年份	1972 年	床位数	965
员工人数	1,244	每年手术台数	7,596
地址（日语）	埼玉県入間郡毛呂山町毛呂本郷 38 番地		
邮政编码	350-0495	电话	049-276-1121
官网	http://www.saitama-med.ac.jp/hospital/index.html		
诊疗科目	急诊科、内科、外科、儿科、精神科、皮肤科、脑神经外科、泌尿器科、整形外科、眼科、耳鼻咽喉科、产科、妇科、牙科及其他		
对应外语种类	EN		
营业时间	周一——周六：8：30—11：00（急诊 24 小时对应）	24 小时 365 日	—
支付方式	Visa、Master、AMEX、JCB、Diners Club		

表 3-80　埼玉慈惠病院（日语）信息表

医院名称（EN）	Saitama Jikei Hospital		
设立年份	1917 年	床位数	160
员工人数	117	每年手术台数	788
地址（日语）	埼玉県熊谷市石原 3-208		
邮政编码	360-0816	电话	048-521-0321
官网	http://www.jikei.or.jp/		
诊疗科目	内科、外科、整形外科、手外科、泌尿器科		
对应外语种类	EN		
营业时间	周一——周六：9：00—17：30	24 小时 365 日	—
支付方式	Visa、Master、JCB、AMEX		

表 3-81　さいたま市立病院（日语）信息表

医院名称（EN）	Saitama City Hospital		
设立年份	1953 年	床位数	567
员工人数	660	每年手术台数	4,999
地址（日语）	埼玉県さいたま市緑区三室 2460		
邮政编码	336-8522	电话	048-873-4111
官网	http://saitama-city-hsp.jp/		
诊疗科目	急诊科、内科、外科、小儿科、精神科、脑神经外科、泌尿器科、整形外科、耳鼻咽喉科		
对应外语种类	EN、ES		
营业时间	周一——周五：8：30—11：30（急诊 24 小时对应）	24 小时 365 日	
支付方式	JCB、AMEX、Diners Club、Master、Discover、Visa、MUFG、UFJ、Nicos、DC		

表3-82　自治医科大学付属さいたま医療センター（日语）信息表

医院名称(EN)	Jichi Medical University Saitama Medical Center		
设立年份	1989年	床位数	628
员工人数	1,032	每年手术台数	8,002
地址（日语）	埼玉県さいたま市大宮区天沼町1-847		
邮政编码	330-8503	电话	048-647-2111
官网	https://www.jichi.ac.jp/center/index.html		
诊疗科目	综合诊疗科、消化器内科、循环器内科、呼吸器内科、内分泌代谢科、血液科、风湿胶原病科、肾脏内科、小儿科、放射线科、病理诊断科、急救科、心脏血管外科、康复科、消化器外科、呼吸器外科、脑神经外科、整形外科、形成外科、泌尿器科、皮肤科、眼科、耳鼻咽喉科、妇产科、牙科口腔外科、麻醉科		
对应外语种类	EN、ZH、KO、RU、ID、MS、ES、PT、FR、DE、TL、NE、VI、TH、IT（电话医疗翻译服务）		
营业时间	周一——周五：9:00—17:00（急救中心24小时对应）	24小时365日	○
支付方式	Visa、Master、JCB、AMEX、DC、Nicos、Diners Club		

表3-83　社会医療法人壮幸会行田総合病院（日语）信息表

医院名称(EN)	Gyoda General Hospital		
设立年份	1988年	床位数	504
员工人数	362	每年手术台数	2,480
地址（日语）	埼玉県行田市持田376		
邮政编码	361-0056	电话	048-552-1111
官网	http://gyoda-hp.or.jp/		
诊疗科目	内科、外科、整形外科		
对应外语种类	EN		
营业时间	周一——周五：8:30—12:00,14:30—17:30 周六、周日：8:30—12:00	24小时365日	—
支付方式	Visa、Master、AMEX、JCB		

表3-84　深谷赤十字病院（日语）信息表

医院名称(EN)	Fukaya Red Cross Hospital		
设立年份	1950年	床位数	474
员工人数	520	每年手术台数	3,656
地址（日语）	埼玉県深谷市上柴町西5-8-1		
邮政编码	366-0052	电话	048-571-1511
官网	http://www.fukaya.jrc.or.jp/		
诊疗科目	内科、精神科、神经内科、循环器内科、消化器内科、小儿科、外科、缓解护理外科、整形外科、形成外科、脑神经外科、呼吸心脏外科、血管外科、小儿外科、泌尿器科、妇产科、皮肤科、眼科、耳鼻咽喉科、麻醉科、牙科口腔外科、急救科、综合诊疗科、放射线科、病理诊断科		
对应外语种类	EN、ES		
营业时间	周一——周五：8:30—11:30（根据诊疗科不同需预约，有休诊）	24小时365日	—
支付方式	Visa、Master、AMEX、Diners Club、JCB		

表 3-85　防衞医科大学校病院（日语）信息表

医院名称(EN)	National Defense Medical College Hospital		
设立年份	1977 年	床位数	800
员工人数	650	每年手术台数	5,253
地址（日语）	埼玉県所沢市並木 3-2		
邮政编码	359-8513	电话	04-2995-1511
官网	www.ndmc.ac.jp/hospital		
诊疗科目	内科、外科、小儿科、精神科、皮肤科、脑神经外科、泌尿器科、整形外科、眼科、耳鼻咽喉科、妇产科、麻醉科、放射线科、牙科口腔外科、形成外科		
对应外语种类	EN		
营业时间	周一——周五：8：30—11：00	24 小时 365 日	—
支付方式	—		

表 3-86　三井病院（日语）信息表

医院名称(EN)	Mitsui Hospital		
设立年份	1961 年	床位数	83
员工人数	115	每年手术台数	916
地址（日语）	埼玉県川越市連雀町 19 番地 3		
邮政编码	350-0066	电话	049-222-5321
官网	https://www.mitsui-hospital.com/		
诊疗科目	内科、外科		
对应外语种类	EN		
营业时间	周一——周五：9：00—18：00　周六：9：00—16：30	24 小时 365 日	—
支付方式	Visa、Master		

表 3-87　塩味病院（日语）信息表

医院名称(EN)	Shiomi Hospital		
设立年份	1988 年	床位数	60
员工人数	29	每年手术台数	
地址（日语）	埼玉県朝霞市溝沼 2-4-1		
邮政编码	351-0023	电话	048-467-0016
官网	https://yamayanagi.or.jp/shiomi_hospital/		
诊疗科目	内科、消化器内科、神经内科、呼吸器内科、循环器内科、外科、整形外科		
对应外语种类	EN、ZH		
营业时间	周一——周六：9：00—12：00　周一——周五 14：00—17：30（急诊 24 小时对应）	24 小时 365 日	—
支付方式	—		

表 3-88　社会医療法人社団堀ノ内病院（日语）信息表

医院名称（EN）	Horinouchi Hospital		
设立年份	1985 年	床位数	199
员工人数	145	每年手术台数	478
地址（日语）	埼玉県新座市堀ノ内 2-9-31		
邮政编码	352-0023	电话	048-481-5168
官网	http://www.horinouchi.or.jp/		
诊疗科目	内科、外科、小儿科、皮肤科、泌尿器科、整形外科、眼科、耳鼻咽喉科、牙科		
对立外语种类	EN		
营业时间	周一——周五：8：00—11：00，12：00—16：30	24 小时 365 日	—
支付方式	Visa、Master、JCB		

表 3-89　独立行政法人国立病院機構埼玉病院（日语）信息表

医院名称（EN）	National Hospital Organization Saitama Hospital		
设立年份	1941 年	床位数	350
员工人数	554	每年手术台数	5,364
地址（日语）	埼玉県和光市諏訪 2-1		
邮政编码	351-0102	电话	048-462-1101
官网	http://saitama-hospital.jp/		
诊疗科目	内科、呼吸内科、循环器内科、消化内科、脑神经内科、内视镜外科、外科、呼吸外科、心脏血管外科、消化外科、乳腺外科、小儿外科、整形外科、神经外科、形成外科、内窥镜外科、精神科、儿科、皮肤科、泌尿器科、妇产科、眼科、耳鼻咽喉科、康复科、放射线科、麻醉科、缓和护理科、病理诊断科、急诊科、综合诊疗科、牙科口腔外科		
对立外语种类	EN		
营业时间	周一——周五：8：30—11：00（急救门诊 24 小时接待）	24 小时 365 日	○
支付方式	Visa、Master、AMEX、JCB		

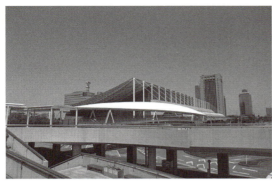
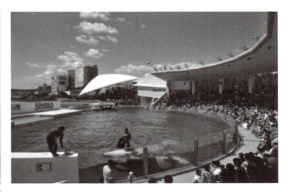
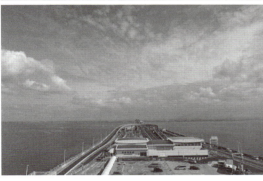

千叶县

表 3-90 千叶县医疗状况总览表

千叶县	数量	备注
医院	288 家	普通医院 254 家,精神病医院 34 家
普通诊疗所	3,759 家	有床位的诊疗所 182 家
齿科诊疗所	3,255 家	
10 万人口对应的医院	4.6 家	普通医院 4.1 家,精神病医院 0.5 家
10 万人口对应的普通诊疗所	60.2 家	有床位的诊疗所 2.9 家
10 万人口对应的齿科诊疗所	52.1 家	
医院病床数量	59,538 床	普通病床 36,039 床,精神病床 12,518 床,疗养病床 10,799 床
普通诊疗所病床数量	2,314 床	
10 万人口对应的医院病床	953.2 床	普通病床 577.0 床,精神病床 200.4 床,疗养病床 172.9 床
10 万人口对应的普通诊疗所病床	37.0 床	
医师	12,278 人	现任职于医疗设施 11,843 人(男性 9,344 人,女性 2,499 人)
齿科医师	5,180 人	现任职于医疗设施 5,095 人(男性 3,813 人,女性 1,282 人)
药剂师	13,556 人	现任职于医疗设施 10,987 人(男性 3,290 人,女性 7,697 人)
10 万人口对应的医师	196.9 人	现任职于医疗设施 189.9 人(男性 149.8 人,女性 40.1 人)
10 万人口对应的齿科医师	83.1 人	现任职于医疗设施 81.7 人(男性 61.1 人,女性 20.6 人)
10 万人口对应的药剂师	217.4 人	现任职于医疗设施 176.2 人(男性 52.8 人,女性 123.4 人)

资料出处:根据日本厚生劳动省截至 2017 年 10 月 1 日的统计数据制作。

表 3-91　医療法人沖縄徳洲会千葉徳洲会病院（日语）信息表

医院名称（EN）	Chiba Tokushukai Hospital		
设立年份	1986 年	床位数	391
员工人数	275	每年手术台数	2,174
地址（日语）	千葉県船橋市高根台 2-11-1		
邮政编码	274-8503	电话	047-466-7111
官网	http://www.chibatoku.or.jp/		
诊疗科目	内科、外科、消化器内科、消化器外科、循环器内科、呼吸器内科、呼吸器外科、脑神经外科、小儿科、妇科、心脏血管外科、整形外科、泌尿器科、皮肤科、头颈部外科、耳鼻咽喉科、糖尿病内科、麻醉科、放射线科、眼科、康复科、缓和护理科、神经内科、病理诊断科、急救科		
对应外语种类	EN、ZH、KO、ES、PT、TL		
营业时间	周一——周五：9:00—12:00, 14:00—15:30, 17:00—18:00　周六:9:00—12:00（急诊 24 小时对应）	24 小时 365 日	○
支付方式	Visa、Master、JCB		

表 3-92　医療法人徳洲会成田富里徳洲会病院（日语）信息表

医院名称（EN）	Tokushukai Medical Corporation Narita Tomisato Tokushukai Hospital		
设立年份	2015 年	床位数	285
员工人数	151	每年手术台数	920
地址（日语）	千葉県富里市日吉台 1-1-1		
邮政编码	286-0201	电话	0476(93)1001
官网	https://www.naritatomisato.jp/		
诊疗科目	内科、脑神经内科、消化器内科、循环器内科、小儿科、外科、整形外科、消化器外科、泌尿器科、形成外科、皮肤科、康复科、脑神经外科、病理诊断科、麻醉科、心脏血管外科		
对应外语种类	EN		
营业时间	周一——周六：8:30—11:30, 13:00—16:00, 16:30—18:30（急诊 24 小时对应）	24 小时 365 日	○
支付方式	Visa、Master、AMEX、Diners Club、JCB、银联		

表 3-93　鎌ケ谷総合病院（日语）信息表

医院名称（EN）	Kamagaya General Hospital		
设立年份	—	床位数	—
员工人数	—	每年手术台数	—
地址（日语）	千葉県鎌ケ谷市初富 929-6		
邮政编码	273-0121	电话	047-498-8111
官网	http://www.kamagaya-hp.jp/		
诊疗科目	内科、消化器内科、外科、乳腺外科、整形外科·风湿科、脑神经外科、泌尿器科、小儿科、牙科口腔外科、眼科、皮肤科、神经内科、形成外科、妇产科、放射线科、麻醉科、病理诊断科、头颈部外科·耳鼻咽喉科、急救科		
对应外语种类	EN、ZH		
营业时间	周一——周六：8:00—11:30（急诊 24 小时对应）	24 小时 365 日	○
支付方式	Visa、Master、AMEX、JCB		

表3-94　医療法人鉄蕉会亀田総合病院（日语）信息表

医院名称（EN）	Kameda Medical Center		
设立年份	1948年	床位数	917
员工人数	1,047	每年手术台数	10,853
地址（日语）	千葉県鴨川市東町929番地		
邮政编码	296-8602	电话	04-7099-1102
官网	http://www.kameda.com/		
诊疗科目	内科、精神科、小儿科、外科、整形外科、脑神经外科、皮肤科、泌尿器科、妇产科、眼科、耳鼻咽喉科、急诊科、牙科		
对应外语种类			
营业时间	周一—周五：9：00—12：00，13：30—16：30（急诊24小时对应）	24小时365日	
支付方式	Visa、Master、UC、JCB、AMEX、Dynamics、Discover、银联		

表3-95　五井病院（日语）信息表

医院名称（EN）	Goi Hospital		
设立年份	1963年	床位数	214
员工人数	100	每年手术台数	96
地址（日语）	千葉県市原市五井5155		
邮政编码	290-0056	电话	0436-25-5151
官网	http://www.goi-hospital.com/		
诊疗科目	内科、外科、整形外科		
对应外语种类	EN、ZH		
营业时间	周一—周五：9：00—17：00	24小时365日	—
支付方式	Visa、Master、AMEX、JCB、银联		

表3-96　行徳総合病院（日语）信息表

医院名称（EN）	Gyotoku General Hospital		
设立年份	1980年	床位数	307
员工人数	413	每年手术台数	1,717
地址（日语）	千葉県市川市本行徳5525-2		
邮政编码	272-0103	电话	047-395-1151
官网	https://gyo-toku.jp/		
诊疗科目	内科、循环器内科、消化内科糖尿病内科、肾脏内科、神经内科、人工透析内科、外科、消化外科、乳腺外科、整形外科、脑神经外科、儿科、皮肤科、泌尿器科、妇科、急诊科、整形外科、放射线科、康复科		
对应外语种类	全部使用翻译服务		
营业时间	工作日：8：45—12：00，14：00—16：30　周六：8：45—12：00（急救24小时对应）	24小时365日	
支付方式	Visa、Master、AMEX、Diners Club、JCB		

表 3-97　社会医療法人社団蛍水会名戸ヶ谷病院（日语）信息表

医院名称（EN）	Nadogaya Hospital		
设立年份	1983 年	床位数	300
员工人数	209	每年手术台数	978
地址（日语）	千葉県柏市名戸ヶ谷 687-4		
邮政编码	277-0032	电话	04-7167-8336
官网	http://www.nadogaya.com/		
诊疗科目	内科、外科、脑神经外科、整形外科、形成外科、小儿科、皮肤科、泌尿器科、眼科、耳鼻咽喉科、牙科、康复科、检查科		
对应外语种类	EN、ZH、KO		
营业时间	周一——周五：6：00—16：30　周六：6：00—12：30（急诊 24 小时对应）	24 小时 365 日	
支付方式	Visa、Master		

表 3-98　顺天堂大学医学部附属浦安病院（日语）信息表

医院名称（EN）	Juntendo University Urayasu Hospital		
设立年份	1984 年	床位数	785
员工人数	1,033	每年手术台数	9,120
地址（日语）	千葉県浦安市富岡 2-1-1		
邮政编码	279-0021	电话	047-353-3111
官网	http://www.hosp-urayasu.juntendo.ac.jp/		
诊疗科目	综合诊疗科、循环器内科、消化器内科、呼吸器内科、肾・高血压内科、胶原病・风湿内科、血液内科、糖尿病・内分泌内科、心理健康科、小儿科、麻醉科（疼痛）、康复科、消化器・一般外科、乳腺・内分泌外科、心脏血管外科、呼吸器外科、小儿外科、脑神经外科、整形外科、形成外科・再建外科、皮肤科、泌尿器科、眼科、耳鼻咽喉科、放射线科、妇产科、急救诊疗科		
对应外语种类	EN、ZH、KO、RU、ID、MS、ES、PT、MN、FR、DE、TL、NE、VI、TH、HI、IT、KM、MY		
营业时间	周一——周六：8：00—11：00（每月第 2 周周六除外）	24 小时 365 日	
支付方式	Visa、Master、JCB		

表 3-99　成田赤十字病院（日语）信息表

医院名称（EN）	Red Cross Narita Hospital		
设立年份	1948 年	床位数	716
员工人数	859	每年手术台数	5,412
地址（日语）	千葉県成田市飯田町 90-1		
邮政编码	286-8523	电话	0476-22-2311
官网	http://www.narita.jrc.or.jp/		
诊疗科目	急诊科、内科、外科、儿科、精神科、皮肤科、脑神经外科、泌尿器科、整形外科、眼科、耳鼻咽喉科、产科、妇科、牙科及其他		
对应外语种类	EN		
营业时间	周一——周五：8：30—11：00（小儿外科・形成外科：8：30—15：30）（周六、周日、节假日仅限急救患者）	24 小时 365 日	○
支付方式	Visa、Master、AMEX、Diners Club、JCB、银联		

表 3-100　医療法人沖縄徳洲会千葉西総合病院（日语）信息表

医院名称（EN）	Chibanishi General Hospital		
设立年份	1990 年	床位数	608
员工人数	703	每年手术台数	7,788
地址（日语）	千葉県松戸市金ヶ作 107-1		
邮政编码	270-2251	电话	047-384-8844
官网	http://www.chibanishi-hp.or.jp/		
诊疗科目	循环器官科、心血管外科、内科、外科、小儿科、皮肤科、整形外科、脑神经外科、泌尿器科、形成外科、眼科、耳鼻咽喉科、产科、妇科、牙科口腔外科、消化器官内科		
对应外语种类	EN、ZH		
营业时间	周一——周六：8:00—11:00（急诊 24 小时对应）	24 小时 365 日	—
支付方式	Visa、Master、AMEX、JCB、Diners Club、银联		

表 3-101　東京ベイ・浦安市川医療センター（日语）信息表

医院名称（EN）	Tokyo Bay Urayasu Ichikawa Medical Center		
设立年份	—	床位数	—
员工人数	—	每年手术台数	—
地址（日语）	千葉県浦安市当代島 3-4-32		
邮政编码	279-0001	电话	047-351-3101
官网	https://www.tokyobay-mc.jp/		
诊疗科目	急诊科、内科、外科、儿科、脑神经外科、整形外科、产科、妇科		
对应外语种类	EN		
营业时间	周一——周五：8:00—11:30,13:00—16:00（部分诊疗科除外）　周六：8:00—11:30	24 小时 365 日	○
支付方式	Visa、Master、AMEX、JCB、银联		

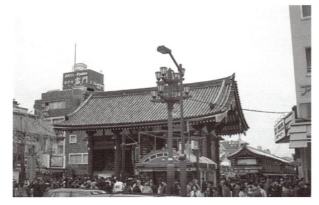
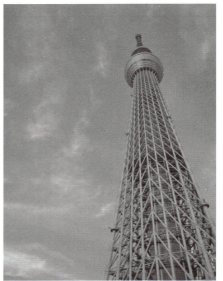
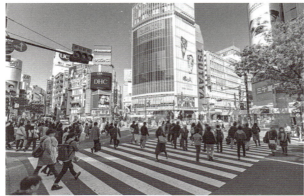

东京都

表 3-102 东京都医疗状况总览表

东京都	数量	备注
医院	647 家	普通医院 597 家,精神病医院 50 家
普通诊疗所	13,257 家	有床位的诊疗所 355 家
齿科诊疗所	10,632 家	—
10 万人口对应的医院	4.7 家	普通医院 4.4 家,精神病医院 0.4 家
10 万人口对应的普通诊疗所	96.6 家	有床位的诊疗所 2.6 家
10 万人口对应的齿科诊疗所	77.5 家	—
医院病床数量	128,279 床	普通病床 81,280 床,精神病床 22,279 床,疗养病床 24,070 床
普通诊疗所病床数量	3,798 床	—
10 万人口对应的医院病床	934.7 床	普通病床 592.2 床,精神病床 162.3 床,疗养病床 175.4 床
10 万人口对应的普通诊疗所病床	27.7 床	—
医师	44,136 人	现任职于医疗设施 41,445 人(男性 29,328 人,女性 12,117 人)
齿科医师	16,639 人	现任职于医疗设施 16,107 人(男性 11,302 人,女性 4,805 人)
药剂师	48,813 人	现任职于医疗设施 29,743 人(男性 7,834 人,女性 21,909 人)
10 万人口对应的医师	324.0 人	现任职于医疗设施 304.2 人(男性 215.3 人,女性 88.9 人)
10 万人口对应的齿科医师	122.1 人	现任职于医疗设施 118.2 人(男性 83.0 人,女性 35.3 人)
10 万人口对应的药剂师	358.3 人	现任职于医疗设施 218.3 人(男性 57.5 人,女性 160.8 人)

注:根据日本厚生劳动省截至 2017 年 10 月 1 日的统计数据制作。

资料篇／外国人就医医疗机构 253

表 3-103 国際医療福祉大学三田病院(日语)信息表

医院名称(EN)	International University of Health and Welfare, Mita Hospital		
设立年份	2005 年	床位数	291
员工人数	418	每年手术台数	3,339
地址(日语)	東京都港区三田 1-4-3		
邮政编码	108-8329	电话	03-3451-8121
官网	http://mita.iuhw.ac.jp/		
诊疗科目	耳鼻咽喉科、泌尿器科、头颈肿瘤中心、内科、呼吸器官中心、肉瘤中心、消化器官中心、整形外科、脊椎脊椎中心、脑神经外科		
对应外语种类	EN、ZH		
营业时间	周一——周六:8:30—17:30	24 小时 365 日	—
支付方式	Visa、Master、JCB、AMEX、Diners Club、Nicos		

表 3-104 顺天堂大学医学部附属顺天堂医院(日语)信息表

医院名称(EN)	Juntendo University Hospital		
设立年份	1873 年	床位数	1,051
员工人数	2,149	每年手术台数	14,987
地址(日语)	東京都文京区本郷 3-1-3		
邮政编码	113-8431	电话	03-5802-1985
官网	https://www.juntendo.ac.jp/hospital/		
诊疗科目	综合诊疗科、乳腺科、循环器内科、呼吸器内科、消化器内科、胶原病・风湿内科、糖尿病・内分泌内科、食道・胃外科、大肠・肛门外科、肝・胆・胰外科、消化器・低侵袭外科、心脏血管外科、呼吸器外科、肾・高血压内科、血液内科、肿瘤内科、脑神经内科、脑神经外科、整形外科・运动诊疗科、形成外科、皮肤科、泌尿器科、麻醉科、小儿科、小儿外科、眼科、耳鼻咽喉・头颈科、产科・妇科、放射线科、急救科、康复科、牙科口腔外科、临床检验医学科		
对应外语种类	EN、ZH		
营业时间	周一——周五:8:30—16:00	24 小时 365 日	—
支付方式	Visa、Master、AMEX、Diners Club、JCB、银联		

表 3-105 学校法人聖路加国際大学聖路加国際病院(日语)信息表

医院名称(EN)	St. Luke's International Hospital		
设立年份	1901 年	床位数	520
员工人数	981	每年手术台数	8,386
地址(日语)	東京都中央区明石町 9 番 1 号		
邮政编码	104-8560	电话	03-5550-7166
官网	http://hospital.luke.ac.jp/		
诊疗科目	内科、循环器内科、呼吸内科、神经内科、消化内科、感染内科、肾脏内科、血液内科、肿瘤内科、心理诊疗内科、缓解护理科、消化外科、乳腺外科、整形外科、呼吸器官外科、神经外科、儿科、小儿外科、心脏血管外科、妇产科、形成外科、内分泌外科、耳鼻咽喉科、眼科、泌尿器科、皮肤科、放射线科、精神科、急救科、口腔颌面外科		
对应外语种类	EN、ZH、KO、RU(需要翻译请一定事先确认后接受诊断)		
营业时间	周一——周五:09:00—17:00	24 小时 365 日	○
支付方式	Visa、Master、AMEX、Diners Club、JCB、银联		

表3-106 国立大学法人東京医科歯科大学医学部附属病院（日语）信息表

医院名称(EN)	Tokyo Medical and Dental University，University Hospital of Medicine		
设立年份	1982 年	床位数	753
员工人数	1,337	每年手术台数	8,745
地址（日语）	東京都文京区湯島 1-5-45		
邮政编码	113-8519	电话	03-5803-5650
官网	http：//www.tmd.ac.jp/medhospital/index.html		
诊疗科目	血液科、胶原病·风湿内科、糖尿病·内分泌·代谢内科、综合诊疗科、肾脏内科、循环器内科、呼吸器内科、消化器内科、缓和护理科、遗传因子诊疗科、食道外科、胃外科、大肠·肛门外科、消化器化学疗法外科、乳腺外科、小儿外科、末梢血管外科、肝胆胰外科、心脏血管外科、呼吸器外科、泌尿器科、头颈部外科、病理诊断科、眼科、耳鼻咽喉科、皮肤科、形成·美容外科、整形外科、康复科、小儿科、脑神经内科、脑神经外科、血管内治疗科、精神科、心理医疗科、麻醉·复苏·疼痛科、放射线诊断科、放射线治疗科		
对应外语种类	EN、ZH（远程翻译服务）		
营业时间	周一——周五：8:30—16:00（挂号时间根据科室不同而异）	24 小时 365 日	○
支付方式	Visa、Master、AMEX、Diners Club、JCB		

表3-107 東京都济生会中央病院（日语）信息表

医院名称(EN)	Tokyo Saiseikai Central Hospital		
设立年份	1915 年	床位数	535
员工人数	723	每年手术台数	4,727
地址（日语）	東京都港区三田 1-4-17		
邮政编码	108-0073	电话	03-3451-8211
官网	http：//www.saichu.jp/		
诊疗科目	急诊科、内科、外科、小儿科、妇产科、皮肤科、耳鼻咽喉科、泌尿器科		
对应外语种类	EN、ZH、KO、ES、PT、FR、RU		
营业时间	工作日、（每月第 1、3、5 周）周六：8:00—11:30（急诊 24 小时对应）	24 小时 365 日	○
支付方式	Visa、Master、AMEX、JCB、银联		

表3-108 東京都立驹込病院（日语）信息表

医院名称(EN)	Tokyo Metropolitan Cancer and Infectious Diseases Center Komagome Hospital		
设立年份	1879 年	床位数	815
员工人数	958	每年手术台数	6,224
地址（日语）	東京都文京区本駒込三丁目 18 番 22 号		
邮政编码	113-8677	电话	03-3823-2101
官网	http：//www.cick.jp/		
诊疗科目	循环器内科、呼吸器内科、消化器内科、脑神经内科、血液内科、伸展内科、肝脏内科、胶原病科、综合诊疗科、肿瘤内科（化学疗法科）、缓和护理科、小儿科、传染病科、外科（食道、肝·胆·胰、胃、大肠、乳腺、呼吸器）整形外科、康复科、软骨组织肿瘤科、脑神经外科、皮肤肿瘤科、形成再建外科、肾泌尿器外科、妇科、眼科、耳鼻咽喉科、头颈部肿瘤科、牙科口腔外科、遗传因子诊疗科、麻醉科、输血·细胞治疗科、放射线科		
对应外语种类	EN、ZH、KO、TH、RU、VI、PT、ES、FR、TL（使用"可视化翻译"）		
营业时间	工作日：9:00—17:00　周六：9:00—12:00	24 小时 365 日	○
支付方式	DC、Visa、Master、UFJ、Nicos、JCB、AMEX、Diners Club、Discover、银联		

表 3-109　JCHO 东京高轮病院（日语）信息表

医院名称（EN）	Tokyo Takanawa Hospital		
设立年份	1951 年	床位数	247
员工人数	297	每年手术台数	1,847
地址（日语）	東京都港区高輪 3-10-11		
邮政编码	108-8606	电话	03-3443-9191
官网	http://takanawa.jcho.go.jp/		
诊疗科目	内科、外科、消化内科、外科、呼吸内科、肾脏内科、糖尿病・循环器内科、整形外科、形成外科（轮廓）、耳鼻科、脑神经外科、皮肤科、泌尿器科、眼科、牙科口腔外科		
对应外语种类	EN、ZH、RU		
营业时间	工作日：8：30—17：15	24 小时 365 日	○
支付方式	Visa、Master、AMEX、Diners Club、JCB、银联		

表 3-110　国家公务员共济组合连合会虎の門病院（日语）信息表

医院名称（EN）	Toranomon Hospital		
设立年份	1958 年	床位数	868
员工人数	1,123	每年手术台数	7,702
地址（日语）	東京都港区虎ノ門 2-2-2		
邮政编码	105-8470	电话	03-3588-1111
官网	https://www.toranomon.gr.jp/		
诊疗科目	血液内科、内分泌代谢科（内分泌・糖尿病・代谢）、呼吸器内科、呼吸器外科、睡眠呼吸器科、消化器内科（肝・胆・胰）、消化器内科（胃肠）、肝脏内科、肾内科、肾外科、风湿胶原病科、精神科、小儿科、皮肤科、临床传染病科、放射线科、消化器外科（上部消化管）、消化器外科（肝・胆・胰）、消化器外科（下部消化管）、乳腺、内分泌内科、脑神经外科、脑神经血管治疗科、脑下垂体外科、整形外科、形成外科、妇产科、泌尿器科、眼科、耳鼻咽喉科、临床肿瘤科、缓和医疗科、集中治疗科、急救科、病理诊断科、痴呆症科、一般内科		
对应外语种类	EN		
营业时间	周一—周五：8：30—10：30	24 小时 365 日	○
支付方式	Visa、Master、JCB		

表 3-111　山中齿科医院（日语）信息表

医院名称（EN）	Yamanaka Dental Clinic		
设立年份	—	床位数	—
员工人数	—	每年手术台数	—
地址（日语）	東京都港区高輪 3-26-33-1F		
邮政编码	108-0074	电话	03-3445-9722
官网	http://118yamanaka.com/		
诊疗科目	牙科		
对应外语种类	EN		
营业时间	周一—周五：9：30—17：30	24 小时 365 日	—
支付方式	—		

表 3-112　NTT 東日本関東病院（日语）信息表

医院名称(EN)	NTT Medical Center Tokyo		
设立年份	1952 年	床位数	594
员工人数	784	每年手术台数	7,284
地址（日语）	東京都品川区東五反田 5-9-22		
邮政编码	141-8625	电话	03-3448-6112
官网	https://www.nmct.ntt-east.co.jp/		
诊疗科目	内科、循环器科、精神科、呼吸科、小儿科、外科、脑神经外科、心血管外科、皮肤科、泌尿器科、妇产科、眼科、耳鼻咽喉科、放射线科、康复科、麻醉科、牙科口腔外科		
对应外语种类	EN、ZH、KO、TH、RU、VI、PT、ES、FR、PH		
营业时间	周一——周五：8：30—11：00，13：00—15：00（急救中心 24 小时对应）	24 小时 365 日	○
支付方式	Visa、Master、AMEX、Diners Club、JCB、银联		

表 3-113　東邦大学医療センター大森病院（日语）信息表

医院名称(EN)	Toho University Omori Medical Center		
设立年份	1925 年	床位数	934
员工人数	1,126	每年手术台数	9,277
地址（日语）	東京都大田区大森西 6-11-1		
邮政编码	143-8541	电话	03-3762-4151
官网	https://www.omori.med.toho-u.ac.jp/		
诊疗科目	妇产科、耳鼻咽喉科、乳腺内分泌科、眼科、东洋医学、再生科、麻醉科、消化器外科、糖尿病·代谢·内分泌科、肾脏科		
对应外语种类	EN、ZH		
营业时间	周一——周六：8：30—11：00（第 3 周周六除外）	24 小时 365 日	○
支付方式	Visa、Master、AMEX、Diners Club、TCB		

表 3-114　公益財団法人東京都保健医療公社荏原病院（日语）信息表

医院名称(EN)	Tokyo Metropolitan Health and Hospitals CorporationEbara Hospital		
设立年份	1994 年	床位数	506
员工人数	456	每年手术台数	2,359
地址（日语）	東京都大田区東雪谷四丁目 5-10		
邮政编码	145-0065	电话	03-5734-8000
官网	http://www.ebara-hp.ota.tokyo.jp/		
诊疗科目	内科、循环器内科、神经内科、精神科、小儿科、外科、乳腺外科、整形外科、脑神经外科、形成外科、皮肤科、泌尿器科、妇产科、眼科、耳鼻咽喉科、康复科、放射线科、牙科、麻醉科、感内、病理诊疗科		
对应外语种类	EN		
营业时间	周一——周五（预约制，急救 24 小时对应）	24 小时 365 日	○
支付方式	JCB、Visa、Master、AMEX、Diners Club		

表 3-115　公益財団法人日産厚生会玉川病院（日语）信息表

医院名称(EN)	Nissan Tamagawa Hospital		
设立年份	1953 年	床位数	389
员工人数	380	每年手术台数	2,693
地址（日语）	東京都世田谷区瀬田 4-8-1		
邮政编码	158-0095	电话	03-3700-1151
官网	https://www.tamagawa-hosp.jp/		
诊疗科目	综合诊疗科、呼吸器内科、急诊科、整形外科、胶原病・风湿科、胸部外科、脑神经外科、外科、皮肤科、泌尿器科、眼科		
对应外语种类	EN		
营业时间	周一—周五：8：30—11：30,12：30—15：30 周六：8：30—11：30	24 小时 365 日	○
支付方式	UC、JCB、Visa、Master、AMEX、Diners Club、Discover、银联		

表 3-116　東京都立広尾病院（日语）信息表

医院名称(EN)	Tokyo Metropolitan Hiroo Hospital		
设立年份	1895 年	床位数	478
员工人数	620	每年手术台数	3,338
地址（日语）	東京都渋谷区恵比寿 2-34-10		
邮政编码	150-0013	电话	03-3444-1181
官网	http://www.byouin.metro.tokyo.jp/hiroo/index.html		
诊疗科目	内科、循环器科、呼吸器科、神经科、小儿科、外科、心血管外科、脑神经外科、整形外科、形成外科、眼科、耳鼻咽喉科、皮肤科、泌尿器科、妇产科、放射线科、牙科口腔外科		
对应外语种类	EN、ZH		
营业时间	周一—周六：9：00—17：00（急救 24 小时对应）	24 小时 365 日	○
支付方式	Visa、Master、AMEX、Diners Club、JCB、银联		

表 3-117　東京都立松沢病院（日语）信息表

医院名称(EN)	Tokyo Metropolitan Matsuzawa Hospital		
设立年份	—	床位数	—
员工人数	—	每年手术台数	—
地址（日语）	東京都世田谷区上北沢 2-1-1		
邮政编码	156-0057	电话	03-3303-7211
官网	http://www.byouin.metro.tokyo.jp/matsuzawa/		
诊疗科目	内科、外科、精神科、皮肤科、脑神经外科、泌尿器科、整形外科、眼科、耳鼻咽喉科、妇科、牙科及其他		
对应外语种类	EN		
营业时间	周一—周五：8：30—17：15　周六、节假日：8：30—12：45（精神科急诊 24 小时对应）	24 小时 365 日	○
支付方式	Visa、Master、AMEX、Diners Club、JCB、银联		

表 3-118　国立研究開発法人国立成育医療研究センター（日语）信息表

医院名称(EN)	National Center for Child Health and Development		
设立年份	2002 年	床位数	460
员工人数	756	每年手术台数	2,478
地址（日语）	東京都世田谷区大蔵 2-10-1		
邮政编码	157-8535	电话	03-5494-7300
官网	https://www.ncchd.go.jp/		
诊疗科目	少儿诊疗科、围产期诊疗科		
对应外语种类	EN		
营业时间	周一——周五：8：30—17：15（急诊 24 小时对应）	24 小时 365 日	—
支付方式	Visa、Master、DC、JCB、AMEX、Diners Club		

表 3-119　国立研究開発法人国立国際医療研究センター病院（日语）信息表

医院名称(EN)	Center Hospital of the National Center for Global Health and medicine		
设立年份	1868 年	床位数	763
员工人数	1,127	每年手术台数	5,962
地址（日语）	東京都新宿区戸山 1-21-1		
邮政编码	162-8655	电话	03-6228-0749
官网	http://www.hosp.ncgm.go.jp/index.html		
诊疗科目	综合诊疗科、循环器内科、呼吸器内科、消化器内科、肾脏内科、糖尿病・内分泌内科、胶原病科、血液内科、心理诊疗内科、临床基因科、精神科、神经内科、缓和护理科、小儿科、康复科、乳腺・肿瘤内科、放射线科、综合传染病科、外科、心脏血管外科、呼吸器外科、脑神经外科、整形外科、妇产科、形成外科、皮肤科、泌尿器科、眼科、耳鼻咽喉科、牙科口腔外科、麻醉科、临床工学科		
对应外语种类	EN、ZH、KO(24 小时) VI、RU、PT、TH、ES、TL、FR、MN、HI、ID、FA、NE、MY (8：30—24：00)		
营业时间	周一——周五：8：30—17：00	24 小时 365 日	○
支付方式	Visa、Master、AMEX、Diners Club、JCB、银联		

表 3-120　立正佼成会附属佼成病院（日语）信息表

医院名称(EN)	Kosei Hospital		
设立年份	1952 年	床位数	340
员工人数	394	每年手术台数	2,070
地址（日语）	東京都杉並区和田二丁目 25 番 1 号		
邮政编码	166-0012	电话	03-3383-1281
官网	https://kosei-hp.or.jp/		
诊疗科目	内科、外科、脑神经外科、儿科、耳鼻科、形成外科（身体）、消化器内科、循环器内科、消化器外科、呼吸器内科、呼吸器外科、乳腺外科、妇产科、整形外科、皮肤科、泌尿器科、眼科、放射线科、康复科、风湿科、麻醉科临床检查		
对应外语种类	EN、ZH、KO、ES、PT、RU、TH、VI、TL、FR、NE、MN、ID、FA、HI、MY （关于诊疗科和对应语言的组合及对应日期和时间请直接用电话确认）		
营业时间	周一——周六：8：30—11：00	24 小时 365 日	○
支付方式	Visa、Master、AMEX、Diners Club、JCB、银联		

表 3-121 公益财团法人东京都保健医疗公社 大久保病院(日语)信息表

医院名称(EN)	Ohkubo Hospital Tokyo Metropolitan Health and Hospitals Corporation		
设立年份	1879 年	床位数	304
员工人数	349	每年手术台数	2,450
地址(日语)	東京都新宿区歌舞伎町 2-44-1		
邮政编码	160-8488	电话	03-5285-8811
官网	https://www.ohkubohospital.jp/		
诊疗科目	消化器内科、呼吸器内科、循环器内科、内分泌内科、神经内科、肾脏内科、消化器外科、血管外科、乳腺外科、整形外科、脑神经外科、泌尿外科、移植外科、妇科、眼科、耳鼻咽喉科、放射线科、康复科、牙科口腔外科		
对应外语种类	EN、ZH、KO(使用平板电脑的一般翻译服务) 使用多语言翻译机可以对应 TH、PH、VI、FR、PT、RU、ES 等 74 种语言		
营业时间	周一—周五：10:00—16:30	24 小时 365 日	—
支付方式	JCB、Visa、Master、银联、Diners Club、UC、AMEX		

表 3-122 医疗法人社团明芳会板桥中央综合病院(日语)信息表

医院名称(EN)	Itabashi Chuo Medical Center		
设立年份	1956 年	床位数	579
员工人数	605	每年手术台数	5,234
地址(日语)	東京都板橋区小豆沢 2-12-7		
邮政编码	174-0051	电话	03-3967-1181
官网	http://www.ims-itabashi.jp/		
诊疗科目	内科、外科、整形外科、产科、妇科、其他		
对应外语种类	EN		
营业时间	周一—周五：8:00—12:00,12:40—16:30 周六：8:00—12:00	24 小时 365 日	○
支付方式	Visa、Master、AMEX、Diners Club、JCB		

表 3-123 东京都立大塚病院(日语)信息表

医院名称(EN)	Tokyo Metropolitan Ohtsuka hospital		
设立年份	—	床位数	—
员工人数	—	每年手术台数	—
地址(日语)	東京都豊島区南大塚 2 丁目 8 番 1 号		
邮政编码	170-8476	电话	03-3941-3211
官网	http://www.byouin.metro.tokyo.jp/ohtsuka/index.html		
诊疗科目	急诊科、内科、外科、小儿科、精神科、皮肤科、脑神经外科、泌尿器科、整形外科、眼科、耳鼻咽喉科、产科、妇科、牙科及其他		
对应外语种类	EN		
营业时间	周一—周五：9:00—17:00　周六：9:00—12:30(急诊 24 小时对应)	24 小时 365 日	○
支付方式	Visa、Master、AMEX、Diners Club、JCB、银联		

表 3-124　公益財団法人東京都保健医療公社豊島病院（日语）信息表

医院名称（EN）	Toshima HospitalTokyo Metropolitan Health and Hospitals Corporation		
设立年份	1932 年	床位数	470
员工人数	495	每年手术台数	3,080
地址（日语）	東京都板橋区栄町 33-1		
邮政编码	173-0015	电话	03-5375-1234
官网	http://www.toshima-hp.jp/		
诊疗科目	内科、神经内科、内分泌・代谢内科、呼吸器内科、消化器内科、循环器内科、肾脏内科、血液内科、精神科、小儿科、外科、消化器外科、乳腺外科、形成外科（身体）、整形外科、脑神经外科、皮肤科、泌尿器科、妇产科、眼科、耳鼻咽喉科、康复科、放射线科、牙科、口腔外科、麻醉科、感染内科、缓和护理内科、病理诊断科、急救科		
对应外语种类	EN		
营业时间	24 小时	24 小时 365 日	○
支付方式	Visa、Master、AMEX、Diners Club、JCB、银联		

表 3-125　東京都立墨東病院（日语）信息表

医院名称（EN）	Tokyo Metropolitan Bokutoh Hospital		
设立年份	1978 年	床位数	729
员工人数	875	每年手术台数	5,988
地址（日语）	東京都墨田区江橋四丁目 23 番 15 号		
邮政编码	130-8575	电话	03-3633-6151
官网	http://bokutoh-hp.metro.tokyo.jp/		
诊疗科目	内科、综合诊疗科、儿科、外科、心脏血管外科、呼吸器外科、脑神经外科、整形外科、皮肤科、泌尿器科、妇产科、新生儿诊疗科、眼科、耳鼻咽喉科、放射线科、牙科口腔外科、风湿胶质原病科、循环器科、形成外科、感染科、麻醉科、急救诊疗科、康复科、神经科		
对应外语种类	EN （可以通过远程医疗翻译进行对应）		
营业时间	周一——周六：8:30—11:00（急诊 24 小时对应）	24 小时 365 日	○
支付方式	Visa、Master、AMEX、Diners Club、JCB、银联		

表 3-126　東京臨海病院（日语）信息表

医院名称（EN）	Tokyo Rinkai Hospital		
设立年份	2002 年	床位数	400
员工人数	449	每年手术台数	3,489
地址（日语）	東京都江戸川区臨海町 1-4-2		
邮政编码	134-0086	电话	03-5605-8811
官网	http://www.tokyorinkai.jp/		
诊疗科目	内科、循环器内科、消化器内科、呼吸器内科、神经内科、糖尿病内科、肾脏内科、缓和护理科、精神科、儿科、外科、急救科、整形外科、形成外科（身体）、脑神经外科、心脏血管外科、呼吸器外科、皮肤科、泌尿器科、妇产科、眼科、耳鼻咽喉科、放射线科、麻醉科		
对应外语种类	EN		
营业时间	工作日：8:00—11:00（每月第 2、4 周） 周六：8:00—10:30	24 小时 365 日	○
支付方式	Visa、Master、AMEX、JCB、银联		

表 3-127 森山记念病院(日语)信息表

医院名称(EN)	Moriyama Memorial Hospital		
设立年份	1982 年	床位数	272
员工人数	272	每年手术台数	1,826
地址(日语)	東京都江戸川区北葛西 4-3-1		
邮政编码	134-0081	电话	03-5679-1211
官网	http://mk.moriyamaikai.or.jp/		
诊疗科目	脑神经外科、外科、整形外科、心脏血管外科、内科、大肠·肛门外科、泌尿器科、牙科口腔外科、放射线科、康复科		
对应外语种类	EN		
营业时间	周一—周五：7：30—11：00，13：45—16：30　周六：7：30—11：00　周二：16：30—18：00（大肠·肛门外科）（急救 24 小时对应）	24 小时 365 日	○
支付方式	Visa、Master、银联、AMEX、JCB、Diners Club、Saison、UC		

表 3-128 医療法人社団 KNI 北原国際病院(日语)信息表

医院名称(EN)	Kitahara Internationai Hospital		
设立年份	1995 年	床位数	110
员工人数	20	每年手术台数	664
地址(日语)	東京都八王子市大和田町 1-7-23		
邮政编码	192-0045	电话	042-645-1110
官网	https://kokusai.kitaharahosp.com/		
诊疗科目	脑神经外科		
对应外语种类	EN		
营业时间	周一—周六：8：30—16：30（急诊 24 小时对应）	24 小时 365 日	○
支付方式	—		

表 3-129 東京西徳洲会病院(日语)信息表

医院名称(EN)	Tokyo Nishi Tokushukai Hospital		
设立年份	—	床位数	—
员工人数	—	每年手术台数	—
地址(日语)	東京都昭島市松原町 3-1-1		
邮政编码	196-0003	电话	042-500-4433
官网	http://www.tokyonishi-hp.or.jp/		
诊疗科目	急诊科、内科、外科、儿科、皮肤科、脑神经外科、泌尿器科、整形外科、妇科、牙科		
对应外语种类	EN、ZH		
营业时间	周一—周五：8：00—12：00，16：30—18：30　周六：8：00—12：00　节假日急救对应	24 小时 365 日	○
支付方式	Visa、Master、AMEX、Diners Club、JCB、银联		

表 3-130　東京都立小児総合医療センター(日语)信息表

医院名称(EN)	Tokyo Metropolitan Children's Medical Center		
设立年份	2010 年	床位数	561
员工人数	884	每年手术台数	2,588
地址(日语)	東京都府中市武蔵台二丁目 8 番 29 号		
邮政编码	183-8561	电话	042-300-5111
官网	http://www.byouin.metro.tokyo.jp/shouni/index.html		
诊疗科目	综合诊疗科、心理诊疗内科、循环器内科、内分泌·代谢科、血液肿瘤科、肾脏内科、神经内科、呼吸器内科、结核科、感染科、免疫科、消化器内科、过敏科、临床遗传科、外科、心脏血管外科、泌尿器科、形成外科、整形外科、脑神经外科、皮肤科、眼科、耳鼻咽喉科学、小儿牙科、矫正牙科、检查科、器官移植科、放射线诊疗科、麻醉科、儿童、青春期精神科、急救科、集中治疗科、新生儿科、康复科、心理福祉科、育成科、在家诊疗科、临床试验科、遗传基因研究科		
对应外语种类	EN、ZH、KO、VI、RU、PT、TH、ES、TL、FR、MN、HI、ID、FA、NE（利用电话翻译、视频翻译）		
营业时间	周一——周五 8:30—17:00(急救 24 小时对应)	24 小时 365 日	○
支付方式	Visa、Master、AMEX、Diners Club、JCB、银联		

表 3-131　東京都立多摩総合医療センター(日语)信息表

医院名称(EN)	Tama Medical Center		
设立年份	2010 年	床位数	789
员工人数	1,032	每年手术台数	8,126
地址(日语)	東京都府中市武蔵台 2-8-29		
邮政编码	183-8524	电话	042-323-5111;EN
官网	http://www.fuchu-hp.fuchu.tokyo.jp/		
诊疗科目	内科、神经外科、精神科、风湿科、皮肤科、泌尿科、妇产科、眼科、耳鼻咽喉科学、康复科、放射线科、循环器内科、神经内科、心脏血管外科、神经外科、整形外科、形成外科、麻醉科、牙科口腔外科、血液内科、乳腺外科、呼吸外科、缓和护理科		
对应外语种类	EN		
营业时间	周一——周五：9:00—17:00(24 小时急救)	24 小时 365 日	○
支付方式	Visa、Master、AMEX、Diners Club、JCB		

表 3-132　武蔵野徳洲会病院(日语)信息表

医院名称(EN)	Musashino Tokushukai Hospital		
设立年份	2015 年	床位数	246
员工人数	117	每年手术台数	626
地址(日语)	東京都西東京市向台町三丁目 5 番 48 号		
邮政编码	188-0013	电话	042-465-0700
官网	https://www.musatoku.com/		
诊疗科目	内科、外科、小儿科、脑神经外科、泌尿器科、整形外科、形成外科、耳鼻咽喉科、皮肤科、乳腺外科、妇科、急诊科		
对应外语种类	EN、ZH、KO		
营业时间	周一——周五：8:30—18:30　周六：8:30—12:00(急诊 24 小时对应)	24 小时 365 日	○
支付方式	Visa、Master、AMEX、Diners Club、JCB		

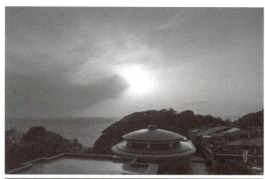
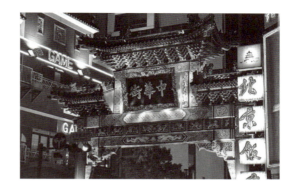
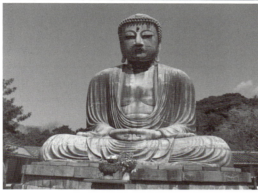

神奈川县

表 3-133　神奈川县医疗状况总览表

神奈川县	数量	备注
医院	338 家	普通医院 291 家,精神病医院 47 家
普通诊疗所	6,661 家	有床位的诊疗所 219 家
齿科诊疗所	4,915 家	
10 万人口对应的医院	3.7 家	普通医院 3.2 家,精神病医院 0.5 家
10 万人口对应的普通诊疗所	72.7 家	有床位的诊疗所 2.4 家
10 万人口对应的齿科诊疗所	53.7 家	
医院病床数量	73,844 床	普通病床 46,411 床,精神病床 13,875 床,疗养病床 13,318 床
普通诊疗所病床数量	2,522 床	
10 万人口对应的医院病床	806.2 床	普通病床 506.7 床,精神病床 151.5 床,疗养病床 145.4 床
10 万人口对应的普通诊疗所病床	27.5 床	
医师	19,476 人	现任职于医疗设施 18,784 人(男性 14,150 人,女性 4,634 人)
齿科医师	7,298 人	现任职于医疗设施 7,119 人(男性 5,269 人,女性 1,850 人)
药剂师	22,104 人	现任职于医疗设施 18,040 人(男性 4,834 人,女性 13,206 人)
10 万人口对应的医师	213.0 人	现任职于医疗设施 205.4 人(男性 154.7 人,女性 50.7 人)
10 万人口对应的齿科医师	79.8 人	现任职于医疗设施 77.8 人(男性 57.6 人,女性 20.2 人)
10 万人口对应的药剂师	241.7 人	现任职于医疗设施 197.3 人(男性 52.9 人,女性 144.4 人)

资料出处:根据日本厚生劳动省截至 2017 年 10 月 1 日的统计数据制作。

表 3-134 AOI 国際病院（日语）信息表

医院名称(EN)	AOI Universal Hospital		
设立年份	1948 年	床位数	328
员工人数	—	每年手术台数	176
地址（日语）	神奈川県川崎市川崎区田町 2-9-1		
邮政编码	210-0822	电话	044-277-5511
官网	http：//www.aoikai.jp/aoiuniversalhospital/		
诊疗科目	内科、整形外科		
对应外语种类	EN、ZH		
营业时间	周一—周五：8：30—11：30，13：30—16：30 周六：8：30—11：30	24 小时 365 日	○
支付方式	Visa、Master、AMEX、Diners Club、JCB		

表 3-135 医療法人徳洲会大和徳洲会病院（日语）信息表

医院名称(EN)	Yamato Tokushukai Hospital		
设立年份	1981 年	床位数	248
员工人数	95	每年手术台数	574
地址（日语）	神奈川県大和市中央 4-4-12		
邮政编码	242-0021	电话	046-264-1111
官网	https：//www.yth.or.jp/		
诊疗科目	急诊科、内科、外科、脑神经外科		
对应外语种类	EN		
营业时间	周一—周五：8：15—11：30，13：15—16：00，16：30—18：30　周六：8：15—11：30（急诊 24 小时对应）	24 小时 365 日	○
支付方式	Visa、Master、AMEX、JCB		

表 3-136 川崎市立川崎病院（日语）信息表

医院名称(EN)	Kawasaki Municipal Hospital		
设立年份	1936 年	床位数	713
员工人数	814	每年手术台数	5,122
地址（日语）	神奈川県川崎市川崎区新川通 12-1		
邮政编码	234-0053	电话	044-233-5521
官网	http：//www.city.kawasaki.jp/32/cmsfiles/contents/0000037/37856/kawasaki/index.html		
诊疗科目	急诊科、内科、小儿科、整形外科、眼科、耳鼻咽喉科		
对应外语种类	EN		
营业时间	周一—周五：8：00—11：00　周六、周日、节假日：仅对应急诊	24 小时 365 日	—
支付方式	Visa、Master、AMEX、Diners Club、JCB		

资料篇/外国人就医医疗机构 265

表3-137 けいゆう病院（日语）信息表

医院名称(EN)	keiyu-hospital		
设立年份	1934年	床位数	410
员工人数	500	每年手术台数	5,356
地址（日语）	神奈川県横浜市西区みなとみらい3-7-3		
邮政编码	221-8521	电话	045-221-8181
官网	—		
诊疗科目	内科、外科、妇产科、眼科、皮肤科、小儿科、牙科、整形外科、泌尿器科、耳鼻科		
对应外语种类	EN		
营业时间	周一—周五：8:00—11:30 （每月第2、4周） 周六：8:00—11:00(急诊24小时对应)	24小时365日	○
支付方式	Visa、Master、AMEX、JCB、DC、Diners Club、UFJ		

表3-138 公立大学法人横浜市立大学附属市民総合医療センター（日语）信息表

医院名称(EN)	Yokohama City University Medical Center		
设立年份	2000年	床位数	726
员工人数	1,250	每年手术台数	8,428
地址（日语）	神奈川県横浜市南区浦舟町4-57		
邮政编码	232-0024	电话	045-261-5656
官网	https://www.yokohama-cu.ac.jp/urahp/		
诊疗科目	一般内科、急救科、血液内科、肾脏・高血压内科、糖尿病・内分泌内科、遗传因子诊疗科、缓和护理科、脑神经内科、乳腺・甲状腺内科、整形外科、皮肤科、泌尿器・肾移植科、妇科、眼科、耳鼻咽喉科、放射线科、牙科・口腔外科、麻醉科、疼痛科、脑神经外科、康复科、形成外科、病理诊断科		
对应外语种类	●现场翻译：ZH、EN ●外部企业委托：ES、PT、ZH、TL、KO、EN、TH、VI、LO、RU、FR、NE、KM 13种语言（需要事先预约）●云服务：EN、ZH、KO 3种语言（TV电话24小时对应）		
营业时间	周一—周五：8:30—16:00	24小时365日	○
支付方式	JCB、AMEX、Diners Club、Visa、Master、Discover		

表3-139 国際親善総合病院（日语）信息表

医院名称(EN)	International Goodwill hospital		
设立年份	1863年	床位数	287
员工人数	394	每年手术台数	2,420
地址（日语）	神奈川県横浜市泉区西が岡1-28-1		
邮政编码	245-0006	电话	045-813-022_
官网	https://www.shinzen.jp/		
诊疗科目	急诊科、内科、外科、小儿科、精神科、皮肤科、脑神经外科、泌尿器科、整形外科、眼科、耳鼻咽喉科、妇产科及其他		
对应外语种类	利用派遣、电话医疗翻译进行应对		
营业时间	周一—周五：8:30—11:00　周六：8:30—11:00(急诊24小时对应)	24小时365日	○
支付方式	Visa、Master、JCB、AMEX、Diners Club		

表3-140　社会福祉法人恩賜財団済生会支部神奈川県済生会横浜市南部病院(日语)信息表

医院名称(EN)	Social Welfare Organization Imperial Gift Foundation，Inc. Saiseikai Yokohamashi Nanbu Hospital		
设立年份	1983年	床位数	500
员工人数	714	每年手术台数	6,170
地址(日语)	神奈川県横浜市港南区港南台三丁目2番10号		
邮政编码	234-0054	电话	045-832-1111
官网	http://www.nanbu.saiseikai.or.jp/		
诊疗科目	急诊科、内科、外科、儿科、皮肤科、脑神经外科、泌尿器科、整形外科、眼科、耳鼻咽喉科、产科、妇科、牙科及其他		
对应外语种类	EN		
营业时间	周一——周五：8：30—11：30 （每月第1,3周） 周六：8：30—11：00(仅限初诊)	24小时365日	○
支付方式	Visa、Master、JCB、AMEX、Diners Club、Discover		

表3-141　相模原協同病院(日语)信息表

医院名称(EN)	Sagamihara Kyodo Hospital		
设立年份	1944年	床位数	437
员工人数	601	每年手术台数	4,140
地址(日语)	神奈川県相模原市緑区橋本2-8-18		
邮政编码	252-5188	电话	042-772-4291
官网	http://www.sagamiharahp.com/		
诊疗科目	消化器内科、消化器外科、乳腺外科、循环器内科、心脏血管外科、肾脏内科、脑神经外科、脑血管内治疗科、糖尿病·代谢内分泌内科、血液内科、缓和护理科、呼吸器内科、呼吸器外科、小儿科、整形外科、风湿科、形成外科、皮肤科、泌尿器科、妇产科、眼科、耳鼻咽喉科、放射线科、牙科口腔外科、麻醉科、康复科、病理诊断科、急救科		
对应外语种类	ZH		
营业时间	周一——周五：8：30—17：00　周六：8：30—12：30(第3周周六除外)急诊24小时对应)	24小时365日	
支付方式	Visa、Master、AMEX、JCB		

表3-142　湘南泉病院(日语)信息表

医院名称(EN)	Shounan Izumi Hospital		
设立年份	1983年	床位数	156
员工人数	121	每年手术台数	299
地址(日语)	神奈川県横浜市泉区新橋町1784番地		
邮政编码	245-0009	电话	045-812-2288
官网	http://www.hoyukai.org/shonan-izumi/		
诊疗科目	内科		
对应外语种类	EN、TA		
营业时间	周一——周五：9：00—11：30,14：00—15：30	24小时365日	
支付方式	Visa、Master、AMEX、JCB、Diners Club		

表 3-143　独立行政法人地域医療機能推進機構横浜中央病院（日语）信息表

医院名称（EN）	JCHO Yokohama Chuo Hospital		
设立年份	1948 年	床位数	250
员工人数	257	每年手术台数	1,166
地址（日语）	神奈川県横浜市中区山下町 268 番地		
邮政编码	231-8553	电话	045-641-1921
官网	http://yokohama.jcho.go.jp/		
诊疗科目	内科、外科、整形外科、脑神经外科、皮肤科、泌尿器科、眼科		
对应外语种类	EN、ZH、KO		
营业时间	周一——周五：7：50——11：30（急救患者需咨询） 周六、周日、节假日：急诊 24 小时对应	24 小时 365 日	—
支付方式	JCB、AMEX、Visa、Master、Diners Club、Discover、银联		

表 3-144　戸塚共立第 1 病院（日语）信息表

医院名称（EN）	Totsuka-kyouritsu-dai 1 Hospital		
设立年份	1953 年	床位数	148
员工人数	179	每年手术台数	1,386
地址（日语）	神奈川県横浜市戸塚区戸塚町 116		
邮政编码	244-0003	电话	045-864-2501
官网	http://www.tk1-hospital.com/		
诊疗科目	内科、神经内科、外科、整形外科、泌尿器科、形成外科、脑神经外科及其他		
对应外语种类	EN、ZH		
营业时间	周一——周五：8：30—12：00，13：30—16：30 周六：8：30—12：30　周日、节假日：急诊 24 小时对应	24 小时 365 日	—
支付方式	Visa、Master、JCB		

表 3-145　藤沢市民病院（日语）信息表

医院名称（EN）	Fujisawa City Hospital		
设立年份	1971 年	床位数	536
员工人数	787	每年手术台数	6,830
地址（日语）	神奈川県藤沢市藤沢 2-6-1		
邮政编码	251-8550	电话	0466-25-3111
官网	https://www.city.fujisawa.kanagawa.jp/hospital/		
诊疗科目	循环器内科、呼吸器内科、消化器内科、神经内科、糖尿病・内分泌内科、血液内科、肾脏内科、风湿科、精神科、缓和护理科、消化器外科、乳腺外科、急救外科、呼吸器外科、心脏血管外科、泌尿器科、脑神经外科、整形外科、形成外科、眼科、耳鼻咽喉科、牙牙口腔外科、妇产科、康复科、放射线科、麻醉科、病理诊断科		
对应外语种类	EN、ZH、KO、RU、ES、PT、FR、TL、NE、VI、TH（需要预约）		
营业时间	周一——周五：9：00 开始（急诊 24 小时对应）	24 小时 365 日	○
支付方式	Visa、Master、JCB、AMEX、MUFG、DC、UFJ、Nicos、Diners Club、Discover		

表 3-146　横須賀市立うわまち病院（日语）信息表

医院名称（EN）	Yokosuka General Hospital UWAMACHI		
设立年份	2002 年	床位数	417
员工人数	455	每年手术台数	2,712
地址（日语）	神奈川県横須賀市上町 2-36		
邮政编码	238-8567	电话	046-823-2630
官网	https://www.jadecomhp-uwamachi.jp/		
诊疗科目	内科、精神科、神经内科、呼吸器内科、消化器内科、循环器内科、小儿科、外科、整形外科、形成外科、脑神经外科、呼吸外科、心脏血管外科、皮肤科、泌尿器科、妇产科、眼科、耳鼻科、麻醉科、康复科、急救科		
对应外语种类	利用电话医疗翻译进行应对		
营业时间	周一——周五：8：30—11：30，13：30—15：30 周六：8：30—11：30　（急诊 24 小时对应）	24 小时 365 日	○
支付方式	JCB、AMEX、Visa、Master、UFJ、Nicos、Diners Club		

表 3-147　横浜市立市民病院（日语）信息表

医院名称（EN）	Yokohama Municipal Citizen's Hospital		
设立年份	1960 年	床位数	650
员工人数	890	每年手术台数	6,614
地址（日语）	神奈川県横浜市保土ケ谷区岡沢町 56		
邮政编码	240-8555	电话	045-331-1961
官网	https://yokohama-shiminhosp.jp/		
诊疗科目	急诊科、内科、外科、儿科、精神科、皮肤科、脑神经外科、泌尿器科、整形外科、眼科、耳鼻咽喉科、产科、妇科、牙科及其他		
对应外语种类	EN		
营业时间	工作日：8：45—17：00	24 小时 365 日	
支付方式	Visa、Master、JCB		

表 3-148　横浜市立大学附属病院（日语）信息表

医院名称（EN）	Yokohama City University Hospital		
设立年份	1991 年	床位数	674
员工人数	461	每年手术台数	7,097
地址（日语）	神奈川県横浜市金沢区福浦 3-9		
邮政编码	236-0004	电话	045-787-2800
官网	https://www.yokohama-cu.ac.jp/fukuhp/		
诊疗科目	急诊科、内科、外科、小儿科、精神科、皮肤科、脑神经外科、泌尿器科、整形外科、眼科、耳鼻咽喉科、产科、妇科、牙科		
对应外语种类	EN		
营业时间	周一——周五：8：30—10：30	24 小时 365 日	—
支付方式	Visa、Master、AMEX、Diners Club、JCB		

表 3-149　医療法人沖縄徳洲会湘南鎌倉総合病院（日语）信息表

医院名称(EN)	Shonan Kamakura General Hospital		
设立年份	1988 年	床位数	658
员工人数	809	每年手术台数	9,472
地址（日语）	神奈川県鎌倉市岡本 1370 番 1		
邮政编码	247-8533	电话	046-746-9931
官网	https://www.shonankamakura.or.jp/		
诊疗科目	全科		
对应外语种类	EN、ZR、FR		
营业时间	周一——周六：8：30—17：00（根据诊疗科不同而异）　周日、公休日：休诊（急救 24 小时对应）	24 小时 365 日	○
支付方式	Visa、Master、AMEX、JCB、银联		

表 3-150　医療法人徳洲会湘南藤沢徳洲会病院（日语）信息表

医院名称(EN)	Shonan Fujisawa Tokushukai Hospital		
设立年份	—	床位数	—
员工人数	—	每年手术台数	—
地址（日语）	神奈川県藤沢市辻堂神台 1-5-1		
邮政编码	251-0041	电话	0466-35-1332
官网	https://fujisawatokushukai.jp/		
诊疗科目	急救科、综合内科、呼吸器内科、循环器内科、脑神经内科、消化器内科、肝胆胰・消化器内科、肾脏内科、内分泌・糖尿病内科、外科、脑神经外科、脑血管外科、心脏血管外科、整形外科、脊椎外科、形成外科、小儿外科、小儿科、妇产科、眼科、泌尿器科、放射线科、耳鼻咽喉科、皮肤科、麻醉科		
对应外语种类	EN		
营业时间	周一——周六：8：30—12：00（根据诊疗科不同而异，急诊 24 小时对应）	24 小时 365 日	○
支付方式	Visa、Master、AMEX、JCB、UFJ、Nicos、Diners Club、银联		

表 3-151　菊名記念病院（日语）信息表

医院名称(EN)	Kikuna Memorial Hospital		
设立年份	1991 年	床位数	218
员工人数	293	每年手术台数	2,416
地址（日语）	神奈川県横浜市港北区菊名 4-4-27		
邮政编码	222-0011	电话	045-402-7111
官网	https://kmh.or.jp/		
诊疗科目	救急科、内科、外科、皮肤科、脑神经外科、泌尿器科、整形外科		
对应外语种类	EN		
营业时间	周一——周六：9：00—16：30（急诊 24 小时对应）	24 小时 365 日	○
支付方式	JCB、OFJ、AMEX、Rakuten、Visa、Diners Club		

表3-152　社会福祉法人恩賜財団済生会横浜市東部病院(日语)信息表

医院名称(EN)	Saiseikai Yokohama-shi Tobu Hospital		
设立年份	2007年	床位数	562
员工人数	923	每年手术台数	7,460
地址(日语)	神奈川県横浜市鶴見区下末吉3-6-1		
邮政编码	230-8765	电话	045-576-3000
官网	http://www.tobu.saiseikai.or.jp/		
诊疗科目	急诊科、内科、外科、儿科、皮肤科、脑神经外科、泌尿器科、整形外科、眼科、耳鼻咽喉科、产科、妇科		
对应外语种类	EN		
营业时间	周一——周五：8:30—11:00　周六、周日、节假日：急诊24小时对应	24小时365日	○
支付方式	Visa、Master、AMEX、Diners Club、JCB		

表3-153　聖マリアンナ医科大学病院(日语)信息表

医院名称(EN)	St. Marianna University School of Medicine		
设立年份	1974年	床位数	1,012
员工人数	1,609	每年手术台数	10,152
地址(日语)	神奈川県川崎市宮前区菅生2-16-1		
邮政编码	216-8511	电话	044-977-8111
官网	http://www.marianna-u.ac.jp/hospital/		
诊疗科目	急诊科、内科、外科、小儿科、精神科、皮肤科、脑神经外科、肾泌尿外科、整形外科、眼科、耳鼻咽喉科、妇产科、妇科、麻醉科、小儿外科		
对应外语种类	EN		
营业时间	周一——周六：8:30—11:00(急诊24小时对应)	24小时365日	○
支付方式	Visa、Master、AMEX、JCB、UC、Diners Club、J-Debit、银联		

【名医介绍】

立石健祐

横浜市立大学附属医院脑神经外科医生

从事脑神经外科学、脑肿瘤学、基因组医学研究

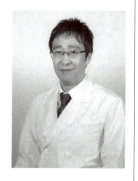

在脑肿瘤学领域，由于外科治疗技术的发展以及基因分析技术的进步，基因组诊断和医学治疗正在迅速发展。横浜市立大学附属医院通过使用手术支援系统，为患者提供对身体负担更小的脑肿瘤手术。在诊断方面，该院在对切除的肿瘤样本进行组织学检查的同时，还在基因水平上进行分析，从而做出更为详细的诊断。在治疗方面，除了常规的放射疗法和化学疗法以外，该院还会基于基因诊断的结果提出相应的分子靶向疗法。此外，该院也把通过手术摘除的肿瘤样本作为研究材料加以利用，通过细胞和动物实验等寻找适合患者的最佳治疗方案，并将结果反馈给患者，以提供更加个性化的医疗服务。该院还在进行旨在开发未来治疗方法的基础研究及各类临床活动。

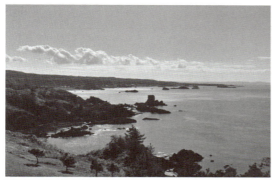
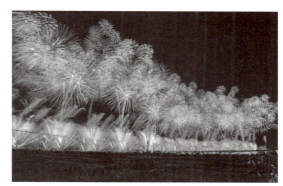
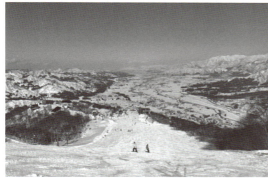

新潟县

表 3-154 新潟县医疗状况总览表

新潟县	数量	备注
医院	129 家	普通医院 109 家，精神病医院 20 家
普通诊疗所	1,675 家	有床位的诊疗所 50 家
齿科诊疗所	1,162 家	
10 万人口对应的医院	5.7 家	普通医院 4.8 家，精神病医院 0.9 家
10 万人口对应的普通诊疗所	73.9 家	有床位的诊疗所 2.2 家
10 万人口对应的齿科诊疗所	51.3 家	
医院病床数量	28,406 床	普通病床 16,902 床，精神病床 6,524 床，疗养病床 4,884 床
普通诊疗所病床数量	596 床	
10 万人口对应的医院病床	1,253.0 床	普通病床 745.6 床，精神病床 287.8 床，疗养病床 215.4 床
10 万人口对应的普通诊疗所病床	26.3 床	
医师	4,698 人	现任职于医疗设施 4,386 人（男性 3,628 人，女性 758 人）
齿科医师	2,086 人	现任职于医疗设施 1,967 人（男性 1,459 人，女性 508 人）
药剂师	4,403 人	现任职于医疗设施 3,675 人（男性 1,563 人，女性 2,112 人）
10 万人口对应的医师	205.5 人	现任职于医疗设施 191.9 人（男性 158.7 人，女性 33.2 人）
10 万人口对应的齿科医师	91.3 人	现任职于医疗设施 86.0 人（男性 63.8 人，女性 22.2 人）
10 万人口对应的药剂师	192.6 人	现任职于医疗设施 160.8 人（男性 68.4 人，女性 92.4 人）

资料出处：根据日本厚生劳动省截至 2017 年 10 月 1 日的统计数据制作。

表 3-155　社会福祉法人恩賜財団済生会支部新潟県済生会済生会新潟病院（日语）信息表

医院名称（EN）	Saiseikai Niigata Hospital		
设立年份	1991 年	床位数	425
员工人数	—	每年手术台数	3,716
地址（日语）	新潟県新潟市西区寺地 280-7		
邮政编码	950-1104	电话	025-233-6161
官网	http://www.ngt.saiseikai.or.jp/		
诊疗科目	循环器内科、呼吸器内科、消化器内科、神经内科、血液科、肾・胶原病科、代谢・内分泌内科、心脏血管外科、泌尿器科、脑神经外科、眼科、耳鼻咽喉科、妇产科、康复科、整形外科、皮肤科、放射线科、麻醉科、病理诊断科		
对应外语种类	EN		
营业时间	周一——周五：8:30—11:30（急诊 24 小时对应）	24 小时 365 日	—
支付方式	Visa、Master、JCB、AMEX、Diners Club、UFJ、Nicos、DC、UCS、Saison		

表 3-156　長岡赤十字病院（日语）信息表

医院名称（EN）	Nagaoka Red Cross Hospital		
设立年份	1931 年	床位数	605
员工人数	845	每年手术台数	5,677
地址（日语）	新潟県長岡市千秋 2-297-1		
邮政编码	940-2085	电话	0258-28-3600
官网	http://www.nagaoka.jrc.or.jp/contents/		
诊疗科目	急诊科、内科、外科、儿科、精神科、皮肤科、脑神经外科、泌尿器科、整形外科、眼科、耳鼻咽喉科、产科、妇科、牙科及其他		
对应外语种类	EN		
营业时间	周一——周五：8:30—11:00（部分诊疗科除外）（急诊 24 小时对应）	24 小时 365 日	○
支付方式	Visa、Master、JCB（仅限工作日内）		

表 3-157　新潟脳外科病院（日语）信息表

医院名称（EN）	Niigata Neurosurgical Hospital		
设立年份	—	床位数	—
员工人数	—	每年手术台数	—
地址（日语）	新潟県新潟市西区山田 3057 番地		
邮政编码	950-1101	电话	025-231-5111
官网	http://niigata-nogeka.or.jp/		
诊疗科目	脑神经外科		
对应外语种类	EN		
营业时间	周一——周六：8:30—12:00（急诊 24 小时对应）	24 小时 365 日	—
支付方式	Visa、Master、AMEX、JCB、Nicos、Diners Club、Discover		

表 3-158　立川綜合病院（日语）信息表

医院名称（EN）	Tachikawa General Hospital		
设立年份	1956 年	床位数	481
员工人数	522	每年手术台数	3,656
地址（日语）	新潟県長岡市旭岡 1-21		
邮政编码	940-8621	电话	0258-33-3111
官网	https://www.tatikawa.or.jp/tatikawa/		
诊疗科目	循环器内科、心脏血管外科、神经内科、脑神经外科、肾脏内科、内分泌内科、心血管放射线科、消化器内科、消化器内外科、血液内科、妇产科、小儿科、呼吸器内科、呼吸器外科、整形外科、形成外科、眼科、耳鼻咽喉科、皮肤科、牙科口腔外科、麻醉科、病理诊断科		
对应外语种类	使用 Pocketalk 翻译器对应约 70 种语言		
营业时间	周一——周五：8：30—11：30 （每月第 2、4 周） 周六：8：30—11：30	24 小时 365 日	—
支付方式	Visa、Master、AMEX、Discover、JCB		

表 3-159　柏崎総合医療センター（日语）信息表

医院名称（EN）	Kashiwazaki General Hospital and Medical Center		
设立年份	1939 年	床位数	400
员工人数	296	每年手术台数	2,216
地址（日语）	新潟県柏崎市北半田 2 丁目 11 番 3 号		
邮政编码	945-8535	电话	0257-23-2165
官网	http://www.kashiwazaki-ghmc.jp/		
诊疗科目	内科、外科、小儿科、整形外科、妇产科		
对应外语种类	EN		
营业时间	周一——周五：8：30—17：00（急诊 24 小时对应）	24 小时 365 日	—
支付方式	Visa、Master、AMEX、JCB		

表 3-160　新潟県立十日町病院（日语）信息表

医院名称（EN）	Niigata Prefectural Tokamachi Hospital		
设立年份	1949 年	床位数	275
员工人数	205	每年手术台数	1,089
地址（日语）	新潟県十日町市高田町三丁目南 32-9		
邮政编码	948-0065	电话	025-757-5566
官网	http://www.tokamachi-hosp-niigata.jp/		
诊疗科目	全科		
对应外语种类	EN		
营业时间	周一——周五：9：00—12：00（急诊 24 小时对应）	24 小时 365 日	—
支付方式	Visa、Master、AMEX、JCB		

表3-161 新潟県立松代病院（日语）信息表

医院名称（EN）	Niigata Prefectural Matsudai Hospital		
设立年份	1956 年	床位数	55
员工人数	—	每年手术台数	—
地址（日语）	新潟県十日町市松代 3592-2		
邮政编码	942-1526	电话	025-597-2100
官网	http://www.matsudai-hp.server-shared.com/		
诊疗科目	内科		
对应外语种类	EN		
营业时间	周一——周五：8：30—11：30　周一、周三、周五 13：00—15：00（急诊 24 小时对应）	24 小时 365 日	—
支付方式	—		

表3-162 新潟県立中央病院（日语）信息表

医院名称（EN）	Niigata Prefectural Central Hospital		
设立年份	1949 年	床位数	530
员工人数	519	每年手术台数	4,472
地址（日语）	新潟県上越市新南町 205		
邮政编码	943-0192	电话	025-522-7711
官网	http://www.cent-hosp.pref.niigata.jp/		
诊疗科目	急诊科、内科、外科、小儿科、循环器内科、麻醉科、脑神经内科、脑神经外科、泌尿器科、整容外科、眼科、耳鼻咽喉科、妇产科、整形外科、牙科口腔外科、病理诊断科、心血管外科、呼吸器外科、小儿外科、放射线科		
对应外语种类	EN		
营业时间	周一——周五：9：00—12：00（急诊 24 小时对应）	24 小时 365 日	—
支付方式	Visa、Master、AMEX、JCB、DC、UFJ		

表3-163 けいなん総合病院（日语）信息表

医院名称（EN）	keinan general hospital		
设立年份	1938 年	床位数	120
员工人数	98	每年手术台数	172
地址（日语）	新潟県妙高市田町 2 丁目 4 番 7 号		
邮政编码	944-8501	电话	0255-72-3161
官网	http://www.keinansogo.jp/		
诊疗科目	内科、小儿科、整形外科、外科、妇产科、脑外科、耳鼻科、眼科、牙科口腔外科、皮肤科、泌尿器科		
对应外语种类	EN		
营业时间	周一——周五：8：30—16：00	24 小时 365 日	—
支付方式	Visa、Master、JCB		

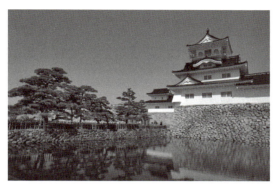
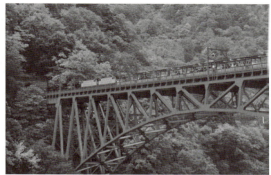
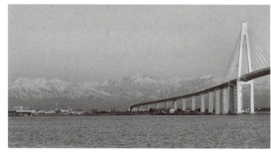

富山县

表 3-164　富山县医疗状况总览表

富山县	数量	备注
医院	106 家	普通医院 87 家，精神病医院 19 家
普通诊疗所	760 家	有床位的诊疗所 44 家
齿科诊疗所	445 家	
10 万人口对应的医院	10.0 家	普通医院 8.2 家，精神病医院 1.8 家
10 万人口对应的普通诊疗所	72.0 家	有床位的诊疗所 4.2 家
10 万人口对应的齿科诊疗所	42.1 家	
医院病床数量	16,633 床	普通病床 8,288 床，精神病床 3,194 床，疗养病床 5,047 床
普通诊疗所病床数量	610 床	
10 万人口对应的医院病床	1,575.1 床	普通病床 784.8 床，精神病床 302.5 床，疗养病床 477.9 床
10 万人口对应的普通诊疗所病床	57.8 床	
医师	2,723 人	现任职于医疗设施 2,566 人（男性 2,084 人，女性 482 人）
齿科医师	649 人	现任职于医疗设施 626 人（男性 495 人，女性 131 人）
药剂师	2,813 人	现任职于医疗设施 1,694 人（男性 628 人，女性 1,066 人）
10 万人口对应的医师	256.6 人	现任职于医疗设施 241.8 人（男性 196.4 人，女性 45.4 人）
10 万人口对应的齿科医师	61.2 人	现任职于医疗设施 59.0 人（男性 46.7 人，女性 12.3 人）
10 万人口对应的药剂师	265.1 人	现任职于医疗设施 159.7 人（男性 59.2 人，女性 100.5 人）

资料出处：根据日本厚生劳动省截至 2017 年 10 月 1 日的统计数据制作。

表 3-165　厚生連高岡病院（日语）信息表

医院名称(EN)	Kouseiren Takaoka Hospital		
设立年份	1936 年	床位数	533
员工人数	652	每年手术台数	4,470
地址（日语）	富山県高岡市永楽町 5 番 10 号		
邮政编码	933-8555	电话	0766-21-3930
官网	http：//www.kouseiren-ta.or.jp/		
诊疗科目	急诊科、内科、外科、泌尿器科、整形外科、耳鼻咽喉科、产科、妇科、牙科及其他		
对应外语种类	EN		
营业时间	周一——周五：8：30—17：00	24 小时 365 日	○
支付方式	Visa、Master、AMEX、JCB		

表 3-166　富山县立中央病院（日语）信息表

医院名称(EN)	Toyama Prefectural Central Hospital		
设立年份	1951 年	床位数	733
员工人数	897	每年手术台数	7,132
地址（日语）	富山県富山市西長江 2-2-78		
邮政编码	930-8550	电话	076-424-1531
官网	http：//www.tch.pref.toyama.jp/		
诊疗科目	急诊科、内科、外科、小儿科、精神科、皮肤科、脑神经外科、泌尿器科、整形外科、眼科、耳鼻咽喉科、产科、妇科、牙科		
对应外语种类	EN		
营业时间	周一——周五：8：30—11：00	24 小时 365 日	○
支付方式	Visa、Master、AMEX、JCB		

表 3-167　富山大学附属病院（日语）信息表

医院名称(EN)	University of Toyama Hospital		
设立年份	1979 年	床位数	612
员工人数	958	每年手术台数	6,023
地址（日语）	富山県富山市杉谷 2630 番地		
邮政编码	930-0194	电话	076-434-2281
官网	http：//www.hosp.u-toyama.ac.jp/guide/index.html		
诊疗科目	急诊科、内科、外科、小儿科、精神科、皮肤科、脑神经外科、整形外科、耳鼻咽喉科、产科、妇科		
对应外语种类	EN、ZH、DE（仅外科可对应）		
营业时间	周一——周五：8：30—11：00	24 小时 365 日	—
支付方式	Visa、Master、AMEX、JCB		

表 3-168 富山赤十字病院（日语）信息表

医院名称(EN)	Toyama Red Cross Hospital		
设立年份	1907 年	床位数	401
员工人数	540	每年手术台数	3,712
地址（日语）	富山県富山市牛島本町 2-1-58		
邮政编码	930-0859	电话	076-433-2222
官网	https://www.shinseikai.jp/		
诊疗科目	内科、小儿科、外科、整容外科、皮肤科、整形外科、泌尿器科、妇产科、眼科、耳鼻咽喉科、眼科、牙科口腔科、放射线科、麻醉科、康复科		
对应外语种类	EN		
营业时间	周一—周五：8:30—11:30, 13:00—15:00	24 小时 365 日	○
支付方式	Visa、Master、AMEX、JCB、Diners Club、银联		

表 3-169 真生会富山病院（日语）信息表

医院名称(EN)	Shinseikai Toyama Hospital		
设立年份	1988 年	床位数	99
员工人数	198	每年手术台数	1,984
地址（日语）	富山県射水市下若 89-10		
邮政编码	939-0243	电话	0766-52-2156
官网	http://shiminhp.city.nanto.toyama.jp/www/index.jsp		
诊疗科目	内科、小儿科、外科、形成外科、皮肤科、整形外科、泌尿器科、耳鼻咽喉科、心理诊疗内科、缓和护理科、牙科、康复科		
对应外语种类	EN、ZH		
营业时间	周一、周三、周五：9:00—20:00　周二、周四、周六：9:00—12:30	24 小时 365 日	○
支付方式	Visa、Master、Diners Club		

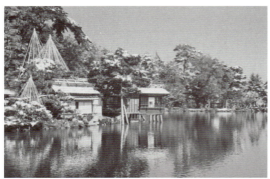
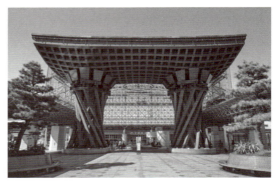
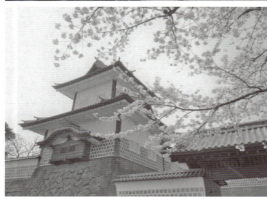

石川县

表 3-170　石川县医疗状况总览表

石川县	数量	备注
医院	94 家	普通医院 81 家，精神病医院 13 家
普通诊疗所	876 家	有床位的诊疗所 68 家
齿科诊疗所	482 家	
10 万人口对应的医院	8.2 家	普通医院 7.1 家，精神病医院 1.1 家
10 万人口对应的普通诊疗所	76.4 家	有床位的诊疗所 5.9 家
10 万人口对应的齿科诊疗所	42.0 家	
医院病床数量	17,905 床	普通病床 9,906 床，精神病床 3,749 床，疗养病床 4,140 床
普通诊疗所病床数量	907 床	
10 万人口对应的医院病床	1,561.0 床	普通病床 863.6 床，精神病床 326.9 床，疗养病床 360.9 床
10 万人口对应的普通诊疗所病床	79.1 床	
医师	3,405 人	现任职于医疗设施 3,230 人（男性 2,646 人，女性 584 人）
齿科医师	696 人	现任职于医疗设施 674 人（男性 548 人，女性 126 人）
药剂师	2,689 人	现任职于医疗设施 2,055 人（男性 742 人，女性 1,313 人）
10 万人口对应的医师	295.8 人	现任职于医疗设施 280.6 人（男性 229.9 人，女性 50.7 人）
10 万人口对应的齿科医师	60.5 人	现任职于医疗设施 58.6 人（男性 47.6 人，女性 10.9 人）
10 万人口对应的药剂师	233.6 人	现任职于医疗设施 178.5 人（男性 64.5 人，女性 114.1 人）

资料出处：根据日本厚生劳动省截至 2017 年 10 月 1 日的统计数据制作。

表3-171　石川県立中央病院（日语）信息表

医院名称(EN)	Ishikawa Prefectural Central Hospital		
设立年份	1948 年	床位数	662
员工人数	765	每年手术台数	6,618
地址（日语）	石川県金沢市鞍月東 2 丁目 1 番地		
邮政编码	920-8530	电话	076-237-8211
官网	http://www.pref.ishikawa.jp/ipch/		
诊疗科目	急诊科、内科、外科、小儿科、皮肤科、脑神经外科、泌尿器科、整形外科、眼科、耳鼻咽喉科、产科、妇科、牙科		
对应外语种类	EN		
营业时间	周一——周五：8：20—11：20	24 小时 365 日	○
支付方式	Visa、Master、JCB、AMEX、Dynamics		

表3-172　加賀市医療センター（日语）信息表

医院名称(EN)	Kaga Medical Center		
设立年份	2016 年	床位数	300
员工人数	312	每年手术台数	1,180
地址（日语）	石川県加賀市作見町リ36 番地		
邮政编码	922-8522	电话	0761-72-1188
官网	http://www.kagacityhp.jp		
诊疗科目	内科、外科、整形外科、妇产科、小儿科、眼科、耳鼻内科、皮肤科、泌尿器科、脑神经外科、综合诊疗科、急诊科		
对应外语种类	EN、ZH、KO、VI、RUPT、ES、TH 用远程翻译进行对应		
营业时间	周一——周五：8：30—11：30	24 小时 365 日	—
支付方式	Visa、Master、AMEX、JCB、Diners Club		

表3-173　金沢医科大学病院（日语）信息表

医院名称(EN)	Kanazawa Medical University Hospital		
设立年份	1974 年	床位数	817
员工人数	1,206	每年手术台数	6,524
地址（日语）	石川県河北郡内灘町大学 1-1		
邮政编码	920-0293	电话	076-286-3511
官网	http://www.kanazawa-med.ac.jp/-hospital/		
诊疗科目	循环器内科、心脏血管外科、小儿心脏血管外科、呼吸器内科、呼吸器外科、消化器内科、肝•胆•庚内科、一般•消化器外科、消化器内视镜科、乳腺、内分泌内科、肾脏内科、泌尿器科、内分泌•代谢科、血液•风湿胶原病科、脑神经内科、脑神经外科、肿瘤内科、高龄医学科、小儿科、小儿外科、神经科精神科、心理医学科、放射线科、整形外科、形成外科、眼科、耳鼻咽喉科、头部•甲状腺外科、皮肤科、妇产科、康复医学科、麻醉科、病理诊断科、急救科、传染病科、牙科口腔科		
对应外语种类	EN		
营业时间	周一——周五：8：30—15：00　周六：8：30—12：00	24 小时 365 日	○
支付方式	Visa、Master、AMEX、JCB、银联		

表 3-174　公立穴水総合病院（日语）信息表

医院名称(EN)	Anamizu General Hospital		
设立年份	1956 年	床位数	100
员工人数	90	每年手术台数	701
地址（日语）	石川県鳳珠郡穴水町字川島夕の8番地		
邮政编码	927-0027	电话	0768-52-0511
官网	http://www.anamizu.jp/		
诊疗科目	内科		
对应外语种类	EN		
营业时间	周一——周五：8：30—17：15	24 小时 365 日	—
支付方式	Visa、Master		

表 3-175　公立宇出津総合病院（日语）信息表

医院名称(EN)	Ushitsu General Hospital		
设立年份	2005 年	床位数	100
员工人数	92	每年手术台数	485
地址（日语）	石川県鳳珠郡能登町字宇出津夕字97番地		
邮政编码	927-0495	电话	0768-62-1311
官网	http://www.hospitalnet.jp/		
诊疗科目	内科、小儿科、耳鼻咽喉科、皮肤科、眼科		
对应外语种类	EN		
营业时间	周一——周五：9：00—12：00（下午诊疗科不同诊疗时间各异）（急诊 24 小时对应）	24 小时 365 日	○
支付方式	Visa、Master、Diners Club、UFJ、Nicos		

表 3-176　公立能登総合病院（日语）信息表

医院名称(EN)	Noto General Hospital		
设立年份	1943 年	床位数	434
员工人数	362	每年手术台数	1,278
地址（日语）	石川県七尾市藤橋町ア部6番地4		
邮政编码	926-0816	电话	0767-52-6611
官网	http://www.noto-hospital.jp/		
诊疗科目	内科、神经内科、小儿科、外科、整容外科、整形外科、脑神经外科、泌尿器科、妇产科、眼科、耳鼻内科、放射线科、牙科口腔外科		
对应外语种类	EN		
营业时间	周一——周五：8：30—11：30，17：15—8：00（挂号时间根据科室不同而异）　周六、周日、节假日：急诊24小时对应	24 小时 365 日	—
支付方式	Visa、Master、AMEX、Diners Club、JCB		

表 3-177　国民健康保险小松市民病院（日语）信息表

医院名称(EN)	Komatsu Municipal Hospital		
设立年份	1950 年	床位数	163
员工人数	150	每年手术台数	249
地址（日语）	石川県小松市向本折町ホ60 番地		
邮政编码	923-8560	电话	0761-22-7111
官网	http://www.hosp.komatsu.ishikawa.jp/		
诊疗科目	内科、外科、小儿科、皮肤科、脑神经外科、泌尿器科、整形外科、耳鼻咽喉科、产科、妇科、牙科		
对应外语种类	EN、FR		
营业时间	周一——周五：8:00—11:30	24 小时 365 日	○
支付方式	Visa、Master、AMEX、Diners Club、JCB		

表 3-178　社会医疗法人财团董仙会惠寿综合病院（日语）信息表

医院名称(EN)	Tosenkai，Keiju Medical Center		
设立年份	1934 年	床位数	426
员工人数	416	每年手术台数	2,096
地址（日语）	石川県七尾市富岡町 94 番地		
邮政编码	926-8605	电话	0767-52-3211
官网	http://www.keiju.co.jp/		
诊疗科目	内科、消化器内科、神经外科、外科、呼吸器内科、心脏血管外科、消化器外科、心脏血管外科、消化器外科、整形外科、神经外科、形成外科、美容外科、儿科、皮肤科、泌尿器科、妇产科、眼科、耳鼻咽喉科、康复科、放射线科、循环器内科、麻醉科		
对应外语种类	EN、ZH		
营业时间	周一——周五：8:30—16:30	24 小时 365 日	○
支付方式	Visa、Master、AMEX、JCB、银联		

表 3-179　市立轮岛病院（日语）信息表

医院名称(EN)	Wajima Municipal Hospital		
设立年份	1944 年	床位数	199
员工人数	139	每年手术台数	237
地址（日语）	石川県輪島市山岸町は1 番 1 地		
邮政编码	928-8585	电话	0768-22-2222
官网	http://www.city.wajima.ishikawa.jp/wajimahp/		
诊疗科目	内科、外科、儿科、泌尿器科、整形外科、产科、妇科		
对应外语种类	EN		
营业时间	周一——周五：8:15—11:30，13:00—15:30	24 小时 365 日	○
支付方式	Visa、Master、AMEX、JCB		

表 3-180 珠洲市総合病院（日语）信息表

医院名称(EN)	Suzu General Hospital		
设立年份	1950 年	床位数	163
员工人数	150	每年手术台数	249
地址（日语）	石川県珠洲市野々江町ユ部 1 番地 1		
邮政编码	927-1213	电话	0768-82-1181
官网	http://www.city.suzu.lg.jp/suzuhp/		
诊疗科目	内科、外科、小儿科、耳鼻咽喉科、整形外科、脑神经外科		
对应外语种类	EN		
营业时间	周一——周五：8：00—11：30	24 小时 365 日	○
支付方式	Visa、Master、AMEX、JCB、银联、Diners Club、Debit		

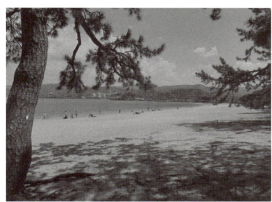
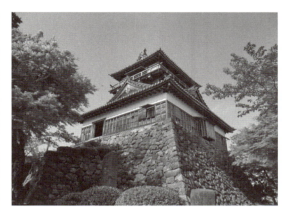
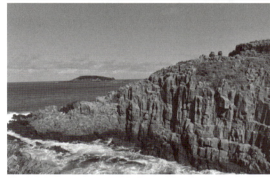

福井县

表 3-181　福井县医疗状况总览表

福井县	数量	备注
医院	68 家	普通医院 58 家，精神病医院 10 家
普通诊疗所	575 家	有床位的诊疗所 67 家
齿科诊疗所	296 家	
10 万人口对应的医院	8.7 家	普通医院 7.4 家，精神病医院 1.3 家
10 万人口对应的普通诊疗所	73.8 家	有床位的诊疗所 8.6 家
10 万人口对应的齿科诊疗所	38.0 家	
医院病床数量	10,912 床	普通病床 6,403 床，精神病床 2,296 床，疗养病床 2,150 床
普通诊疗所病床数量	1,103 床	
10 万人口对应的医院病床	1,400.8 床	普通病床 822.0 床，精神病床 294.7 床，疗养病床 276.0 床
10 万人口对应的普通诊疗所病床	141.6 床	
医师	2,002 人	现任职于医疗设施 1,922 人（男性 1,574 人，女性 348 人）
齿科医师	434 人	现任职于医疗设施 428 人（男性 345 人，女性 83 人）
药剂师	1,426 人	现任职于医疗设施 1,135 人（男性 465 人，女性 670 人）
10 万人口对应的医师	256.0 人	现任职于医疗设施 245.8 人（男性 201.3 人，女性 44.5 人）
10 万人口对应的齿科医师	55.5 人	现任职于医疗设施 54.7 人（男性 44.1 人，女性 10.6 人）
10 万人口对应的药剂师	182.4 人	现任职于医疗设施 145.1 人（男性 59.5 人，女性 85.7 人）

资料出处：根据日本厚生劳动省截至 2017 年 10 月 1 日的统计数据制作。

表 3-182　福井県立病院（日语）信息表

医院名称（EN）	Fukui Prefectural Hospital		
设立年份	1950 年	床位数	880
员工人数	856	每年手术台数	5,416
地址（日语）	福井県福井市四ツ井 2 丁目 8-1		
邮政编码	910-8256	电话	0776-57-2943
官网	http://fph.pref.fukui.lg.jp/		
诊疗科目	急诊科		
对应外语种类	EN		
营业时间	周一——周五：8:30—11:30（急诊 24 小时对应）	24 小时 365 日	○
支付方式	Visa、Master、AMEX、JCB、Discover、Diners Club		

表 3-183　福井大学医学部附属病院（日语）信息表

医院名称（EN）	University of Fukui Hospital		
设立年份	1983 年	床位数	600
员工人数	1,089	每年手术台数	6,498
地址（日语）	福井県吉田郡永平寺町松岡下合月 23-3		
邮政编码	910-1193	电话	0776-61-3111
官网	https://www.hosp.u-fukui.ac.jp/		
诊疗科目	循环器内科、呼吸器内科、消化器内科、脑神经内科、血液・肿瘤内科、传染病・胶原病内科、内分泌・代谢内科、肾脏内科、消化器外科、乳腺・内分泌外科、心脏血管外科、呼吸器外科、小儿外科、泌尿器科、形成外科、整形外科、皮肤科、眼科、耳鼻咽喉科・头颈部外科、牙科口腔外科、小儿科、妇产科、神经科精神科、脑脊髓神经外科、放射线科、麻醉科、病理诊断科、急救科		
对应外语种类	—		
营业时间	周一——周五：8:30—11:00（急救部 24 小时应对）	24 小时 365 日	○
支付方式	Master、JCB、AMEX、Visa、DC、UFJ、Nicos、Diners Club、Discover		

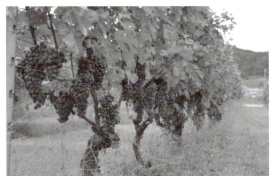
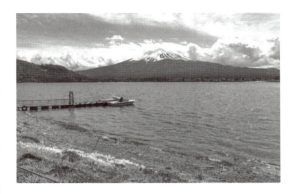
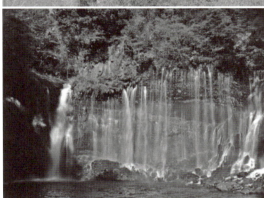

山梨县

表 3-184　山梨县医疗状况总览表

山梨县	数量	备注
医院	60 家	普通医院 52 家，精神病医院 8 家
普通诊疗所	692 家	有床位的诊疗所 38 家
齿科诊疗所	436 家	
10 万人口对应的医院	7.3 家	普通医院 6.3 家，精神病医院 1.0 家
10 万人口对应的普通诊疗所	84.1 家	有床位的诊疗所 4.6 家
10 万人口对应的齿科诊疗所	53.0 家	
医院病床数量	10,843 床	普通病床 6,289 床，精神病床 2,314 床，疗养病床 2,184 床
普通诊疗所病床数量	475 床	
10 万人口对应的医院病床	1,317.5 床	普通病床 764.2 床，精神病床 281.2 床，疗养病床 265.4 床
10 万人口对应的普通诊疗所病床	57.7 床	
医师	1,990 人	现任职于医疗设施 1,924 人（男性 1,586 人，女性 338 人）
齿科医师	597 人	现任职于医疗设施 590 人（男性 461 人，女性 129 人）
药剂师	1,707 人	现任职于医疗设施 1,404 人（男性 550 人，女性 854 人）
10 万人口对应的医师	239.8 人	现任职于医疗设施 231.8 人（男性 191.1 人，女性 40.7 人）
10 万人口对应的齿科医师	71.9 人	现任职于医疗设施 71.1 人（男性 55.5 人，女性 15.5 人）
10 万人口对应的药剂师	205.7 人	现任职于医疗设施 169.2 人（男性 66.3 人，女性 102.9 人）

资料出处：根据日本厚生劳动省截至 2017 年 10 月 1 日的统计数据制作。

表3-185 笛吹中央病院(日语)信息表

医院名称(EN)	Fuefuki Central Hospital		
设立年份	2002年	床位数	150
员工人数	132	每年手术台数	609
地址(日语)	山梨県笛吹市石和町四日市場47-1		
邮政编码	406-0032	电话	055-262-2185
官网	http://fch.or.jp/		
诊疗科目	内科、小儿科、外科、整形外科、脑神经外科、眼科、耳鼻咽喉科、皮肤科		
对应外语种类	EN、ZH		
营业时间	周一—周五:8:00—12:30,13:30—17:00 周六:8:00—12:30	24小时365日	—
支付方式	Visa、Master、JCB		

表3-186 身延町早川町国民健康保険病院一部事務組合立飯富病院(日语)信息表

医院名称(EN)	Iitomibyoin		
设立年份	1954年	床位数	86
员工人数	50	每年手术台数	35
地址(日语)	山梨県南巨摩郡身延町飯富1628		
邮政编码	409-3423	电话	0556-42-2322
官网	http://iitomi.jp/		
诊疗科目	内科、外科、整形外科		
对应外语种类	EN、ZH、KO		
营业时间	周一—周五:8:30—11:30,13:30—15:30 周六:8:30—11:30,13:00—16:30(急救24小时对应)	24小时365日	—
支付方式	—		

表3-187 富士吉田市立病院(日语)信息表

医院名称(EN)	Fujiyoshida Municipal Hospital		
设立年份	1948年	床位数	310
员工人数	293	每年手术台数	1,631
地址(日语)	山梨県富士吉田市上吉田6530		
邮政编码	403-0005	电话	0555-22-4111
官网	http://www.fymh.jp/		
诊疗科目	内科、循环器内科、儿科、精神科、神经内科、风湿科、外科、整形外科、神经外科、呼吸心脏外科、血管外科、妇产科、眼科、耳鼻咽喉科、皮肤科、泌尿器科、康复科、放射线科、麻醉科、口腔外科		
对应外语种类	EN		
营业时间	工作日:8:45—（根据诊疗科及日期不同,结束时间也不同）	24小时365日	—
支付方式	Visa、Master、JCB		

表 3-188　山梨赤十字病院（日语）信息表

医院名称(EN)	YAMANASHI REDCROSS HOSPITAL		
设立年份	1937 年	床位数	269
员工人数	183	每年手术台数	1,141
地址（日语）	山梨県南都留郡富士河口湖町船津 6663-1		
邮政编码	401-0301	电话	0555-72-2222
官网	http://www.yamanashi-med.jrc.or.jp/		
诊疗科目	内科、外科、小儿科、皮肤科、脑神经外科、泌尿器科、整形外科、眼科、耳鼻咽喉科、产科、妇科、牙科		
对应外语种类	EN		
营业时间	周一—周五：8:00—11:00，13:00—15:00	24 小时 365 日	—
支付方式	Visa、Master、JCB		

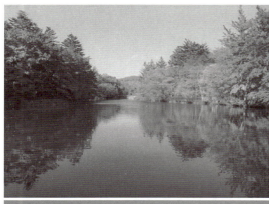
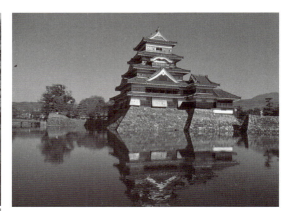
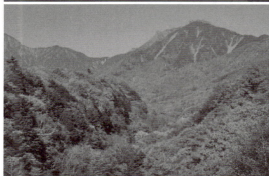

长野县

表 3-189　长野县医疗状况总览表

长野县	数量	备注
医院	129 家	普通医院 114 家，精神病医院 15 家
普通诊疗所	1,581 家	有床位的诊疗所 72 家
齿科诊疗所	1,025 家	
10 万人口对应的医院	6.2 家	普通医院 5.5 家，精神病医院 0.7 家
10 万人口对应的普通诊疗所	76.2 家	有床位的诊疗所 3.5 家
10 万人口对应的齿科诊疗所	49.4 家	
医院病床数量	23,878 床	普通病床 15,030 床，精神病床 4,781 床，疗养病床 3,947 床
普通诊疗所病床数量	903 床	
10 万人口对应的医院病床	1,150.2 床	普通病床 724.0 床，精神病床 230.3 床，疗养病床 190.1 床
10 万人口对应的普通诊疗所病床	43.5 床	
医师	4,930 人	现任职于医疗设施 4,724 人（男性 3,884 人，女性 840 人）
齿科医师	1,639 人	现任职于医疗设施 1,566 人（男性 1,245 人，女性 321 人）
药剂师	4,393 人	现任职于医疗设施 3,655 人（男性 1,436 人，女性 2,219 人）
10 万人口对应的医师	236.1 人	现任职于医疗设施 226.2 人（男性 186.0 人，女性 40.2 人）
10 万人口对应的齿科医师	78.5 人	现任职于医疗设施 75.0 人（男性 59.6 人，女性 15.4 人）
10 万人口对应的药剂师	210.4 人	现任职于医疗设施 175.0 人（男性 68.8 人，女性 106.3 人）

资料出处：根据日本厚生劳动省截至 2017 年 10 月 1 日的统计数据制作。

表3-190　佐久総合病院佐久医療センター（日语）信息表

医院名称(EN)	Saku Central Hospital Advanced Care Center		
设立年份	2014年	床位数	450
员工人数	719	每年手术台数	5,594
地址（日语）	長野県佐久市中込3400-28		
邮政编码	385-0051	电话	0267-62-8181
官网	http：//www.sakuhp.or.jp/		
诊疗科目	急诊科、内科、外科、小儿科、脑神经外科、泌尿器科、整形外科、耳鼻咽喉科、产科、妇科		
对应外语种类	EN		
营业时间	周一——周五：8：30—17：00　周六（每月第1、3、5周六除外）：8：30—12：30	24小时365日	○
支付方式	Visa、Master、AMEX、Diners Club、JCB		

表3-191　諏訪赤十字病院（日语）信息表

医院名称(EN)	Suwa Red Cross Hospital		
设立年份	1923年	床位数	455
员工人数	651	每年手术台数	4,282
地址（日语）	長野県諏訪市湖岸通り5丁目11番50号		
邮政编码	392-8510	电话	0266-52-6111
官网	http：//www.suwa.jrc.or.jp/		
诊疗科目	急诊科、内科、外科、小儿科、精神科、皮肤科、脑神经外科、泌尿器科、整形外科、眼科、耳鼻科、产科、妇科、牙科		
对应外语种类	EN、ZH、KO		
营业时间	周一——周五：8：30—11：00	24小时365日	○
支付方式	Visa、Master、AMEX、JCB		

表3-192　伊那中央病院（日语）信息表

医院名称(EN)	Ina Central Hospital		
设立年份	1947年	床位数	394
员工人数	534	每年手术台数	3,464
地址（日语）	長野県伊那市小四郎久保1313-1		
邮政编码	396-8555	电话	0265-72-3121
官网	http：//www.inahp.jp/		
诊疗科目	急诊科、内科、外科、小儿科、皮肤科、脑神经外科、泌尿器科、整形外科、眼科、耳鼻咽喉科、产科、妇科、牙科		
对应外语种类	EN、ZH		
营业时间	周一——周五：8：30—11：30（急诊24小时对应）（接待时间因科室而异）	24小时365日	○
支付方式	Visa、Master、AMEX、Diners Club、JCB		

表 3-193　飯田市立病院(日语)信息表

医院名称(EN)	Iida Municipal Hospital		
设立年份	1951 年	床位数	509
员工人数	423	每年手术台数	3,559
地址(日语)	長野県飯田市八幡町 438 番地		
邮政编码	395-8502	电话	0265-21-1255
官网	http://www.imh.jp/		
诊疗科目	急诊科、内科、外科、小儿科、皮肤科、脑神经外科、泌尿器科、整形外科、眼科、耳鼻咽喉科、产科、妇科、牙科		
对应外语种类	EN、ZH		
营业时间	周一——周五:8:30—11:30	24 小时 365 日	○
支付方式	Visa、Master、AMEX、Diners Club、JCB		

表 3-194　安曇野赤十字病院(日语)信息表

医院名称(EN)	Azumino Red Cross Hospital		
设立年份	1968 年	床位数	316
员工人数	339	每年手术台数	1,501
地址(日语)	長野県安曇野市豊科 5685 番地		
邮政编码	399-8292	电话	0263-72-3170
官网	http://www.azumino.jrc.or.jp/		
诊疗科目	急诊科、内科、外科、小儿科、皮肤科、脑神经外科、泌尿器科、整形外科、眼科、耳鼻咽喉科、产科、妇科、牙科		
对应外语种类	EN、ZH		
营业时间	周一——周五:8:20—17:00	24 小时 365 日	○
支付方式	Visa、Master、AMEX、Diners Club、JCB		

表 3-195　相澤病院(日语)信息表

医院名称(EN)	Aizawa Hospital		
设立年份	1908 年	床位数	460
员工人数	589	每年手术台数	4,670
地址(日语)	長野県松本市本庄 2 丁目 5 番 1 号		
邮政编码	390-8510	电话	0263-33-8600
官网	http://w3.ai-hosp.or.jp/_en/index.html		
诊疗科目	急诊科、内科、外科、儿科、精神科、皮肤科、脑神经外科、泌尿器科、整形外科、眼科、耳鼻咽喉科、产科、妇科、牙科及其他		
对应外语种类	EN、ZH、KO		
营业时间	周一——周五:8:30—11:30,13:30—15:30(急诊 24 小时对应)	24 小时 365 日	○
支付方式	Visa、Master、AMEX、JCB		

表 3-196　信州大学医学部附属病院（日语）信息表

医院名称（EN）	Shinshu University Hospital		
设立年份	1944 年	床位数	717
员工人数	1,176	每年手术台数	6,871
地址（日语）	長野県松本市旭 3-1-1		
邮政编码	390-8621	电话	0263-37-4600
官网	http://wwwhp.md.shinshu-u.ac.jp/		
诊疗科目	急诊科、内科、外科、小儿科、精神科、皮肤科、脑神经外科、泌尿器科、整形外科、眼科、耳鼻咽喉科、产科、妇科、牙科		
对应外语种类	EN		
营业时间	周一—周五：8：30—11：00（急诊 24 小时对应）	24 小时 365 日	○
支付方式	Visa、Master、AMEX、JCB		

表 3-197　市立大町総合病院（日语）信息表

医院名称（EN）	Omachi Municipal General Hospital		
设立年份	1927 年	床位数	199
员工人数	203	每年手术台数	572
地址（日语）	長野県大町市大町 3130		
邮政编码	398-0002	电话	0261-22-0415
官网	https://www.omachi-hospital.jp/		
诊疗科目	内科、外科、小儿科、皮肤科、脑神经外科、泌尿器科、整形外科、眼科、耳鼻咽喉科、产科、妇科、牙科		
对应外语种类	EN		
营业时间	周一—周五：8：00—11：30（挂号时间因科室而异）　周六（每月第 1、3、5 周周六除外）：8：00—10：30	24 小时 365 日	○
支付方式	Visa、Master、AMEX、Diners Club、JCB		

表 3-198　長野県厚生農業協同組合連合会北アルプス医療センターあづみ病院（日语）信息表

医院名称（EN）	Nagano Kouseiren，North Alps Medical Center Azumi Hospital		
设立年份	1950 年	床位数	320
员工人数	284	每年手术台数	1,579
地址（日语）	長野県北安曇郡池田町大字池田 3207-1		
邮政编码	399-8695	电话	0261-62-3166
官网	http://www.azumi-ghp.jp/		
诊疗科目	内科、外科、小儿科、精神科、皮肤科、泌尿器科、整形外科、眼科、耳鼻咽喉科、牙科		
对应外语种类	EN、PT		
营业时间	周一—周五：7：30—11：30	24 小时 365 日	○
支付方式	Visa、Master、AMEX、JCB		

表 3-199　JA 長野厚生連南長野医療センター篠ノ井総合病院（日语）信息表

医院名称（EN）	JA Nagano Kouseiren Minaminagano Medical Center Shinonoi General Hospital		
设立年份	1967 年	床位数	433
员工人数	549	每年手术台数	3,769
地址（日语）	長野県長野市篠ノ井会 666-1		
邮政编码	388-8004	电话	026-292-2261
官网	http://shinonoi-ghp.jp/		
诊疗科目	急诊科、内科、外科、小儿科、皮肤科、脑神经外科、泌尿器科、整形外科、眼科、耳鼻咽喉科、产科、妇科、牙科		
对应外语种类	EN、ZH		
营业时间	周一——周五：8：00—11：30　周六（每月第2、3、5周周六除外）：8：00—11：30	24 小时 365 日	○
支付方式	Visa、Master、AMEX、JCB		

表 3-200　医療生活協同組合長野中央病院（日语）信息表

医院名称（EN）	Nagano Chuo Hospital		
设立年份	1961 年	床位数	322
员工人数	393	每年手术台数	2,510
地址（日语）	長野県長野市西鶴賀町1570番地		
邮政编码	380-0814	电话	026-234-3211
官网	http://www.nagano-chuo-hospital.jp/		
诊疗科目	内科、小儿科		
对应外语种类	EN		
营业时间	周一——周五：8：30—12：00　周六：8：30—12：00	24 小时 365 日	○
支付方式	Visa、Master、AMEX、Diners Club、JCB、银联		

表 3-201　野赤十字病院（日语）信息表

医院名称（EN）	Nagano Red Cross Hospital		
设立年份	1904 年	床位数	680
员工人数	902	每年手术台数	5,720
地址（日语）	長野県長野市若里5丁目22番1号		
邮政编码	380-8582	电话	026-226-4131
官网	http://www.nagano-med.jrc.or.jp/		
诊疗科目	急诊科、内科、外科、小儿科、精神科、皮肤科、脑神经外科、泌尿器科、整形外科、眼科、耳鼻咽喉科、产科、妇科、牙科		
对应外语种类	EN		
营业时间	周一——周五：8：30—11：30	24 小时 365 日	○
支付方式	Visa、Master、AMEX、Diners Club、JCB		

表 3-202　長野県厚生農業協同組合連合会北信総合病院（日语）信息表

医院名称(EN)	Hokushin General Hospital		
设立年份	1945 年	床位数	445
员工人数	480	每年手术台数	2,480
地址（日语）	長野県中野市西 1 丁目 5 番 63 号		
邮政编码	383-8505	电话	0269-22-2151
官网	http://www.hokushin-hosp.jp/		
诊疗科目	急诊科、内科、外科、小儿科、精神科、皮肤科、脑神经外科、泌尿器科、整形外科、眼科、耳鼻咽喉科、产科、妇科、牙科及其他		
对应外语种类	EN、ZH、KO		
营业时间	周一—周五：8:30—17:00（每月第 2、4 周） 周六：8:30—12:30	24 小时 365 日	○
支付方式	Visa、Master、JCB		

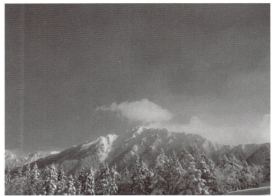
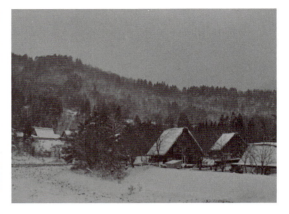
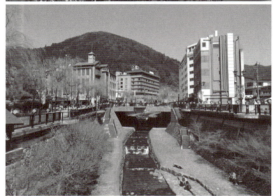

岐阜县

表 3-203　岐阜县医疗状况总览表

岐阜县	数量	备注
医院	101 家	普通医院 89 家，精神病医院 12 家
普通诊疗所	1,585 家	有床位的诊疗所 133 家
齿科诊疗所	965 家	—
10 万人口对应的医院	5.0 家	普通医院 4.4 家，精神病医院 0.6 家
10 万人口对应的普通诊疗所	78.9 家	有床位的诊疗所 6.6 家
10 万人口对应的齿科诊疗所	48.1 家	—
医院病床数量	20,456 床	普通病床 13,138 床，精神病床 3,962 床，疗养病床 3,199 床
普通诊疗所病床数量	1,657 床	—
10 万人口对应的医院病床	1,018.7 床	普通病床 654.3 床，精神病床 197.3 床，疗养病床 159.3 床
10 万人口对应的普通诊疗所病床	82.5 床	—
医师	4,358 人	现任职于医疗设施 4,223 人（男性 3,464 人，女性 759 人）
齿科医师	1,682 人	现任职于医疗设施 1,637 人（男性 1,317 人，女性 320 人）
药剂师	3,868 人	现任职于医疗设施 3,155 人（男性 1,438 人，女性 1,717 人）
10 万人口对应的医师	215.5 人	现任职于医疗设施 208.9 人（男性 171.3 人，女性 37.5 人）
10 万人口对应的齿科医师	83.2 人	现任职于医疗设施 81.0 人（男性 65.1 人，女性 15.8 人）
10 万人口对应的药剂师	191.3 人	现任职于医疗设施 156.0 人（男性 71.1 人，女性 84.9 人）

资料出处：根据日本厚生劳动省截至 2017 年 10 月 1 日的统计数据制作。

表 3-204　岐阜県総合医療センター（日语）信息表

医院名称(EN)	Gifu Prefectural General Medical Center		
设立年份	1909 年	床位数	604
员工人数	797	每年手术台数	6,678
地址（日语）	岐阜県岐阜市野一色 4-6-1		
邮政编码	500-8717	电话	058-246-1111
官网	https://www.gifu-hp.jp/		
诊疗科目	急诊科、内科、外科、小儿科、皮肤科、脑神经外科、泌尿器科、整形外科、眼科、耳鼻咽喉科、妇产科、牙科及其他		
对应外语种类	EN		
营业时间	周一——周五：8：30—11：00	24 小时 365 日	○
支付方式	Visa、Master、AMEX、Diners Club、JCB		

表 3-205　松波総合病院（日语）信息表

医院名称(EN)	Matsunami General Hospital		
设立年份	1902 年	床位数	501
员工人数	442	每年手术台数	3,579
地址（日语）	岐阜県羽島郡笠松町田代 185-1		
邮政编码	501-6062	电话	058-388-0111
官网	http://www.matsunami-hsp.or.jp/		
诊疗科目	急诊科、内科、外科、脑神经外科、泌尿器科、整形外科、眼科、耳鼻咽喉科、产科、妇科		
对应外语种类	EN		
营业时间	周一——周五：8：30—11：30（急诊 24 小时对应）	24 小时 365 日	○
支付方式	—		

表 3-206　岐阜大学医学部附属病院（日语）信息表

医院名称(EN)	Gifu University Hospital		
设立年份	1875 年	床位数	614
员工人数	935	每年手术台数	6,293
地址（日语）	岐阜県岐阜市柳戸 1 番 1		
邮政编码	501-1194	电话	058-230-6000
官网	https://www.hosp.gifu-u.ac.jp/		
诊疗科目	—		
对应外语种类	EN、ZH、KO、RU、ES、PT、VI、TH（通过电话翻译对应）		
营业时间	工作日：9：00—17：00（24 小时对应）	24 小时 365 日	○
支付方式	Master、Visa、JCB、AMEX		

表3-207 世界ちゃんとモゲル丸先生の元気なクリニック（日语）信息表

医院名称（EN）	Sekai Chan to Mogerumaru Sensei No Genki Na Clinic		
设立年份	—	床位数	—
员工人数	—	每年手术台数	—
地址（日语）	岐阜県岐阜市六条南2-7-5		
邮政编码	500-8358	电话	058-216-0873
官网	http://kinkadoclinic.jp		
诊疗科目	内科、整形外科		
对应外语种类	KO		
营业时间	周一—周五、周日、节假日：9：00—12：00，16：00—22：00　周六：9：00—12：00	24小时365日	—
支付方式	—		

表3-208 守田クリニック（日语）信息表

医院名称（EN）	Iryohojin Morita Clinic		
设立年份	—	床位数	—
员工人数	—	每年手术台数	—
地址（日语）	岐阜県大垣市林町4-57-1		
邮政编码	503-0015	电话	0584-74-9002
官网	—		
诊疗科目	心理诊疗内科、精神科、神经内科、内科、皮肤科		
对应外语种类	EN		
营业时间	周一、周二、周四、周五：8：30—12：00，15：30—18：30　周六：8：30—13：00　（每月第1周）周日：9：00—11：30	24小时365日	—
支付方式	—		

表3-209 小嶋内科クリニック（日语）信息表

医院名称（EN）	Kojima Naika Clinic		
设立年份	—	床位数	—
员工人数	—	每年手术台数	—
地址（日语）	岐阜県大垣市長松町字小柳1261-1		
邮政编码	503-0997	电话	0584-92-0077
官网	—		
诊疗科目	内科、呼吸器科、消化器科、循环器科、小儿科、神经内科、皮肤科、康复科、放射线科		
对应外语种类	EN		
营业时间	周一—周六：9：00—12：00　周一、周二、周四、周五：16：00—19：00	24小时365日	—
支付方式	—		

表 3-210 東可児病院（日语）信息表

医院名称(EN)	Higashikani Hospital		
设立年份	1989 年	床位数	188
员工人数	103	每年手术台数	567
地址（日语）	岐阜県可児市広見 1520 番		
邮政编码	509-0214	电话	0574-63-1200
官网	http://www.higashikani-hp.jp/		
诊疗科目	急诊科、内科、外科、脑神经外科、整形外科		
对应外语种类	EN		
营业时间	周一—周五：8:00—11:45,17:00—20:00 周六：8:00—11:45	24 小时 365 日	—
支付方式	—		

表 3-211 みのかも西クリニック（日语）信息表

医院名称(EN)	Minokamo West Clinic		
设立年份	—	床位数	—
员工人数	—	每年手术台数	—
地址（日语）	岐阜県美濃加茂市西町 5 丁目 337-1		
邮政编码	505-0046	电话	0574-28-5310
官网	https://mnnc.jp/		
诊疗科目	内科		
对应外语种类	EN		
营业时间	周一—周六：8:00—11:30　周二、周四、周六：14:00—16:30　周一、周三、周五：16:00—18:30	24 小时 365 日	—
支付方式	—		

表 3-212 市立恵那病院（日语）信息表

医院名称(EN)	Municipal Ena Hospital		
设立年份	2003 年	床位数	199
员工人数	172	每年手术台数	483
地址（日语）	岐阜県恵那市大井町 2725 番地		
邮政编码	509-7201	电话	0573-26-2121
官网	https://www.enahosp.jp/		
诊疗科目	内科、循环器内科、消化器内科、呼吸器内科、老年内科、肾脏内科、小儿科、外科、消化器外科、呼吸器外科、乳腺外科、肛门外科、整形外科、眼科、耳鼻咽喉科、妇产科、急救科、康复科、放射线科、麻醉科		
对应外语种类	机器翻译对应		
营业时间	周一—周五：8:30—11:30　周六：8:30—11:00（急救 24 小时对应）	24 小时 365 日	○
支付方式	Visa、Master、AMEX、JCB		

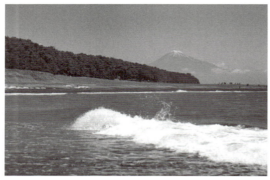
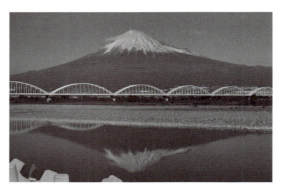
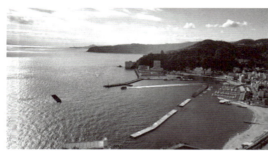

静冈县

表 3-213　静冈县医疗状况总览表

静冈县	数量	备注
医院	180 家	普通医院 149 家,精神病医院 31 家
普通诊疗所	2,708 家	有床位的诊疗所 197 家
齿科诊疗所	1,766 家	
10 万人口对应的医院	4.9 家	普通医院 4.1 家,精神病医院 0.8 家
10 万人口对应的普通诊疗所	73.7 家	有床位的诊疗所 5.4 家
10 万人口对应的齿科诊疗所	48.1 家	
医院病床数量	38,673 床	普通病床 20,967 床,精神病床 6,725 床,疗养病床 10,825 床
普通诊疗所病床数量	2,118 床	
10 万人口对应的医院病床	1,052.3 床	普通病床 570.5 床,精神病床 183.0 床,疗养病床 294.6 床
10 万人口对应的普通诊疗所病床	57.6 床	
医师	7,662 人	现任职于医疗设施 7,404 人(男性 6,133 人,女性 1,271 人)
齿科医师	2,366 人	现任职于医疗设施 2,318 人(男性 1,886 人,女性 432 人)
药剂师	8,144 人	现任职于医疗设施 6,231 人(男性 2,641 人,女性 3,590 人)
10 万人口对应的医师	207.8 人	现任职于医疗设施 200.8 人(男性 166.3 人,女性 34.5 人)
10 万人口对应的齿科医师	64.2 人	现任职于医疗设施 62.9 人(男性 51.1 人,女性 11.7 人)
10 万人口对应的药剂师	220.8 人	现任职于医疗设施 169.0 人(男性 71.6 人,女性 97.3 人)

资料出处:根据日本厚生劳动省截至 2017 年 10 月 1 日的统计数据制作。

表 3-214　磐田市立総合病院（日语）信息表

医院名称(EN)	Iwata City Hospital		
设立年份	1952 年	床位数	500
员工人数	585	每年手术台数	4,428
地址（日语）	静岡県磐田市大久保 512-3		
邮政编码	438-8550	电话	0538-38-5033
官网	http://www.hospital.iwata.shizuoka.jp/		
诊疗科目	糖尿病・内分泌内科、循环器内科、消化器内科、呼吸器内科、血液内科、肾脏内科、肝脏内科、脑神经内科、小儿科、精神科、风湿科、外科、消化器外科、呼吸器外科、乳腺外科、血管外科、整形外科、形成外科、皮肤科、脑神经外科、泌尿器科、眼科、耳鼻咽喉科、妇产科、牙科口腔外科、放射线科、麻醉科、缓和医疗科、病理诊断科、急救科		
对应外语种类	EN、PT、ES		
营业时间	周一——周五：8：15—17：00	24 小时 365 日	○
支付方式	Visa、Master、AMEX、Diners Club、JCB		

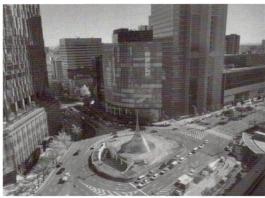
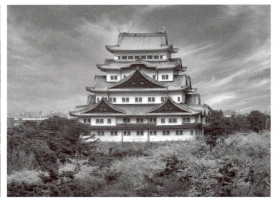
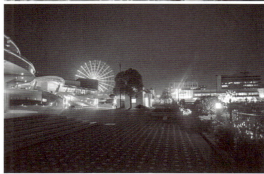

爱知县

表 3-215　爱知县医疗状况总览表

爱知县	数量	备注
医院	324 家	普通医院 286 家,精神病医院 38 家
普通诊疗所	5,347 家	有床位的诊疗所 325 家
齿科诊疗所	3,735 家	—
10 万人口对应的医院	4.3 家	普通医院 3.8 家,精神病医院 0.5 家
10 万人口对应的普通诊疗所	71.1 家	有床位的诊疗所 4.3 家
10 万人口对应的齿科诊疗所	49.6 家	—
医院病床数量	67,678 床	普通病床 39,846 床,精神病床 12,657 床,疗养病床 14,903 床
普通诊疗所病床数量	4,053 床	—
10 万人口对应的医院病床	899.4 床	普通病床 529.5 床,精神病床 168.2 床,疗养病床 198.0 床
10 万人口对应的普通诊疗所病床	53.9 床	—
医师	16,410 人	现任职于医疗设施 15,595 人(男性 12,154 人,女性 3,441 人)
齿科医师	5,683 人	现任职于医疗设施 5,525 人(男性 4,454 人,女性 1,071 人)
药剂师	14,684 人	现任职于医疗设施 11,857 人(男性 4,770 人,女性 7,087 人)
10 万人口对应的医师	218.6 人	现任职于医疗设施 207.7 人(男性 161.9 人,女性 45.8 人)
10 万人口对应的齿科医师	75.7 人	现任职于医疗设施 73.6 人(男性 59.3 人,女性 14.3 人)
10 万人口对应的药剂师	195.6 人	现任职于医疗设施 157.9 人(男性 63.5 人,女性 94.4 人)

资料出处:根据日本厚生劳动省截至 2017 年 10 月 1 日的统计数据制作。

表3-216　JCHO中京病院(日语)信息表

医院名称(EN)	Japan Community Healthcare Organization Chukyo Hospital		
设立年份	1947年	床位数	663
员工人数	831	每年手术台数	7,155
地址(日语)	愛知県名古屋市南区三条一丁目1-10		
邮政编码	457-8510	电话	052-691-7151
官网	https://chukyo.jcho.go.jp/		
诊疗科目	综合诊疗科、血液·肿瘤内科、内分泌·糖尿病内科、呼吸器内科、循环器内科、消化器内科、肾脏内科、脑神经内科、精神心理诊疗科、儿科、小儿循环器科、外科、脑神经外科、心脏血管外科、呼吸器外科、整形外科、皮肤科、形成外科、泌尿器科、妇产科、眼科、耳鼻咽喉科·头颈外科、牙科、口腔外科、放射线科、急救科、麻醉科、康复科、缓和支持治疗科、病理诊断科		
对应外语种类	派遣医疗翻译、电话翻译、传呼机		
营业时间	周一——周五：8：30—11：00(急诊24小时对应)	24小时365日	○
支付方式	Visa、Master、JCB、DC、Nicos		

表3-217　名古屋第二赤十字病院(日语)信息表

医院名称(EN)	Japanese Red Cross Nagoya Daini Hospital		
设立年份	1914年	床位数	1,195
员工人数	812	每年手术台数	9,962
地址(日语)	愛知県名古屋市昭和区妙見町2番地の9		
邮政编码	466-8650	电话	052-832-1121
官网	https://www.nagoya2.jrc.or.jp/		
诊疗科目	急诊科、内科、外科、小儿科、精神科、皮肤科、脑神经外科、泌尿器科、整形外科、眼科、耳鼻咽喉科、产科、妇科、牙科及其他		
对应外语种类	EN		
营业时间	周一——周五：初诊8：00—11：00　复诊8：00—11：30(急诊24小时对应)　周六、周日、节假日、年末年初(12月29日—1月3日)、创立纪念日(5月1日)：休诊	24小时365日	○
支付方式	Visa、Master、AMEX、Diners Club、JCB		

表3-218　名古屋共立病院(日语)信息表

医院名称(EN)	Nagoya Kyoritsu Hospital		
设立年份	1979年	床位数	156
员工人数	305	每年手术台数	885
地址(日语)	愛知県名古屋市中川区法華一丁目172番地		
邮政编码	454-0933	电话	052-362-5151
官网	https://www.kaikou.or.jp/kyouritsu/		
诊疗科目	急诊科、内科、外科、脑神经外科及其他		
对应外语种类	EN、ZH		
营业时间	工作日：9：00—17：30	24小时365日	—
支付方式	Visa、Master、AMEX、Diners Club、JCB、银联		

表 3-219　愛知県厚生農業協同組合連合会海南病院(日语)信息表

医院名称(EN)	KAINAN Hospital		
设立年份	1938 年	床位数	742
员工人数	540	每年手术台数	5,151
地址(日语)	愛知県弥富市前ケ須町 396 番地		
邮政编码	498－8502	电话	0567－65－2511
官网	http://www.kainan.jaaikosei.or.jp/		
诊疗科目	综合内科、循环器内科、呼吸器内科、消化器内科、糖尿病・内分泌内科、血液内科、肾脏内科、胶原病内科、脑神经内科、老年内科、缓和护理科、肿瘤内科、小儿科、精神科、外科、乳腺・内分泌外科、整形外科、形成外科、脑神经外科、心脏血管外科、皮肤科、泌尿器科、眼科、耳鼻咽喉科、妇产科、放射线科、麻醉科、病理诊断科、牙科口腔外科、急救科、综合诊疗科		
对应外语种类			
营业时间	周一——周五(每月第 1、3 周)周六：8：30—11：00(急诊 24 小时对应)	24 小时 365 日	—
支付方式	Visa、Master、AMEX、JCB		

表 3-220　愛知医科大学病院(日语)信息表

医院名称(EN)	Aichi Medical University Hospital		
设立年份	1974 年	床位数	900
员工人数	1,462	每年手术台数	10,090
地址(日语)	愛知県長久手市岩作雁又 1 番地 1		
邮政编码	480－1195	电话	0561－62－3311
官网	https://www.aichi-med-u.ac.jp/hospital/		
诊疗科目	消化器内科、肝胆胰内科、循环器内科、呼吸器过・敏内科、内分泌代谢内科、神经内科、肾脏・风湿胶质原病、血液内科、糖尿病内科、神经精神科、小儿科、皮肤科、产科・妇科、放射线科、综合诊疗科、睡眠科、感染病科、消化器外科、心脏外科、血管外科、呼吸器外科、乳腺・内分泌外科、肾移植外科、脑神经外科、整形外科、泌尿器科、眼科、眼形成・眼窝、泪道外科、耳鼻咽喉科、麻醉科、形成外科、康复科、牙科口腔外科、急救科、病理诊断科		
对应外语种类	EN、ZH、PT、ES		
营业时间	周一——周五：8：30—11：00(急诊 24 小时对应)	24 小时 365 日	○
支付方式	MUFG、DC、UFJ、Nicos、Visa、Master、JCB、JCB、AMEX、Diners Club、International、Discover		

表 3-221　学校法人藤田学園藤田医科大学病院(日语)信息表

医院名称(EN)	Fujita Health University Hospital		
设立年份	1973 年	床位数	1,435
员工人数	—	每年手术台数	12,501
地址(日语)	愛知県豊明市沓掛町田楽ヶ窪 1 番地 98		
邮政编码	470－1192	电话	0562－93－2111
官网	https://hospital.fujita-hu.ac.jp/		
诊疗科目	急诊科、内科、外科、小儿科、精神科、皮肤科、脑神经外科、泌尿器科、整形外科、眼科、耳鼻咽喉科、产科、妇科、牙科及其他		
对应外语种类	EN、ZH、PT、KO、ES、VI、RU、TH、FR、TL		
营业时间	周一——周六：8：15—11：30(急诊 24 小时对应)	24 小时 365 日	○
支付方式	Visa、Master、AMEX、Diners Club、JCB、银联		

表 3-222　常滑市民病院（日语）信息表

医院名称（EN）	Tokoname Municipal Hospital			
设立年份	1959 年	床位数	267	
员工人数	310	每年手术台数	1,163	
地址（日语）	愛知県常滑市飛香台 3 丁目 3 番地の3			
邮政编码	479-8510	电话	0569-35-3170	
官网	http://www.tokonamecityhospital.jp/			
诊疗科目	内科、循环器内科、呼吸器内科、消化器内科、肾脏内科、血液内科、神经内科、内分泌·代谢内科、心理诊疗·精神科、外科、血管外科、乳腺外科、肛门外科、脑神经外科、康复科、整形外科、小儿科、皮肤科、泌尿器科、眼科、耳鼻咽喉科、麻醉科、妇科、放射线科、牙科口腔外科			
对应外语种类	EN、ZH、KO、PT、ES、PH			
营业时间	周一——周五：8：30—17：15（急诊 24 小时应对）	24 小时 365 日	○	
支付方式	Visa、Master、AMEX、JCB、银联			

表 3-223　半田市立半田病院（日语）信息表

医院名称（EN）	Handa City Hospital			
设立年份	1949 年	床位数	499	
员工人数	505	每年手术台数	4,682	
地址（日语）	愛知県半田市東洋町 2-29			
邮政编码	475-8599	电话	0569-22-9881	
官网	http://www.handa-hosp.jp/			
诊疗科目	内科、循环器内科、呼吸器内科、消化器内科、糖尿病·内分泌内科、心脏内科、肾脏内科、精神·小儿科、外科、血管外科、整形外科、风湿科、脑神经外科、皮肤科、眼科、耳鼻咽喉科、妇产科、麻醉科、放射线科、牙科·牙科口腔外科、病理诊断科、康复科			
对应外语种类	EN、ZH、PT、ES、TL、KO			
营业时间	工作日：8：30—11：00（急诊 24 小时应对）	24 小时 365 日	○	
支付方式	Visa、Master、AMEX、JCB、DC			

表 3-224　トヨタ記念病院（日语）信息表

医院名称（EN）	Toyota Memorial Hospital			
设立年份	1987 年	床位数	527	
员工人数	707	每年手术台数	5,295	
地址（日语）	愛知県豊田市平和町 1 丁目 1 番地			
邮政编码	471-8513	电话	0565-24-7108	
官网	https://www.toyota-mh.jp/			
诊疗科目	循环器内科、呼吸器内科、消化器内科、内视镜科、肾脏内科、血液内科、脑神经内科·内分泌·糖尿病内科、综合内科、风湿科、传染病内科、肿瘤内科、缓和护理内科、精神科、眼科、耳鼻咽喉科、小儿科、妇产科、生殖医疗·妇产科、皮肤科、泌尿器科、放射线科、脑神经外科、整形外科、形成外科、康复科、牙科口腔外科、呼吸器外科、乳腺·内分泌外科、消化器外科、内视镜外科、肛门外科、心脏外科、血管外科、小儿外科、缓和护理外科、麻醉科、急救科、病理诊断科、集中治疗科、临床监察科、染色体医疗科			
对应外语种类	EN、ZH、PT、ES、KO、PH 利用医疗翻译系统对应			
营业时间	工作日：8：30—17：30　周六、周日、节假日：休诊（急诊 24 小时应对）	24 小时 365 日	○	
支付方式	Visa、Master、AMEX、JCB			

表 3-225　鉄友会宇野病院（日语）信息表

医院名称（EN）	UNO Hospital		
设立年份	1961 年	床位数	180
员工人数	121	每年手术台数	178
地址（日语）	愛知県岡崎市中岡崎町 1-10		
邮政编码	444-0921	电话	0564-24-2211
官网	http://www.uno.or.jp/		
诊疗科目	内科、外科、整形外科		
对立外语种类	EN、ZH、KO、PT、PH（利用医疗翻译系统）		
营业时间	周一——周五：9：00—17：30　周六：9：00—12：00（急诊 24 小时应对）	24 小时 365 日	—
支付方式	Visa、Master、AMEX、JCB		

表 3-226　新城市民病院（日语）信息表

医院名称（EN）	Shinshiro Municipal Hospital		
设立年份	1945 年	床位数	199
员工人数	158	每年手术台数	374
地址（日语）	愛知県新城市字北畑 32 番地 1		
邮政编码	441-1387	电话	0536-22-2171
官网	http://www.hospital/shinshiro.aichi.jp/		
诊疗科目	内科、脑神经内科、呼吸器内科、循环器内科、肾脏内科、小儿科、外科、血管外科、脑神经外科、整形外科、消化器外科、耳鼻咽喉科、皮肤科、泌尿器科、妇产科、精神科、牙科口腔外科		
对立外语种类	EN、ZH、KO、SE、PT、VI、TH、PH		
营业时间	周一——周五：8：00—16：30（急诊 24 小时对应）	24 小时 365 日	○
支付方式	Visa、Master、AMEX、JCB、Diners Club、Discover		

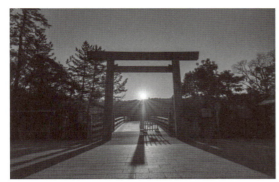
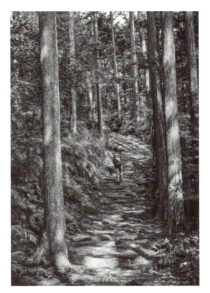
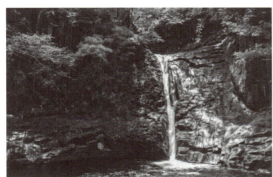

三重县

表 3-227 三重县医疗状况总览表

三重县	数量	备注
医院	98 家	普通医院 86 家,精神病医院 12 家
普通诊疗所	1,525 家	有床位的诊疗所 93 家
齿科诊疗所	837 家	
10 万人口对应的医院	5.4 家	普通医院 4.8 家,精神病医院 0.7 家
10 万人口对应的普通诊疗所	84.7 家	有床位的诊疗所 5.2 家
10 万人口对应的齿科诊疗所	46.5 家	
医院病床数量	20,172 床	普通病床 11,330 床,精神病床 4,715 床,疗养病床 4,073 床
普通诊疗所病床数量	1,165 床	
10 万人口对应的医院病床	1,120.7 床	普通病床 629.4 床,精神病床 261.9 床,疗养病床 226.3 床
10 万人口对应的普通诊疗所病床	64.7 床	
医师	4,081 人	现任职于医疗设施 3,924 人(男性 3,271 人,女性 653 人)
齿科医师	1,182 人	现任职于医疗设施 1,162 人(男性 956 人,女性 206 人)
药剂师	3,402 人	现任职于医疗设施 2,869 人(男性 1,181 人,女性 1,688 人)
10 万人口对应的医师	225.7 人	现任职于医疗设施 217.0 人(男性 180.9 人,女性 36.1 人)
10 万人口对应的齿科医师	65.4 人	现任职于医疗设施 64.3 人(男性 52.9 人,女性 11.4 人)
10 万人口对应的药剂师	188.2 人	现任职于医疗设施 158.7 人(男性 65.3 人,女性 93.4 人)

资料出处:根据日本厚生劳动省截至 2017 年 10 月 1 日的统计数据制作。

表 3-228 青木記念病院(日语)信息表

医院名称(EN)	Aoki Memorial Hospital		
设立年份	1952 年	床位数	104
员工人数	81	每年手术台数	220
地址(日语)	三重県桑名市中央町 5-7		
邮政编码	511-0068	电话	0594-22-1711
官网	http://www.aoki-hp.com/		
诊疗科目	内科、外科		
对应外语种类	EN		
营业时间	周一——周六：8：00—12：00，14：00—18：00	24 小时 365 日	○
支付方式	Visa、Master、JCB		

表 3-229 伊势赤十字病院(日语)信息表

医院名称(EN)	Japanese Red Cross Ise Hospital		
设立年份	1904 年	床位数	175
员工人数	655	每年手术台数	7,834
地址(日语)	三重県伊勢市船江 1 丁目 471 番 2		
邮政编码	516-8512	电话	0596-28-2171
官网	http://www.ise.jrc.or.jp/		
诊疗科目	血液内科、感染症内科、肝脏内科、糖尿病·代谢内科、呼吸器内科、消化器内科、肿瘤内科、循环器内科、肾脏内科、脑神经内科、缓和护理内科、外科、乳腺外科、整形外科、脑神经外科、呼吸外科、心脏血管外科、形成外科、皮肤科、眼科、泌尿器科、头颈部·耳鼻咽喉科、精神科、小儿科、妇产科、放射诊断科、放射治疗科、麻醉科、康复科、牙科口腔外科、病理诊断科、综合内科、风湿·胶原病科、新生儿科		
对应外语种类	EN		
营业时间	周一——周五：8：00—12：00（仅对应介绍的病人）（急诊 24 小时对应）	24 小时 365 日	○
支付方式	Visa、Master、AMEX、JCB、Diners Club		

表 3-230 纪南病院(日语)信息表

医院名称(EN)	Kinan Hospital		
设立年份	1945 年	床位数	244
员工人数	189	每年手术台数	742
地址(日语)	三重県南牟婁郡御浜町大字阿田和 4750		
邮政编码	519-5293	电话	05979-2-1333
官网	http://www.kinan-hp-mie.jp/		
诊疗科目	内科、消化器内科、脑神经内科、脑神经外科、外科、消化器外科、整形外科、小儿科、皮肤科、泌尿器科、妇科、眼科、耳鼻咽喉科、牙科口腔外科		
对应外语种类	EN、ZH、KO、TH、TL、MY、VI、BN、FR、PT、DE、RU、IT、ES、OTHER		
营业时间	周一——周五：8：30—12：00，13：00—17：15	24 小时 365 日	○
支付方式	UC、JCB、AMEX、Diners Club、Saison、Discover、Master、Visa		

表 3-231　市立四日市病院(日语)信息表

医院名称(EN)	Yokkaichi Municipal Hospital		
设立年份	1936 年	床位数	568
员工人数	744	每年手术台数	6,849
地址(日语)	三重県四日市市芝田二丁目 2-37		
邮政编码	510-8567	电话	059-354-1111
官网	http://www.city.yokkaichi.mie.jp/hospital/index.html		
诊疗科目	内科、外科、小儿科、皮肤科、脑神经外科、泌尿器科、整形外科、眼科、耳鼻咽喉科、妇产科、牙科		
对应外语种类	EN		
营业时间	周一——周五:8:30—17:00	24 小时 365 日	—
支付方式	Visa、Master、JCB		

表 3-232　桑名市総合医療センター(日语)信息表

医院名称(EN)	Kuwana City Medical Center		
设立年份	2018 年	床位数	321
员工人数	85	每年手术台数	3,158
地址(日语)	三重県桑名市寿町三丁目 11 番地		
邮政编码	511-0061	电话	0594-22-1211
官网	https://www.kuwanacmc.or.jp/		
诊疗科目	救急科、内科、外科、小儿科、精神科、皮肤科、脑神经外科、泌尿器科、整形外科、眼科、耳鼻咽喉科、产科、妇科、牙科及其他		
对应外语种类	PT、ES		
营业时间	周一——周五:8:30—11:30(急诊 24 小时对应)	24 小时 365 日	—
支付方式	Visa、Master、AMEX、JCB、Dinners Club		

表 3-233　地方独立行政法人三重県立総合医療センター(日语)信息表

医院名称(EN)	Mie Prefectural General Medical Center		
设立年份	2012 年	床位数	443
员工人数	108	每年手术台数	3,766
地址(日语)	三重県四日市市大字日永 5450-132		
邮政编码	510-8561	电话	059-345-2321
官网	http://www.mie-gmc.jp/		
诊疗科目	救急科		
对应外语种类	EN		
营业时间	周一——周五:8:30—11:30	24 小时 365 日	○
支付方式	Visa、Master、AMEX、DC		

表 3-234　三重北医療センターいなべ総合病院（日语）信息表

医院名称（EN）	Northern Mie Medical Center Inabe General Hospital		
设立年份	1953 年	床位数	220
员工人数	341	每年手术台数	769
地址（日语）	三重県いなべ市北勢町阿下喜 771		
邮政编码	511-0428	电话	0594-72-2000
官网	http://www.miekosei.or.jp/4_ish		
诊疗科目	内科、小儿科、外科、整形外科、眼科、耳鼻咽喉科、妇产科、脑神经外科、放射线科、皮肤科、救急综合诊疗科及其他		
对应外语种类	EN		
营业时间	周一——周五：8：30—11：30（急诊 24 小时对应）	24 小时 365 日	○
支付方式	Visa、Master、AMEX、JCB、Nicos		

表 3-235　铃鹿中央総合病院（日语）信息表

医院名称（EN）	Suzuka Chuo General Hospital		
设立年份	1938 年	床位数	460
员工人数	497	每年手术台数	3,454
地址（日语）	三重県鈴鹿市安塚町字山之花 1275-53		
邮政编码	513-8630	电话	059-382-1311
官网	http://www.miekosei.or.jp/2_sch		
诊疗科目	内科、循环器内科、消化器内科、肾脏内科、呼吸器内科、血液・肿瘤内科、缓和护理内科、小儿科、外科、消化器外科、整形外科、脑神经外科、泌尿器科、妇产科、耳鼻咽喉科、精神科、麻醉科、皮肤科、放射线科、康复科、脑神经内科、眼科、呼吸器外科、心脏血管外科、风湿科、病理诊断科		
对应外语种类	PT、ES		
营业时间	周一——周五：8：30—11：30（科室不同有差异）（急诊 24 小时对应）	24 小时 365 日	—
支付方式	MUFG、DC、UFJ、Nicos、Visa、Master、JCB		

表 3-236　铃鹿回生病院（日语）信息表

医院名称（EN）	Suzuka Kaisei Hospital		
设立年份	1979 年	床位数	379
员工人数	60	每年手术台数	2,000
地址（日语）	三重県鈴鹿市国府町 112 番地の1		
邮政编码	513-8505	电话	059-375-1212
官网	http://www.kaiseihp.com/		
诊疗科目	内科、外科、整形外科、胸部外科、脑神经外科、神经内科、康复科、泌尿器科、耳鼻咽喉科、麻醉科、放射线科		
对应外语种类	EN		
营业时间	周一——周五：9：00—12：00，14：00—17：00	24 小时 365 日	—
支付方式	Visa、Master、JCB		

表3-237 独立行政法人国立病院機構三重中央医療センター(日语)信息表

医院名称(EN)	National Hospital Organization Mie Chuo Medical Center		
设立年份	1998年	床位数	486
员工人数	126	每年手术台数	2,707
地址(日语)	三重県津市久居明神町2158番地5		
邮政编码	514-1101	电话	059-259-1211
官网	http://www.miechuo-hosp.jp/		
诊疗科目	呼吸内科、循环器内科、小儿科、脑神经外科		
对应外语种类	EN		
营业时间	周一—周五：8:30—11:00 周三、周五、周日：急诊24小时对应	24小时365日	—
支付方式	Visa、Master、AMEX、JCB、Diners Club、J-Debit		

表3-238 冈波综合病院(日语)信息表

医院名称(EN)	Okanami General Hospital		
设立年份	1989年	床位数	335
员工人数	237	每年手术台数	1,847
地址(日语)	三重県伊賀市上野桑町1734番地		
邮政编码	518-0842	电话	0595-21-3135
官网	https://www.okanami.com/		
诊疗科目	耳鼻咽喉科、小儿科、心脏血管外科、整形外科、内科、脑神经外科		
对应外语种类	EN		
营业时间	周一—周五：9:00—11:30 急救对应时间：(每月第2,4周)周日：9:00—次日8:45 周一：17:00—次日9:00 周三：17:00—次日8:45	24小时365日	—
支付方式	Visa、Master、银联		

表3-239 伊賀市立上野总合市民病院(日语)信息表

医院名称(EN)	IGA City General Hospital		
设立年份	1956年	床位数	281
员工人数	125	每年手术台数	978
地址(日语)	三重県伊賀市四十九町831		
邮政编码	518-0823	电话	0595-24-1111
官网	https://www.cgh-iga.jp/		
诊疗科目	综合诊疗科、内科、外科、循环器内科、消化器肝脏内科、肿瘤内科、神经内科、脑神经外科、整形外科、泌尿器科、妇科、耳鼻咽喉科、皮肤科、眼科		
对应外语种类	EN、ZH-HK、KO、TH、TL、MY、VI、BN、FR、PT、DE、RU、IT、ES		
营业时间	周一—周五：8:30—11:30(挂号时间因科室不同有差异)	24小时365日	○
支付方式	Visa、Master		

表 3-240　名張市立病院(日语)信息表

医院名称(EN)	Nabari City Hospital		
设立年份	1997 年	床位数	200
员工人数	202	每年手术台数	1,353
地址(日语)	三重県名張市百合が丘西 1 番町 178 番地		
邮政编码	518-0481	电话	0595-61-1100
官网	https://nabari-city-hospital.jp/		
诊疗科目	内科・循环器内科、小儿科、外科、整形外科、脑神经外科、眼科		
对应外语种类	EN		
营业时间	周一——周五:8:30—11:30(急救 8:30—17:00) 周六、周日、节假日的急救由区域内 3 个医院轮流接待,但小儿科可以全年 24 小时对应	24 小时 365 日	—
支付方式	Visa、Master、AMEX、JCB、Diners Club、MUFG、DC、UFJ、Nicos、Discover		

表 3-241　松阪中央総合病院

医院名称(EN)	Matsusaka Chuo General Hospital		
设立年份	1961 年	床位数	440
员工人数	481	每年手术台数	3,568
地址(日语)	三重県松阪市川井町 102		
邮政编码	515-8566	电话	0598-21-5252
官网	http://www.miekosei.or.jp/1_mch/index.html		
诊疗科目	内科、外科、消化器内科、脑神经外科、胸部外科、眼科、小儿科、整形外科、泌尿器科、脑神经内科、妇产科、救急科		
对应外语种类	EN		
营业时间	周一——周五:8:30—11:30	24 小时 365 日	—
支付方式	Visa、Master、AMEX、JCB、Diners Club		

表 3-242　済生会松阪総合病院(日语)信息表

医院名称(EN)	Saiseikai Matsusaka General Hospital		
设立年份	1937 年	床位数	430
员工人数	535	每年手术台数	3,496
地址(日语)	三重県松阪市朝日町一区 15 番地 6		
邮政编码	515-8557	电话	0598-51-2626
官网	http://www.matsusaka.saiseikai.or.jp/index2.html		
诊疗科目	内科、外科、整形外科、妇产科、小儿科、耳鼻咽喉科、眼科、皮肤科、泌尿器科、麻醉科、脑神经外科、放射线科、精神科、脑神经内科、形成外科、牙科口腔外科、乳腺外科		
对应外语种类	EN、TL		
营业时间	周一——周五:8:00—12:00	24 小时 365 日	—
支付方式	Visa、Master、AMEX、JCB、DC、UFJ、UC		

表3-243 松阪市民病院（日语）信息表

医院名称（EN）	Matsusaka Municipal Hospital			
设立年份	1946年	床位数	328	
员工人数	342	每年手术台数	2,008	
地址（日语）	三重县松阪市殿町1550			
邮政编码	515-8544	电话		
官网	http://www.city.matsusaka.mie.jp/site/hosannai			
诊疗科目	内科、循环器内科、外科・消化器外科、整形外科、皮肤科、泌尿器科、眼科、牙科口腔外科、呼吸器内科、呼吸器外科、消化器内科			
对应外语种类	TL、PT			
营业时间	周一——周五：8:15—11:30	24小时365日	—	
支付方式	Visa、Master、AMEX、JCB、Diners Club			

表3-244 市立伊势总合病院（日语）信息表

医院名称（EN）	Ise Municipal General Hospital			
设立年份	2005年	床位数	322	
员工人数	276	每年手术台数	1,749	
地址（日语）	三重县伊势市楠部町3038番地			
邮政编码	516-0014	电话	0596-23-5111	
官网	https://hospital.city.ise.mie.jp/			
诊疗科目	整形外科、形成外科、小儿科、皮肤科			
对应外语种类	EN			
营业时间	周一——周五：8:00—11:30	24小时365日	—	
支付方式	Visa、Master、AMEX、JCB			

表3-245 公益社团法人地域医疗振兴协会三重县立志摩病院（日语）信息表

医院名称（EN）	Mie Prefectural Shima Hospital			
设立年份	1948年	床位数	336	
员工人数	183	每年手术台数	561	
地址（日语）	三重县志摩市阿儿町鹈方1257番地			
邮政编码	517-0595	电话		
官网	https://kenritsushima.jadecom.or.jp/			
诊疗科目	内科、外科、整形外科			
对应外语种类	EN、ZH-HK、KO、TH、TL、MY、VI、FR、PT、DE、RU、IT、ES、OTHER			
营业时间	周一——周五：9:00—12:00（急诊24小时对应）	24小时365日	○	
支付方式	Visa、Master、JCB、DC、AMEX			

表 3-246 尾鷲総合病院（日语）信息表

医院名称(EN)	Owase General Hospital		
设立年份	1942 年	床位数	255
员工人数	13	每年手术台数	822
地址（日语）	三重県尾鷲市上野町 5 番 25 号		
邮政编码	519-3693	电话	0597-22-3111
官网	http://owasehp.jp/		
诊疗科目	内科、外科、整形外科、小儿科、妇产科、眼科、耳鼻咽喉科、精神科、皮肤科、循环器内科、泌尿器科、放射线科、神经内科、脑神经外科		
对应外语种类	EN、ZH-HK、KO、TH、TL、MY、VI、BN、FR、PT、DE、RU、IT、ES、OTHER		
营业时间	周一——周五：8：20—11：00（急诊 24 小时对应）	24 小时 365 日	○
支付方式	Visa、Master、AMEX、JCB、Diners Club		

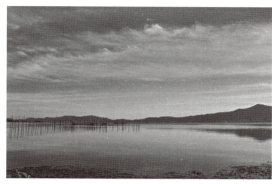
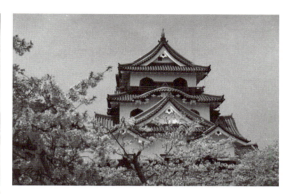
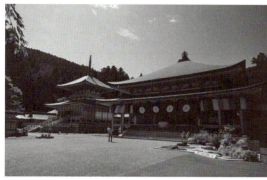

滋贺县

表 3-247　滋贺县医疗状况总览表

滋贺县	数量	备注
医院	57 家	普通医院 50 家，精神病医院 7 家
普通诊疗所	1,070 家	有床位的诊疗所 39 家
齿科诊疗所	556 家	
10 万人口对应的医院	4.0 家	普通医院 3.5 家，精神病医院 0.5 家
10 万人口对应的普通诊疗所	75.7 家	有床位的诊疗所 2.8 家
10 万人口对应的齿科诊疗所	39.3 家	
医院病床数量	14,351 床	普通病床 9,129 床，精神病床 2,329 床，疗养病床 2,796 床
普通诊疗所病床数量	506 床	
10 万人口对应的医院病床	1,015.6 床	普通病床 646.1 床，精神病床 164.8 床，疗养病床 197.9 床
10 万人口对应的普通诊疗所病床	35.8 床	
医师	3,270 人	现任职于医疗设施 3,121 人（男性 2,515 人，女性 606 人）
齿科医师	806 人	现任职于医疗设施 791 人（男性 631 人，女性 160 人）
药剂师	3,100 人	现任职于医疗设施 2,409 人（男性 813 人，女性 1,596 人）
10 万人口对应的医师	231.4 人	现任职于医疗设施 220.9 人（男性 178.0 人，女性 42.9 人）
10 万人口对应的齿科医师	57.0 人	现任职于医疗设施 56.0 人（男性 44.7 人，女性 11.3 人）
10 万人口对应的药剂师	219.4 人	现任职于医疗设施 170.5 人（男性 57.5 人，女性 113.0 人）

资料出处：根据日本厚生劳动省截至 2017 年 10 月 1 日的统计数据制作。

表 3-248 大津赤十字病院（日语）信息表

医院名称（EN）	Japanese Red Cross Otsu Hospital			
设立年份	1904 年	床位数	796	
员工人数	898	每年手术台数	6,432	
地址（日语）	滋贺县大津市長等 1 丁目 1-35			
邮政编码	520-8511	电话	077-522-4131	
官网	https://www.otsu.jrc.or.jp/			
诊疗科目	救急科、内科、外科、小儿科、泌尿器科、整形外科、眼科、妇产科			
对应外语种类	EN			
营业时间	周一——周五 8:00—11:30（急诊 365 天 24 小时对应）	24 小时 365 日		○
支付方式	Visa、Master、AMEX、JCB、银联、Diners Club、UC、DC			

表 3-249 地方独立行政法人市立大津市民病院（日语）信息表

医院名称（EN）	Otsu City Hospital			
设立年份	1899 年	床位数	441	
员工人数	567	每年手术台数	3,507	
地址（日语）	滋贺县大津市本宫 2-9-9			
邮政编码	520-0804	电话	077-522-4607	
官网	https://och.or.jp/			
诊疗科目	综合内科、循环器内科、呼吸器内科、呼吸器外科、消化器内科、肾脏内科、血液内科、脑神经内科、糖尿病·内分泌内科、精神·心理诊疗内科、小儿科、外科·消化器外科、乳腺外科、整形外科、形成外科、康复科、妇产科、眼科、耳鼻咽喉科、皮肤科、泌尿器科、牙科口腔外科、麻醉科、传染病科、放射线科、急救科、病理诊断科、缓和护理科			
对应外语种类	EN			
营业时间	周一——周五:8:30—11:30	24 小时 365 日		○
支付方式	Visa、Master、JCB、AMEX、Diners Club			

表 3-250 滋贺医科大学 医学部附属病院（日语）信息表

医院名称（EN）	Shiga University of Medical Science Hospital			
设立年份	1978 年	床位数	612	
员工人数	1,084	每年手术台数	6,950	
地址（日语）	滋贺县大津市瀬田月輪町			
邮政编码	520-2192	电话	077-548-2111	
官网	http://www.shiga-med.ac.jp/hospital/			
诊疗科目	循环器内科、呼吸器内科、消化器内科、血液内科、糖尿病内分泌内科、肾脏内科、脑神经内科、肿瘤内科、小儿科、精神科、皮肤科、消化器外科、乳腺·一般外科、形成外科、心脏血管外科、呼吸器外科、整形外科、脑神经外科、耳鼻咽喉科、母子诊疗科、女性诊疗科、泌尿器科、眼科、麻醉科、疼痛科、放射线科、牙科口腔外科、康复科、临床遗传科、病理诊断科、救急科			
对应外语种类	EN			
营业时间	周一——周五:8:30—10:30	24 小时 365 日		—
支付方式	Visa、Master、JCB、AMEX、DC、Saison			

表 3-251 济生会滋贺县病院（日语）信息表

医院名称（EN）	Saiseikai Shiga Hospital		
设立年份	1924 年	床位数	393
员工人数	563	每年手术台数	4,710
地址（日语）	滋贺县栗东市大桥 2 丁目 4 番 1 号		
邮政编码	520-3046	电话	077-552-1221
官网	https://www.saiseikai-shiga.jp/		
诊疗科目	内科、外科、整形外科、泌尿器科		
对应外语种类	ES、EN		
营业时间	周一——周五：8:30—11:00	24 小时 365 日	—
支付方式	JCB、DC、Master、UFJ、Nicos、Visa、AMEX		

表 3-252 草津総合病院（日语）信息表

医院名称（EN）	Kusatsu General Hospital		
设立年份	1982 年	床位数	719
员工人数	570	每年手术台数	3,827
地址（日语）	滋贺县草津市矢桥町 1660		
邮政编码	525-8585	电话	077-563-8866
官网	https://www.kusatsu-gh.or.jp/		
诊疗科目			
对应外语种类	EN、ZH、PT、ES		
营业时间	周一——周五：8:00—11:30　周六：8:00—11:30（急诊 365 天 24 小时对应）	24 小时 365 日	—
支付方式	Visa、Master、银联、AMEX、JCB、Diners Club、Discover		

表 3-253 市立野洲病院（日语）信息表

医院名称（EN）	Yasu City Hospital		
设立年份	2019 年	床位数	199
员工人数	154	每年手术台数	613
地址（日语）	滋贺县野洲市小篠原 1094		
邮政编码	520-2331	电话	077-587-1332
官网	https://www.yasu-hp.jp/		
诊疗科目	内科、外科、小儿科、皮肤科、脑神经外科、泌尿器科、整形外科、眼科、妇科、康复科、其他		
对应外语种类	EN		
营业时间	周一——周五：8:00—11:30（急诊 24 小时对应）	24 小时 365 日	—
支付方式	Visa、Master、AMEX、JCB		

表3-254 公立甲賀病院(日语)信息表

医院名称(EN)	Kohka Public Hospital		
设立年份	1939年	床位数	413
员工人数	446	每年手术台数	2,489
地址(日语)	滋贺县甲贺市水口町松尾1256番地		
邮政编码	528-0074	电话	0748-62-0234(代)
官网	http://www.kohka-hp.or.jp/		
诊疗科目	救急科、内科、外科、小儿科、精神科、皮肤科、脑神经外科、泌尿器科、整形外科、眼科、耳鼻咽喉科、产科、妇科、牙科及其他		
对应外语种类	EN、PT、ES		
营业时间	周一——周五:8:30—11:30,13:00—15:00	24小时365日	○
支付方式	Visa、Master、AMEX、JCB、DC		

表3-255 公益财团法人近江兄弟社 ヴォーリズ記念病院(日语)信息表

医院名称(EN)	VORIES MEMORIAL HOSPITAL		
设立年份	1918年	床位数	168
员工人数	111	每年手术台数	26
地址(日语)	滋贺县近江八幡市北之庄町492		
邮政编码	523-8523	电话	0748-32-5211
官网	http://www.vories.or.jp/		
诊疗科目	内科、外科、整形外科		
对应外语种类	EN		
营业时间	周一——周六:9:00—12:00	24小时365日	○
支付方式	Visa、Master、AMEX、JCB		

表3-256 長浜赤十字病院(日语)信息表

医院名称(EN)	Japanese Red Cross Nagahama Hospital		
设立年份	1932年	床位数	504
员工人数	557	每年手术台数	3,712
地址(日语)	滋贺县长浜市宫前町14番7号		
邮政编码	526-8585	电话	0749-63-2111
官网	http://www.nagahama.jrc.or.jp/		
诊疗科目	循环器内科、消化器内科、糖尿病・内分泌内科、血液内科、神经内科、精神科、小儿科、外科、整形外科、脑神经外科、形成外科、皮肤科、泌尿器科、产科・妇科、眼科、耳鼻咽喉科、麻醉科、放射线科、急救科、牙科口腔外科、康复科、集中治疗科、综合诊疗科		
对应外语种类	—		
营业时间	周一——周五:8:30—12:00	24小时365日	—
支付方式	Visa、Master、AMEX、JCB、MUFG、DC、UFJ、Nicos、Diners Club、Discover		

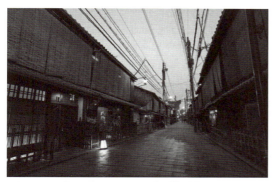
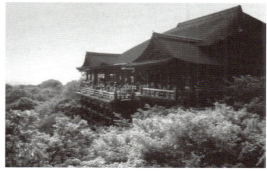
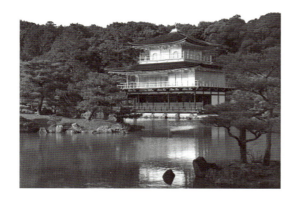

京都府

表3-257 京都府医疗状况总览表

京都府	数量	备注
医院	169家	普通医院158家,精神病医院11家
普通诊疗所	2,459家	有床位的诊疗所85家
齿科诊疗所	1,308家	
10万人口对应的医院	6.5家	普通医院6.1家,精神病医院0.4家
10万人口对应的普通诊疗所	94.6家	有床位的诊疗所3.3家
10万人口对应的齿科诊疗所	50.3家	
医院病床数量	35,325床	普通病床22,700床,精神病床6,165床,疗养病床6,124床
普通诊疗所病床数量	737床	
10万人口对应的医院病床	1,359.2床	普通病床873.4床,精神病床237.2床,疗养病床235.6床
10万人口对应的普通诊疗所病床	28.4床	
医师	8,723人	现任职于医疗设施8,203人(男性6,404人,女性1,799人)
齿科医师	1,911人	现任职于医疗设施1,866人(男性1,484人,女性382人)
药剂师	6,263人	现任职于医疗设施4,496人(男性1,349人,女性3,147人)
10万人口对应的医师	334.9人	现任职于医疗设施314.9人(男性245.8人,女性69.1人)
10万人口对应的齿科医师	73.4人	现任职于医疗设施71.6人(男性57.0人,女性14.7人)
10万人口对应的药剂师	240.4人	现任职于医疗设施172.6人(男性51.8人,女性120.8人)

资料出处:根据日本厚生劳动省截至2017年10月1日的统计数据制作。

表 3-258 京都第二赤十字病院（日语）信息表

医院名称(EN)	Japanese Red Cross Society Kyoto Daini Hospital		
设立年份	1912 年	床位数	672
员工人数	832	每年手术台数	7,003
地址（日语）	京都府京都市上京区釜座通丸太町上る春带町 355 番地の5		
邮政编码	602-8026	电话	075-231-5171
官网	https://www.kyoto2.jrc.or.jp/		
诊疗科目	救急科、内科、外科、小儿科、脑神经外科、泌尿器科、整形外科、眼科、耳鼻咽喉科、产科、妇科、牙科、其他		
对应外语种类	EN		
营业时间	周一——周五：8：30—11：00　周六、周日、节假日：急诊24小时对应	24 小时 365 日	○
支付方式	Visa、Master、AMEX、JCB		

表 3-259 医療法人社団恵心会京都武田病院（日语）信息表

医院名称(EN)	Keishinkai, Kyoto Takeda Hospital		
设立年份	1981 年	床位数	240
员工人数	145	每年手术台数	186
地址（日语）	京都府京都市下京区西七条南衣田町 11		
邮政编码	600-8884	电话	075-312-7001
官网	http://www.kyototakeda.jp/		
诊疗科目	救急科、内科、外科、小儿科、精神科、皮肤科、泌尿器科、整形外科、眼科		
对应外语种类	EN		
营业时间	周一——周六：8：30—17：00	24 小时 365 日	○
支付方式	Visa、Master、AMEX、JCB		

表 3-260 医療法人財団康生会武田病院（日语）信息表

医院名称(EN)	Takeda Hospital		
设立年份	1970 年	床位数	394
员工人数	307	每年手术台数	2,126
地址（日语）	京都府京都市下京区塩小路通西洞院東入東塩小路町 841 番地の5		
邮政编码	600-8558	电话	075-361-1351
官网	http://www.kyototakeda.jp/		
诊疗科目	救急科、内科、外科、皮肤科、脑神经外科、泌尿器科、整形外科、眼科及其他		
对应外语种类	EN、ZH、KO		
营业时间	周一——周五：8：00—12：30，13：00—16：30　周六：8：00—12：30（急诊24小时对应）	24 小时 365 日	○
支付方式	Visa、Master、AMEX、Diners Club、JCB、银联		

表 3-261 京都第一赤十字病院(日语)信息表

医院名称(EN)	Japanese Red Cross Society Kyoto Daiichi Hospital		
设立年份	1934 年	床位数	652
员工人数	885	每年手术台数	6,837
地址(日语)	京都府京都市東山区本町 15 丁目 749 番地		
邮政编码	605-0981	电话	075-561-1121
官网	http://www.kyoto1-jrc.org/		
诊疗科目	救急科、内科、外科、小儿科、精神科、皮肤科、脑神经外科、泌尿器科、整形外科、眼科、耳鼻咽喉科、产科、妇科、牙科		
对应外语种类	EN、ZH、KO		
营业时间	周一—周五：8:30—11:30	24 小时 365 日	○
支付方式	Visa、Master、AMEX、Diners Club、JCB		

表 3-262 医療法人医仁会武田総合病院(日语)信息表

医院名称(EN)	Ijinkai, Takeda General Hospital		
设立年份	1976 年	床位数	500
员工人数	503	每年手术台数	3,027
地址(日语)	京都府京都市伏見区石田森南町 28-1		
邮政编码	601-1495	电话	075-572-6331
官网	http://www.takedahp.or.jp/ijinkai		
诊疗科目	救急科、内科、外科、小儿科、皮肤科、脑神经外科、泌尿器科、整形外科、眼科、耳鼻咽喉科、产科、妇科、牙科		
对应外语种类	EN、ZH、KO		
营业时间	周一—周六：8:00—12:00	24 小时 365 日	○
支付方式	Visa、Master、AMEX、Diners Club、JCB		

表 3-263 医療法人社団洛和会音羽病院(日语)信息表

医院名称(EN)	Rakuwakai Otowa Hospital		
设立年份	1980 年	床位数	548
员工人数	645	每年手术台数	4,553
地址(日语)	京都府京都市山科区音羽珍事町 2		
邮政编码	607-8062	电话	075-593-4111
官网	http://www.rakuwa.or.jp/otowa		
诊疗科目	救急科、内科、外科、小儿科、精神科、皮肤科、脑神经外科、泌尿器科、整形外科、眼科、耳鼻咽喉科、产科、妇科、牙科		
对应外语种类	EN		
营业时间	周一—周五：8:20—12:00,13:00—15:30 周六、周日、节假日：急诊 24 小时对应	24 小时 365 日	○
支付方式	Visa、Master、AMEX、Diners Club、JCB		

表3-264　医療法人同仁会（社団）京都九条病院（日语）信息表

医院名称(EN)	Kyoto Kujo Hospital		
设立年份	1957年	床位数	207
员工人数	142	每年手术台数	1,311
地址（日语）	京都府京都市南区唐橋羅城門町10番		
邮政编码	601-8453	电话	075-691-7121
官网	http://www.dojinkai.com/kujohp		
诊疗科目	救急科、内科、外科		
对应外语种类	EN、ZH、KO		
营业时间	周一——周日、节假日：9:00—12:00（急救24小时对应）	24小时365日	○
支付方式	Visa、Master、AMEX、Diners Club、JCB、银联		

表3-265　山元病院（日语）信息表

医院名称(EN)	Yamamoto Women's Hospital		
设立年份	—	床位数	—
员工人数	—	每年手术台数	—
地址（日语）	京都府京都市中京区岩上通蛸薬師下る宮本町795		
邮政编码	604-8353	电话	075-801-3281
官网	http://www.yamamoto-hospital.gr.jp/		
诊疗科目	产科、妇科		
对应外语种类	EN		
营业时间	周一——周六：9:00—12:00，13:30—15:00，17:00—19:30　周一、周五：17:00—19:30　周二、周四：　周三：13:30—15:00	24小时365日	—
支付方式	Visa、Master、AMEX、Diners Club、JCB		

表3-266　医療法人福冨士会京都ルネス病院（日语）信息表

医院名称(EN)	Kyoto Renaiss Hospital		
设立年份	1975年	床位数	171
员工人数	166	每年手术台数	798
地址（日语）	京都府福知山市末広町4-13		
邮政编码	620-0054	电话	0773-22-3550
官网	http://www.renaiss.jp		
诊疗科目	外科、综合外科、内科、循环器内科、消化器内科、综合内科、脑神经内科、眼科、整形外科、肛门科、牙科口腔外科、康复科、疼痛科、内视镜外科、血管外科、脊髓外科、呼吸器内科、放射线科、美容外科、形成外科、泌尿器科、神经内科、耳鼻咽喉·头颈部外科、心脏血管外科		
对应外语种类	EN、ZH		
营业时间	周一——周六：7:30—12:00（挂号时间根据科室不同而异）	24小时365日	○
支付方式	Visa、Master、JCB		

表 3-267　医療法人徳洲会宇治徳洲会病院（日语）信息表

医院名称(EN)	Ujitokushukai Medical Center		
设立年份	1979 年	床位数	473
员工人数	117	每年手术台数	4,784
地址（日语）	京都府宇治市槇島町石橋 145 番		
邮政编码	611-0041	电话	0774-20-1111
官网	http://www.ujitoku.or.jp/		
诊疗科目	救急科、内科、外科、小儿科、脑神经外科、泌尿器科、整形外科、眼科、产科、妇科、牙科		
对应外语种类	EN、ZH、KO		
营业时间	周一——周五：7：30—12：00，16：30—19：00，周六：7：30—12：00	24 小时 365 日	○
支付方式	Visa、Master、AMEX、Diners Club、JCB		

表 3-268　京都岡本記念病院（日语）信息表

医院名称(EN)	Kyoto Okamoto Memorial Hospital		
设立年份	1906 年	床位数	419
员工人数	471	每年手术台数	3,720
地址（日语）	京都府久世郡久御山町佐山西ノ口 100 番地		
邮政编码	613-0034	电话	0774-48-5500
官网	http://www.okamoto-hp.or.jp/		
诊疗科目	内科、外科、小儿科、皮肤科、脑神经外科、泌尿器科、整形外科、眼科、耳鼻咽喉科、妇科		
对应外语种类	EN		
营业时间	周一——周六：8：00—12：00	24 小时 365 日	○
支付方式	Visa、Master、AMEX、Diners Club、JCB		

表 3-269　医療法人社団恵仁会なぎ辻病院（日语）信息表

医院名称(EN)	Nagitsji Hospital		
设立年份	1953 年	床位数	169
员工人数	85	每年手术台数	26
地址（日语）	京都府京都市山科区椥辻東潰 5 番 1		
邮政编码	607-8163	电话	075-591-1131
官网	http://www.nagitsuji-hp.jp/		
诊疗科目	内科、糖尿病内科、外科、综合诊疗科、皮肤科、妇科		
对应外语种类	EN		
营业时间	周一——周五：9：00—12：00	24 小时 365 日	—
支付方式	—		

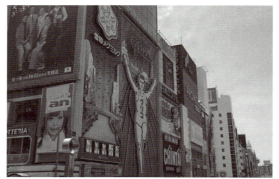
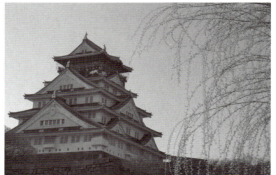
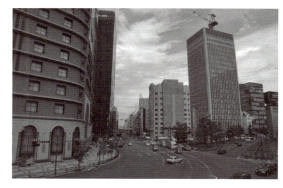

大阪府

表 3-270 大阪府医疗状况总览表

大阪府	数量	备注
医院	521 家	普通医院 482 家，精神病医院 39 家
普通诊疗所	8,400 家	有床位的诊疗所 238 家
齿科诊疗所	5,509 家	
10 万人口对应的医院	5.9 家	普通医院 5.5 家，精神病医院 0.4 家
10 万人口对应的普通诊疗所	95.2 家	有床位的诊疗所 2.7 家
10 万人口对应的齿科诊疗所	62.4 家	
医院病床数量	106,920 床	普通病床 65,446 床，精神病床 18,828 床，疗养病床 22,094 床
普通诊疗所病床数量	2,368 床	
10 万人口对应的医院病床	1,211.8 床	普通病床 741.8 床，精神病床 213.4 床，疗养病床 250.4 床
10 万人口对应的普通诊疗所病床	26.8 床	
医师	25,003 人	现任职于医疗设施 23,886 人（男性 18,614 人，女性 5,272 人）
齿科医师	7,850 人	现任职于医疗设施 7,630 人（男性 5,968 人，女性 1,662 人）
药剂师	25,632 人	现任职于医疗设施 17,412 人（男性 4,680 人，女性 12,732 人）
10 万人口对应的医师	283.1 人	现任职于医疗设施 270.4 人（男性 210.7 人，女性 59.7 人）
10 万人口对应的齿科医师	88.9 人	现任职于医疗设施 86.4 人（男性 67.6 人，女性 18.8 人）
10 万人口对应的药剂师	290.2 人	现任职于医疗设施 197.1 人（男性 53.0 人，女性 144.1 人）

资料出处：根据日本厚生劳动省截至 2017 年 10 月 1 日的统计数据制作。

表3-271 医療法人沖縄徳洲会吹田徳洲会病院（日语）信息表

医院名称（EN）	Suita Tokushukai Hospital		
设立年份	2014 年	床位数	365
员工人数	154	每年手术台数	2,390
地址（日语）	大阪府吹田市千里丘西 21-1		
邮政编码	565-0814	电话	06-6878-1110
官网	https://www.suita.tokushukai.or.jp/		
诊疗科目	救急科、内科、外科、脑神经外科、泌尿器科、整形外科、眼科、产科、妇科、牙科、其他		
对应外语种类	EN		
营业时间	周一—周六：9：00—12：00　周一—周五：13：00—15：00　周一—周五：17：00—19：00（急诊 24 小时对应）	24 小时 365 日	○
支付方式	Visa、Master、AMEX、JCB、银联		

表3-272 医療法人徳洲会 岸和田徳洲会病院（日语）信息表

医院名称（EN）	Kishiwada Tokushukai Hospital		
设立年份	1977 年	床位数	341
员工人数	446	每年手术台数	4,719
地址（日语）	大阪府岸和田市加守町 4-27-1		
邮政编码	596-8522	电话	072-445-9915
官网	https://kishiwada.tckushukai.or.jp/		
诊疗科目	救急科、内科、外科、小儿科、皮肤科、脑神经外科、泌尿器科、整形外科、眼科、产科、妇科、牙科、其他		
对应外语种类	EN		
营业时间	周一—周五：8：00—11：30，16：30—18：30　周六：8：00—11：30　周日、节假日：急诊 24 小时对应	24 小时 365 日	○
支付方式	Visa、Master、AMEX、JCB、银联		

表3-273 国立大学法人大阪大学医学部附属病院（日语）信息表

医院名称（EN）	Osaka University Hospital		
设立年份	1869 年	床位数	1,086
员工人数	1,788	每年手术台数	9,634
地址（日语）	大阪府吹田市山田丘 2 番 15 号		
邮政编码	565-0871	电话	06-6879-5111
官网	https://www.hosp.med.osaka-u.ac.jp		
诊疗科目	循环器内科、肾脏内科、消化器内科、糖尿病・内分泌・代谢内科、呼吸器内科、免疫内科、血液・肿瘤内科、老年・高血压内科、中医内科、综合诊疗科、心脏血管外科、呼吸器外科、消化器外科、乳腺・内分泌外科、小儿外科、理诊断科、眼科、耳鼻咽喉科・头颈部外科、整形外科、皮肤科、形成外科、康复科		
对应外语种类	EN		
营业时间	周一—周五：9：00—11：00	24 小时 365 日	○
支付方式	JCB、Visa、UFJ、AMEX、Nicos、Master、Diners Club		

表3-274 地方独立行政法人りんくう総合医療センター（日语）信息表

医院名称(EN)	Rinku General Medical Center		
设立年份	1952 年	床位数	388
员工人数	601	每年手术台数	4,070
地址（日语）	大阪府泉佐野市りんくう往来北 2-23		
邮政编码	598-8577	电话	072-469-3111
官网	http://www.rgmc.izumisano.osaka.jp/		
诊疗科目	内科、神经内科、呼吸器内科、消化器内科、循环器内科、小儿科、外科、整形外科、形成外科、眼科、脑神经外科、呼吸器外科、心脏血管外科、皮肤科、泌尿器科、妇产科、耳鼻咽喉科、放射线科、康复科、牙科、牙科口腔外科、麻醉科、救急科、病理诊断科、消化器外科		
对应外语种类	EN、ZH、PT、ES（医疗翻译）		
营业时间	初诊：周一——周六：8:00—11:00，8:00—11:30（仅产科） 再诊：周一——周六：8:00—17:00	24 小时 365 日	—
支付方式	Visa、Master、AMEX、JCB、Diners Club、银联		

表3-275 独立行政法人国立病院機構 大阪南医療センター（日语）信息表

医院名称(EN)	National Hospital Organization Osaka Minami Medical Center		
设立年份	1945 年	床位数	430
员工人数	516	每年手术台数	3,720
地址（日语）	大阪府河内長野市木戸東町 2 番 1 号		
邮政编码	586-8521	电话	0721-53-5761
官网	https://osakaminami.hosp.go.jp/		
诊疗科目	肾脏内科、血液内科、内分泌代谢内科、心理诊疗内科·精神科、呼吸器内科、呼吸器肿瘤内科、消化器科、循环器内科、脑血管内科、神经内科、风湿·胶原病、过敏科、小儿科、外科、乳腺外科、整形外科、脑神经外科、牙科、心脏血管外科、皮肤科、泌尿器科、妇产科、眼科、耳鼻咽喉科、康复科、放射线科、麻醉科、救急科		
对应外语种类	EN、ZH、KO、PT、ES		
营业时间	周一——周五：9:00—11:00	24 小时 365 日	○
支付方式	Visa、Master、AMEX、JCB		

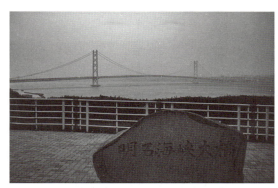
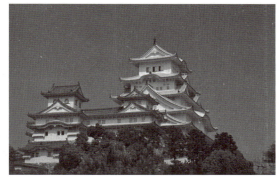
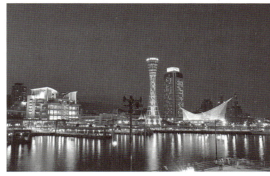

兵库县

表 3-276　兵库县医疗状况总览表

兵库县	数量	备注
医院	350 家	普通医院 318 家，精神病医院 32 家
普通诊疗所	5,053 家	有床位的诊疗所 215 家
齿科诊疗所	2,981 家	
10 万人口对应的医院	6.4 家	普通医院 5.8 家，精神病医院 0.6 家
10 万人口对应的普通诊疗所	91.8 家	有床位的诊疗所 3.9 家
10 万人口对应的齿科诊疗所	54.2 家	
医院病床数量	65,021 床	普通病床 38,983 床，精神病床 11,610 床，疗养病床 14,224 床
普通诊疗所病床数量	2,764 床	
10 万人口对应的医院病床	1,181.6 床	普通病床 708.4 床，精神病床 211.0 床，疗养病床 258.5 床
10 万人口对应的普通诊疗所病床	50.2 床	
医师	13,979 人	现任职于医疗设施 13,382 人（男性 10,611 人，女性 2,771 人）
齿科医师	3,907 人	现任职于医疗设施 3,840 人（男性 3,133 人，女性 707 人）
药剂师	14,616 人	现任职于医疗设施 11,811 人（男性 2,682 人，女性 9,129 人）
10 万人口对应的医师	253.2 人	现任职于医疗设施 242.4 人（男性 192.2 人，女性 50.2 人）
10 万人口对应的齿科医师	70.8 人	现任职于医疗设施 69.6 人（男性 56.8 人，女性 12.8 人）
10 万人口对应的药剂师	264.8 人	现任职于医疗设施 214.0 人（男性 48.6 人，女性 165.4 人）

资料出处：根据日本厚生劳动省截至 2017 年 10 月 1 日的统计数据制作。

表 3-277　神戸大学医学部附属病院（日语）信息表

医院名称(EN)	Kobe University Hospital		
设立年份	1868 年	床位数	934
员工人数	1,512	每年手术台数	8,766
地址（日语）	兵庫県神戸市中央区楠町 7 丁目 5 番 2 号		
邮政编码	650-0017	电话	078-382-5111
官网	http://www.hosp.kobe-u.ac.jp/		
诊疗科目	急救科、综合内科、循环器内科、肾脏内科、呼吸器内科、胶原病风湿病内科、消化器内科、糖尿病·内分泌内科、神经内科、肿瘤·血液内科、血液内科、感染症内科、放射诊断·IVR科、放射肿瘤科、小儿科、皮肤科、精神科神经科、缓和支持治疗科、食道胃肠外科、肝胆胰外科、乳腺内分泌外科、心脏血管外科、呼吸器外科、小儿外科、整形外科、脑神经外科、眼科、耳鼻咽喉咽喉部外科、泌尿器科、产科妇科、形成外科、美容外科、麻醉科、牙科·口腔外科、病理诊断科、康复科		
对应外语种类	EN、ZH		
营业时间	周一——周五：8:30—11:00（急诊24小时对应）	24 小时 365 日	—
支付方式	Visa、Master、AMEX、JCB		

表 3-278　吉田アーデント病院（日语）信息表

医院名称(EN)	Yoshida Ardent Hospital		
设立年份	—	床位数	—
员工人数	—	每年手术台数	—
地址（日语）	兵庫県神戸市灘区原田通 1 丁目 3 番 17 号		
邮政编码	657-0837	电话	078-861-0001
官网	http://www.yoshida-ardent-hospital.com/index.html		
诊疗科目	内科、消化器内科、整形外科、循环器内科、呼吸器内科、神经内科、放射线科、外科、脑神经外科、形成外科、康复科		
对应外语种类	EN、ZH、KO、ES、FR、IT、RU		
营业时间	周一——周六：9:00—12:00（急诊24小时对应）	24 小时 365 日	〇
支付方式	Visa、Master、AMEX、JCB		

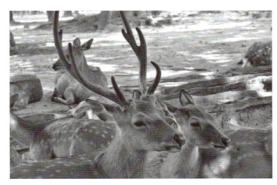
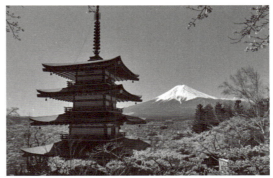
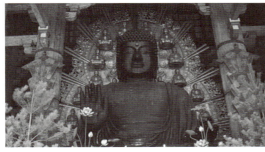

奈良县

表 3-279 奈良县医疗状况总览表

奈良县	数量	备注
医院	79 家	普通医院 75 家,精神病医院 4 家
普通诊疗所	1,204 家	有床位的诊疗所 39 家
齿科诊疗所	690 家	
10 万人口对应的医院	5.9 家	普通医院 5.6 家,精神病医院 0.3 家
10 万人口对应的普通诊疗所	89.3 家	有床位的诊疗所 2.9 家
10 万人口对应的齿科诊疗所	51.2 家	
医院病床数量	16,962 床	普通病床 10,682 床,精神病床 2,890 床,疗养病床 3,332 床
普通诊疗所病床数量	486 床	
10 万人口对应的医院病床	1,258.3 床	普通病床 792.4 床,精神病床 214.4 床,疗养病床 247.2 床
10 万人口对应的普通诊疗所病床	36.1 床	
医师	3,407 人	现任职于医疗设施 3,297 人(男性 2,644 人,女性 653 人)
齿科医师	925 人	现任职于医疗设施 910 人(男性 730 人,女性 180 人)
药剂师	2,791 人	现任职于医疗设施 2,221 人(男性 573 人,女性 1,648 人)
10 万人口对应的医师	251.3 人	现任职于医疗设施 243.1 人(男性 195.0 人,女性 48.2 人)
10 万人口对应的齿科医师	68.2 人	现任职于医疗设施 67.1 人(男性 53.8 人,女性 13.3 人)
10 万人口对应的药剂师	205.8 人	现任职于医疗设施 163.8 人(男性 42.3 人,女性 121.5 人)

资料出处:根据日本厚生劳动省截至 2017 年 10 月 1 日的统计数据制作。

表3-280　地方独立行政法人奈良県立病院機構奈良県総合医療センター（日语）信息表

医院名称(EN)	Nara Prefecture General Medical Center		
设立年份	1962 年	床位数	540
员工人数	429	每年手术台数	4,236
地址（日语）	奈良県奈良市七条西町 2 丁目 897-5		
邮政编码	630-8581	电话	0742-46-6001
官网	http://www.nara-pho.jp/		
诊疗科目	救急科、内科、外科、小儿科、精神科、皮肤科、脑神经外科、泌尿器科、整形外科、眼科、耳鼻咽喉科、产科、妇科、牙科及其他		
对立外语种类	EN		
营业时间	周一——周五；8：30—11：00（急诊 24 小时对应）	24 小时 365 日	○
支付方式	Visa、Master、JCB、AMEX、Diners Club、DC、UFJ、Nicos、Discover		

表3-281　社会福祉法人恩賜財団済生会御所病院（日语）信息表

医院名称(EN)	Saiseikai Gose Hospital		
设立年份	1937 年	床位数	190
员工人数	134	每年手术台数	390
地址（日语）	奈良県御所市大字三室 20 番地		
邮政编码	639-2306	电话	0745-62-3585
官网	http://www.saiseikai-gose.jp/		
诊疗科目	内科、外科、心脏血管外科、整形外科、眼科、泌尿器科、脑神经外科、妇产科、麻醉科、放射线科、皮肤科、耳鼻咽喉科		
对立外语种类	EN		
营业时间	周一——周五、（每月第 1、3、5 周）周六：9：00—12：00	24 小时 365 日	○
支付方式	Visa、Master、AMEX、JCB、Diners Club、Discover、银联		

表3-282　白庭病院（日语）信息表

医院名称(EN)	Shiraniwa Hospital		
设立年份	2008 年	床位数	150
员工人数	126	每年手术台数	823
地址（日语）	奈良県生駒市白庭台 6 丁目 10 番 1 号		
邮政编码	630-0136	电话	0743-70-0022
官网	http://www.allpines.jp/shiraniwa/		
诊疗科目	外科、内科、整形外科、脑神经外科、眼科、泌尿器科、神经内科、皮肤科、精神科、放射线科、康复科、麻醉科		
对应外语种类	EN		
营业时间	周一——周五：9：00—12：00，13：30—16：00 周六：9：00—12：00	24 小时 365 日	○
支付方式	Visa、Master、MUFG、DCUFJ、Nicos、J-Debit		

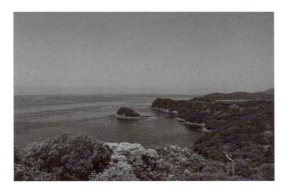
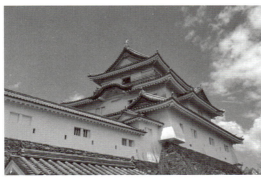
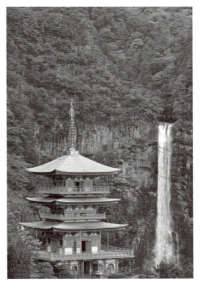

和歌山县

表 3-283 和歌山县医疗状况总览表

和歌山县	数量	备注
医院	83 家	普通医院 75 家,精神病医院 8 家
普通诊疗所	1,035 家	有床位的诊疗所 68 家
齿科诊疗所	540 家	
10 万人口对应的医院	8.8 家	普通医院 7.9 家,精神病医院 0.8 家
10 万人口对应的普通诊疗所	109.5 家	有床位的诊疗所 7.2 家
10 万人口对应的齿科诊疗所	57.1 家	
医院病床数量	13,473 床	普通病床 8,546 床,精神病床 2,099 床,疗养病床 2,781 床
普通诊疗所病床数量	1,069 床	
10 万人口对应的医院病床	1,425.7 床	普通病床 904.3 床,精神病床 222.1 床,疗养病床 294.3 床
10 万人口对应的普通诊疗所病床	113.1 床	
医师	2,868 人	现任职于医疗设施 2,768 人(男性 2,243 人,女性 525 人)
齿科医师	733 人	现任职于医疗设施 718 人(男性 595 人,女性 123 人)
药剂师	2,288 人	现任职于医疗设施 1,735 人(男性 557 人,女性 1,178 人)
10 万人口对应的医师	300.6 人	现任职于医疗设施 290.1 人(男性 235.1 人,女性 55.0 人)
10 万人口对应的齿科医师	76.8 人	现任职于医疗设施 75.3 人(男性 62.4 人,女性 12.9 人)
10 万人口对应的药剂师	239.8 人	现任职于医疗设施 181.9 人(男性 58.4 人,女生 123.5 人)

资料出处:根据日本厚生劳动省截至 2017 年 10 月 1 日的统计数据制作。

表 3-284　和歌山县立医科大学附属病院（日语）信息表

医院名称(EN)	Wakayama Medical University Hospital		
设立年份	1945 年	床位数	800
员工人数	1,320	每年手术台数	8,000
地址（日语）	和歌山県和歌山市紀三井寺 811-1		
邮政编码	641-8510	电话	073-447-2300
官网	https://www.wakayama-med.ac.jp/hospital/index.html		
诊疗科目	循环器内科、呼吸器·肿瘤内科、消化器内科、糖尿病·内分泌·代谢内科、肾脏内科、血液内科、风湿·胶原病科、脑神经内科、小儿科、精神神经科、心脏血管外科·呼吸器外科·乳腺外科·消化器·内分泌·小儿外科、脑神经外科、整形外科、形成外科、泌尿器科、产科、妇科、眼科、耳鼻咽喉科、头颈部外科、皮肤科、牙科口腔外科、麻醉科、放射线科、病理诊断科、康复科、急救科		
对应外语种类	EN		
营业时间	周一——周五：8：50—11：30（急诊 24 小时对应）	24 小时 365 日	○
支付方式	Visa、Master、AMEX、JCB、银联		

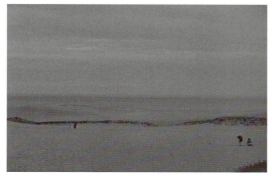
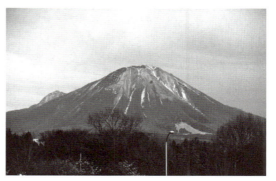
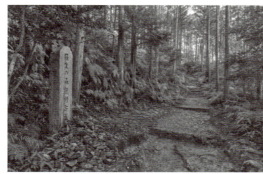

鸟取县

表 3-285　鸟取县医疗状况总览表

鸟取县	数量	备注
医院	44 家	普通医院 39 家，精神病医院 5 家
普通诊疗所	497 家	有床位的诊疗所 38 家
齿科诊疗所	261 家	
10 万人口对应的医院	7.8 家	普通医院 6.9 家，精神病医院 0.9 家
10 万人口对应的普通诊疗所	88.0 家	有床位的诊疗所 6.7 家
10 万人口对应的齿科诊疗所	46.2 家	
医院病床数量	8,546 床	普通病床 4,839 床，精神病床 1,860 床，疗养病床 1,814 床
普通诊疗所病床数量	455 床	
10 万人口对应的医院病床	1,512.6 床	普通病床 856.5 床，精神病床 329.2 床，疗养病床 321.1 床
10 万人口对应的普通诊疗所病床	80.5 床	
医师	1,805 人	现任职于医疗设施 1,699 人（男性 1,392 人，女性 307 人）
齿科医师	359 人	现任职于医疗设施 340 人（男性 276 人，女性 64 人）
药剂师	1,134 人	现任职于医疗设施 960 人（男性 360 人，女性 600 人）
10 万人口对应的医师	316.7 人	现任职于医疗设施 298.1 人（男性 244.2 人，女性 53.9 人）
10 万人口对应的齿科医师	63.0 人	现任职于医疗设施 59.6 人（男性 48.4 人，女性 11.2 人）
10 万人口对应的药剂师	198.9 人	现任职于医疗设施 168.4 人（男性 63.2 人，女性 105.3 人）

资料出处：根据日本厚生劳动省截至 2017 年 10 月 1 日的统计数据制作。

表3-286 国民健康保险智头病院(日语)信息表

医院名称(EN)	chizu hospital		
设立年份	1955年	床位数	99
员工人数	70	每年手术台数	95
地址(日语)	鳥取県八頭郡智頭町智頭1875		
邮政编码	689-1402	电话	0858-75-3211
官网	—		
诊疗科目	内科		
对应外语种类	EN		
营业时间	周一——周五:9:00—12:00(急诊24小时对应)	24小时365日	—
支付方式	Visa、JCB		

表3-287 山阴劳灾病院(日语)信息表

医院名称(EN)	Sanin Rosai Hospital		
设立年份	1963年	床位数	377
员工人数	380	每年手术台数	2,531
地址(日语)	鳥取県米子市皆生新田1-8-1		
邮政编码	683-8605	电话	0859-33-8181
官网	https://www.saninh.johas.go.jp/		
诊疗科目	内科、消化器内科、糖尿病・代谢内科、呼吸器・感染症内科、肾脏内科、精神科、神经内科、循环器内科、小儿科、外科、消化器外科、整形外科、脑神经外科、心脏血管外科、皮肤科、泌尿器科、妇产科、眼科、耳鼻咽喉科、牙科口腔外科		
对应外语种类	EN		
营业时间	周一——周五:8:15—11:00(急诊24小时对应)	24小时365日	—
支付方式	Visa、Master、AMEX、JCB、DC、UFJ、MUFG、Nicos、Diners Club、Discover		

表3-288 清水病院(日语)信息表

医院名称(EN)	shimizu hospital		
设立年份	1958年	床位数	98
员工人数	66	每年手术台数	201
地址(日语)	鳥取県倉吉市宮川町129		
邮政编码	682-0881	电话	0858-22-6161
官网	http://shimizuhospital.jp/index.php		
诊疗科目	整形外科、外科、内科		
对应外语种类	EN、ZH、KO		
营业时间	周一——周五:8:00—16:30	24小时365日	—
支付方式	Visa、Master、AMEX、JCB		

表 3-289　高島病院（日语）信息表

医院名称(EN)	Takashima Hospital		
设立年份	—	床位数	—
员工人数	—	每年手术台数	—
地址（日语）	鳥取県米子市西町 6		
邮政编码	683-0826	电话	0859-32-7711
官网	http://www.takashima-hp.or.jp/		
诊疗科目	外科、脑神经外科、整形外科、内科、皮肤科、康复科		
对应外语种类	EN（翻译机对应）		
营业时间	周一—周五：8：30—11：30，14：30—17：45　周六：8：30—11：30	24 小时 365 日	〇
支付方式	Visa、Master、JCB		

表 3-290　独立行政法人国立病院機構米子医療センター（日语）信息表

医院名称(EN)	Yonago Medical Center		
设立年份	1938 年	床位数	270
员工人数	308	每年手术台数	1,711
地址（日语）	鳥取県米子市車尾 4-17-1		
邮政编码	698-0006	电话	0859-33-7111
官网	https://yonago-mc.hosp.go.jp/		
诊疗科目	内科、外科、小儿科、泌尿器科、整形外科		
对应外语种类	EN		
营业时间	周一—周五：8：30—17：15	24 小时 365 日	〇
支付方式	Visa、Master、AMEX、JCB、TS3		

表 3-291　鳥取県済生会境港総合病院（日语）信息表

医院名称(EN)	Saiseikai Sakaiminato General Hospital		
设立年份	1961 年	床位数	197
员工人数	179	每年手术台数	401
地址（日语）	鳥取県境港市米川町 44 番地		
邮政编码	684-8555	电话	0859-42-3161
官网	http://www.sakaiminato-saisekai.jp/		
诊疗科目	内科、小儿科、外科、整形外科、妇产科、脑神经内科、耳鼻咽喉科、眼科、泌尿器科、放射线科、脑神经外科、麻醉科、精神科		
对应外语种类	EN		
营业时间	周一—周五：8：00—12：00（急诊 24 小时对应）	24 小时 365 日	—
支付方式	—		

表 3-292 鳥取県立厚生病院(日语)信息表

医院名称(EN)	Tottori Prefectural Kousei Hospital		
设立年份	1963 年	床位数	304
员工人数	283	每年手术台数	1,508
地址(日语)	鳥取県倉吉市東昭和町 150		
邮政编码	682-0804	电话	0858-22-8181
官网	https://www.pref.tottori.lg.jp/193551.htm		
诊疗科目	内科、消化器内科、呼吸器内科、精神科、脳神経内科、循環器内科、小児科、外科、心臓血管外科、消化器外科、整形外科、脳神経外科、皮膚科、泌尿器科、婦産科、眼科、耳鼻咽喉科、放射線科、麻酔科、病理診断科、救急・集中治療室		
对应外语种类	EN、ZH、KO、ES、PT		
营业时间	周一——周五:8:30—11:00(急诊 24 小时对应)	24 小时 365 日	—
支付方式	Visa、Master、JCB		

表 3-293 鳥取県立中央病院(日语)信息表

医院名称(EN)	Tottori Prefectural Central Hospital		
设立年份	1949 年	床位数	598
员工人数	431	每年手术台数	3,489
地址(日语)	鳥取県鳥取市江津 730		
邮政编码	680-0901	电话	0857-26-2271
官网	https://www.pref.tottori.lg.jp/chuoubyouin/		
诊疗科目	综合内科、呼吸器内科、呼吸器外科、缓和护理内科、心臓内科、糖尿病・内分泌・代謝内科、肾臓内科、血液内科、风湿・胶原病科、脳神経内科、小児科、精神科、外科、消化器内科、小児外科、脳神経外科、整形外科、形成外科、眼科、耳鼻咽喉科、皮膚科、心臓血管外科、泌尿器科、婦産科、呼吸器・乳腺・内分泌外科、牙科・口腔外科、麻酔科、放射線科、病理診断科、康复科、急救科、临床检查科		
对应外语种类	100 种以上语言对应		
营业时间	周一——周五:8:30—10:00(急诊 24 小时对应)	24 小时 365 日	○
支付方式	DC、UFJ、Nicos、Visa、Master、JCB、AMEX、Discover、Diners Club、International		

表 3-294 鳥取市立病院(日语)信息表

医院名称(EN)	Tottori Municipal Hospital		
设立年份	1995 年	床位数	340
员工人数	347	每年手术台数	2,196
地址(日语)	鳥取県鳥取市の場 1 丁目 1 番地		
邮政编码	680-8501	电话	0857-37-1522
官网	https://hospital.tottori.tottori.jp/		
诊疗科目	救急科、内科、外科、儿科、精神科、皮膚科、脳神経外科、泌尿器科、整形外科、眼科、耳鼻咽喉科、婦产科、牙科及其他		
对应外语种类	EN		
营业时间	周一——周五:9:00—12:00(急诊 24 小时对应)	24 小时 365 日	—
支付方式	Visa、Master、JCB、DC、UFJ		

表 3-295　鸟取赤十字病院（日语）信息表

医院名称（EN）	—		
设立年份	1915 年	床位数	350
员工人数	387	每年手术台数	2,490
地址（日语）	鳥取県鳥取市尚徳町 117 番地		
邮政编码	680-8517	电话	0857-24-8111
官网	https://www.tottori-med.jrc.or.jp/		
诊疗科目	综合诊疗科、循环器内科、脑神经内科、小儿科、外科、整形外科、风湿科、康复科、脑神经外科、血管外科、内科、泌尿器科、妇产科、心理诊疗科、眼科、耳鼻咽喉科、牙科口腔外科、头颈部外科、麻醉科、放射线科、皮肤科、病理诊断科、急救科		
对应外语种类	EN		
营业时间	周一——周五 8：15—11：00	24 小时 365 日	—
支付方式	—		

表 3-296　鸟取大学医学部附属病院（日语）信息表

医院名称（EN）	Tottori University Hospital		
设立年份	1893 年	床位数	697
员工人数	1,105	每年手术台数	6,834
地址（日语）	鳥取県米子市西町 36-1		
邮政编码	683-8504	电话	0859-33-1111
官网	http://www2.hosp.med.tottori-u.ac.jp/		
诊疗科目	内分泌代谢内科、头颈部外科、内科、放射线科、药物疗法内科、放射治疗科、血液内科、麻醉科、消化器外科、脑神经内科、救急科、呼吸内科、精神科、胶原病内科、小儿科、过敏科、脑神经小儿科、消化器内科、整形外科、肾脏内科、风湿科、循环器内科、脑神经外科、形成外科、皮肤科、胸部外科、泌尿器科、心脏血管外科、妇产科、乳腺内分泌外科、眼科、小儿外科、耳鼻咽喉科、牙科口腔外科、病理诊断科、神经病理诊断科、感染症内科、康复科、疼痛外科、肿瘤内科		
对应外语种类	EN		
营业时间	周一——周五：8：30—11：00（急诊 24 小时对应）	24 小时 365 日	—
支付方式	Visa、Master、JCB、AMEX		

表 3-297　野岛病院（日语）信息表

医院名称（EN）	Nojima Hospital		
设立年份	1963 年	床位数	233
员工人数	154	每年手术台数	591
地址（日语）	鳥取県倉吉市瀬崎町 2714 番地 1		
邮政编码	682-0863	电话	0858-22-6231
官网	http://nojima-hospital.jp/		
诊疗科目	内科、外科、消化器科、肛门科、乳腺·内分泌外科、精神科·心理诊疗内科、神经内科、脑神经外科·泌尿器科、整形外科、眼科、耳鼻咽喉科、形成外科及其他		
对应外语种类	EN		
营业时间	周一——周五：8：30—16：00	24 小时 365 日	—
支付方式	Visa、Master、AMEX、JCB、Diners Club、Discover		

表 3-298 博爱病院（日语）信息表

医院名称(EN)	Hakuai Hospital		
设立年份	1921 年	床位数	199
员工人数	176	每年手术台数	720
地址（日语）	鸟取县米子市两三柳 1880		
邮政编码	683-0853	电话	0859-29-1100
官网	http://www.hakuai-hp.jp/		
诊疗科目	内科、外科、小儿科、妇产科、整形外科、消化器内科、肝脏内科、循环器内科、呼吸器内科、糖尿病内科、内分泌内科、神经内科、人工透析内科、血液内科、消化器外科、肛门外科、乳腺外科、胸部外科、血管外科、脑神经小儿科、康复科、麻醉科、放射线科、临床检查科、眼科、皮肤科、泌尿器科		
对应外语种类	EN		
营业时间	周一——周五：8:00—12:00,14:30—16:50	24 小时 365 日	—
支付方式	Visa、Master、AMEX、JCB、Diners Club		

表 3-299 日野病院（日语）信息表

医院名称(EN)	Hino Hospital		
设立年份	1996 年	床位数	69
员工人数	99	每年手术台数	88
地址（日语）	鸟取县日野郡日野町野田 332 番地		
邮政编码	689-4504	电话	0859-72-0351
官网	http://www.hinohp.com/		
诊疗科目	内科、外科、整形外科、小儿科、眼科、综合诊疗科及其他		
对应外语种类	EN		
营业时间	周一——周五：7:30—10:30,12:00—16:00	24 小时 365 日	—
支付方式	Visa、JCB、Master		

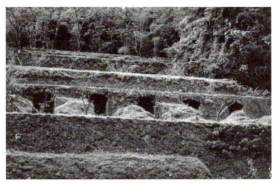
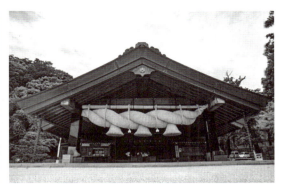
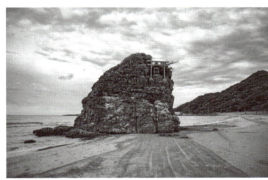

岛根县

表 3-300　岛根县医疗状况总览表

岛根县	数量	备注
医院	51 家	普通医院 43 家，精神病医院 8 家
普通诊疗所	721 家	有床位的诊疗所 42 家
齿科诊疗所	271 家	
10 万人口对应的医院	7.4 家	普通医院 6.3 家，精神病医院 1.2 家
10 万人口对应的普通诊疗所	105.3 家	有床位的诊疗所 6.1 家
10 万人口对应的齿科诊疗所	39.6 家	
医院病床数量	10,557 床	普通病床 6,132 床，精神病床 2,277 床，疗养病床 2,102 床
普通诊疗所病床数量	482 床	
10 万人口对应的医院病床	1,541.2 床	普通病床 895.2 床，精神病床 332.4 床，疗养病床 306.9 床
10 万人口对应的普通诊疗所病床	70.4 床	
医师	1,975 人	现任职于医疗设施 1,879 人（男性 1,501 人，女性 378 人）
齿科医师	419 人	现任职于医疗设施 399 人（男性 318 人，女性 81 人）
药剂师	1,316 人	现任职于医疗设施 1,119 人（男性 554 人，女性 565 人）
10 万人口对应的医师	286.2 人	现任职于医疗设施 272.3 人（男性 217.5 人，女性 54.8 人）
10 万人口对应的齿科医师	60.7 人	现任职于医疗设施 57.8 人（男性 46.1 人，女性 11.7 人）
10 万人口对应的药剂师	190.7 人	现任职于医疗设施 162.2 人（男性 80.3 人，女性 81.9 人）

资料出处：根据日本厚生劳动省截至 2017 年 10 月 1 日的统计数据制作。

表 3-301　松江市立病院（日语）信息表

医院名称(EN)	Matsue City Hospital		
设立年份	1948 年	床位数	470
员工人数	486	每年手术台数	2,895
地址（日语）	島根県松江市乃白町 32 番 1		
邮政编码	690-8509	电话	0852-60-8000
官网	http://www.matsue-cityhospital.jp/		
诊疗科目	救急科、内科、外科、小儿科、精神科、皮肤科、脑神经外科、泌尿器科、整形外科、眼科、耳鼻咽喉科、产科、妇科、牙科		
对应外语种类	EN		
营业时间	周一——周五 8:30—11:30（急诊 24 小时对应）	24 小时 365 日	○
支付方式	Visa、Master、AMEX、Diners Club、JCB 及其他		

表 3-302　松江赤十字病院（日语）信息表

医院名称(EN)	Japanese Red Cross Matsue Hospital		
设立年份	1936 年	床位数	599
员工人数	734	每年手术台数	5,634
地址（日语）	島根県松江市母衣町 200 番地		
邮政编码	690-8506	电话	0852-24-2111
官网	http://www.matsue.jrc.or.jp/		
诊疗科目	外科、小儿科、整形外科		
对应外语种类	EN		
营业时间	周一——周五:8:00—11:00（急诊 24 小时对应）	24 小时 365 日	○
支付方式	Visa、Master、AMEX、Diners Club、JCB、Nicos		

表 3-303　島根県立中央病院（日语）信息表

医院名称(EN)	Shimane Prefectural Central Hospital		
设立年份	1940 年	床位数	634
员工人数	763	每年手术台数	3,914
地址（日语）	島根県出雲市姫原 4 丁目 1 番地 1		
邮政编码	693-8555	电话	0853-22-5111
官网	http://www.spch.izumo.shimane.jp/		
诊疗科目	救急科、内科、外科、小儿科、精神科、皮肤科、脑神经外科、泌尿器科、整形外科、眼科、耳鼻咽喉科、产科、妇科、牙科及其他		
对应外语种类	EN、ZH、KO、PT、ES、TH、FR、NE、TL、VI、HI、RU		
营业时间	周一——周五:8:30—11:00（12:30—14:00 仅特殊门诊及部分科室可诊疗）　周六、周日、节假日:急诊 24 小时对应	24 小时 365 日	○
支付方式	Visa、Master、AMEX、Diners Club、JCB		

资料篇 / 外国人就医医疗机构

表 3-304 島根大学医学部附属病院（日语）信息表

医院名称(EN)	National University Corporation Shimane University Hospital			
设立年份	1979 年	床位数		858
员工人数	600	每年手术台数		6,431
地址(日语)	島根県出雲市塩冶町 89-1			
邮政编码	693-8501	电话		0853-23-2111
官网	http://www.med.shimane-u.ac.jp/hospital			
诊疗科目	救急科、内科、外科、小儿科、精神科、皮肤科、脑神经外科、泌尿器科、整形外科、眼科、耳鼻咽喉科、产科、妇科、牙科及其他			
对应外语种类	EN			
营业时间	周一——周五：8：30—11：00，12：00—15：00（急诊 24 小时对应）	24 小时 365 日		○
支付方式	Visa、Master、AMEX、Diners Club、JCB、Discover			

表 3-305 医療法人沖縄徳州会出雲徳州会病院（日语）信息表

医院名称(EN)	Medical Corporation Okinawa Tokushukai Izumo Tokushukai Hospital			
设立年份	2006 年	床位数		183
员工人数	81	每年手术台数		202
地址(日语)	島根県出雲市斐川町直江 3964-1			
邮政编码	699-0631	电话		0853-73-7000
官网	https://www.izumo-tokushukai.jp/			
诊疗科目	内科、外科、皮肤科、脑神经外科、泌尿器科、整形外科、妇科			
对应外语种类	EN、ZH、KO、PT、TL、VI			
营业时间	周一——周五：8：30—11：30，16：30—18：30 周六：8：30—11：30	24 小时 365 日		—
支付方式	Visa、Master、AMEX、Diners Club、JCB			

表 3-306 大田市立病院（日语）信息表

医院名称(EN)	Oda Municipal Hospital			
设立年份	1999 年	床位数		339
员工人数	189	每年手术台数		699
地址(日语)	島根県大田市大田町吉永 1428-3			
邮政编码	694-0063	电话		0854-82-0330
官网	http://www.ohda-hp.ohda.shimane.jp/			
诊疗科目	外科、泌尿器科、产科、妇科			
对应外语种类	EN			
营业时间	周一——周五：8：30—11：00（急诊 24 小时对应）	24 小时 365 日		○
支付方式	Visa、Master、AMEX、Diners Club、JCB			

表3-307 社会福祉法人恩賜財団済生会島根県済生会江津総合病院(日语)信息表

医院名称(EN)	Shimaneken Saiseikai Gotsu General Hospital		
设立年份	1955年	床位数	155
员工人数	300	每年手术台数	251
地址(日语)	島根県江津市江津町1016番37号		
邮政编码	695-8505	电话	0855-54-0101
官网	http://saiseikai-gotsu.jp/		
诊疗科目	内科、外科、产科、妇科、其他		
对应外语种类	EN		
营业时间	周一——周五:8:30—11:00	24小时365日	—
支付方式	Visa、Master、AMEX、JCB		

表3-308 独立行政法人国立病院機構浜田医療センター(日语)信息表

医院名称(EN)	National Hospital Organization Hamada Medical Center		
设立年份	1944年	床位数	365
员工人数	354	每年手术台数	1,902
地址(日语)	島根県浜田市浅井町777-12		
邮政编码	697-8511	电话	0855-25-0505
官网	http://hamada.hosp.go.jp/		
诊疗科目	综合诊疗科、血液・肿瘤内科、内分泌・代谢内科、肾脏内科、循环器内科、呼吸器内科、消化器内科、脑神经内科、外科、小儿科、乳腺外科、整形外科、形成外科、脑神经外科、呼吸器外科、皮肤科、心脏血管外科、泌尿器科、眼科、耳鼻咽喉科、妇产科、麻醉科、放射线科、疼痛缓和内科、牙科口腔外科、病理诊断科、康复科		
对应外语种类	EN、ZH、KO、PT		
营业时间	周一——周五:8:30—11:00 周六、周日、节假日:仅对应急诊	24小时365日	—
支付方式	Visa、Master、AMEX、JCB		

表3-309 益田赤十字病院(日语)信息表

医院名称(EN)	Japanese Red Cross Matsue Hospital		
设立年份	1919年	床位数	284
员工人数	324	每年手术台数	1,836
地址(日语)	島根県益田市乙吉町イ103-1		
邮政编码	698-8501	电话	0856-22-1480
官网	http://masuda.jrc.or.jp/		
诊疗科目	救急科、内科、外科、小儿科、泌尿器科、整形外科、产科、妇科		
对应外语种类	EN		
营业时间	周一——周五:8:00—11:30	24小时365日	○
支付方式	Visa、Master、AMEX、JCB		

表 3-310　隠岐広域連合立隠岐病院（日语）信息表

医院名称（EN）	Oki Hospital		
设立年份	1948 年	床位数	115
员工人数	111	每年手术台数	392
地址（日语）	島根県隠岐郡隠岐の島町城北町 355 番地		
邮政编码	685-0016	电话	08512-2-1356
官网	http://www.oki-hospital.com/		
诊疗科目	救急科、内科、外科、小儿科、精神科、皮肤科、泌尿器科、整形外科、眼科、耳鼻咽喉科、产科、妇科、牙科		
对应外语种类	EN、ZH、KO、PT、ES		
营业时间	周一——周五：8：00—11：00　周六、周日、节假日：仅对应急诊	24 小时 365 日	○
支付方式	Visa、Master、AMEX、Diners Club、JCB 及其他		

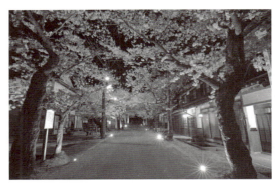
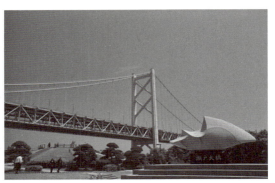
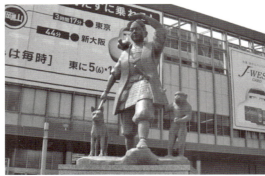

冈山县

表 3-311　冈山县医疗状况总览表

冈山县	数量	备注
医院	163 家	普通医院 146 家，精神病医院 17 家
普通诊疗所	1,648 家	有床位的诊疗所 153 家
齿科诊疗所	984 家	
10 万人口对应的医院	8.5 家	普通医院 7.7 家，精神病医院 0.9 家
10 万人口对应的普通诊疗所	86.4 家	有床位的诊疗所 8.0 家
10 万人口对应的齿科诊疗所	51.6 家	
医院病床数量	28,226 床	普通病床 17,933 床，精神病床 5,445 床，疗养病床 4,686 床
普通诊疗所病床数量	2,234 床	
10 万人口对应的医院病床	1,480.1 床	普通病床 940.4 床，精神病床 285.5 床，疗养病床 245.7 床
10 万人口对应的普通诊疗所病床	117.1 床	
医师	5,975 人	现任职于医疗设施 5,752 人（男性 4,568 人，女性 1,184 人）
齿科医师	1,752 人	现任职于医疗设施 1,704 人（男性 1,252 人，女性 452 人）
药剂师	4,121 人	现任职于医疗设施 3,367 人（男性 1,174 人，女性 2,193 人）
10 万人口对应的医师	312.0 人	现任职于医疗设施 300.4 人（男性 238.5 人，女性 61.8 人）
10 万人口对应的齿科医师	91.5 人	现任职于医疗设施 89.0 人（男性 65.4 人，女性 23.6 人）
10 万人口对应的药剂师	215.2 人	现任职于医疗设施 175.8 人（男性 61.3 人，女性 114.5 人）

资料出处：根据日本厚生劳动省截至 2017 年 10 月 1 日的统计数据制作。

表 3-312　石川病院(日语)信息表

医院名称(EN)	Ishikawa hospital		
设立年份	1946 年	床位数	68
员工人数	49	每年手术台数	23
地址(日语)	冈山县津山市川崎 554-5		
邮政编码	708-0841	电话	0868-26-2188
官网	http://www.toukou.or.jp/		
诊疗科目	内科		
对应外语种类	VI		
营业时间	周一——周五:8:30—17:00	24 小时 365 日	○
支付方式	Visa、Master、AMEX、Diners Club、JCB、银联		

表 3-313　医療法人清梁会高梁中央病院(日语)信息表

医院名称(EN)	Takahashi Central Hospital		
设立年份	1971 年	床位数	192
员工人数	132	每年手术台数	147
地址(日语)	冈山县高梁市南町 53 番地		
邮政编码	716-0033	电话	0866-22-3636
官网	http://seiryoukai.jp/		
诊疗科目	救急科、内科、外科、精神科、皮肤科、脑神经外科、泌尿器科、整形外科、眼科、耳鼻咽喉科及其他		
对应外语种类	EN		
营业时间	周一——周六:8:00—16:30(急诊 24 小时对应)	24 小时 365 日	—
支付方式	Visa、Master、AMEX、JCB、Diners Club、J-Debit		

表 3-314　冈山旭東病院(日语)信息表

医院名称(EN)	Okayama Kyokuto Hospital		
设立年份	1983 年	床位数	202
员工人数	234	每年手术台数	1,211
地址(日语)	冈山县冈山市中区仓田 567-1		
邮政编码	703-8265	电话	086-276-3231
官网	https://www.kyokuto.or.jp/		
诊疗科目	脑神经外科、整形外科		
对应外语种类	EN、ZH		
营业时间	周一——周五:8:30—16:00	24 小时 365 日	—
支付方式	—		

表 3-315　冈山济生会综合病院（日语）信息表

医院名称(EN)	Okayama Saiseikai General Hospital		
设立年份	1948 年	床位数	473
员工人数	643	每年手术台数	6,128
地址（日语）	冈山县冈山市北区国体町 2-25		
邮政编码	700-8511	电话	086-252-2211
官网	https://www.okayamasaiseikai.or.jp/		
诊疗科目	内科、综合内科、循环器内科、呼吸器内科、消化器内科、肾脏内科、风湿科、糖尿病内科、肝脏内科、心理诊疗科・精神科、外科、小儿外科、整形外科、形成外科、脑神经外科、皮肤科、泌尿器科、眼科、耳鼻咽喉科、妇产科、麻醉科、放射线科、病理诊断科、康复科、急救科、缓和护理科		
对应外语种类	EN、ZH、KO、RU、ID、MS、ES、PT、FR、DE、TL、NE、VT、TH、IT、KM		
营业时间	工作日：8：30—17：15（急救 24 小时对应）	24 小时 365 日	○
支付方式	JCB、Visa、Master、AMEX、Diners Club、Discover、JCB		

表 3-316　冈山大学病院（日语）信息表

医院名称(EN)	OKAYAMA UNIVERSITY HOSPITAL		
设立年份	1949 年	床位数	855
员工人数	1,675	每年手术台数	9,547
地址（日语）	冈山市北区鹿田町 2-5-1		
邮政编码	700-8558	电话	086-223-7151
官网	https://www.okayama-u.ac.jp/user/hospital		
诊疗科目	综合内科・综合诊疗科、消化器内科、血液・肿瘤内科、呼吸器・过敏内科、肾脏・糖尿病・内分泌内科、风湿・胶原病科、循环器内科、脑神经内科、传染病内科、消化管外科、肝・胆・胰外科、呼吸器外科、乳腺・内分泌外科、心脏血管外科、泌尿器科、小儿外科、小儿心脏血管外科、整形外科、形成外科、皮肤科、眼科、耳鼻咽喉科、精神经科、脑神经外科、麻醉科苏生科、小儿科、小儿循环器科、小儿血液・肿瘤科、小儿神经科、小儿麻醉科、小儿放射线科、小儿心理医疗科、产科妇科、放射线科、急救科、病理诊断科、缓和支持医疗科、临床遗传因子诊疗科、综合牙科、蛀牙科、牙周病科、口腔外科、矫正牙科		
对应外语种类	EN		
营业时间	周一—周五：8：30—12：00	24 小时 365 日	—
支付方式	Visa、Master、AMEX、JCB、Diners Club、Discover		

表 3-317　川崎医科大学综合医疗センター（日语）信息表

医院名称(EN)	Kawasaki Medical School General Medical Center		
设立年份	1938 年	床位数	647
员工人数	700	每年手术台数	4,092
地址（日语）	冈山县冈山市北区中山下 2-6-1		
邮政编码	700-8505	电话	086-225-2111
官网	https://g.kawasaki-m.ac.jp/		
诊疗科目	救急科、内科、外科、小儿科、精神科、皮肤科、脑神经外科、泌尿器科、整形外科、眼科、耳鼻咽喉科、产科、妇科、牙科		
对应外语种类	EN		
营业时间	周一—周五：8：30—11：30,13：30—16：00　周六：8：30—11：30　周六、周日、节假日：急诊 24 小时对应	24 小时 365 日	○
支付方式	Visa、Master、AMEX、Diners Club、JCB		

表3-318 津山中央病院(日语)信息表

医院名称(EN)	Tsuyama Chuo Hospital		
设立年份	1954年	床位数	515
员工人数	606	每年手术台数	4,951
地址(日语)	冈山县津山市川崎1756		
邮政编码	708-0841	电话	0868-21-8111
官网	http://www.tch.or.jp/		
诊疗科目	救急科、内科、外科、小儿科、皮肤科、脑神经外科、泌尿器科、整形外科、耳鼻咽喉科、产科、妇科及其他		
对应外语种类	EN、ZH		
营业时间	周一——周五：8：30—11：30（下午就诊为预约制，急诊24小时对应）	24小时365日	—
支付方式	Visa、Master、AMEX、Diners Club、JCB、银联		

表3-319 水岛中央病院(日语)信息表

医院名称(EN)	Mizushima Central Hospital		
设立年份	1961年	床位数	155
员工人数	178	每年手术台数	785
地址(日语)	冈山县仓敷市水岛青叶町4-5		
邮政编码	712-8064	电话	086-444-3311
官网	http://suiwakai-mch.or.jp/		
诊疗科目	内科、小儿科、外科、整形外科、脑神经外科、皮肤科、泌尿器科		
对应外语种类	EN		
营业时间	周一——周六：8：30—17：00 周日、节假日：急救对应	24小时365日	—
支付方式	Visa、Master、JCB		

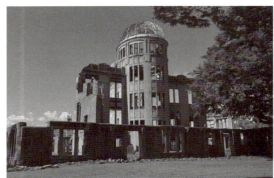
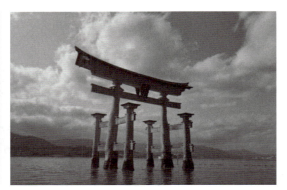
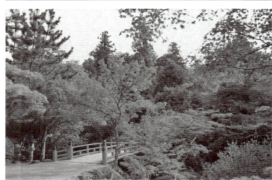

广岛县

表 3-320　广岛县医疗状况总览表

广岛县	数量	备注
医院	242 家	普通医院 211 家，精神病医院 31 家
普通诊疗所	2,546 家	有床位的诊疗所 202 家
齿科诊疗所	1,566 家	
10 万人口对应的医院	8.6 家	普通医院 7.5 家，精神病医院 1.1 家
10 万人口对应的普通诊疗所	90.0 家	有床位的诊疗所 7.1 家
10 万人口对应的齿科诊疗所	55.4 家	
医院病床数量	39,942 床	普通病床 20,912 床，精神病床 8,927 床，疗养病床 9,936 床
普通诊疗所病床数量	2,948 床	
10 万人口对应的医院病床	1,411.9 床	普通病床 739.2 床，精神病床 315.6 床，疗养病床 351.2 床
10 万人口对应的普通诊疗所病床	104.2 床	
医师	7,534 人	现任职于医疗设施 7,224 人（男性 5,815 人，女性 1,409 人）
齿科医师	2,510 人	现任职于医疗设施 2,452 人（男性 1,850 人，女性 602 人）
药剂师	7,021 人	现任职于医疗设施 5,786 人（男性 1,798 人，女性 3,988 人）
10 万人口对应的医师	265.6 人	现任职于医疗设施 254.6 人（男性 205.0 人，女性 49.7 人）
10 万人口对应的齿科医师	88.5 人	现任职于医疗设施 86.4 人（男性 65.2 人，女性 21.2 人）
10 万人口对应的药剂师	247.5 人	现任职于医疗设施 203.9 人（男性 63.4 人，女性 140.6 人）

资料出处：根据日本厚生劳动省截至 2017 年 10 月 1 日的统计数据制作。

表 3-321 荒木脳神経外科（日语）信息表

医院名称（EN）	Araki Neurosurgical Hospital		
设立年份	1986 年	床位数	110
员工人数	85	每年手术台数	165
地址（日语）	広島県広島市西区庚午北 2 丁目 8 番 7 号		
邮政编码	733-0821	电话	082-272-1114
官网	http://arakihp.jp/		
诊疗科目	脑神经外科、脑神经内科、外科、消化器内科、循环器内科、康复科		
对应外语种类	EN、ZH、VI、MS		
营业时间	周一—周五：9：00—18：00	24 小时 365 日	○
支付方式	Visa、Master、AMEX、JCB、Diners Club		

表 3-322 社会医療法人里仁会 興生総合病院（日语）信息表

医院名称（EN）	Rijinkai Medical Foundation Socio-Merdical Corporation Kousei General Hospital		
设立年份	1973 年	床位数	323
员工人数	252	每年手术台数	894
地址（日语）	広島県三原市円一町 2 丁目 5 番 1 号		
邮政编码	723-8686	电话	0848-63-5500
官网	http://kohsei-hp.jp/		
诊疗科目	救急科、外科、内科、小儿科、皮肤科、脑神经外科、泌尿器科、整形外科、眼科、耳鼻咽喉科、妇产科、牙科、心脏血管外科、循环器内科		
对应外语种类	EN		
营业时间	周一—周五：7：00—12：00，13：30—17：00 周六：7：00—12：00	24 小时 365 日	—
支付方式	Visa、Master、AMEX、JCB		

表 3-323 独立行政法人国立病院機構呉医療センター・中国がんセンター（日语）信息表

医院名称（EN）	National Hospital Organization Kure Medical Center		
设立年份	1889 年	床位数	630
员工人数	700	每年手术台数	5,232
地址（日语）	広島県呉市青山町 3-1		
邮政编码	737-0023	电话	0823-22-3111
官网			
诊疗科目	内科、内分泌·糖尿病内科、肾脏内科、血液内科、肿瘤内科、精神科、脑神经内科、呼吸器内科、消化器内科、循环器内科、小儿科、外科、消化器外科、移植外科、乳腺外科、整形外科、形成外科、脑神经外科、呼吸器夕科、心脏血管外科、小儿外科、皮肤科、眼科、泌尿器科、产科、妇科、耳鼻咽喉科・头颈部外科、康复科、放射诊断科、放射肿瘤科、缓和护理科、牙科、牙科口腔外科、病理诊断科、救急科、风湿・胶原病科、麻醉科		
对应外语种类	EN		
营业时间	周一—周五：8：00—11：00（急诊 24 小时对应）	24 小时 365 日	○
支付方式	Visa、Master、AMEX、JCB、Diners Club、J-Debit		

表 3-324 独立行政法人国立病院機構福山医療センター(日语)信息表

医院名称(EN)	National Hospital Organization Fukuyama Medical Center		
设立年份	1908 年	床位数	410
员工人数	493	每年手术台数	4,398
地址(日语)	広島県福山市沖野上町 4 丁目 14-17		
邮政编码	720-8520	电话	084-922-0001
官网	http://www.fukuyama-hosp.go.jp/		
诊疗科目	内科、糖尿病·内分泌内科、肝脏内科、精神科、呼吸器内科、消化器内科、循环器内科、小儿科、新生儿科、消化管外科、肝胆胰外科、肛门外科、乳腺·内分泌外科、整形外科、形成外科、脑神经外科、呼吸器外科、小儿外科、小儿泌尿器科、皮肤科、泌尿器科、妇产科、眼科、耳鼻咽喉·头颈部外科、康复科、放射诊断科、放射治疗科、麻醉科、病理诊断科		
对应外语种类	EN、ZH、KO、TH、TL、MY、VI、FR、PT、RU、ES、MN、HI、ID、FA、NE		
营业时间	周一——周五：8：30—11：00(急诊 24 小时对应)	24 小时 365 日	○
支付方式	Visa、Master、AMEX、Diners Club、JCB、Discover		

表 3-325 沼隈病院(日语)信息表

医院名称(EN)	Numakuma Hospital		
设立年份	1945 年	床位数	118
员工人数	75	每年手术台数	139
地址(日语)	広島県福山市沼隈町中山南 469-3		
邮政编码	720-0402	电话	084-988-1888
官网	http://shounankai.or.jp/		
诊疗科目	内科、外科、整形外科、形成外科、妇科、泌尿器科、耳鼻咽喉科		
对应外语种类	EN、KO、TL、VI		
营业时间	周一——周六：9：00—18：00　周六、周日、节假日：急诊 24 小时对应	24 小时 365 日	○
支付方式	Visa、Master、AMEX、JCB		

表 3-326 福山市民病院(日语)信息表

医院名称(EN)	Fukuyama City Hospital		
设立年份	1962 年	床位数	506
员工人数	676	每年手术台数	6,662
地址(日语)	広島県福山市蔵王町五丁目 23-1		
邮政编码	721-8511	电话	084-941-5151
官网	http://www.city.fukuyama.hiroshima.jp/site/fukuyama-hospital		
诊疗科目	内科、精神科·精神肿瘤科、脑神经内科、循环器内科、小儿科、外科、呼吸器外科、整形外科、形成外科、脑神经外科、心脏血管外科、乳腺甲状腺外科、泌尿器科、妇产科、眼科、耳鼻咽喉、皮肤科、救急科、牙科口腔外科		
对应外语种类	EN、ZH、KO、TH、MY、VI、BN、FR、PT、DE、RU、IT、ES		
营业时间	周一——周五：8：30—11：30(急诊 24 小时对应)	24 小时 365 日	○
支付方式	Visa、Master、AMEX、Diners Club、JCB		

表 3-327　マツダ株式会社マツダ病院（日语）信息表

医院名称(EN)	Mazda Hospital		
设立年份	1938 年	床位数	270
员工人数	323	每年手术台数	1,889
地址（日语）	广岛县安芸郡府中町青崎南 2-15		
邮政编码	735-8585	电话	082-565-5000
官网	http://hospital.mazda.co.jp/		
诊疗科目	循环器内科、消化器内科、呼吸器内科、糖尿病内科、精神科、心理诊疗内科、小儿科、外科、脑神经外科、整形外科、皮肤科、眼科、耳鼻咽喉科、牙科口腔外科、救急科、麻醉科、放射线科		
对应外语种类	EN		
营业时间	周一—周五：8：15—12：00，12：45—14：00（急诊 24 小时对应）	24 小时 365 日	—
支付方式	Visa、Master、AMEX、Diners Club、JCB、Discover		

表 3-328　脳神経センター大田記念病院（日语）信息表

医院名称(EN)	Brain Attack Center Ota Memorial Hospital		
设立年份	1976 年	床位数	213
员工人数	205	每年手术台数	764
地址（日语）	广岛县福山市沖野上町 3 丁目 6 番 28 号		
邮政编码	720-0825	电话	084-931-8660
官网	https://otahp.jp/		
诊疗科目	内科、循环器内科、神经内科、外科、泌尿器科、脑神经外科、整形外科、形成外科、康复科、放射线科、麻醉科、救急科、牙科		
对应外语种类	EN、ZH、VI		
营业时间	周一—周五：8：30—10：30，13：30—16：00　周六：8：30—11：00（急诊 24 小时对应）	24 小时 365 日	—
支付方式	Visa、Master、JCB		

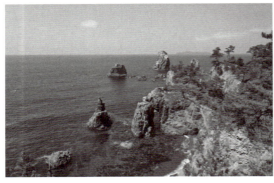
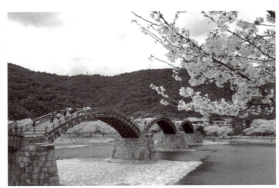
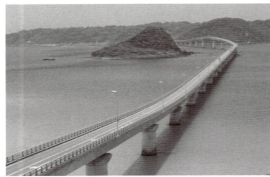

山口县

表 3-329　山口县医疗状况总览表

山口县	数量	备注
医院	145 家	普通医院 117 家,精神病医院 28 家
普通诊疗所	1,268 家	有床位的诊疗所 117 家
齿科诊疗所	668 家	
10 万人口对应的医院	10.5 家	普通医院 8.5 家,精神病医院 2.0 家
10 万人口对应的普通诊疗所	91.7 家	有床位的诊疗所 8.5 家
10 万人口对应的齿科诊疗所	48.3 家	
医院病床数量	26,700 床	普通病床 11,316 床,精神病床 5,917 床,疗养病床 9,367 床
普通诊疗所病床数量	1,709 床	
10 万人口对应的医院病床	1,930.6 床	普通病床 818.2 床,精神病床 427.8 床,疗养病床 677.3 床
10 万人口对应的普通诊疗所病床	123.6 床	
医师	3,615 人	现任职于医疗设施 3,436 人(男性 2,874 人,女性 562 人)
齿科医师	979 人	现任职于医疗设施 962 人(男性 797 人,女性 165 人)
药剂师	3,372 人	现任职于医疗设施 2,798 人(男性 1,060 人,女性 1,738 人)
10 万人口对应的医师	259.3 人	现任职于医疗设施 246.5 人(男性 206.2 人,女性 40.3 人)
10 万人口对应的齿科医师	70.2 人	现任职于医疗设施 69.0 人(男性 57.2 人,女性 11.8 人)
10 万人口对应的药剂师	241.9 人	现任职于医疗设施 200.7 人(男性 76.0 人,女性 124.7 人)

资料出处:根据日本厚生劳动省截至 2017 年 10 月 1 日的统计数据制作。

表 3-330 山口県立総合医療センター(日语)信息表

医院名称(EN)	Yamaguchi Prefectural Grand Medical Center		
设立年份	1949 年	床位数	504
员工人数	574	每年手术台数	4,170
地址(日语)	山口県防府市大字大崎 10077 番地		
邮政编码	747-8511	电话	0835-22-4411
官网	http://www.ymghp.jp/		
诊疗科目	救急科、内科、小儿科、脑神经外科、整形外科、产科、妇科、牙科及其他		
对应外语种类	EN		
营业时间	周一——周五：8：15—17：15	24 小时 365 日	○
支付方式	Visa、Master、AMEX、Diners Club、JCB		

表 3-331 佐々木外科病院(日语)信息表

医院名称(EN)	Sasaki Hospital of Surgery		
设立年份	1959 年	床位数	54
员工人数	69	每年手术台数	347
地址(日语)	山口県山口市泉都町 9 番 13 号		
邮政编码	753-0076	电话	083-923-8811
官网	http://sasaki-geka.jp/		
诊疗科目	内科、外科、整形外科		
对应外语种类	EN		
营业时间	周一、周二、周四、周五：8：30—12：00,15：00—17：00　周三、周六：8：30—12：00	24 小时 365 日	○
支付方式	—		

表 3-332 医療法人丘病院(日语)信息表

医院名称(EN)	Medical Corporation Oka Hospital		
设立年份	—	床位数	—
员工人数	—	每年手术台数	—
地址(日语)	山口県山口市中河原町 2 番 14 号		
邮政编码	753-0088	电话	083-925-1100
官网	http://www.oka-hospital.com/		
诊疗科目	整形外科、外科、内科、康复科、风湿科、麻醉科		
对应外语种类	EN		
营业时间	周一——周五：8：30—12：30,13：30—17：30　周六：8：30—12：30	24 小时 365 日	—
支付方式	—		

表 3-333　综合病院山口赤十字病院(日语)信息表

医院名称(EN)	Japanese Red Cross Society Yamaguchi Hospital		
设立年份	1883 年	床位数	427
员工人数	481	每年手术台数	3,133
地址(日语)	山口市八幡馬場 53-1		
邮政编码	753-8519	电话	083-923-0111
官网	http://www.yamaguchi-redcross.jp/		
诊疗科目	内科、外科、小儿科、泌尿器科、整形外科、耳鼻咽喉科、产科、妇科及其他		
对应外语种类	EN		
营业时间	周一——周五：8：30—11：30	24 小时 365 日	—
支付方式	—		

表 3-334　独立行政法人国立病院機構関門医療センター(日语)信息表

医院名称(EN)	National Hospital Organization Kanmon Medical Center		
设立年份	2004 年	床位数	400
员工人数	440	每年手术台数	1,806
地址(日语)	山口県下関市長府外浦町 1-1		
邮政编码	752-8510	电话	083-241-1199
官网	http://www.kanmon.hosp.go.jp/		
诊疗科目	救急科、脑神经外科、眼科		
对应外语种类	EN		
营业时间	周一——周五：8：30—11：30(急诊 24 小时对应)	24 小时 365 日	○
支付方式	Visa、Master、AMEX、Diners Club、JCB		

表 3-335　玉木病院(日语)信息表

医院名称(EN)	Tamaki Hospital		
设立年份	1887 年	床位数	151
员工人数	—	每年手术台数	—
地址(日语)	山口県萩市大字瓦町 1 番地		
邮政编码	758-0071	电话	0838-22-0030
官网	http://www.tamaki-hp.jp/		
诊疗科目	内科、循环器内科、消化器内科、脑神经外科、外科、整形外科、泌尿器科、肛门外科、皮肤科、放射线科、心理诊疗科、康复科、耳鼻咽喉科		
对应外语种类	EN		
营业时间	周一、周二、周三、周五：8：30—17：00　周四、周六：8：30—12：00	24 小时 365 日	○
支付方式	—		

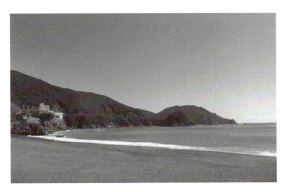
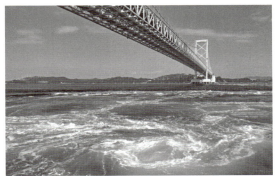
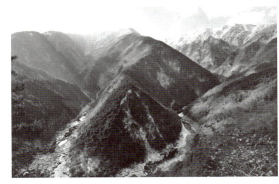

德岛县

表 3-336 德岛县医疗状况总览表

德岛县	数量	备注
医院	109 家	普通医院 94 家,精神病医院 15 家
普通诊疗所	730 家	有床位的诊疗所 108 家
齿科诊疗所	428 家	
10 万人口对应的医院	14.7 家	普通医院 12.7 家,精神病医院 2.0 家
10 万人口对应的普通诊疗所	98.3 家	有床位的诊疗所 14.5 家
10 万人口对应的齿科诊疗所	57.6 家	
医院病床数量	14,430 床	普通病床 6,468 床,精神病床 3,608 床,疗养病床 4,294 床
普通诊疗所病床数量	1,804 床	
10 万人口对应的医院病床	1,942.1 床	普通病床 870.5 床,精神病床 485.6 床,疗养病床 577.9 床
10 万人口对应的普通诊疗所病床	242.8 床	
医师	2,500 人	现任职于医疗设施 2,369 人(男性 1,823 人,女性 546 人)
齿科医师	818 人	现任职于医疗设施 773 人(男性 554 人,女性 219 人)
药剂师	2,610 人	现任职于医疗设施 1,657 人(男性 453 人,女性 1,204 人)
10 万人口对应的医师	333.3 人	现任职于医疗设施 315.9 人(男性 243.1 人,女性 72.8 人)
10 万人口对应的齿科医师	109.1 人	现任职于医疗设施 103.1 人(男性 73.9 人,女性 29.2 人)
10 万人口对应的药剂师	348.0 人	现任职于医疗设施 220.9 人(男性 60.4 人,女性 160.5 人)

资料出处:根据日本厚生劳动省截至 2017 年 10 月 1 日的统计数据制作。

表 3-337 德岛县立中央病院（日语）信息表

医院名称(EN)	Tokushima Prefectural Central Hospital		
设立年份	1953 年	床位数	460
员工人数	420	每年手术台数	4,614
地址（日语）	德岛県德岛市蔵本町 1 丁目 10-3		
邮政编码	770-8539	电话	088-631-7151
官网	http://www.tph.gr.jp/		
诊疗科目	救急科、内科、外科、小儿科、精神科、皮肤科、脑神经外科、泌尿器科、整形外科、眼科、耳鼻咽喉科、产科、妇科		
对应外语种类	EN		
营业时间	工作日：8：30—11：00（必须有介绍信，急救 24 小时对应）	24 小时 365 日	○
支付方式	Visa、Master、AMEX、Diners Club、JCB、银联		

表 3-338 德岛县立三好病院（日语）信息表

医院名称(EN)	Tokushima Prefectural Miyoshi Hospital		
设立年份	1955 年	床位数	220
员工人数	182	每年手术台数	1,234
地址（日语）	德岛県三好市池田町シマ815-2		
邮政编码	778-8503	电话	0883-72-1131
官网	http://www.miyoshi-hosp.jp/		
诊疗科目	救急科、内科、脑神经外科、整形外科		
对应外语种类	EN		
营业时间	周一——周五：8：00—11：00（急诊 24 小时对应）	24 小时 365 日	○
支付方式	Visa、Master、AMEX、Diners Club、JCB、银联		

表 3-339 德岛县立海部病院（日语）信息表

医院名称(EN)	Tokushima Prefectural Kaifu Hospital		
设立年份	1963 年	床位数	110
员工人数	9	每年手术台数	100
地址（日语）	德岛県海部郡牟岐町大字中村字杉谷 266		
邮政编码	775-0006	电话	0884-72-1166
官网	http://133.242.186.80/		
诊疗科目	内科、外科、脑神经外科、整形外科、产科、妇科		
对应外语种类	EN		
营业时间	周一——周五：8：00—11：30（急诊 24 小时对应）	24 小时 365 日	○
支付方式	—		

表 3-340 松永病院(日语)信息表

医院名称(EN)	Matsunaga Hospital		
设立年份	1972 年	床位数	27
员工人数	—	每年手术台数	—
地址(日语)	德岛县德岛市南庄町 4 丁目 63 番地 1		
邮政编码	770-0045	电话	088-632-3328
官网	http://www.matsunaga-hp.jp/		
诊疗科目	内科、小儿科、皮肤科、整形外科、康复科、消化器科		
对应外语种类	EN		
营业时间	周一—周六:8:30—11:00,13:30—17:00	24 小时 365 日	—
支付方式	Visa、JCB、AMEX、Diners Club、Discover、Master、银联		

表 3-341 德岛大学病院(日语)信息表

医院名称(EN)	Tokushima University Hospital		
设立年份	1948 年	床位数	696
员工人数	799	每年手术台数	6,422
地址(日语)	德岛县德岛市藏本町 2 丁目 50-1		
邮政编码	770-8503	电话	088-631-3111
官网	https://www.tokushima-hosp.jp/		
诊疗科目	救急科、内科、外科、小儿科、精神科、皮肤科、脑神经外科、泌尿器科、整形外科、眼科、耳鼻咽喉科、产科、妇科、牙科及其他		
对应外语种类	EN		
营业时间	周一—周五:8:30—17:15（其他时间急救对应）	24 小时 365 日	○
支付方式	Visa、Master、AMEX、JCB		

表 3-342 德岛县鸣门病院(日语)信息表

医院名称(EN)	Tokushima Prefecture Naruto Hospital		
设立年份	1953 年	床位数	307
员工人数	326	每年手术台数	2,366
地址(日语)	德岛县鸣门市抚养町黑崎字小谷 32 番		
邮政编码	772-8503	电话	088-683-0011
官网	https://naruto-hsp.jp/		
诊疗科目	内科、循环器内科、小儿科、外科、整形外科、脑神经外科、皮肤科、形成外科、泌尿器科、妇产科、眼科、耳鼻咽喉科、放射线科、麻醉科		
对应外语种类	EN、ZH		
营业时间	周一—周五:8:30—11:30（完全预约制,急诊 24 小时对应）	24 小时 365 日	—
支付方式	Visa、Master、AMEX、JCB、Diners、银联		

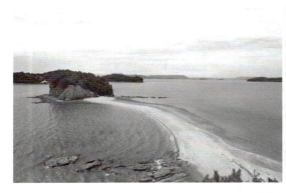
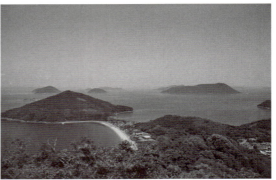
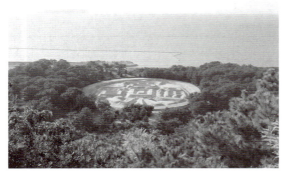

香川县

表 3-343　香川县医疗状况总览表

香川县	数量	备注
医院	89 家	普通医院 79 家，精神病医院 10 家
普通诊疗所	834 家	有床位的诊疗所 102 家
齿科诊疗所	474 家	—
10 万人口对应的医院	9.2 家	普通医院 8.2 家，精神病医院 1.0 家
10 万人口对应的普通诊疗所	86.2 家	有床位的诊疗所 10.5 家
10 万人口对应的齿科诊疗所	49.0 家	—
医院病床数量	14,863 床	普通病床 8,791 床，精神病床 3,427 床，疗养病床 2,507 床
普通诊疗所病床数量	1,644 床	—
10 万人口对应的医院病床	1,537.0 床	普通病床 909.1 床，精神病床 354.4 床，疗养病床 259.3 床
10 万人口对应的普通诊疗所病床	170.0 床	—
医师	2,813 人	现任职于医疗设施 2,683 人（男性 2,124 人，女性 559 人）
齿科医师	730 人	现任职于医疗设施 714 人（男性 558 人，女性 156 人）
药剂师	2,415 人	现任职于医疗设施 1,938 人（男性 689 人，女性 1,249 人）
10 万人口对应的医师	289.4 人	现任职于医疗设施 276.0 人（男性 218.5 人，女性 57.5 人）
10 万人口对应的齿科医师	75.1 人	现任职于医疗设施 73.5 人（男性 57.4 人，女性 16.0 人）
10 万人口对应的药剂师	248.5 人	现任职于医疗设施 199.4 人（男性 70.9 人，女性 128.5 人）

资料出处：根据日本厚生劳动省截至 2017 年 10 月 1 日的统计数据制作。

表3-344 小豆島中央病院(日语)信息表

医院名称(EN)	Syoudoshima Central Hospital		
设立年份	2016年	床位数	234
员工人数	169	每年手术台数	768
地址(日语)	香川県小豆郡小豆島町池田2060番地1		
邮政编码	761-4301	电话	0879-75-1121
官网	https://scha.jp/		
诊疗科目	内科、小儿科、外科、整形外科、脑神经外科、皮肤科、泌尿器科、妇产科、眼科、耳鼻咽喉科及其他		
对应外语种类	EN、ZH		
营业时间	周一—周五:8:00—11:00,12:30—15:00(急救24小时对应) 周六、周日、节假日、12/29—1/3:休诊	24小时365日	○
支付方式	Visa、Master、AMEX、JCB		

表3-345 さぬき市民病院(日语)信息表

医院名称(EN)	Sanuki municipal hospital		
设立年份	1950年	床位数	179
员工人数	210	每年手术台数	762
地址(日语)	香川県さぬき市寒川町石田東甲387番地1		
邮政编码	769-2321	电话	0879-43-2521
官网	http://www.city.sanuki.kagawa.jp/hospital/		
诊疗科目	内科、外科、小儿科、精神科及其他		
对应外语种类	EN		
营业时间	周一——周五:8:30—11:00(急诊24小时对应)	24小时365日	—
支付方式	—		

表3-346 香川県立中央病院(日语)信息表

医院名称(EN)	Kagawa Prefectural Central Hospital		
设立年份	1948年	床位数	533
员工人数	773	每年手术台数	5,716
地址(日语)	香川県高松市朝日町一丁目2番1号		
邮政编码	760-8557	电话	087-811-3333
官网	http://www.chp-kagawa.jp/		
诊疗科目	综合内科、循环器内科、呼吸器内科、消化器内科、糖尿病・内分泌内科、肾脏・胶原病科、血液内科、神经内科、消化器・一般外科、呼吸器外科、乳腺・内分泌外科、心脏血管外科、脑神经外科、整形外科、形成外科、小儿科、皮肤科、泌尿器科、眼科、耳鼻咽喉・头颈部外科、妇产科、麻醉科、放射线科、牙科・牙科口腔外科、缓和护理科、病理诊断科、康复科		
对应外语种类	EN		
营业时间	周一—周五:8:15—11:00(急诊24小时对应)	24小时365日	—
支付方式	Visa、Master、AMEX、Diners Club、JCB、银联		

表 3-347 高松市立みんなの病院（日语）信息表

医院名称（EN）	Takamatsu Municipal Hospital		
设立年份	1952 年	床位数	305
员工人数	—	每年手术台数	1,386
地址（日语）	香川県高松市仏生山町甲 847-1		
邮政编码	761-8538	电话	087-813-7171
官网	http://www.takamatsu-municipal-hospital.jp/		
诊疗科目	内科、循环器内科、呼吸器内科、消化器内科、神经内科、呼吸器外科、外科、脑神经外科、整形外科、形成外科、精神科、小儿科、皮肤科、泌尿器科、眼科、耳鼻咽喉外科、妇产科、麻醉科、放射线科、病理诊断科、临床检查科、康复科、急救科、牙科口腔外科		
对应外语种类	EN		
营业时间	周一——周五 8:00—16:00	24 小时 365 日	—
支付方式	Visa、Master、AMEX、JCB		

表 3-348 高松赤十字病院（日语）信息表

医院名称（EN）	Takamatsu Red Cross Hospital		
设立年份	1907 年	床位数	576
员工人数	620	每年手术台数	4,688
地址（日语）	香川県高松市番町 4 丁目 1 番 3 号		
邮政编码	760-0017	电话	087-831-7101
官网	https://www.takamatsu.jrc.or.jp/		
诊疗科目	循环器内科、呼吸器内科、消化器内科、血液内科、内分泌代谢内科、肾脏内科、神经内科、小儿科、小儿外科、消化器外科、胸部・乳腺外科、心脏血管外科、脑神经外科、整形外科、康复科、形成外科、皮肤科、泌尿器科、眼科、耳鼻咽喉外科、妇产科、肾功能不全外科、麻醉科、放射线科、急救科、牙科口腔外科、病理科		
对应外语种类	Google 翻译 APP 对应		
营业时间	周一——周五：8:00—11:00,12:00—15:00	24 小时 365 日	○
支付方式	Visa、Master、AMEX、JCB、Diners Club		

表 3-349 香川県厚生農業協同組合連合会屋島総合病院（日语）信息表

医院名称（EN）	Yashima General Hospital		
设立年份	1946 年	床位数	279
员工人数	263	每年手术台数	1,578
地址（日语）	香川県高松市屋島西町 2105 番 17		
邮政编码	761-0186	电话	087-841-9141
官网	http://www.yashima-hp.com/		
诊疗科目	内科、外科、泌尿器科、整形外科及其他		
对应外语种类	EN		
营业时间	周一——周五：8:30—11:30,13:30—15:30	24 小时 365 日	—
支付方式	Visa、Master、AMEX、Diners Club、JCB		

表 3-350　香川大学医学部附属病院（日语）信息表

医院名称（EN）	Kagawa University Hospital		
设立年份	1983 年	床位数	613
员工人数	973	每年手术台数	5,843
地址（日语）	香川县木田郡三木町大字池户 1750-1		
邮政编码	761-0793	电话	087-898-5111
官网	http://www.med.kagawa-u.ac.jp/hosp/		
诊疗科目	救急科、内科、外科、小儿科、精神科、皮肤科、脑神经外科、泌尿器科、整形外科、眼科、耳鼻咽喉科、产科、妇科、牙科		
对应外语种类	EN		
营业时间	周一——周五：8：30—11：00	24 小时 365 日	—
支付方式	Visa、Master、AMEX、Diners Club、JCB		

表 3-351　社会医疗法人财团大树会总合病院回生病院（日语）信息表

医院名称（EN）	Sougoubyouin Kaisei Byouin		
设立年份	1957 年	床位数	398
员工人数	377	每年手术台数	1,465
地址（日语）	香川县坂出市室町三丁目 5 番 28 号		
邮政编码	762-0007	电话	0877-46-1011
官网	https://www.kaisei.or.jp/		
诊疗科目	内科、循环器内科、呼吸器内科、消化器内科、综合内科·血液内科、糖尿病内科、神经内科、疼痛科、麻醉科、整形外科、外科、形成外科、脑神经外科、妇产科、小儿科、肥胖科、泌尿器科、眼科、耳鼻咽喉外科、放射线科、病理诊断科、康复科、急救科		
对应外语种类	EN		
营业时间	周一——周五：8：30—11：00	24 小时 365 日	○
支付方式	—		

表 3-352　坂出市立病院（日语）信息表

医院名称（EN）	Sakaide City Hospital		
设立年份	1947 年	床位数	194
员工人数	214	每年手术台数	1,335
地址（日语）	香川县坂出市寿町三丁目 1 番 2 号		
邮政编码	762-8550	电话	0877-46-5131
官网	https://www.city.sakaide.lg.jp/site/patient/		
诊疗科目	内科、呼吸器外科、泌尿器科、麻醉科、妇产科、小儿科		
对应外语种类	EN		
营业时间	周一——周五：8：30—11：30,13：00—16：30 周六：8：30—11：30（急诊 24 小时对应）	24 小时 365 日	—
支付方式	Visa、Master、AMEX、JCB、银联、Diners Club、Discover		

表 3-353 独立行政法人国立病院機構四国こどもとおとなの医療センター（日语）信息表

医院名称（EN）	Shikoku Medical Center for Children and Adults		
设立年份	2013 年	床位数	689
员工人数	870	每年手术台数	2,272
地址（日语）	香川県善通寺市仙遊町 2-1-1		
邮政编码	765-8507	电话	0877-62-1000
官网	http://shikoku-med.jp/		
诊疗科目	救急科、内科、外科、小儿科、精神科、脳神経外科、整形外科、产科、妇科		
对应外语种类	EN		
营业时间	周一——周五：8：30—11：00（一般门诊）12：30—15：00（特别门诊）	24 小时 365 日	○
支付方式	Visa、Master、AMEX、Diners Club、JCB、TS3		

表 3-354 香川県厚生農業協同組合連合会滝宮総合病院（日语）信息表

医院名称（EN）	Takinomiya General Hospital		
设立年份	1948 年	床位数	191
员工人数	179	每年手术台数	668
地址（日语）	香川県綾歌郡綾川町滝宮 486 番地		
邮政编码	761-2393	电话	087-876-1145
官网	http://www.takinomiya-hp.com/		
诊疗科目	内科、外科、脳外科、泌尿器科、耳鼻科		
对应外语种类	EN		
营业时间	周一——周五：9：00—17：00（急诊 24 小时対応）	24 小时 365 日	○
支付方式	Visa、JCB、Master、Nicos、AMEX、UFJ、DC		

表 3-355 三豊総合病院（日语）信息表

医院名称（EN）	MITOYO GENERAL HOSPITAL		
设立年份	1987 年	床位数	482
员工人数	495	每年手术台数	3,466
地址（日语）	香川県観音寺市豊浜町姫浜 708 番地		
邮政编码	769-1695	电话	0875-52-3366
官网	http://mitoyo-hosp.jp/		
诊疗科目	内科		
对应外语种类	EN		
营业时间	周一——周五：7：30—16：00	24 小时 365 日	—
支付方式	—		

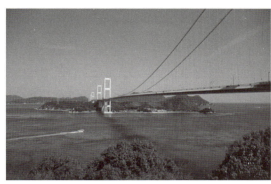
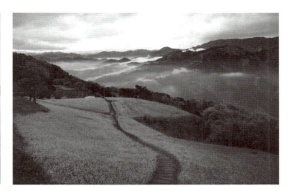
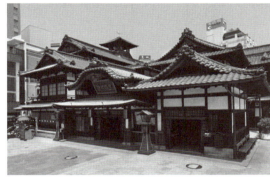

爱媛县

表3-356 爱媛县医疗状况总览表

爱媛县	数量	备注
医院	141家	普通医院127家，精神病医院14家
普通诊疗所	1,245家	有床位的诊疗所173家
齿科诊疗所	685家	—
10万人口对应的医院	10.3家	普通医院9.3家，精神病医院1.0家
10万人口对应的普通诊疗所	91.3家	有床位的诊疗所12.7家
10万人口对应的齿科诊疗所	50.2家	—
医院病床数量	21,980床	普通病床12,158床，精神病床4,742床，疗养病床4,998床
普通诊疗所病床数量	2,711床	—
10万人口对应的医院病床	1,611.4床	普通病床891.3床，精神病床347.7床，疗养病床366.4床
10万人口对应的普通诊疗所病床	198.8床	—
医师	3,745人	现任职于医疗设施3,609人（男性2,981人，女性628人）
齿科医师	961人	现任职于医疗设施938人（男性778人，女性160人）
药剂师	2,832人	现任职于医疗设施2,337人（男性842人，女性1,495人）
10万人口对应的医师	272.4人	现任职于医疗设施262.5人（男性216.8人，女性45.7人）
10万人口对应的齿科医师	69.9人	现任职于医疗设施68.2人（男性56.6人，女性11.6人）
10万人口对应的药剂师	206.0人	现任职于医疗设施170.0人（男性61.2人，女性108.7人）

资料出处：根据日本厚生劳动省截至2017年10月1日的统计数据制作。

表3-357 愛媛労災病院（日语）信息表

医院名称(EN)	Japan Organization of Occupational Health and Safety Ehime Rosai Hospital		
设立年份	1956年	床位数	300
员工人数	195	每年手术台数	919
地址（日语）	愛媛県新居浜市南小松原町13-27		
邮政编码	792-8550	电话	0897-33-6191
官网	http://www.ehimeh.johas.go.jp/		
诊疗科目	妇产科、综合诊疗科		
对应外语种类	EN		
营业时间	周一——周五：8：15—11：30	24小时365日	○
支付方式	Visa、Master、AMEX、JCB、Diners Club		

表3-358 济生会西条病院（日语）信息表

医院名称(EN)	Saiseikai Saijo Hospital		
设立年份	1952年	床位数	150
员工人数	168	每年手术台数	857
地址（日语）	愛媛県西条市朔日市269番地1		
邮政编码	793-0027	电话	0897-55-5100
官网	http://www.saiseikaisaijo.jp/		
诊疗科目	内科、外科、整形外科、循环器内科、眼科、泌尿器科、脑神经外科		
对应外语种类	EN		
营业时间	周一——周五：8：00—12：00　周六（每月第2、4周除外）、周日：8：00—12：00	24小时365日	—
支付方式	Visa、Master、Diners Club、JCB		

表3-359 县立中央病院（日语）信息表

医院名称(EN)	Ehime Prefectural Central Hospital		
设立年份	1948年	床位数	827
员工人数	1,126	每年手术台数	8,507
地址（日语）	愛媛県松山市春日町83		
邮政编码	790-0024	电话	089-947-1111
官网	http://www.eph.pref.ehime.jp/epch/index.htm		
诊疗科目	综合诊疗科、循环器内科、呼吸器内科、消化器内科、肾脏内科、糖尿病・内分泌内科、血液内科、脑神经内科、小儿科、新生儿内科、呼吸器外科、消化器外科、甲状腺・内分泌外科、小儿外科、心脏血管外科、整形外科、形成外科、颚面外科、脑神经外科、皮肤科、泌尿器外科、妇产科、眼科、耳鼻咽喉科・头颈部外科、急救科、麻醉科、放射线科、牙科、病理诊断科、康复科、精神科、中医内科、疼痛内科		
对应外语种类	仅限翻译机可对应的语言		
营业时间	周一——周五：8：30—11：00	24小时365日	○
支付方式	Visa、Master、AMEX、Diners Club、JCB		

表3-360 愛媛医療センター(日语)信息表

医院名称(EN)	National Hospital Organization Ehime Medical Centar		
设立年份	1939年	床位数	430
员工人数	275	每年手术台数	471
地址(日语)	愛媛県東温市横河原366番地		
邮政编码	791-0281	电话	089-964-2411
官网	https://ehime.hosp.go.jp/		
诊疗科目	内科、循环器内科、呼吸器内科、消化器内科、脑神经内科、整形外科、麻醉科、放射线科、(呼吸器・消化器)外科、糖尿病内科、小儿科、临床检查科、康复科		
对应外语种类	—		
营业时间	周一—周五:8:30—12:00,13:00—16:00 周六、周日、节假日、12/29—1/3:休诊	24小时365日	—
支付方式	Visa、JCB、Master、Diners Club、AMEX		

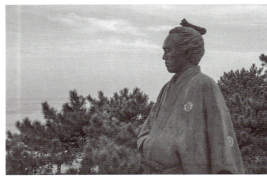
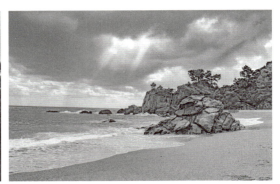
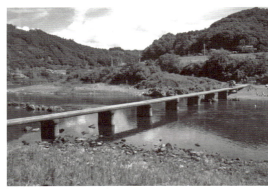

高知县

表 3-361　高知县医疗状况总览表

高知县	数量	备注
医院	129 家	普通医院 118 家，精神病医院 11 家
普通诊疗所	560 家	有床位的诊疗所 78 家
齿科诊疗所	366 家	—
10 万人口对应的医院	18.1 家	普通医院 16.5 家，精神病医院 1.5 家
10 万人口对应的普通诊疗所	78.4 家	有床位的诊疗所 10.9 家
10 万人口对应的齿科诊疗所	51.3 家	—
医院病床数量	18,170 床	普通病床 7,924 床，精神病床 3,622 床，疗养病床 6,526 床
普通诊疗所病床数量	1,260 床	—
10 万人口对应的医院病床	2,544.8 床	普通病床 1,109.8 床，精神病床 507.3 床，疗养病床 914.0 床
10 万人口对应的普通诊疗所病床	176.5 床	—
医师	2,276 人	现任职于医疗设施 2,206 人（男性 1,742 人，女性 464 人）
齿科医师	520 人	现任职于医疗设施 501 人（男性 403 人，女性 98 人）
药剂师	1,706 人	现任职于医疗设施 1,386 人（男性 437 人，女性 949 人）
10 万人口对应的医师	315.7 人	现任职于医疗设施 306.0 人（男性 241.6 人，女性 64.4 人）
10 万人口对应的齿科医师	72.1 人	现任职于医疗设施 69.5 人（男性 55.9 人，女性 13.6 人）
10 万人口对应的药剂师	236.6 人	现任职于医疗设施 192.2 人（男性 60.6 人，女性 131.6 人）

资料出处：根据日本厚生劳动省截至 2017 年 10 月 1 日的统计数据制作。

表 3-362 高知县・高知市病院企业团立高知医疗中心（日语）信息表

医院名称（EN）	Kochi Red Cross Hospital		
设立年份	2005 年	床位数	620
员工人数	828	每年手术台数	5,547
地址（日语）	高知县高知市池 2125 番地 1		
邮政编码	781-8555	电话	088-837-3000
官网	https://www2.khsc.or.jp/		
诊疗科目	救急科、内科、外科、小儿科、精神科、皮肤科、脑神经外科、泌尿器科、整形外科、眼科、耳鼻咽喉科、产科、妇科、牙科及其他		
对应外语种类	EZ、ZH、KO、VI、NE、TL、ES、PT、ID、IT、FR、DE、RU、TH、MS、KM		
营业时间	周一—周五：8:00—16:00（急诊 24 小时对应）	24 小时 365 日	○
支付方式	Visa、Master、AMEX、JCB、Diners Club、Discover		

表 3-363 近森病院（日语）信息表

医院名称（EN）	Chikamori Hospital		
设立年份	1946 年	床位数	512
员工人数	644	每年手术台数	204
地址（日语）	高知县高知市大川筋 1-1-16		
邮政编码	780-8522	电话	088-822-5231
官网	http://www.chikamori.com/		
诊疗科目	内科、循环器内科、呼吸器内科・外科、消化器内科・外科、脑神经外科・内科、外科、整形外科、心脏血管外科、泌尿器科、皮肤科、精神科、其他		
对应外语种类	EN		
营业时间	周一—周五：9:00—17:00	24 小时 365 日	○
支付方式	JCB、Visa、Master、AMEX		

表 3-364 高知赤十字病院（日语）信息表

医院名称（EN）	Kochi Red Cross Hospital		
设立年份	1928 年	床位数	468
员工人数	536	每年手术台数	4,060
地址（日语）	高知县高知市秦南町 1 丁目 4 番 63-11 号		
邮政编码	780-8562	电话	088-822-1201
官网	http://kochi-med.jrc.or.jp/		
诊疗科目	内科、糖尿病・肾脏内科、风湿科、循环器内科、呼吸器内科・外科、消化器内科・外科、外科、脑神经外科、心脏血管外科、小儿科、妇产科、耳鼻咽喉科、眼科、整形外科、皮肤科、泌尿器科及其他		
对应外语种类	EN		
营业时间	周一—周五：8:30—17:05（急诊 24 小时对应）	24 小时 365 日	○
支付方式	Visa、Master、AMEX、JCB、DC、Nicos、UFJ、HUFG		

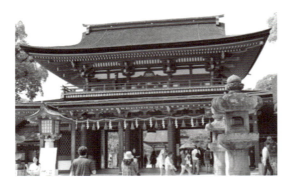
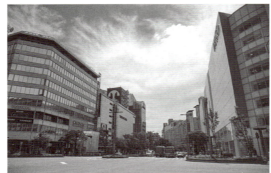
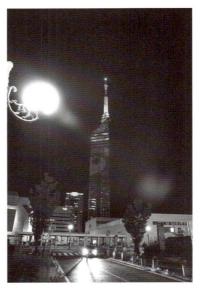

福冈县

表 3-365　福冈县医疗状况总览表

福冈县	数量	备注
医院	462 家	普通医院 401 家,精神病医院 61 家
普通诊疗所	4,666 家	有床位的诊疗所 539 家
齿科诊疗所	3,094 家	
10 万人口对应的医院	9.0 家	普通医院 7.9 家,精神病医院 1.2 家
10 万人口对应的普通诊疗所	91.4 家	有床位的诊疗所 10.6 家
10 万人口对应的齿科诊疗所	60.6 家	
医院病床数量	85,398 床	普通病床 43,035 床,精神病床 21,089 床,疗养病床 20,953 床
普通诊疗所病床数量	7,548 床	
10 万人口对应的医院病床	1,672.2 床	普通病床 842.7 床,精神病床 412.9 床,疗养病床 410.3 床
10 万人口对应的普通诊疗所病床	147.8 床	
医师	15,997 人	现任职于医疗设施 15,188 人(男性 12,179 人,女性 3,009 人)
齿科医师	5,477 人	现任职于医疗设施 5,202 人(男性 3,917 人,女性 1,285 人)
药剂师	11,794 人	现任职于医疗设施 9,987 人(男性 3,546 人,女性 6,441 人)
10 万人口对应的医师	313.4 人	现任职于医疗设施 297.6 人(男性 238.6 人,女性 59.0 人)
10 万人口对应的齿科医师	107.3 人	现任职于医疗设施 101.9 人(男性 76.7 人,女性 25.2 人)
10 万人口对应的药剂师	231.1 人	现任职于医疗设施 195.7 人(男性 69.5 人,女性 126.2 人)

资料出处:根据日本厚生劳动省截至 2017 年 10 月 1 日的统计数据制作。

表 3-366　九州大学病院(日语)信息表

医院名称(EN)	Kyushu University Hospital		
设立年份	1867 年	床位数	1,275
员工人数	1,800	每年手术台数	10,966
地址(日语)	福冈县福冈市东区马出 3-1-1		
邮政编码	812-8582	电话	092-642-4231
官网	https://www.hosp.kyushu-u.ac.jp/		
诊疗科目	救急科、内科、外科、小儿科、精神科、皮肤科、脑神经外科、泌尿器科、整形外科、眼科、耳鼻咽喉科、产科、妇科、牙科及其他		
对应外语种类	EN、ZH		
营业时间	周一——周五：8:30—17:15(急诊 24 小时对应)	24 小时 365 日	○
支付方式	Visa、Master、AMEX、JCB、银联		

表 3-367　福冈赤十字病院(日语)信息表

医院名称(EN)	Japanese Red Cross Fukuoka Hospital		
设立年份	1947 年	床位数	511
员工人数	628	每年手术台数	5,504
地址(日语)	福冈县福冈市南区大楠 3 丁目 1 番 1 号		
邮政编码	815-8555	电话	092-521-1211
官网	https://www.fukuoka-med.jrc.or.jp/		
诊疗科目	综合诊疗科、肾脏内科、消化器内科、循环内科、高血压内科、内分泌内科、糖尿病代谢内科、肝脏内科、血液・肿瘤内科、脑神经内科、呼吸器内科、胶原病内科、感染症内科、外科、心脏血管外科、脑神经外科、整形外科、妇产科、小儿科、皮肤科、眼科、耳鼻咽喉科、泌尿器科、精神科、麻醉科、牙科、形成外科、救急科、康复科、病理诊断科、放射线科		
对应外语种类	EN、ZH、KO、TH、VI、ID、TL、NE、MS、ES、PT、DE、FR、IT、RU、KM、MY		
营业时间	周一——周五：8:10—11:00(急诊 24 小时对应)	24 小时 365 日	○
支付方式	Visa、Master、AMEX、Diners Club、JCB		

表 3-368　福冈记念病院(日语)信息表

医院名称(EN)	Fukuoka Kinen Hospital		
设立年份	1959 年	床位数	239
员工人数	354	每年手术台数	1,914
地址(日语)	福冈县福冈市早良区西新 1-1-35		
邮政编码	814-8525	电话	092-821-4731
官网	http://www.kinen.jp/		
诊疗科目	脑神经内科、糖尿病・内分泌内科、感染症内科、风湿科、内科、消化器内科、循环器内科、呼吸器内科、脑神经外科、脊椎・脊髓外科、整形外科、外科、消化器外科、大肠・肛门外科、血管外科、心脏血管外科、呼吸器外科、小儿科、泌尿器科、皮肤科、形成外科、妇科、眼科、耳鼻咽喉科、精神科、牙科、放射线科、救急科、康复科、麻醉科、临床检查科、病理诊断科、肝脏内科、肝脏外科、乳腺外科		
对应外语种类	EN、ZH、KO、NE、HI、UR、ID、TL、PK、VI、TH、PO、DE、FR、ES、RU、IT、MS、MY、KM		
营业时间	周一——周五：9:00—12:00,13:30—17:00 周六：9:00—12:00	24 小时 365 日	○
支付方式	Visa、Master、AMEX、JCB		

表3-369　福冈山王病院（日语）信息表

医院名称（EN）	Fukuoka Sanno Hospital		
设立年份	1910年	床位数	199
员工人数	313	每年手术台数	3,600
地址（日语）	福冈县福冈市早良区百道浜3-6-45		
邮政编码	814-0001	电话	092-832-1100
官网	http://f-sanno.kouhoukai.or.jp/		
诊疗科目	内科、外科、小儿科、皮肤科、脑神经外科、泌尿器科、整形外科、眼科、耳鼻咽喉科、产科、妇科		
对应外语种类	EN、ZH、KO、TH、VI、ID、TL、NE、MS、ES、PT、DE、FR、IT、RU、KM、MY		
营业时间	周一——周六 9:00—12:30,13:30—16:30	24小时365日	○
支付方式	—		

表3-370　医療法人佐田厚生会佐田病院（日语）信息表

医院名称（EN）	Sada Hospital		
设立年份	1940年	床位数	180
员工人数	153	每年手术台数	1,203
地址（日语）	福冈县福冈市中央区渡边通二丁目4番28号		
邮政编码	810-0004	电话	092-781-6381
官网	http://www.sada.or.jp/		
诊疗科目	外科、内科、整形外科、循环器内科、消化器内科、肝脏内科、呼吸器内科、糖尿病内科		
对应外语种类	EN、ZH、KO、TH、VI、ID、TL、NE、MS、ES、PT、DE、FR、IT、RU、KM、MY		
营业时间	周一——周五：8:30—17:00　周六：8:30—12:00（急诊24小时对应）	24小时365日	○
支付方式	Visa、Master、AMEX、JCB、Diners Club		

表3-371　福冈县済生会福冈総合病院（日语）信息表

医院名称（EN）	Saiseikai Fukuoka General Hospital		
设立年份	1919年	床位数	380
员工人数	666	每年手术台数	5,816
地址（日语）	福冈县福冈市中央区天神1丁目3-46		
邮政编码	810-0001	电话	092-771-8151
官网	http://www.saiseikai-hp.chuo.fukuoka.jp/		
诊疗科目	全科		
对应外语种类	EN、ZH、KO		
营业时间	周一——周五：8:30—11:30（急诊24小时对应）	24小时365日	○
支付方式	Visa、Master、AMEX、JCB、Diners Club、Saison、UFJ、J-Debit、银联、新韩、KB		

表 3-372　福冈大学病院（日语）信息表

医院名称(EN)	Fukuoka University Hospital		
设立年份	1973 年	床位数	915
员工人数	1,432	每年手术台数	8,604
地址（日语）	福冈県福冈市城南区七隈七丁目 45 番 1 号		
邮政编码	814-0180	电话	092-801-1011
官网	http://www.hop.fukuoka-u.ac.jp/		
诊疗科目	肿瘤・血液・感染症内科、内分泌・糖尿病内科、循环器内科、消化器内科、呼吸器内科、肾脏・胶原病内科、脑神经内科、综合诊疗部、东洋医学诊疗部、精神神经科、小儿科、消化外科、呼吸・乳腺内分泌・小儿外科、整形外科、形成外科、美容外科、脑神经外科、心脏血管外科、皮肤科・美容皮肤科、肾泌尿器外科、产科、眼科、耳鼻咽喉科、放射线科、麻醉科、牙科		
对应外语种类	EN、ZH		
营业时间	周一——周五：8:40—16:40	24 小时 365 日	—
支付方式	JCB、AMEX、Visa、Master、Diners Club、银联		

表 3-373　福冈市民病院（日语）信息表

医院名称(EN)	Fukuoka Ciity Hospital		
设立年份	1928 年	床位数	204
员工人数	298	每年手术台数	2,341
地址（日语）	福冈県福冈市博多区吉塚本町 13-1		
邮政编码	8120046	电话	092-632-1111
官网	http://www.fcho.jp/shiminhp		
诊疗科目	内科、循环器内科、消化器内科、肝脏内科（肝脏・胆囊・胰脏）、血管外科、糖尿病内科、肾脏内科、神经内科、外科、消化器外科、肝脏外科（肝脏・胆囊・胰脏）、整形外科、脑神经外科、麻醉科、放射线科、康复科、急救科		
对应外语种类	EN、ZH、KO、TH、VI、ID、TL、NE、MS、ES、PT、DE、FR、IT、RU、KM、MY		
营业时间	周一——周五：8:30—11:00（急诊 24 小时对应）	24 小时 365 日	○
支付方式	Visa、Master、AMEX、DC、JCB、银联		

表 3-374　福冈辉荣会病院（日语）信息表

医院名称(EN)	Fukuoka Kieikai Hospital		
设立年份	1961 年	床位数	259
员工人数	205	每年手术台数	555
地址（日语）	福冈県福冈市東区千早 4 丁目 14-40		
邮政编码	813-0044	电话	092-681-3115
官网	http://www.kieikai.ne.jp/		
诊疗科目	内科・呼吸器内科、循环器内科、消化器内科、外科、整形外科、脑神经外科、泌尿器科、脊柱・脊髓外科、形成外科、糖尿病科、眼科、放射线科、康复科		
对应外语种类	EN、ZH、KO、TH、VI、ID、TL、NE、MS、ES、PT、DE、FR、IT、RU、KM、MY		
营业时间	周一——周六：9:00—12:00　14:00—18:00（急诊 24 小时对应）	24 小时 365 日	—
支付方式	Visa、Master、JCB		

表 3-375 原三信病院（日语）信息表

医院名称(EN)	Harasanshin Hospital		
设立年份	1879 年	床位数	359
员工人数	378	每年手术台数	4,146
地址（日语）	福冈县福冈市博多区大博町 1 番 8 号		
邮政编码	812-0033	电话	092-291-3434
官网	http://www.harasanshin.or.jp/		
诊疗科目	循环器内科、呼吸器内科、消化管内科、肝胆胰内科、肾脏内科、糖尿病科、脑神经内科、综合诊疗科、血液内科、外科、整形外科、脑神经外科、泌尿器科、妇科、牙科		
对应外语种类	EN、ZH、KO、TH、VI、ID、TL、NE、MS、ES、PT、DE、FR、IT、RU、KM、MY		
营业时间	周一——周六：8：00—11：00,13：00—16：00 周日、节假日、门诊时间以外：急诊对应	24 小时 365 日	○
支付方式	Visa、Master、AMEX、JCB、银联		

表 3-376 油山病院（日语）信息表

医院名称(EN)	Aburayama Hospital		
设立年份	1962 年	床位数	280
员工人数	—	每年手术台数	—
地址（日语）	福冈县福冈市早良区野芥 5 丁目 6-37		
邮政编码	814-0171	电话	092-871-2261
官网	https://www.aburayama-hospital.com/		
诊疗科目	精神科		
对应外语种类	EN、ZH、KO、TH、VI		
营业时间	周一——周五：9：00—17：00（17 点以后急诊对应） 周六、周日、节假日：急诊 24 小时对应	24 小时 365 日	—
支付方式	Visa、Master、AMEX、JCB		

表 3-377 福冈青洲会病院（日语）信息表

医院名称(EN)	Fukuoka Seisyukai Hospital		
设立年份	1993 年	床位数	213
员工人数	247	每年手术台数	1,335
地址（日语）	福冈县糟屋郡粕屋町长者原西 4 丁目 11 番 8 号		
邮政编码	811-2316	电话	092-939-0010
官网	http://www.f-seisyukai.jp/		
诊疗科目	综合内科、外科、循环器内科、脑神经外科、整形外科、呼吸器内科、消化器内科、糖尿病内科、肾脏内科、脑神经内科、人工透析内科、心脏血管外科、消化器外科、乳腺外科、肛门外科、形成外科、胸部外科、过敏科、泌尿器科、眼科、康复科、放射线科、病理诊断科、临床检查科、救急科、麻醉科		
对应外语种类	EN、ZH、KO、TH、VI、ID、TL、NE、MS、ES、PT、DE、FR、IT、RU、KM、MY		
营业时间	周一——周五：8：30—11：30,13：00—16：30 周六：8：30—11：30（急诊 24 小时对应）	24 小时 365 日	○
支付方式	UC、Saison、Master、Visa		

表 3-378　宗像水光会総合病院（日语）信息表

医院名称(EN)	Munakata Suikokai General Hospital		
设立年份	1965 年	床位数	300
员工人数	368	每年手术台数	2,046
地址（日语）	福岡県福津市日蒔野 5 丁目 7 番地の1		
邮政编码	811-3298	电话	0940-34-3111
官网	http://www.suikokai.or.jp/		
诊疗科目	全科		
对应外语种类	EN、ZH、KO、TH、VI、ID、TL、NE、MS、ES、PT、DE、FR、IT、RU、KM、MY		
营业时间	周一——周六：9:00—17:00	24 小时 365 日	—
支付方式	Visa、Master、JCB		

表 3-379　宗像医師会病院（日语）信息表

医院名称(EN)	Munakata Medical Association Hospital		
设立年份	1986 年	床位数	164
员工人数	172	每年手术台数	637
地址（日语）	福岡県宗像市田熊五丁目 5 番 3 号		
邮政编码	811-3431	电话	0940-37-1188
官网	http://mmah.jp/		
诊疗科目	内科、肾内科、外科、小儿科、放射线科		
对应外语种类	EN、ZH、KO、TH、VI、ID、TL、NE、MS、ES、PT、DE、FR、IT、RU、KM、MY		
营业时间	周一——周五：9:00—17:00	24 小时 365 日	—
支付方式	Visa、Master、AMEX、JCB		

表 3-380　医療法人徳洲会福岡徳洲会病院（日语）信息表

医院名称(EN)	Fukuoka Tokushukai Hospital		
设立年份	1979 年	床位数	602
员工人数	661	每年手术台数	1,335
地址（日语）	福岡県春日市須玖北 4-5		
邮政编码	816-0864	电话	092-573-6622
官网	http://www.f-toku.jp/		
诊疗科目	内科、神经内科、呼吸器内科、消化器内科、肾脏内科、肝脏内科、循环器内科、精神科、小儿科、外科、整形外科、形成外科、脑神经外科、脑中风内科、脑中风外科、心脏血管外科、皮肤科、泌尿器科、肛门外科、妇科、眼科、耳鼻咽喉科、麻醉科、心理诊疗内科、过敏科、风湿科、康复科、消化外科、救急科、病理诊断科、呼吸器外科、放射诊断科、放射治疗科、牙科、矫正牙科科、小儿牙科、牙科口腔外科		
对应外语种类	EN、ZH、KO、TH、VI、ID、TL、NE、MS、ES、PT、DE、FR、IT、RU、KM、MY		
营业时间	周一——周五：9:00—11:30,17:00—20:00 周六：9:00—11:30(急诊 24 小时对应)	24 小时 365 日	—
支付方式	Visa、Master、AMEX、JCB、UFJ、Nicos、UC、DC、OMC、Saison、银联		

表 3-381 田主丸中央病院（日语）信息表

医院名称（EN）	Tanushimaru Central Hospital		
设立年份	1954 年	床位数	343
员工人数	269	每年手术台数	415
地址（日语）	福冈县久留米市田主丸町益生田 892		
邮政编码	839-1213	电话	0943-72-1620
官网	http://www.seihoukai.or.jp/		
诊疗科目	救急科、内科、外科、精神科、皮肤科、脑神经外科、泌尿器科、整形外科、眼科		
对应外语种类	EN、ZH、KO、TH、VI、ID、TL、NE、MS、ES、PT、DE、FR、IT、RU、KM、MY（通过呼叫中心对应）		
营业时间	周一—周五：8：30—16：30　周六：8：30—11：30（急诊 24 小时对应）	24 小时 365 日	—
支付方式	Visa、Master、AMEX、JCB、银联		

表 3-382 公立八女综合病院（日语）信息表

医院名称（EN）	Yame General Hospital		
设立年份	1949 年	床位数	300
员工人数	373	每年手术台数	2,095
地址（日语）	福冈县八女市高塚 540 番地 2		
邮政编码	834-0034	电话	0943-23-4131
官网	http://www.hosp-yame.jp/hospital/index.html		
诊疗科目	全科		
对应外语种类	EN、ZH、KO、TH、VI、ID、TL、NE、MS、ES、PT、DE、FR、IT、RU、KM、MY（通过呼叫中心对应）		
营业时间	周一—周五：8：30—16：00　周六：8：30—11：00（急诊 24 小时对应）	24 小时 365 日	—
支付方式	Visa、Master、JCB		

表 3-383 社会保险田川病院（日语）信息表

医院名称（EN）	Social Insurance Tagawa Hospital		
设立年份	1950 年	床位数	335
员工人数	263	每年手术台数	1,522
地址（日语）	福冈县田川市上本町 10-18		
邮政编码	826-0023	电话	0947-44-0460
官网	http://www.s-tagawa-hp.tagawa.fukuoka.jp/		
诊疗科目	内科、循环器内科、呼吸器内科、消化器内科、内分泌・糖尿病内科、小儿科、一般外科、消化器外科、肝・胆・胰外科、呼吸器外科、乳腺外科、肛门外科、小儿外科、整形外科、形成外科、脑神经外科、妇产科、皮肤科、泌尿器科、眼科、耳鼻咽喉科、牙科口腔外科、精神科・心理健康科、麻醉科、放射线科、病理诊断科、缓和护理科、康复科、化学疗法科、老年内科		
对应外语种类	EN、ZH、KO、TH、VI、ID、TL、NE、MS、ES、PT、DE、FR、IT、RU、KM、MY（通过呼叫中心对应）		
营业时间	周一—周五：8：30—11：00（急诊 24 小时对应）	24 小时 365 日	—
支付方式	Visa、Master、AMEX、JCB		

表 3-384 社会福祉法人恩賜財団済生会八幡総合病院支部福岡県済生会八幡総合病院（日语）信息表

医院名称(EN)	Saiseikai Yahata General Hospital		
设立年份	1926 年	床位数	403
员工人数	382	每年手术台数	1,604
地址（日语）	福岡県北九州市八幡東区春の町 5 丁目 9-27		
邮政编码	806-0050	电话	093-662-5211
官网	http://www.yahata.saiseikai.or.jp/		
诊疗科目	综合诊疗科、循环器内科、外科、整形外科、康复科、皮肤科、泌尿器科、老年内科、眼科、耳鼻咽喉科、肾脏内科・肾脏外科（脏器移植）、脑神经外科、血管外科、小儿科、放射线科、牙科		
对应外语种类	EN、ZH、KO、TH、VI、ID、TL、NE、MS、ES、PT、DE、FR、IT、RU、KM、MY（通过呼叫中心对应）		
营业时间	周一—周六：7:30—11:30	24 小时 365 日	—
支付方式	Visa、Master、JCB、AMEX、Diners Club、Discover		

表 3-385 新行橋病院（日语）信息表

医院名称(EN)	Shinyukuhashi Hospital		
设立年份	1997 年	床位数	246
员工人数	312	每年手术台数	2,081
地址（日语）	福岡県行橋市道場寺 1411 番地		
邮政编码	824-0026	电话	0930-24-8899
官网	http://www.shinyukuhashihospital.or.jp/		
诊疗科目	内科、呼吸器内科、呼吸器外科、消化器内科、消化器外科、循环器内科、乳腺外科、整形外科、脑神经外科、形成外科、心脏血管外科、皮肤科、泌尿器科、救急科、外科		
对应外语种类	EN、ZH、KO、TH、VI、ID、TL、NE、MS、ES、PT、DE、FR、IT、RU、KM、MY（通过呼叫中心对应）		
营业时间	周一—周六：8:00—11:30　周一—周六：13:30—16:30(急诊)(急诊 24 小时对应)	24 小时 365 日	—
支付方式	Visa、Master、AMEX、JCB		

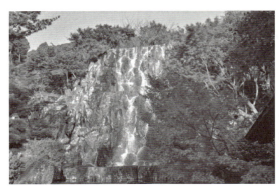
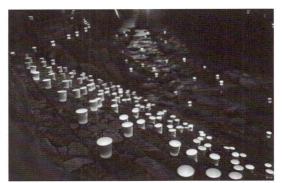
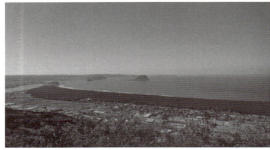

佐贺县

表3-386 佐贺县医疗状况总览表

佐贺县	数量	备注
医院	106家	普通医院92家,精神病医院14家
普通诊疗所	689家	有床位的诊疗所158家
齿科诊疗所	416家	—
10万人口对应的医院	12.9	普通医院11.2家,精神病医院1.7家
10万人口对应的普通诊疗所	83.6家	有床位的诊疗所19.2家
10万人口对应的齿科诊疗所	50.5家	—
医院病床数量	14,980床	普通病床6,355床,精神病床4,223床,疗养病床4,348床
普通诊疗所病床数量	2,349床	—
10万人口对应的医院病床	1,818.0床	普通病床771.2床,精神病床512.5床,疗养病床527.7床
10万人口对应的普通诊疗所病床	285.1床	—
医师	2,377人	现任职于医疗设施2,292人(男性1,817人,女性475人)
齿科医师	617人	现任职于医疗设施606人(男性500人,女性106人)
药剂师	1,907人	现任职于医疗设施1,589人(男性702人,女性887人)
10万人口对应的医师	287.1人	现任职于医疗设施276.8人(男性219.4人,女性57.4人)
10万人口对应的齿科医师	74.5人	现任职于医疗设施73.2人(男性60.4人,女性12.8人)
10万人口对应的药剂师	230.3人	现任职于医疗设施191.9人(男性84.8人,女性107.1人)

资料出处:根据日本厚生劳动省截至2017年10月1日的统计数据制作。

表3-387　地方独立行政法人佐賀県医療センター好生館（日语）信息表

医院名称（EN）	Saga-ken Medical Center Koseikan			
设立年份	1834年	床位数	450	
员工人数	644	每年手术台数	5,858	
地址（日语）	佐賀県佐賀市嘉瀬町中原400番地			
邮政编码	840-8571	电话	0952-24-2171	
官网	http://www.koseikan.jp/			
诊疗科目	内科、精神科、小儿科、外科、整形外科、形成外科、脑神经外科、呼吸器外科、心脏血管外科、小儿外科、皮肤科、泌尿器科、妇产科、眼科、耳鼻咽喉科、康复科、放射线科、血液内科、呼吸器内科、消化器内科、肝胆胰内科、糖尿病代谢内科、肾脏内科、缓和护理科、循环器内科、急救科、麻醉科			
对应外语种类	EN			
营业时间	周一——周五：8:30—11:00（急诊24小时对应）	24小时365日	○	
支付方式	Visa、Master、AMEX、Diners Club、JCB			

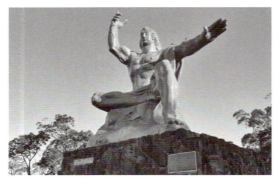
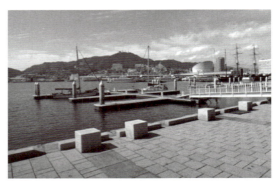
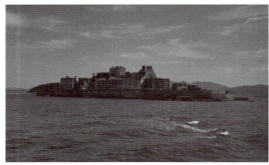

长崎县

表 3-388　长崎县医疗状况总览表

长崎县	数量	备注
医院	150 家	普通医院 122 家，精神病医院 28 家
普通诊疗所	1,380 家	有床位的诊疗所 247 家
齿科诊疗所	734 家	—
10 万人口对应的医院	11.1 家	普通医院 9.0 家，精神病医院 2.1 家
10 万人口对应的普通诊疗所	101.9 家	有床位的诊疗所 18.2 家
10 万人口对应的齿科诊疗所	54.2 家	—
医院病床数量	26,301 床	普通病床 11,977 床，精神病床 7,896 床，疗养病床 6,268 床
普通诊疗所病床数量	3,640 床	—
10 万人口对应的医院病床	1,942.5 床	普通病床 884.6 床，精神病床 583.2 床，疗养病床 462.9 床
10 万人口对应的普通诊疗所病床	268.8 床	—
医师	4,218 人	现任职于医疗设施 4,042 人（男性 3,295 人，女性 747 人）
齿科医师	1,216 人	现任职于医疗设施 1,172 人（男性 934 人，女性 238 人）
药剂师	2,901 人	现任职于医疗设施 2,442 人（男性 1,021 人，女性 1,421 人）
10 万人口对应的医师	308.6 人	现任职于医疗设施 295.7 人（男性 241.0 人，女性 54.6 人）
10 万人口对应的齿科医师	89.0 人	现任职于医疗设施 85.7 人（男性 68.3 人，女性 17.4 人）
10 万人口对应的药剂师	212.2 人	现任职于医疗设施 178.6 人（男性 74.7 人，女性 104.0 人）

资料出处：根据日本厚生劳动省截至 2017 年 10 月 1 日的统计数据制作。

表 3-389 長崎県島原病院(日语)信息表

医院名称(EN)	Nagasaki Prefecture Shimabara Hospital		
设立年份	1966 年	床位数	254
员工人数	250	每年手术台数	1,112
地址(日语)	長崎県島原市下川尻町 7895 番地		
邮政编码	855-0861	电话	0957-63-1145
官网	http://shimabarabyoin.jp/		
诊疗科目	内科、外科、整形外科、脑神经外科、泌尿器科、小儿科		
对应外语种类	EN		
营业时间	周一——周五:8:45—11:00	24 小时 365 日	—
支付方式	Visa、Master、UC、JCB、AMEX、Diners Club、Discover、银联		

表 3-390 長崎県対馬病院(日语)信息表

医院名称(EN)	Nagasaki Prefecture Tsushima Hospital		
设立年份	2015 年	床位数	275
员工人数	236	每年手术台数	650
地址(日语)	長崎県対馬市美津島町鶏知乙 1168 番 7		
邮政编码	817-0322	电话	0920-54-7111
官网	http://www.tsushima-hospital.jp/		
诊疗科目	内科、小儿科、外科、整形外科、泌尿器科、妇产科、耳鼻咽喉科、精神科、救急科及其他		
对应外语种类	EN、ZH、KO、PT、ES、RU、VI、TL、ID、TH、FR、DE、IT、NE、MS		
营业时间	周一——周五:8:00—11:00(急诊 24 小时对应)	24 小时 365 日	—
支付方式	Visa、Master、AMEX、JCB、银联、Diners Club、UC、Discover		

表 3-391 長崎県上対馬病院(日语)信息表

医院名称(EN)	Kamitsushima Hospital		
设立年份	1936 年	床位数	60
员工人数	—	每年手术台数	13
地址(日语)	長崎県対馬市上対馬町比田勝 630 番地		
邮政编码	817-1701	电话	0920-86-4321
官网	http://www.kamibyo.jp/		
诊疗科目	内科、外科、小儿科		
对应外语种类	EN		
营业时间	周一——周五:8:00—11:30(急诊 24 小时对应)	24 小时 365 日	—
支付方式	Visa、Master、AMEX、JCB		

表 3-392　長崎みなとメディカルセンター（日语）信息表

医院名称(EN)	Nagasaki Harbor Medical Center		
设立年份	1946 年	床位数	513
员工人数	674	每年手术台数	4,928
地址(日语)	長崎県長崎市新地町 6 番 39 号		
邮政编码	850-8555	电话	095-822-3251
官网	http://shibyo.nmh.jp/		
诊疗科目	救急科、内科、外科、小儿科、精神科、皮肤科、脑神经外科、泌尿器科、整形外科、眼科、耳鼻咽喉科、产科、妇科、牙科		
对应外语种类	EN、ZH、KO		
营业时间	周一——周五：8:30—11:00（急诊 24 小时对应）	24 小时 365 日	—
支付方式	Visa、Master、MUFG、DC、UFJ、Nicos、银联、JCB、AMEX、Discover、Diners Club		

表 3-393　長崎大学病院（日语）信息表

医院名称(EN)	Nagasaki University Hospital		
设立年份	1857 年	床位数	862
员工人数	1,377	每年手术台数	8,797
地址(日语)	長崎県長崎市坂本 1 丁目 7 番 1 号		
邮政编码	852-8501	电话	095-819-7200
官网	http://www.mh.nagasaki-u.ac.jp/		
诊疗科目	呼吸器内科、呼吸器外科、消化器内科、传染病内科、大肠・肛门外科、肝胆胰外科・肝移植外科、胃・食道外科、内分泌・代谢内科、乳腺・内分泌外科、血液内科、风湿・胶原病内科、放射线科、临床肿瘤科、小儿科、小儿外科、妇产科、眼科、耳鼻咽喉科、脑神经内科、脑神经外科、精神神经科、皮肤・过敏科、整形外科、形成外科、麻醉科、泌尿器科、肾脏内科、循环器内科、心脏血管外科、综合诊疗科、矫正牙科、小儿牙科		
对应外语种类	EN、ZH、KO、PT、ES、VI、TH、RU、TL、NE（平板电脑翻译对应）		
营业时间	工作日：8:30—11:00（急诊 24 小时对应）	24 小时 365 日	—
支付方式	DC、Visa、Master、AMEX、JCB、Diners Club		

表 3-394　佐世保市総合医療センター（日语）信息表

医院名称(EN)	Sasebo City General Hospital		
设立年份	1920 年	床位数	594
员工人数	604	每年手术台数	5,930
地址(日语)	長崎県佐世保市平瀬町 9 番地 3		
邮政编码	857-8511	电话	0956-24-1515
官网	http://www.hospital.sasebo.nagasaki.jp/		
诊疗科目	内科、呼吸器内科、消化器内科、循环器内科、脑神经内科、血液内科、肾脏内科、糖尿病・内分泌内科、风湿・胶原病内科、缓和护理科、外科、呼吸器外科、消化器外科、乳腺外科、整形外科、康复科、泌尿器科、脑神经外科、心脏血管外科、小儿科、妇产科、形成外科、皮肤科、眼科、耳鼻咽喉科、急救集中治疗科、麻醉科、放射线科、牙科		
对应外语种类	EN、ZH、KO、ES、PT、VI、TH、FR、TL、RU		
营业时间	周一——周五：8:00—11:00	24 小时 365 日	—
支付方式	Visa、Master、AMEX、JCB、银联、Diners Club		

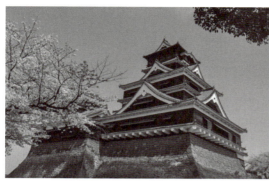
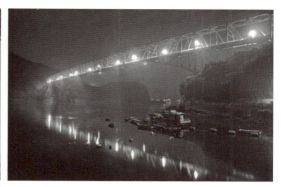
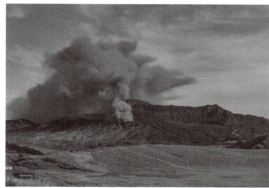

熊本县

表3-395 熊本县医疗状况总览表

熊本县	数量	备注
医院	213家	普通医院175家,精神病医院38家
普通诊疗所	1,457家	有床位的诊疗所319家
齿科诊疗所	844家	—
10万人口对应的医院	12.1家	普通医院9.9家,精神病医院2.2家
10万人口对应的普通诊疗所	82.5家	有床位的诊疗所18.1家
10万人口对应的齿科诊疗所	47.8家	—
医院病床数量	34,626床	普通病床16,587床,精神病床8,822床,疗养病床9,044床
普通诊疗所病床数量	5,052床	
10万人口对应的医院病床	1,961.8床	普通病床939.8床,精神病床499.8床,疗养病床512.4床
10万人口对应的普通诊疗所病床	286.2床	
医师	5,230人	现任职于医疗设施5,001人(男性4,097人,女性904人)
齿科医师	1,373人	现任职于医疗设施1,336人(男性1,057人,女性279人)
药剂师	3,724人	现任职于医疗设施3,042人(男性1,165人,女性1,877人)
10万人口对应的医师	294.8人	现任职于医疗设施281.9人(男性230.9人,女性51.0人)
10万人口对应的齿科医师	77.4人	现任职于医疗设施75.3人(男性59.6人,女性15.7人)
10万人口对应的药剂师	209.9人	现任职于医疗设施171.5人(男性65.7人,女性105.8人)

资料出处:根据日本厚生劳动省截至2017年10月1日的统计数据制作。

表 3-396 朝日野総合病院（日语）信息表

医院名称(EN)	Asahino General Hospital		
设立年份	1980 年	床位数	378
员工人数	223	每年手术台数	315
地址（日语）	熊本県熊本市北区室園町 12-10		
邮政编码	861-8072	电话	096-344-3000
官网	http://www.asahino.or.jp/asahino		
诊疗科目	救急科、内科、外科、泌尿器科、整形外科、耳鼻咽喉科		
对应外语种类	EN		
营业时间	周一——周五：8：30—17：00　周六：8：30—12：00	24 小时 365 日	—
支付方式	Visa、Master、JCB		

表 3-397 阿蘇温泉病院（日语）信息表

医院名称(EN)	Aso Spa Hospital		
设立年份	1974 年	床位数	260
员工人数	124	每年手术台数	22
地址（日语）	熊本県阿蘇市内牧 1153-1		
邮政编码	869-2301	电话	0967-32-0881
官网	http://www.asospahp.jp/		
诊疗科目	救急科、内科、小儿科、皮肤科、泌尿器科、产科、妇科、牙科		
对应外语种类	EN、ZH、KO		
营业时间	周一——周六：8：30—19：30　周日、节假日、夜间：急诊对应	24 小时 365 日	○
支付方式	Visa、Master、JCB		

表 3-398 荒尾市民病院（日语）信息表

医院名称(EN)	Arao Municipal Hospital		
设立年份	1941 年	床位数	274
员工人数	281	每年手术台数	1,556
地址（日语）	熊本県荒尾市荒尾 2600		
邮政编码	864-0041	电话	0968-63-1115
官网	http://www.hospital.arao.kumamoto.jp/		
诊疗科目	救急科、内科、外科、小儿科、皮肤科、脑神经外科、泌尿器科、整形外科、产科、妇科及其他		
对应外语种类	EN、ZH、KO		
营业时间	周一——周五：8：30—11：30　※休诊日、夜间：急救对应	24 小时 365 日	○
支付方式	Visa、Master、UC		

表 3-399 宇城総合病院（日语）信息表

医院名称（EN）	Uki General Hospital		
设立年份	1985 年	床位数	204
员工人数	178	每年手术台数	191
地址（日语）	熊本県宇城市松橋町久具 691		
邮政编码	869-0532	电话	0964-32-3111
官网	http://www.reimeikai.jp/		
诊疗科目	内科、循环器内科、糖尿病内科、内分泌・代谢内科、肾脏内科、脑神经内科、人工透析内科、外科、呼吸器外科、消化器外科、整形外科、风湿科、康复科、过敏科、泌尿器科、麻醉科、放射线科、临床工学科		
对应外语种类	EN		
营业时间	周一——周五：8：30—12：00	24 小时 365 日	—
支付方式	Visa、Master、AMEX、Diners Club、JCB、UC、Nissenren		

表 3-400 熊本赤十字病院（日语）信息表

医院名称（EN）	Japanese Red Cross Kumamoto Hospital		
设立年份	1944 年	床位数	490
员工人数	838	每年手术台数	7,535
地址（日语）	熊本県熊本市東区長嶺南 2 丁目 1 番 1 号		
邮政编码	861-8520	电话	096-384-2111
官网	https://www.kumamoto-med.jrc.or.jp/		
诊疗科目	救急科、内科、外科、小儿科、皮肤科、脑神经外科、泌尿器科、整形外科、眼科、耳鼻咽喉科、产科、妇科及其他		
对应外语种类	EN、ZH、KO		
营业时间	周一——周五：8：30—11：30	24 小时 365 日	○
支付方式	Visa、Master、AMEX、JCB、Diners Club		

表 3-401 国保水俣市立総合医療センター（日语）信息表

医院名称（EN）	Minamata City General Hospital & Medical Center		
设立年份	1953 年	床位数	401
员工人数	281	每年手术台数	1,101
地址（日语）	熊本県水俣市天神町 1 丁目 2 番 1 号		
邮政编码	867-0041	电话	0966-63-2101
官网	http://minamata-hp.jp/		
诊疗科目	救急科、内科、外科、小儿科、皮肤科、脑神经科、泌尿器科、整形外科、眼科、产科、妇科、牙科及其他		
对应外语种类	EN		
营业时间	周一——周五：8：00—11：00	24 小时 365 日	○
支付方式	Visa、Master、Diners Club、JCB、Discover		

表3-402 国立病院機構熊本医療センター(日语)信息表

医院名称(EN)	National Hospital Organization Kumamoto Medical Center		
设立年份	1945年	床位数	550
员工人数	748	每年手术台数	5,737
地址(日语)	熊本県熊本市中央区二の丸1-5		
邮政编码	867-0041	电话	0966-63-2101
官网	http://minamata-hp.jp/		
诊疗科目	救急科、内科、外科、小儿科、精神科、皮肤科、脑神经外科、泌尿器科、整形外科、眼科、耳鼻咽喉科、产科		
对应外语种类	EN、ZH、KO		
营业时间	周一——周五:8:00—11:00	24小时365日	○
支付方式	Visa、Master、AMEX、JCB、银联、Diners Club		

表3-403 济生会熊本病院(日语)信息表

医院名称(EN)	Saiseikai Kumamoto Hospital		
设立年份	1935年	床位数	400
员工人数	783	每年手术台数	8,016
地址(日语)	熊本県熊本市南区近見5丁目3番1号		
邮政编码	861-4193	电话	096-351-8000
官网	http://www.sk-kumamoto.jp/		
诊疗科目	救急科、内科、外科、脑神经外科、泌尿器科、整形外科及其他		
对应外语种类	EN、ZH、KO		
营业时间	周一——周五:8:00—11:00(急救、急诊24小时对应)	24小时365日	○
支付方式	Visa、Master、AMEX、JCB、Diners Club		

表3-404 酒井病院(日语)信息表

医院名称(EN)	Sakai Hospital		
设立年份	1945年	床位数	150
员工人数	—	每年手术台数	91
地址(日语)	熊本県天草市本町下河内964		
邮政编码	863-0006	电话	0969-22-4181
官网	http://www.amakusa.ne.jp/-sakaihp		
诊疗科目	精神科		
对应外语种类	EN		
营业时间	周一、周二、周四:7:00—16:00 周五、周六:7:00—12:00 周三:7:00—11:00	24小时365日	—
支付方式	—		

表3-405 社会医療法人稲穂会天草慈恵病院(日语)信息表

医院名称（EN）	Amakusa Jikei Hospital		
设立年份	1985年	床位数	169
员工人数	69	每年手术台数	24
地址（日语）	熊本县天草郡苓北町上津深江278-10		
邮政编码	863-2502	电话	0969-37-1111
官网	http://www.inahokai.com/		
诊疗科目	内科、小儿科、精神科、泌尿器科、整形外科、眼科、耳鼻咽喉科及其他		
对应外语种类	EN、ZH		
营业时间	周一—周五：8：30—17：30　周六、周日、节假日：8：30—17：30	24小时365日	○
支付方式	Visa、Master、AMEX、Diners Club、JCB、DC、UFJ、Nicos		

表3-406 独立行政法人労働者健康安全機構熊本労災病院(日语)信息表

医院名称（EN）	Japan Organization of Occupational Health and Safety Kumamoto Rosai Hospital		
设立年份	1954年	床位数	410
员工人数	485	每年手术台数	3,719
地址（日语）	熊本县八代市竹原町1670		
邮政编码	866-8533	电话	0965-33-4151
官网	http://kumamotoh.johas.go.jp/		
诊疗科目	内科、外科、精神科、脑神经外科、泌尿器科、整形外科、眼科、耳鼻咽喉科、产科、妇科		
对应外语种类	EN		
营业时间	周一—周五：8：15—11：00	24小时365日	○
支付方式	Visa、Master、AMEX、JCB、Diners Club		

表3-407 独立行政法人国立病院機構熊本再春医療センター(日语)信息表

医院名称（EN）	National Hospital Organization Kumamoto Saishun Medical Center		
设立年份	1942年	床位数	513
员工人数	299	每年手术台数	756
地址（日语）	熊本县合志市须屋2659		
邮政编码	861-1196	电话	096-242-1000
官网	https://saisyunso.hosp.go.jp/		
诊疗科目	脑神经内科		
对应外语种类	EN		
营业时间	周一—周五：8：30—11：00（11点以后急救体制）　周六、周日、节假日：24小时急救体制	24小时365日	○
支付方式	Visa、Master、AMEX、Diners Club、JCB		

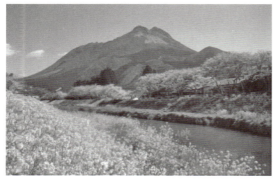
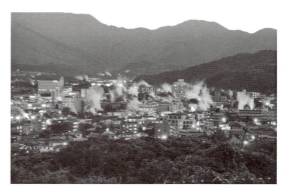
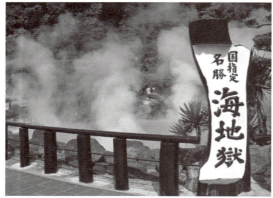

大分县

表 3-408　大分县医疗状况总览表

大分县	数量	备注
医院	157 家	普通医院 132 家，精神病医院 25 家
普通诊疗所	965 家	有床位的诊疗所 247 家
齿科诊疗所	538 家	
10 万人口对应的医院	13.6 家	普通医院 11.5 家，精神病医院 2.2 家
10 万人口对应的普通诊疗所	83.8 家	有床位的诊疗所 21.4 家
10 万人口对应的齿科诊疗所	46.7 家	
医院病床数量	20,006 床	普通病床 11,813 床，精神病床 5,247 床，疗养病床 2,856 床
普通诊疗所病床数量	3,813 床	
10 万人口对应的医院病床	1,736.6 床	普通病床 1,025.4 床，精神病床 455.5 床，疗养病床 247.9 床
10 万人口对应的普通诊疗所病床	331.0 床	
医师	3,230 人	现任职于医疗设施 3,115 人（男性 2,541 人，女性 574 人）
齿科医师	756 人	现任职于医疗设施 737 人（男性 628 人，女性 109 人）
药剂师	2,221 人	现任职于医疗设施 1,912 人（男性 759 人，女性 1,153 人）
10 万人口对应的医师	278.4 人	现任职于医疗设施 268.5 人（男性 219.1 人，女性 49.5 人）
10 万人口对应的齿科医师	65.2 人	现任职于医疗设施 63.5 人（男性 54.1 人，女性 9.4 人）
10 万人口对应的药剂师	191.5 人	现任职于医疗设施 164.8 人（男性 65.4 人，女性 99.4 人）

资料出处：根据日本厚生劳动省截至 2017 年 10 月 1 日的统计数据制作。

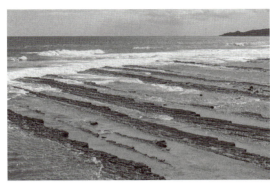
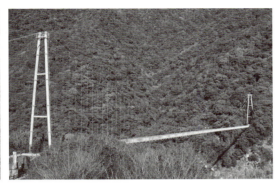
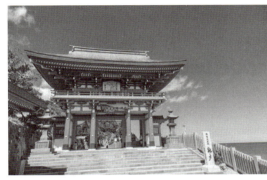

宫崎县

表 3-409　宫崎县医疗状况总览表

宫崎县	数量	备注
医院	140 家	普通医院 123 家，精神病医院 17 家
普通诊疗所	884 家	有床位的诊疗所 160 家
齿科诊疗所	501 家	
10 万人口对应的医院	12.9 家	普通医院 11.3 家，精神病医院 1.6 家
10 万人口对应的普通诊疗所	81.2 家	有床位的诊疗所 14.7 家
10 万人口对应的齿科诊疗所	46.0 家	
医院病床数量	19,107 床	普通病床 9,383 床，精神病床 5,867 床，疗养病床 3,755 床
普通诊疗所病床数量	2,589 床	
10 万人口对应的医院病床	1,754.5 床	普通病床 861.6 床，精神病床 538.8 床，疗养病床 344.8 床
10 万人口对应的普通诊疗所病床	237.7 床	
医师	2,754 人	现任职于医疗设施 2,613 人（男性 2,139 人，女性 474 人）
齿科医师	717 人	现任职于医疗设施 696 人（男性 568 人，女性 128 人）
药剂师	2,037 人	现任职于医疗设施 1,670 人（男性 718 人，女性 952 人）
10 万人口对应的医师	251.3 人	现任职于医疗设施 238.4 人（男性 195.2 人，女性 43.2 人）
10 万人口对应的齿科医师	65.4 人	现任职于医疗设施 63.5 人（男性 51.8 人，女性 11.7 人）
10 万人口对应的药剂师	185.9 人	现任职于医疗设施 152.4 人（男性 65.5 人，女性 86.5 人）

资料出处：根据日本厚生劳动省截至 2017 年 10 月 1 日的统计数据制作。

表 3-410　县立宫崎病院（日语）信息表

医院名称(EN)	Miyazaki Prefectural Miyazaki Hospital		
设立年份	1921 年	床位数	638
员工人数	605	每年手术台数	3,822
地址（日语）	宫崎县宫崎市北高松町 5—30		
邮政编码	880-8510	电话	0985-24-4181
官网	https://www.kenritsu-miyazakibyouin.jp/		
诊疗科目	内科、循环器内科、神经内科、小儿科、外科、小儿外科、整形外科、脑神经科、心脏血管外科、皮肤科、泌尿器科、产科、眼科、耳鼻咽喉科、康复科、放射线科、牙科、麻醉科、临床检查科、病理诊断科、营养管理科、临床工程科、新生儿科、救急科、其他		
对应外语种类	EN、ZH、KO、TH、VI、ID、PT、ES、FR、RU、DE、IT、NE、TL、MS(呼叫中心对应)		
营业时间	周一——周五：8:20—11:00（急诊 24 小时对应）	24 小时 365 日	—
支付方式	Visa、Master、AMEX、JCB、Diners Club、Discover、Nicos、UFJ		

表 3-411　宫崎县立延冈病院（日语）信息表

医院名称(EN)	Miyazaki Prefectural Nobeoka Hospital		
设立年份	1948 年	床位数	460
员工人数	479	每年手术台数	3,137
地址（日语）	宫崎县延冈市新小路 2-1-10		
邮政编码	882-0835	电话	0982-32-6181
官网	http://nobeoka-kenbyo.jp/		
诊疗科目	救急科、内科、呼吸器外科、外科、心脏血管外科、循环器内科、整形外科、牙科、妇产科、耳鼻咽喉科、小儿科、脑神经外科、泌尿器科		
对应外语种类	EN		
营业时间	周一——周五：9:00—11:00（急诊 24 小时对应）	24 小时 365 日	—
支付方式	DC、Visa、Master、JCB、AMEX、Discover		

表 3-412　宫崎县立日南病院（日语）信息表

医院名称(EN)	Miyazaki Prefectural Nichinan Hospital		
设立年份	1948 年	床位数	334
员工人数	301	每年手术台数	1,317
地址（日语）	宫崎县日南市木山 1 丁目 9-5		
邮政编码	887-0013	电话	0987-23-3111
官网	http://nichinan-kenbyo.jp/		
诊疗科目	内科、循环器内科、神经内科、小儿科、外科、整形外科、脑神经外科、皮肤科、泌尿器科、妇产科、眼科、耳鼻咽喉科、牙科及其他		
对应外语种类	EN、ZH、KO、TH、VI、ID、PT、ES、FR、RU、DE、IT、NE、TL、MS		
营业时间	周一——周五：8:30—11:00（急诊 24 小时对应）	24 小时 365 日	○
支付方式	Visa、Master、AMEX、JCB、Diners Club、Discover		

表 3-413　宫崎市郡医师会病院（日语）信息表

医院名称（EN）	Miyzaki Medical Association Hospital		
设立年份	1984 年	床位数	248
员工人数	343	每年手术台数	3,394
地址（日语）	宫崎县宫崎市新别府町船户 738-1		
邮政编码	880-0834	电话	0985-24-9119
官网	http：//www.cure.or.jp/		
诊疗科目	内科、外科、循环器内科、心脏血管外科、整形外科、妇产科、救急科		
对应外语种类	EN		
营业时间	周一——周五：8：30—17：00　周六：8：30—12：00（会员介绍）	24 小时 365 日	○
支付方式	Visa、Master、AMEX、JCB		

表 3-414　小林市立病院（日语）信息表

医院名称（EN）	Kobayashi City Hospital		
设立年份	1948 年	床位数	147
员工人数	107	每年手术台数	352
地址（日语）	宫崎县小林市细野 2235 番地 3		
邮政编码	886-8503	电话	0984-23-4711
官网	https：//kobayashi-city-hp.jp/		
诊疗科目	救急科、内科、外科、小儿科、泌尿器科、整形外科、产科、妇科及其他		
对应外语种类	EN		
营业时间	周一——周五：8：00—11：30（急诊 24 小时对应）	24 小时 365 日	—
支付方式	—		

表 3-415　都城医疗センター（日语）信息表

医院名称（EN）	Miyakonojo Medical Center		
设立年份	1909 年	床位数	307
员工人数	291	每年手术台数	1,415
地址（日语）	宫崎县都城市祝吉町 5033-1		
邮政编码	885-0014	电话	0986-23-4111
官网	http：//www.nho-miyakon.jp/		
诊疗科目	内科、循环器内科、呼吸器内科、呼吸器外科、小儿科、外科、消化器内科、整形外科、风湿科、泌尿器科、皮肤科、妇产科、耳鼻咽喉科、放射线科、牙科・口腔外科、麻醉科		
对应外语种类	EN		
营业时间	工作日：8：30—11：00	24 小时 365 日	○
支付方式	JCB、TS3		

表 3-416 都城市郡医师会病院(日语)信息表

医院名称(EN)	Miyakonojyo Medical Association Hospital		
设立年份	1888 年	床位数	224
员工人数	294	每年手术台数	1,407
地址(日语)	宫崎县都城市太郎坊町 1364-1		
邮政编码	885-0002	电话	0986-36-8300
官网	https://www.mmah.or.jp/		
诊疗科目	救急科、内科、外科、小儿科、脑神经外科、整形外科及其他		
对应外语种类	呼叫中心可以对应的语言		
营业时间	周一——周五 8:30—16:00　周六 8:30—11:00	24 小时 365 日	○
支付方式	Visa、Master、AMEX、JCB、银联、Diners Club		

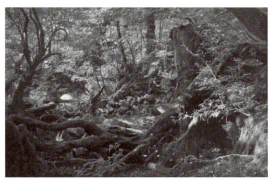
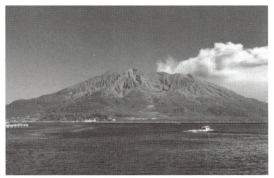
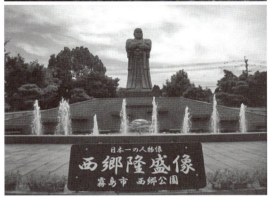

鹿儿岛县

表 3-417 鹿儿岛县医疗状况总览表

鹿儿岛县	数量	备注
医院	246 家	普通医院 209 家,精神病医院 37 家
普通诊疗所	1,400 家	有床位的诊疗所 328 家
齿科诊疗所	815 家	—
10 万人口对应的医院	15.1 家	普通医院 12.9 家,精神病医院 2.3 家
10 万人口对应的普通诊疗所	86.1 家	有床位的诊疗所 20.2 家
10 万人口对应的齿科诊疗所	50.1 家	—
医院病床数量	33,706 床	普通病床 15,350 床,精神病床 9,561 床,疗养病床 8,609 床
普通诊疗所病床数量	5,245 床	—
10 万人口对应的医院病床	2,072.9 床	普通病床 944.0 床,精神病床 588.0 床,疗养病床 529.5 床
10 万人口对应的普通诊疗所病床	322.6 床	
医师	4,461 人	现任职于医疗设施 4,304 人(男性 3,596 人,女性 708 人)
齿科医师	1,340 人	现任职于医疗设施 1,293 人(男性 1,013 人,女性 280 人)
药剂师	3,098 人	现任职于医疗设施 2,724 人(男性 1,207 人,女性 1,517 人)
10 万人口对应的医师	272.5 人	现任职于医疗设施 262.9 人(男性 219.7 人,女性 43.2 人)
10 万人口对应的齿科医师	81.9 人	现任职于医疗设施 79.0 人(男性 61.9 人,女性 17.1 人)
10 万人口对应的药剂师	189.2 人	现任职于医疗设施 166.4 人(男性 73.7 人,女性 92.7 人)

资料出处:根据日本厚生劳动省截至 2017 年 10 月 1 日的统计数据制作。

表 3-418　今給黎総合病院(日语)信息表

医院名称(EN)	Imakiire General Hospital		
设立年份	1938 年	床位数	450
员工人数	552	每年手术台数	3,399
地址(日语)	鹿儿岛县鹿儿岛市下竜尾町 4 番 16 号		
邮政编码	892-8502	电话	099-226-2211
官网	http://imakiire.jp/		
诊疗科目	救急科、内科、外科、小儿科、皮肤科、脑神经外科、泌尿器科、整形外科、眼科、耳鼻咽喉科、产科、妇科、牙科		
对应外语种类	EN		
营业时间	工作日：8:00—11:30,13:30—17:00　周六：8:00—11:30	24 小时 365 日	○
支付方式	Visa、Master、AMEX、JCB、银联、Diners Club		

表 3-419　社会医療法人　天陽会中央病院(日语)信息表

医院名称(EN)	Tenyoukai Central Hospital		
设立年份	—	床位数	—
员工人数	—	每年手术台数	—
地址(日语)	鹿儿岛县鹿儿岛市泉町 6-7		
邮政编码	892-0822	电话	099-226-8181
官网	http://www.tenyoukai.jp/		
诊疗科目	救急科、内科、外科		
对应外语种类	EN		
营业时间	周一——周六：8:30—20:00　周日、节假日：9:00—17:30	24 小时 365 日	○
支付方式	Visa、Master、AMEX、JCB、银联		

表 3-420　独立行政法人国立病院機構鹿児島医療センター(日语)信息表

医院名称(EN)	National Hospital Organization Kagoshima Medical Center		
设立年份	1901 年	床位数	410
员工人数	348	每年手术台数	3,785
地址(日语)	鹿儿岛县鹿儿岛市城山町 8 番 1 号		
邮政编码	892-0853	电话	099-223-1151
官网	http://kagomc.jp/		
诊疗科目	救急科、内科、外科、小儿科、皮肤科、脑神经外科、泌尿器科、耳鼻咽喉科、妇科		
对应外语种类	EN		
营业时间	周一——周五：8:30—11:00(急诊 24 小时对应)	24 小时 365 日	○
支付方式	Visa、Master、AMEX、Diners Club、JCB		

表 3-421 鹿儿岛市立病院（日语）信息表

医院名称（EN）	Kagoshima City Hospital		
设立年份	1893 年	床位数	574
员工人数	815	每年手术台数	6,641
地址（日语）	鹿儿岛县鹿儿岛市上荒田町 37-1		
邮政编码	890-8760	电话	099-230-7000
官网	http://www.kch.kagoshima.jp/		
诊疗科目	救急科、内科、小儿科、脑神经外科、泌尿器科、眼科、耳鼻咽喉科、产科、妇科、牙科及其他		
对应外语种类	EN		
营业时间	周一——周五：8：30—11：00（急诊 24 小时对应）	24 小时 365 日	○
支付方式	Visa、Master、AMEX、JCB、银联		

表 3-422 社会医疗法人童仁会池田病院（日语）信息表

医院名称（EN）	Ikeda Hospital		
设立年份	1958 年	床位数	30
员工人数	38	每年手术台数	
地址（日语）	鹿儿岛县鹿儿岛市西田 1 丁目 4-1		
邮政编码	890-0046	电话	099-252-8333
官网	http://ikekidho.jp/		
诊疗科目	内科、小儿科		
对应外语种类	EN、ZH、KO		
营业时间	周一——周六：8：00—20：30　周日：8：00—12：30	24 小时 365 日	—
支付方式	Visa、Master、AMEX、Diners Club、JCB		

表 3-423 社会医疗法人绿泉会米盛病院（日语）信息表

医院名称（EN）	Social Medical Corporation Ryokusenkai Yonemori Hospital		
设立年份	1969 年	床位数	506
员工人数	336	每年手术台数	1,631
地址（日语）	鹿儿岛县鹿儿岛市与次郎 1 丁目 7 番 1 号		
邮政编码	890-0062	电话	099-230-0100
官网	http://www.yonemorihp.jp/		
诊疗科目	救急科、内科、外科、脑神经外科、整形外科、产科及其他		
对应外语种类	EN、ZH		
营业时间	周一——周五：8：30—17：30（急诊 24 小时对应）	24 小时 365 日	○
支付方式	Visa、Master、AMEX、JCB、银联		

表3-424 霧島市立医師会医療センター(日语)信息表

医院名称(EN)	Kirishima Medical Center		
设立年份	1943年	床位数	254
员工人数	424	每年手术台数	1,186
地址(日语)	鹿儿岛县雾岛市隼人町松永3320番地		
邮政编码	899-5112	电话	0995-42-1171
官网	http://www.hayato-mc.jp/		
诊疗科目	救急科、内科、外科、小儿科、脑神经外科、泌尿器科、整形外科及其他		
对应外语种类	EN、ZH、KO		
营业时间	周一—周五：8：30—17：00	24小时365日	○
支付方式	Visa、Master、AMEX、Diners Club、JCB		

表3-425 青雲会病院(日语)信息表

医院名称(EN)	Seiunkai Hospital		
设立年份	1980年	床位数	136
员工人数	143	每年手术台数	465
地址(日语)	鹿儿岛县姶良市西饼田3011		
邮政编码	899-5431	电话	0995-66-3080
官网	http://www.seiunkaibyouin.jp/		
诊疗科目	内科、外科、脑神经外科、泌尿器科、眼科		
对应外语种类	EN		
营业时间	周一—周五：8：30—11：30，13：30—17：00 周六：8：30—12：00(急诊24小时对应)	24小时365日	○
支付方式	Visa、Master、AMEX、JCB、DC、UFJ、Nicos		

表3-426 鹿儿岛县立大岛病院(日语)信息表

医院名称(EN)	Kagoshima Prefectural Oshima Hospital		
设立年份	1901年	床位数	400
员工人数	267	每年手术台数	1,629
地址(日语)	鹿儿岛县奄美市名濑真名津町18-1		
邮政编码	894-0015	电话	0997-52-3611
官网	http://hospital.pref.kagoshima.jp/oshima		
诊疗科目	救急科、内科、外科、小儿科、皮肤科、脑神经外科、泌尿器科、整形外科、产科、妇科及其他		
对应外语种类	EN		
营业时间	周一—周五：8：00—10：00(急诊24小时对应)	24小时365日	○
支付方式	Visa、Master、AMEX、Diners Club、JCB、银联		

表 3-427 鹿儿岛大学病院（日语）信息表

医院名称（EN）	Kagoshima University Hospital		
设立年份	1958 年	床位数	666
员工人数	1,127	每年手术台数	6,028
地址（日语）	鹿儿岛县鹿儿岛市樱ヶ丘 8 丁目 35 番 1 号		
邮政编码	890-8520	电话	099-275-5111
官网	https://com4.kufm.kagoshima-u.ac.jp/		
诊疗科目	救急科、内科、外科、小儿科、精神科、皮肤科、脑神经外科、泌尿器科、整形外科、眼科、耳鼻咽喉科、产科、妇科、牙科		
对应外语种类	EN		
营业时间	周一——周五：8：30—17：00	24 小时 365 日	○
支付方式	Visa、Master、AMEX、JCB、银联、Diners Club		

表 3-428 县民健康プラザ鹿屋医疗センター（日语）信息表

医院名称（EN）	Kagoshima Prefectural Kanoya Medical Center		
设立年份	1916 年	床位数	186
员工人数	133	每年手术台数	805
地址（日语）	鹿儿岛县鹿屋市札元 1-8-8		
邮政编码	893-0013	电话	0994-42-5101
官网	http://hospital.pref.kagoshima.jp/kanoya		
诊疗科目	内科、外科、小儿科、脑神经外科、产科、妇科及其他		
对应外语种类	EN		
营业时间	工作日：8：30—10：30	24 小时 365 日	○
支付方式	—		

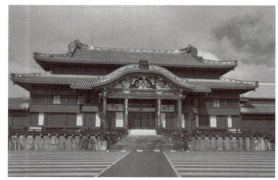
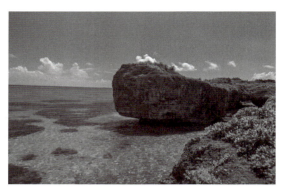
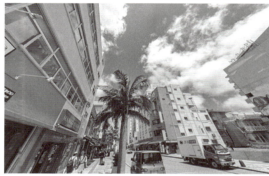

冲绳县

表 3-429　冲绳县医疗状况总览表

冲绳县	数量	备注
医院	94 家	普通医院 81 家，精神病医院 13 家
普通诊疗所	882 家	有床位的诊疗所 76 家
齿科诊疗所	616 家	
10 万人口对应的医院	6.5 家	普通医院 5.6 家，精神病医院 0.9 家
10 万人口对应的普通诊疗所	61.1 家	有床位的诊疗所 5.3 家
10 万人口对应的齿科诊疗所	42.7 家	
医院病床数量	18,984 床	普通病床 9,615 床，精神病床 5,412 床，疗养病床 3,866 床
普通诊疗所病床数量	973 床	—
10 万人口对应的医院病床	1,315.6 床	普通病床 666.3 床，精神病床 375.1 床，疗养病床 267.9 床
10 万人口对应的普通诊疗所病床	67.4 床	
医师	3,609 人	现任职于医疗设施 3,498 人（男性 2,782 人，女性 716 人）
齿科医师	858 人	现任职于医疗设施 829 人（男性 657 人，女性 172 人）
药剂师	2,171 人	现任职于医疗设施 1,939 人（男性 727 人，女性 1,212 人）
10 万人口对应的医师	250.8 人	现任职于医疗设施 243.1 人（男性 193.3 人，女性 49.8 人）
10 万人口对应的齿科医师	59.6 人	现任职于医疗设施 57.6 人（男性 45.7 人，女性 12.0 人）
10 万人口对应的药剂师	150.9 人	现任职于医疗设施 134.7 人（男性 50.5 人，女性 84.2 人）

资料出处：根据日本厚生劳动省截至 2017 年 10 月 1 日的统计数据制作。

表3-430　アドベンチスト メディカルセンター（日语）信息表

医院名称(EN)	Adventist Medical Center Okinawa		
设立年份	—	床位数	—
员工人数	—	每年手术台数	—
地址（日语）	沖縄県中頭郡西原町字幸地868		
邮政编码	903-0201	电话	098-946-2833
官网	http://www.amc.gr.jp/		
诊疗科目	内科、外科、小儿科、皮肤科、整形外科、妇科、牙科及其他		
对应外语种类	EN		
营业时间	周一——周四：8：00—16：30　周五：8：00—11：30　周日：7：00—16：00	24小时365日	—
支付方式	Visa、Master、AMEX、JCB		

表3-431　沖縄県立 南部医療センター・こども医療センター（日语）信息表

医院名称(EN)	Okinawa Prefectural Nanbu Medical Center & Children's Medical Center		
设立年份	2006年	床位数	434
员工人数	695	每年手术台数	3,465
地址（日语）	沖縄県島尻郡南風原町字新川118-1		
邮政编码	901-1193	电话	098-888-0123
官网	http://www.hosp.pref.okinawa.jp/nanbu		
诊疗科目	救急科、内科、外科、小儿科、精神科、皮肤科、脑神经外科、整形外科、眼科、耳鼻咽喉科、产科、妇科及其他		
对应外语种类	EN、ZH、KO、PT		
营业时间	周一——周五：8：30—11：00，13：30—15：00　周六、周日、节假日：急诊24小时对应	24小时365日	○
支付方式	Visa、Master、AMEX、Diners Club、JCB		

表3-432　沖縄セントラル病院（日语）信息表

医院名称(EN)	Okinawa Central Hospital		
设立年份	—	床位数	—
员工人数	—	每年手术台数	—
地址（日语）	沖縄県那覇市与儀1-26-6		
邮政编码	902-0076	电话	098-854-5511
官网	http://www.central.jyujinkai.or.jp/		
诊疗科目	脑神经外科、一般内科、心理诊疗科、外科、循环器科、整形外科、皮肤科、牙科、放射线科		
对应外语种类	EN、PT、ES		
营业时间	周一——周六：9：00—18：00	24小时365日	—
支付方式	Visa、Master、JCB		

表3-433 公益社団法人北部地区医師会病院(日语)信息表

医院名称(EN)	Northern Okinawa Medical Center		
设立年份	1991年	床位数	200
员工人数	222	每年手术台数	1,200
地址(日语)	沖縄県名護市字宇茂佐1712-3		
邮政编码	905-8611	电话	0980-54-1111
官网	http://www.hokubuishikai-hp.or.jp/		
诊疗科目	内科及其他		
对应外语种类	EN		
营业时间	周一——周五:8:30—17:30 周六:8:30—12:30	24小时365日	○
支付方式	Visa、Master、AMEX、Diners Club、JCB、银联		

表3-434 社会医療法人敬愛会中頭病院(日语)信息表

医院名称(EN)	Nakagami Hospital		
设立年份	1980年	床位数	355
员工人数	80	每年手术台数	4,561
地址(日语)	沖縄県沖縄市字登川610番地		
邮政编码	904-2195	电话	098-939-1300
官网	http://www.nakagami.or.jp/		
诊疗科目	救急科、内科、外科、小儿科、皮肤科、脑神经外科、泌尿器科、整形外科、眼科、耳鼻咽喉科、产科、妇科		
对应外语种类	EN		
营业时间	周一——周五:8:00—11:30,13:30—17:00 周六:8:00—11:30	24小时365日	○
支付方式	Visa、Master、AMEX、Diners Club、JCB、银联		

表3-435 社会医療法人仁愛会浦添総合病院(日语)信息表

医院名称(EN)	Urasoe General Hospital		
设立年份	1981年	床位数	311
员工人数	578	每年手术台数	3,837
地址(日语)	沖縄県浦添市伊祖四丁目16番1号		
邮政编码	901-2132	电话	098-878-0231
官网	http://www.jin-aikai.com/		
诊疗科目	救急科、内科、外科、脑神经外科、整形外科、眼科、耳鼻咽喉科、牙科及其他		
对应外语种类	EN、ZH、KO、ES、PT		
营业时间	周一——周五:8:20—11:00、13:00—16:00(急诊24小时对应)	24小时365日	○
支付方式	DC、Visa、Master、JCB、AMEX、银联、Debit		

表 3-436　中部徳洲会病院(日语)信息表

医院名称(EN)	Chubu Tokushukai Hospital		
设立年份	1988 年	床位数	347
员工人数	419	每年手术台数	3,572
地址(日语)	沖縄県中頭郡北中城村アワセ土地区画整理事業地内 2 街区 1 番(泡瀬ゴルフ場跡地)		
邮政编码	901-2393	电话	098-932-1110
官网	http://www.cyutoku.or.jp/		
诊疗科目	内科、循环器内科、呼吸器内科、消化器内科、血液内科、外科、呼吸外科、心脏血管外科、小儿科、皮庆科、脑神经外科、泌尿器科、整形外科、眼科、妇科、康复科、麻醉科、放射线科、病理诊断科、牙科口腔外科、疼痛治疗科、肾脏内科、在家・缓和护理科		
对应外语种类	EN、ZH、KO、TH、RU		
营业时间	周一—周五：8：30—12：00，14：00—19：00 周六：8：30—12：00(急诊 24 小时对应)	24 小时 365 日	○
支付方式	Visa、Master、AMEX、Diners Club、JCB		

表 3-437　南部徳洲会病院(日语)信息表

医院名称(EN)	Nanbu Tokushukai Hospital		
设立年份	1979 年	床位数	345
员工人数	227	每年手术台数	1,891
地址(日语)	沖縄県島尻郡八重瀬町字外間 171 番地 1		
邮政编码	901-0493	电话	098-998-3221
官网	http://www.nantoku.org/		
诊疗科目	内科、循环器科、呼吸器内科、整形外科、形成外科、脑神经外科、外科、心脏血管外科、牙科口腔外科、小儿科、眼科、耳鼻咽喉科、皮肤科、泌尿器科、妇产科、麻醉科、放射线科、康复科、急救诊疗科、疼痛治疗科、糖尿病内科		
对应外语种类	EN、ZH		
营业时间	周一—周五：9：00—17：00　周六：9：00—12：30	24 小时 365 日	○
支付方式	Visa、Master、AMEX、Diners Club、JCB、银联		

表 3-438　牧港中央病院(日语)信息表

医院名称(EN)	Makiminato Central Hospital		
设立年份	1977 年	床位数	99
员工人数	70	每年手术台数	684
地址(日语)	沖縄県浦添市牧港 1199		
邮政编码	901-2131	电话	098-877-0575
官网	http://www.haku-ai.or.jp/		
诊疗科目	循环器内科、心脏血管外科、呼吸器内科、人工透析内科		
对应外语种类	EN、ZN		
营业时间	周一、周二、周三、周五：8：30—12：00，13：00—17：00　周四、周六：8：30—12：00	24 小时 365 日	○
支付方式	Visa、Master、AMEX、JCB、银联		

4 CHAPTER

拓展篇
更多日本医疗信息

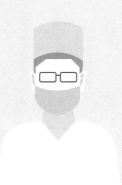

拓展篇

更多日本医疗信息

CHAPTER 4

---

1 日本的医疗学会和相关协会

(一)日本医师会

日本医师会(见图4-1)是一个拥有约172,000名会员的民间学术专业团体。该协会于1916年由北里柴三郎博士发起成立,1947年被认定为社团法人,2013年被认定为公益社团法人。日本医师会由47个都道府县的地方医师会组成,同时各地方医师会都是独立的法人组织。日本医师会所涉及的领域比较广泛,包括弘扬医道,推动医学教育的发展、医学与关联科学的综合进步与终身教育等。日本医师会主要发行4类刊物,分别是《月刊杂志》、《日医新闻》、*JMA Journal* 和《年度报告书》(见表4-1)。

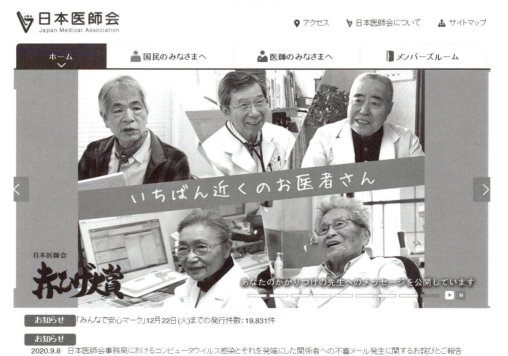

图4-1 日本医师会官网

资料出处:根据日本医师会官网信息整理制作。

表 4-1　日本医师会的定期刊物

刊物名称	创刊年月	发行	内容及备注
《日医新闻》	1961 年 9 月	每月 2 次	日本医师会的官方报纸
《日医传真新闻》	1989 年 5 月	每周 2 次	及时传达中央政策
《日本医师会杂志》	1921 年 10 月以《医政》发刊	每月 1 次	日本医师会的官方杂志，1937 年更名
《日本医师会年度报告书》	1964 年以《医业白皮书》发刊	每年 1 次	以日本医师会的主张、政策、各类活动为中心撰写的学术书籍
JMA Journal	2018 年 9 月	每年 2 次	JMAJ（1958 年以 AMJ 为名创刊）的后继杂志，是日本医师会、日本医学会发行的英文医学综合期刊

资料出处：根据日本医师会官网信息整理制作。

① 日本医师会终身教育制度

为了给日本国民提供更好的医疗服务，终身钻研学习日新月异的医学知识、医疗技术是一名日本医师的基本职责。日本医师会终身教育制度始于 1987 年，目的是帮助医师构建一个终身学习的体制环境。经过数年数次的修改，该制度实现了质的飞跃与量的充实。日本医师会在综合评价医师参加学习会、网上教学、体验学习、参加学会活动、在学会上发表论文、编写论文等业绩和成果的基础上，向满足条件的医师颁发由日本医师会会长签发的"日医生涯教育认定证"。

② 日本医师会认证厂医制度

日本医师会于 1990 年制定了认证厂医制度，旨在提高厂医的资质，改善地区的保健活动。获得产业医学基础研修 50 学分的医师有资格成为日本医师会认证厂医。认证证书的有效期为 5 年，在这 5 年内获得产业医学生涯研修 20 学分以上的，可在到期时更新认定证书的有效期限。根据劳动安全卫生规则的有关规定，要成为厂医的医师，必须修完日本医师会认证厂医制度中的产业医学基础研修部分。各都道府县的医师会为联系窗口，办理研修手册的交付及各种申请的受理事宜。至 2018 年 5 月底，日本医师会累计培养了共 98,356 名符合资质的认证厂医。

③ 日本医师会认证健康运动医师制度

随着日本国民对体育运动的热情越来越高，日本医师会于 1991 年制定了"认证健康运动医师"制度。该制度要求医师能够对运动人群进行专业的治疗，进行专业的运动诊断，开据运动处方以及对各类运动教练提出医学方面的指导建议。只有学习了健康运动医学课程（25 科目）的医师才有资格获得日本医师会的健康运动医师认证。该认证的有效期为 5 年，5 年内获得健康运动医学再研修课程 5 个学分以上且作为专业的健康运动医师进行医疗活动者，可更新认证期限。各都道府县医师会为联络窗口，受理各类申请。到 2018 年 5 月底，共培养了 23,233 名认证健康运动医师。

④ 日本医师会年金制度

日本医师会年金由日本医师会负责运营，是会员福利的重要环节之一。考虑到医师年老后若无生活保障会极大地影响到国民医疗的充实发展，日本医师会以保障会员医师及其遗留家属在年老后的稳定生活为目的，于 1968 年 10 月开始实施该制度。现在发展为约有 38,000 名会员医师加入的私营年金制度，已然成为支撑会员福利的重要核心。从 2013 年 4 月起，该制度基于《日本保险法》获得特定保险业认可，成为更加安全、安心的年金制度。

⑤ 日本医师会医师赔偿责任保险制度

此制度始于 1973 年，成为会员医师发生医疗事故时适用的保险制度。随后在此制度之上附加了"日医医赔责特约保险制度（任意加入）"，适用于高额赔偿及该会员医师以外医师关联的医疗事故纠纷。当会员医师因医疗事故发生民事纠纷时，根据"赔偿责任审查会"的判定结果，由日本医师会、各都道府县医师会及保险公司三方协商，合理解决相关医疗纠纷。此外，该保险自 2016 年 7 月开始也适用于厂医与校医，作为日本医师会独立的保险制度,为会员医师的医疗活动提供强有力的保障。

ⓒ 日本医师会医学图书馆

该图书馆藏有1,100种专业杂志和书籍等,共计约99,800册。这些书籍材料为日本医师会会员日常的研究活动提供参考。与大学附属图书馆一样,该图书馆允许对图书材料进行复印,读者能够自由地复印文献、出借书籍,该图书馆也支持邮送书籍、传真资料,同时还支持网上查询等。另外,通过与日本医学图书馆协会等互通网络,还实现了从全国各大学附属图书馆、专业图书馆、海外图书馆等调取文献资料。

(2) 日本医学会

日本医学会(见图4-2)以促进医学相关的科学及技术为背景,力求为医学及医疗水平的提高作出贡献。学会由129个分科会构成,主要涉及以下4大领域:举办日本医学会总会;举办日本医学会研讨会;筹集并传播医学及医疗相关的信息;其他为实现学会目标所进行的事业。

日本医学会总会第一次于1902年作为"第一届日本联合医学会"开始举办,后改名为日本医学会,每4年举办一次总会。2019年以"医学、医疗的深化与拓展——为实现健康长寿的社会"为主题的第30届日本医学会总会于名古屋举办。

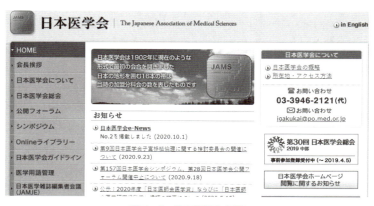

图4-2　日本医学会官网

资料出处：根据日本医学会官网信息整理制作。

(3) 世界医师会(WMA)

世界医师会(见图4-3)于1947年成立,以提高医学教育、医学、医术及医学伦理方面的国际水准,为实现全人类的健康作出贡献为目的。目前全世界共有114个国家的医师会加入世界医师会,作为代表全世界医师会的非政府组织,讨论与医学伦理、社会医学相关的一系列议题。世界医师会的诸多活动旨在提高医师能力的同时,让医师在任何环境下都能帮助患者,为全人类的生命质量提高作贡献。至今为止,世界医师会已经提出了包括关于医学伦理的"几内亚宣言"、以人类为对象的医学研究的伦理原则"赫尔辛基宣言"、有关患者权利的"里斯本宣言"等在内的200多份文件。这些文件成为世界各国在医学实践方面的指南针。

日本医师会1951年加入世界医师会,1975年和2004年举办了世界医师会东京总会,1971年和2014年举办了世界医师会东京理事会,除此之外,2013年还举办了世界医师会"赫尔辛基宣言"修订东京专家会议。日本医师会迄今为止有3人担任过世界医师会会长,积极地参与有关世界医师会的活动。

(4) 亚洲大洋洲医师会联合会(CMAAO)

亚洲大洋洲医师会联合会(见图4-4)以日本医师会为核心,于1958年成立,联合会的目的是通过促进亚

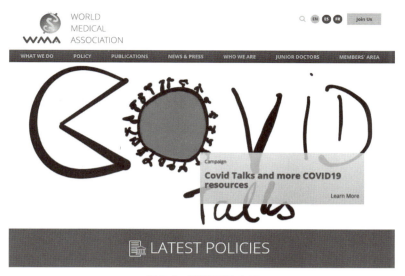

图 4-3 世界医师会官网

资料出处：根据世界医师会官网信息整理制作。

洲、大洋洲地区医师间的交流，构筑医师与国际机构间的信赖关系、信息交流渠道，进一步提高相关地区公民的保健水平。目前有 19 个国家的医师会参加，作为世界医师会的区域医师会联合会，旨在强化世界医师会内亚洲区域的话语权。在亚洲大洋洲医师会联合会总会上，就区域医疗所面临的各种问题，通过研讨会、国家报告书等，由各国医师会进行汇报分析，其成果以文书形式在各国医师会间共享，同时也会反馈至世界医师会。日本医师会承担事务总长及事务局职责，并于 2017 年举办了亚洲大洋洲医师会联合会东京总会，发挥了主导性的作用。

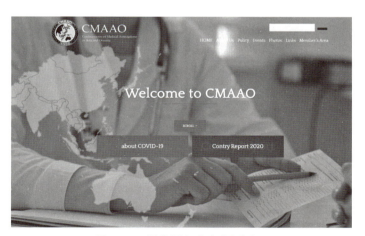

图 4-4 亚洲大洋洲医师会联合会官网

资料出处：根据亚洲大洋洲医师会联合会官网信息整理制作。

2 日本的医疗器械

在全球科学技术日新月异的背景下，人类的健康水平也日益提升，医疗设备市场也随之不断扩大。但是单从数据来看，日本企业的表现并不出彩，所占的市场份额并不高（见图 4-5）。2016 年 *MPO Magazine* 的统计数据显示,世界各主要医疗器械企业营业额排名的前30位中,仅有奥林巴斯和泰尔茂两家日本企业上榜,并列第20名。但这并不说明日本医疗器械厂商就没有足够的竞争力(见图4-6)。从技术层面来看,在软性内视镜、超声波影像诊断装置、MRI等诊断设备领域,日本企业不但具备相当的国际竞争能力,甚至还有不少走在世界的前沿;而在历来被欧美企业垄断的治疗设备领域(如放射治疗设备、血管支架、人工关节等),近年来日本企业也屡有突破,国际竞争力也逐年稳步提升。

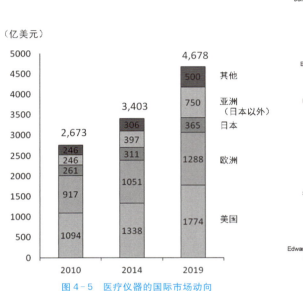

图4-5 医疗仪器的国际市场动向

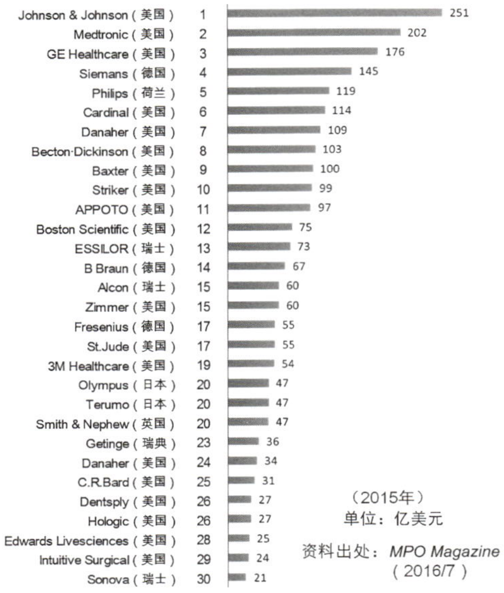

图4-6 世界主要医疗仪器企业的营业额规模

资料出处:参考 Worldwide Medical Market Forecast to 2019。

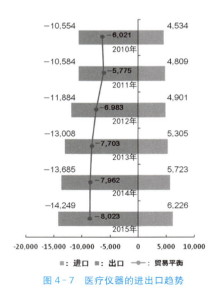

图4-7 医疗仪器的进出口趋势

资料出处:日本厚生劳动省药品工业生产动态统计(2016)。
○ 截至2015年,约有8,000亿日元的出口超额。(进口:6,226亿日元 出口额:14,248亿日元)
※ 进口额中约20%是从日本公司的海外工厂逆向进口。

针对如是现状，日本政府精选了5个目前处于世界领先地位的医疗设备领域进行重点开发（见表4-2），以期待日本医疗器械厂商在全球市场上有更大的作为。

表4-2　日本重点开发的5个世界领先医疗设备领域一览表

分类	概要	设备开发例
手术支援、机器人系统	将世界首屈一指的机器人技术（RT）运用于医疗领域的设备、系统开发，如内视镜手术机器人、手术导航模拟、智能手术室等	● 运用了工业用机器人技术的<u>软性内视镜手术机器人</u> ● 运用了信息处理技术的<u>智能治疗室</u>
人工组织、器官	利用世界最先进技术，集结了制造能力的设备开发，如人工心脏、人工关节、人工内耳植入型医疗设备、牙科植入物等高性能材料	● 基于3D打印技术，<u>通过细胞的累积制造血管、骨头等活性器官的设备</u> ● 利用细胞薄膜积层技术，<u>制作心脏壁等立体组织的设备</u>
低侵袭治疗	减轻患者的体力负担，满足其尽早恢复的需求。放射线的动态追踪照射技术、用于引入血管内导管的导线、放射线治疗、血管内治疗等	● 向由呼吸带动的器官（肺等）运用放射线照射技术的<u>高精度放射线治疗装置</u> ● 对脑活动的信号进行解读，利用机器控制技术的<u>麻痹后运动机能的恢复支援系统</u>
图像（影像诊断）	基于前期诊断的医疗效率提高以及健康年龄的延长。MRI、CT、PET、高性能内视镜（包括周边仪器）、分子图像等	● 运用了微粒子造影剂，更易于检测出转移癌细胞的<u>癌转移诊断装置</u> ● <u>利用光学显微镜的画像处理技术，不用切取细胞就能进行检测的癌症诊断装置</u>
家用医疗设备	● 满足高龄化社会的医疗现场需求 ● 利用日本的"小型化、轻量化"等优势制造的制氧机和便携式牙科治疗仪	● 能够根据现场需求进行组合的<u>牙科上门诊断专用器材包</u> ● 从穿戴式设备中获取的血压数据，并辅以ICT技术的<u>诊疗支援系统</u>

资料出处：根据日本国经济产业省官网信息整理制作。

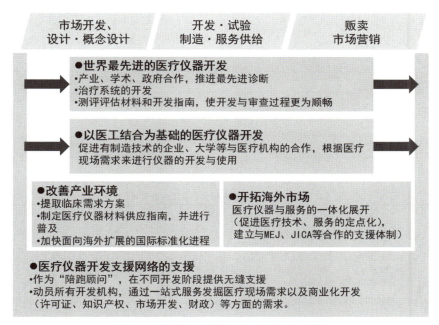

图4-8　经济产业省所推进的医疗设备产业政策

资料出处：根据日本国经济产业省官网信息整理制作。

日本政府在大力发展上述5个医疗设备产业重点领域的同时，也开始致力于帮助日本企业开拓海外市场。正如前文所述，作为全球可数的医疗保健强国，日本还拥有一大批优秀的医疗器械厂商。但是由于这些企业的全球战略优先服务于本国市场，海外拓展时遭遇语言劣势（日语在国际上的应用程度较低）、政治影响力欠缺、后发品牌知名度不高等诸多因素的限制,日本的医疗器械厂商在国际上的排名并不突出。尽管如此,凭借着其先进的技术、精良的工艺和实际操作的便捷性等产品的优势,日本的医疗器械厂商还是后来居上,在全球市场上占有了一席之地(见表4-3)。

表4-3 日本医疗器械公司销售排行榜

排名	公司名称（日语）	公司名称（官方中文或英文名）	销售额（2019年3月）
1	オリンパス	奥林巴斯	6,343 亿日元
2	テルモ	泰尔茂	5,995 亿日元
3	ニプロ	尼普洛	4,264 亿日元
4	シスメックス	希森美康	2,935 亿日元
5	日本光電工業	日本光电工业	1,788 亿日元
6	フクダ電子	福田电子	1,298 亿日元
7	オムロン（ヘルスケア事業）	欧姆龙（保健事业）	1,157 亿日元
8	コニカミノルタ（ヘルスケア事業）	柯尼卡美能达（保健事业）	909 亿日元
9	メニコン（コンタクトレンズ関連事業）	目立康（隐形眼镜相关事业）	794 亿日元
10	島津製作所（医用機器事業）	岛津制作所（医疗器械事业）	691 亿日元
11	日機装（医療部門）	日机装（医疗部门）	608 亿日元
12	JMS	JMS	581 亿日元
13	朝日インテック	ASAHI INTECC	501 亿日元
14	トプコン（アイケア事業）	托普康（护眼事业）	477 亿日元
15	日本ライフライン	JAPAN LIFELINE	455 亿日元
16	ホギメディカル	HOGY MEDICAL	367 亿日元
17	ナカニシ	中西	365 亿日元
18	シード	实瞳	295 亿日元
19	松風	松风	249 亿日元
20	川澄化学工業	川澄化学工业	241 亿日元

资料出处:医疗器械行业排名(2019年版),见 https://md.ten-navi.com/articles/makerranking/。

表4-4 日本医疗器械公司员工人数排名

排名	公司名称（日语）	公司名称（官方中文或英文名）	员工人数
1	オリンパス	奥林巴斯	7,024 人
2	コニカミノルタ	柯尼卡美能达	5,207 人
3	テルモ	泰尔茂	4,908 人
4	オムロン	欧姆龙	4,741 人
5	ニコン	尼康	4,398 人
6	日立ハイテクノロジーズ	日立高新	4,134 人
7	ニプロ	尼普洛	3,839 人
8	カネカ	钟化	3,565 人
9	日本光電工業	日本光电工业	3,382 人

续　表

排名	公司名称（日语）	公司名称（官方中文或英文名）	员工人数
10	島津製作所	岛津制作所	3,378人
11	HOYA	HOYA	2,984人
12	シスメックス	希森美康	2,049人
13	日機装	日机装	1,983人
14	日本電子	日本电子	1,907人
15	JMS	JMS	1,629人
16	メニコン	目立康	1,319人
17	日本ライフライン	JAPAN LIFELINE	850人
18	ナカニシ	中西	806人
19	朝日インテック	ASAHI INTECC	755人
20	川澄化学工業	川澄化学工业	742人

资料出处：行业动向SEARCH.COM医疗器械行业从业人员人数排名(2018—2019)，见https://gyoka-search.com/4-iryo-jyugyo.html。

在这里，我们对当前日本各大综合医院的诊疗科室所采用的主流设备进行了收集和整理，并按照日本大型综合医院设计规划的主流细分科室分类，归纳、总结了日、中、英文的细分科室常用设备对照表，供读者参考。

表4-5　CCU（心内科重症监护）病房常用设备表

序号	设备名称（日语）	设备名称（中文）	设备名称（英语）	必备
1	ベッドサイド気管支鏡	床边支气管镜	bedside bronchoscope	
2	ベッドユニットオゾン消毒装置	床单元臭氧消毒机	bed unit ozone disinfector	
3	ポータブル超音波診断装置	便携式超声诊断仪	portable ultrasonography	○
4	ポータブル人工呼吸器	便携式呼吸机	portable respirator	
5	ホルター心電図監視システム	动态心电监测系统	holter electrocardiogram monitor	
6	マルチパラメータ監視設備	多参数监护设备	multi-parameter monitor	○
7	ラミナーフローシステム	层流净化系统	laminar flow system	
8	大動脈内バルーンパンピング（IABP）	主动脉内气囊反搏泵	intra-aortic balloon pump	
9	多機能救急ベッド	多功能抢救床	multi-functional emergency bed	○
10	簡易人工呼吸器	简易呼吸机	simple respirator	
11	救急カート	抢救车	emergency cart	○
12	空気清浄機	空气消毒机	air cleaner	○
13	高速血糖測定器	快速血糖仪	glucose meter	○
14	ネブライザー	雾化装置	nebulizer	○
15	侵襲型的人工呼吸器	有创呼吸机	invasive ventilator	○
16	栄養輸液ポンプ	营养输液泵	nutrition pump	○
17	食道内圧測定装置	食道电生理仪	esophageal manometry	
18	輸液ポンプ	输液泵	infusion pump	○

续表

序号	设备名称(日语)	设备名称(中文)	设备名称(英语)	必备
19	体内心臓ペースメーカー	体内心脏起搏装置	implanted heart pacemaker	○
20	心電図装置	心电图机	electrocardiography	○
21	心臓ペースメーカー/除細動装置	心脏起搏/除颤装置	implanted heart pacemaker/defibrillator	○
22	中央負圧吸引設備	中心负压吸引设备	central vacuum aspiration unit	○
23	中央酸素供給設備	中心供氧设备	central oxygen supply unit	○
24	シリンジポンプ	微量泵	syringe pump	○

表4-6 ICU(重症加强护理)病房常用设备表

序号	设备名称(日语)	设备名称(中文)	设备名称(英语)	必备
1	ICUベッド	ICU病床	icu bed	○
2	床置式多目的診療台	落地式多功能医疗台	ground-based bed unit devices	
3	シリンジポンプ	微量泵	syringe pump	○
4	ベッドサイドモニター	床头监控设备	bedside monitor	○
5	ベッドサイド肺機能検査装置	床边肺功能仪	bedside pulmonary function analyzer	○
6	ベッドサイド気管支鏡	床边支气管镜	bedside bronchoscope	
7	ベッドユニットオゾン消毒装置	床单元臭氧消毒机	bed unit ozone disinfector	
8	ポータブル人工呼吸器	便携式呼吸机	portable respirator	
9	ポータブル透析装置	手提透析装置	portable dialysis devices	
10	マルチパラメータ監視設備	多参数监护设备	multi-parameter monitor	○
11	電子氷毛布,冷却ブランケット	电冰毯	electric cooling blanket	
12	頭部冷却装置	电子冰帽	electric cooling headwear	
13	多機能救急ベッド	多功能抢救床	multi-functional ICU bed	○
14	簡易人工呼吸器	简易呼吸机	simple respirator	
15	空気圧治療器	空气波压力治疗仪	air wave pressure therapeutic equipment	
16	空気清浄機	空气消毒机	air cleaner	
17	高速血糖測定器	快速血糖仪	glucose meter	○
18	脳波図(EEG)監視モニター	脑电图监测仪	EEG monitor	○
19	脳浮腫監視モニター	脑水肿监测仪	cerebral edema monitor	○
20	脳機能監視モニター	脑功能监测仪	cerebral function monitor	○
21	ネブライザー	雾化装置	nebulizer	○
22	侵襲型的人工呼吸器	有创呼吸机	invasive ventilator	○
23	軽度低体温治療装置	亚低温治疗仪	mild hypothermia therapeutic equipment	○
24	人工呼吸器	人工呼吸器	ventilator	○
25	栄養輸液ポンプ	营养输液泵	nutrition pump	○
26	輸液ポンプ	输液泵	infusion pump	○

续表

序号	设备名称（日语）	设备名称（中文）	设备名称（英语）	必备
27	体内心臓ペースメーカー	体内心脏起搏装置	implanted heart pacemaker	○
28	頭蓋内圧（ICP）モニター	颅内压监测仪	ICP monitor	
29	ラミナーフローシステム	层流净化系统	laminar flow system	
30	心電図装置	心电图机	electrocardiography	○
31	心臓ペースメーカー/除細動装置	心脏起搏/除颤装置	implanted heart pacemaker/defibrillator	○
32	血液動態測定装置	血液动力学检测仪	blood gas analyzer	○
33	振動排痰装置	振动排痰装置	vibration sputum elimination machine	
34	中央負圧吸引設備	中心负压吸引设备	central vacuum aspiration unit	○
35	中央酸素供給設備	中心供氧设备	central oxygen supply unit	○
36	重症患者モニター	重症患者监视仪	critical patients monitor	
37	パルスオキシメータ	脉搏血氧仪	pulse oximeter	○

表4-7 康复诊疗科常用设备表

序号	设备名称（日语）	设备名称（中文）	设备名称（英语）	必备
1	リハビリテーション機器	康复器械	rehabilitation equipment	
2	バランサー	平衡仪	balancer	
3	超短波治療器	超短波治疗机	ultrashort wave therapeutic apparatus	○
4	超音波治療器	超声波治疗仪	ultrasonic therapeutic apparatus	○
5	短波治療器	短波治疗机	short wave therapeutic apparatus	○
6	関節可動域訓練設備（セット）	关节活动度训练设备（套）	training equipment for joint motion (set)	
7	筋肉、微細運動訓練設備（セット）	肌力、精细运动训练设备（套）	training equipment for muscle strength and fine motor (set)	
8	頸・腰椎電動式牽引ベッド	颈、腰椎电动牵引床	electric traction bed for cervical/lumbar vertebrae	○
9	空気圧治療器	空气波压力治疗仪	air wave pressure therapeutic equipment	
10	神経回路網再構築装置	神经网络重建仪	neural network reconstruction instrument	
11	心・脳血管治療器	心脑血管治疗仪	cardio-cerebrovascular therapeutic apparatus	
12	言語訓練器	语言训练仪	speech training instrument	
13	嚥下障害治療器	吞咽功能治疗仪	swallowing function treatment apparatus	
14	紫外線治療装置	紫外线治疗仪	ultraviolet therapeutic apparatus	○

表4-8 推拿按摩科常用设备表

序号	设备名称（日语）	设备名称（中文）	设备名称（英语）	必备
1	マッサージベッド	推拿手法床	massage bed	
2	脊椎矯正ベッド	整脊治疗床	chiropractic bed	
3	頸椎牽引装置	颈椎牵引装置	cervical vertebra tractor	○

续 表

序号	设备名称(日语)	设备名称(中文)	设备名称(英语)	必备
4	牵引ベッド	牵引床	traction bed	○
5	三次元多機能牵引ベッド	三维多功能牵引床	3D versatile traction bed	
6	遠赤外線マッサージベッド	远红外按摩理疗床	far infrared ray massage bed	
7	座・立2用途頚椎牽引装置	坐立二用颈椎牵引机	cervical vertebra tractor for sitting/standing position	○

表4-9 妇产科常用设备表

序号	设备名称(日语)	设备名称(中文)	设备名称(英语)	必备
1	ビリルビン測定装置	胆红素测定仪	bilirubin meter	○
2	産婦・乳児監視装置	母婴监护仪	antepartum monitor	
3	産婦総合治療装置	产妇综合治疗仪	comprehensive post-partum therapeutic apparatus	
4	電動式羊水吸引装置	电动羊水吸引装置	electric amniotic fluid suction unit	○
5	婦人科検査ベッド	妇科检查床	gynecological examination table	○
6	経皮的投薬治療装置	经皮给药治疗仪	percutaneous administration equipment	
7	カート洗浄機	冲洗车	cart washer	○
8	人工妊娠中絶吸引装置	人流吸引装置	vacuum extractor	○
9	インキュベーター	婴儿培养箱	infant incubator	○
10	インファントウォーマー	婴儿辐射保暖台	infant radiant warmer	○
11	胎児心音監視装置	胎心监护仪	fetus heart monitor	○
12	消毒隔離装置キャビネット	消毒隔离装置械柜	isolation cabinet for disinfection equipment	
13	新生児蘇生台	新生儿抢救台	newborn emergency table	○
14	多機能分娩台	综合产床	multifunctional delivery table	

表4-10 超声诊断科常用设备表

序号	设备名称(日语)	设备名称(中文)	设备名称(英语)	必备
1	カラードップラー超音波診断装置	彩色多普勒超声诊断仪	color doppler ultrasonograph	○
2	ポータブルカラードップラー超音波診断装置	便携式彩色多普勒超声诊断仪	portable color doppler ultrasonograph	
3	救急カート	抢救车	emergency cart	○
4	一般白黒超音波診断装置	普通黑白超声诊断仪	ultrasonography (B/W)	○
5	医療画像ワークステーション	彩色图文工作站	medical imaging workstation	○

表4-11 介入导管科常用设备表

序号	设备名称(日语)	设备名称(中文)	设备名称(英语)	必备
1	RF発生機及び心臓電気刺激装置	射频发生仪及心脏程控电刺激仪	RF generator and cardiac stimulator	
2	デジタル血管機器	数字化血管机	digital cardiac x-ray machine	○
3	ラジオ波焼灼装置(RFA)	射频消融仪	radiofrequency ablation equipment	
4	大動脈内バルーンパンピング(IABP)	主动脉内气囊反搏泵	intra-aortic balloon pump	
5	動脈血圧及び血液酸素飽和度測定装置	动脉血压和血氧饱和度监测设备	pulse oximeter	
6	多目的生体監視記録装置(ポリグラフ)	多导电生理记录仪	multifunction polygraph	○
7	救急カート	抢救车	emergency cart	○
8	経食道心臓超音波診断装置	经食管心脏超声诊断仪	transesophageal echocardiogram	
9	体内心臓ペースメーカー	体内心脏起搏装置	implanted heart pacemaker	○
10	心電監視装置	心电监护仪	ECG monitor	○
11	心臓3D測定装置及び冷生理塩水灌流システム	心脏三维标测系统和冷盐水灌注系统	3D cardiac mapping system and irrigated-tip catheter system	
12	心臓ペースメーカー/除細動装置	心脏起搏/除颤装置	implanted heart pacemaker/defibrillator	○
13	血管内超音波診断装置	血管内超声诊断仪	intravascular ultrasound	

表4-12 耳鼻科常用设备表

序号	设备名称(日语)	设备名称(中文)	设备名称(英语)	必备
1	CO₂レーザー治療装置	CO_2激光治疗仪	CO_2 laser therapy equipment	○
2	ファイバー喉頭鏡	纤维喉镜	fiber laryngoscope	○
3	ストロボ喉頭鏡	动态喉镜	videostroboscope	
4	マイクロ波治療装置	微波治疗仪	microwave therapeutic apparatus	○
5	経鼻内視鏡及び手術設備	鼻内镜及手术系统	nasal endoscope and surgery system	
6	鼻咽喉鏡	鼻咽喉镜	nasopharyngo laryngoscope	○
7	超音波ネブライザー	超声雾化装置	ultrasonic nebulizer	○
8	低温プラズマ治療装置	低温等离子治疗仪	low temperature plasma therapeutic apparatus	
9	電動式吸引装置	电动吸引装置	electric suction machine	○
10	電子喉頭鏡	电子喉镜	video laryngoscope	○
11	電子聴力測定装置	电测听装置	electric audiometer	
12	耳ドリル	耳钻	ear drilling machine	
13	耳鼻喉総合治療台	耳鼻喉综合治疗台	ENT treatment unit	
14	耳鼻科ユニット	耳鼻科配套仪器	ENT unit	○
15	耳鼻咽喉科多用途顕微鏡	五官科多用显微镜	ENT multifunctional microscope	○

续表

序号	设备名称（日语）	设备名称（中文）	设备名称（英语）	必备
16	耳科回転椅子	耳科旋转椅	ENT examination chair	
17	耳鳴治療装置	耳鸣治疗仪	tinnitus treatment device	○
18	間接鼻咽喉鏡	间接鼻咽喉镜	indirect nasopharyngo laryngoscope	○
19	間接喉頭鏡	间接喉镜	indirect laryngoscope	○
20	含気耳鏡	鼓气电窥耳镜	pneumatic otoscope	
21	空気圧縮噴霧ポンプ	空气压缩雾化泵	compression atomization pump	
22	脳幹誘発電位計	脑干诱发电位仪	auditory brainstem response(ABR)	
23	前鼻鏡	前鼻镜	anterior rhinoscope	
24	前庭検査装置	前庭检查仪	vestibular testing device	
25	騒音音響解析、矯正装置	噪音声学分析、矫正仪	noise analyzer/corrector	
26	睡眠ポリグラフィ(PSG)装置	多导睡眠呼吸监测仪	polysomnograph	
27	聴覚誘発電位計	听觉诱发电位仪	auditory brainstem response(ABR)	
28	眼振計	眼震电图仪	electronystagmography(ENG)	
29	音響インピーダンス計	声阻抗仪	acoustic impedance measurement	
30	直達喉頭鏡（支持喉頭鏡）	直接喉镜（支撑喉镜）	direct laryngoscope(supporting laryngoscope)	

表 4-13 放射科常用设备表

序号	设备名称（日语）	设备名称（中文）	设备名称（英语）	必备
1	DXA(デキサ)X線骨密度測定装置	双能 X 射线骨密度仪	DXA（dual energy X-ray absorptiometry）bone density measurement device	
2	デジタルレントゲン撮影装置（CR/DR）	数字 X 射线摄影（CR/DR）	digital X-ray machine（CR/DR）	○
3	デジタル胃腸部レントゲン装置	数字化胃肠 X 光机	Digital gastrointestinal Fluoroscopic X-ray machine	○
4	デジタル血管造影レントゲン装置（DSA）	数字减影血管造影 X 光机（DSA）	Angiography(DSA)	○
5	フィルムプロセッサー	洗片机	film processor	○
6	PET-CT	X线-正电子发射计算机显像系统(PET-CT)	PET-CT	○
7	CT	X线电子计算机断层扫描装置(CT)	CT	○
8	歯科レントゲン装置	牙科 X 光机	dental X-ray machine	○
9	電子浣腸修復装置	电脑遥控灌肠整复仪	compute controlling enema taxis instrument	
10	救急カート	抢救车	emergency cart	○
11	乾式レーザーカメラ	干式激光相机	dry imager	
12	マンモグラフィ	乳腺钼靶 X 光机	mammography	○
13	透視機器	透视机	Fluoroscopic X-ray machine	○

续表

序号	设备名称（日语）	设备名称（中文）	设备名称（英语）	必备
14	一般レントゲン装置	普通X光机	general X-ray machine	○
15	MRI	医用磁共振成像设备（MRI）	MRI	○
16	モバイルDR	移动式DR	Mobile X-ray machine（DR）	○
17	CTシミュレーター等	CT模拟器等	CT simulator etc.	○
18	トモセラピー	螺旋断层放疗系统	tomotherapy	○
19	リニアック装置等	直线加速器装置等	linear accelerator etc.	○

表4-14　肺科/肺功能室常用设备表

序号	设备名称（日语）	设备名称（中文）	设备名称（英语）	必备
1	ファイバー気管支鏡	纤维支气管镜	fiber bronchoscope	○
2	肺機能分析装置	肺功能分析仪	pulmonary function analyzer	○
3	救急カート	抢救车	emergency cart	○
4	心機能測定装置	心脏功能测定仪	cardiac function testing device	
5	ベッドサイド肺機能検査装置	床边肺功能仪	bedside pulmonary function analyzer	
6	ポータブル血液ガス分析装置	便携式血气分析仪	portable blood gas analyzer	
7	マルチパラメータ肺機能監視モニター	多参数心肺功能监测仪	multiparameter pulmonary function monitor	○
8	侵襲型的人工呼吸器	有创呼吸机	invasive ventilator	○
9	睡眠ポリグラフィ（PSG）装置	多导睡眠呼吸监测仪	polysomnograph	

表4-15　妇科常用设备表

序号	设备名称（日语）	设备名称（中文）	设备名称（英语）	必备
1	コルポスコープ	阴道镜	colposcope	○
2	産婦・乳児監視装置	母婴监护仪	antepartum monitor	
3	LEEPナイフ	超高频电波刀	LEEP knife	
4	高密度焦点式超音波治療装置（HIFU）	超声聚焦治疗仪	high-intensity focused ultrasound（HIFU）	
5	超音波診断装置	超声诊断仪	ultrasound machine	○
6	出産後総合リハビリ治療設備	产后康复综合治疗仪	postpartum rehabilitation instrument for comprehensive treatment	
7	婦人科ユニット	妇科配套仪器一式	gynaecological unit	○
8	婦人科検査台	妇科检查台	gynecological examination table	○
9	骨盤内炎症性疾患（PID）治療設備	盆腔炎治疗设备	PID treatment equipment	○
10	カート洗浄機	冲洗车	cart washer	○
11	人工中絶手術ベッド（手術器具含む）	人工流产手术床（包括手术装置械）	abortion operation bed（surgical instruments included）	○
12	人工妊娠中絶吸引装置	人流吸引装置	vacuum extractor	○

表 4-16 肝病科常用设备表

序号	设备名称（日语）	设备名称（中文）	设备名称（英语）	必备
1	ベッドユニットオゾン消毒装置	床单位臭氧消毒机	bed unit ozone disinfector	
2	腹水ろ過濃縮装置	腹水浓缩机	ascites filtration concentration device	
3	腹水ろ過装置	腹水超滤仪	ascites filtration device	
4	肝臓病治療装置（血漿交換装置）	肝病治疗仪	plasma exchange device	
5	人工肝臓	人工肝	artificial liver	

表 4-17 肛肠科常用设备表

序号	设备名称（日语）	设备名称（中文）	设备名称（英语）	必备
1	大腸肛門総合治療装置	肛肠综合治疗仪	anorectal comprehensive treatment apparatus	
2	外肛門括約筋筋電図計	肛门肌电图	external anal sphincter electromyography (EMG)	
3	肛門鏡	肛门镜	anoscope	
4	直腸肛門内圧測定設備	肛管直肠压力测定设备	anorectal manometer	
5	肛門直腸内腔治療装置	肛肠内腔治疗仪	endorectal treatment apparatus	
6	肛門座浴蒸気設備	肛门坐浴熏洗设备	sitz bath with fumigant	
7	結腸洗浄設備	结肠灌洗设备	enema	
8	診察ベッド	诊察床	consultation bed	○
9	痔科痔核結紮装置	痔科套扎装置	rubber band ligation device	

表 4-18 老年医学科常用设备表

序号	设备名称（日语）	设备名称（中文）	设备名称（英语）	必备
1	脳波計	脑电超慢涨落分析仪	EEG	○
2	動脈硬化測定器	动脉硬化测试仪	arteriosclerosis test equipment	
3	DXA（デキサ）X線骨密度測定装置	双光能骨密度仪	DXA（dual energy X-ray absorptiometry）bone density measurement device	
4	脳細胞培地分析装置	脑细胞介质分析仪	brain cell analyzer	

表 4-19 骨科常用设备表

序号	设备名称（日语）	设备名称（中文）	设备名称（英语）	必备
1	マッサージベッド	推拿手法床	massage bed	
2	レーザー治療装置	激光治疗仪	laser therapy equipment	○
3	リハビリ設備（セット）	骨科康复设备（套）	orthopedic rehabilitation equipment(set)	
4	脊椎牽引ベッド	脊柱牵引床	spinal traction bed	○
5	ギプスカッター	石膏剪	plaster shears	○
6	ギプスのこぎり	石膏锯	plaster saw	○
7	石膏ベッド	石膏床	plaster bed	

续 表

序号	设备名称(日语)	设备名称(中文)	设备名称(英语)	必备
8	水温タンク	水温箱	water temperature controller	
9	牽引ベッド	骨科牵引床	orthopaedics traction bed	○

表 4-20 中医诊疗设备常用设备表

序号	设备名称(日语)	设备名称(中文)	设备名称(英语)	必备
1	CO_2 レーザー治療装置	CO_2 激光治疗仪	CO_2 laser therapy equipment	○
2	ファイバー喉頭鏡	纤维喉镜	fiber laryngoscope	○
3	ストロボ喉頭鏡	动态喉镜	videostroboscope	
4	マイクロ波治療装置	微波治疗仪	microwave therapeutic apparatus	○
5	経鼻内視鏡及び手術設備	鼻内镜及手术系统	nasal endoscope and surgery system	
6	鼻咽喉鏡	鼻咽喉镜	nasopharyngo laryngoscope	○
7	超音波ネブライザー	超声雾化装置	ultrasonic nebulizer	○
8	低温プラズマ治療装置	低温等离子治疗仪	low temperature plasma therapeutic apparatus	
9	電動式吸引装置	电动吸引装置	electric suction machine	○
10	電子喉頭鏡	电子喉镜	video laryngoscope	○
11	電子聴力測定装置	电测听装置	electric audiometer	
12	耳ドリル	耳钻	ear drilling machine	
13	耳鼻喉総合治療台	耳鼻喉综合治疗台	ENT treatment unit	
14	耳鼻科ユニット	耳鼻科配套仪器	ENT unit	○
15	耳鼻咽喉科多用途顕微鏡	五官科多用显微镜	ENT multifunctional microscope	○
16	耳科回転椅子	耳科旋转椅	ENT examination chair	
17	耳鳴治療装置	耳鸣治疗仪	tinnitus treatment device	○
18	間接鼻咽喉鏡	间接鼻咽喉镜	indirect nasopharyngo laryngoscope	○
19	間接喉頭鏡	间接喉镜	indirect laryngoscope	○
20	含気耳鏡	鼓气电窥耳镜	pneumatic otoscope	
21	空気圧縮噴霧ポンプ	空气压缩雾化泵	compression atomization pump	

表 4-21 影像诊断科常用设备表

序号	设备名称(日语)	设备名称(中文)	设备名称(英语)	必备
1	CT 装置	CT 装置	CT	○
2	MRI	医用磁共振成像设备(MRI)	MRI	○
3	SPECT-CT	SPECT-CT	SPECT-CT	○
4	X 線 TV 装置	X 光 TV 装置	X-ray TV monitor	○
5	X 線骨密度測定装置	X 光骨密度测定仪	X-ray bone densitometer	○
6	アンギオ 頭腹部	血管造影(头腹部)	angiography(head and abdomen)	○

序号	设备名称（日语）	设备名称（中文）	设备名称（英语）	必备
7	アンギオ　心臓	血管造影（心脏）	angiography (heart)	○
8	マンモグラフィ	乳腺X线摄影仪	mammography	○
9	マンモトーム	乳腺穿刺检查设备	mammotome	
10	人間ドックと兼用	体检中心通用设备	complete physical examination	

表4-22　急诊科常用设备表

序号	设备名称（日语）	设备名称（中文）	设备名称（英语）	必备
1	シリンジポンプ	微量泵	syringe pump	○
2	ストレッチャー	转运车	stretcher	○
3	マルチパラメータ監視設備	多参数监护设备	multi-parameter monitor	○
4	頭部冷却装置	冰帽	electric cooling headwear	
5	冷却ブランケット	电子冰毯	electric cooling blanket	
6	多機能救急ベッド	多功能抢救床	multi-functional ICU bed	○
7	児童用呼吸装置器	儿童用呼吸机	respiratory equipment for children	○
8	簡易人工呼吸器	简易呼吸机	simple respirator	
9	空気清浄機	空气消毒机	air cleaner	
10	高速血糖測定器	快速血糖仪	glucose meter	○
11	気管挿管設備	气管插管设备	tracheal intubation instrument	○
12	軽度低体温治療装置	亚低温治疗仪	mild hypothermia therapeutic equipment	○
13	人工呼吸器	呼吸机	ventilator	○
14	栄養輸液ポンプ	营养输液泵	nutrition pump	○
15	輸液ポンプ	输液泵	infusion pump	○
16	心電図装置	心电图机	ECG monitor	○
17	心臓ペースメーカー/除細動装置	心脏起搏/除颤装置	implanted heart pacemaker/defibrillator	○
18	心臓蘇生装置	心脏复苏机	cardiopulmonary resuscitation machine	○
19	血圧計、体重計、体温計	血压计、体重计、体温计	sphygmomanometer, weight-scale, thermometer	○
20	医療用冷凍庫箱	医用冰箱	medical refrigerator	○
21	中央負圧吸引設備	中心负压吸引设备	central vacuum aspiration unit	○
22	中央酸素供給設備	中心供氧设备	central oxygen supply unit	○
23	自動胃洗浄機	自动洗胃机	automatic gastric lavage machine	

表4-23　检验科（实验室）常用设备表

序号	设备名称（日语）	设备名称（中文）	设备名称（英语）	必备
1	HPV遺伝子検査装置	HPV—DNA检测系统	HPV-DNA detection system	
2	TCT液体ベース細胞測定装置	TCT液基细胞学检测仪	TCT liquid-based cytological detector	

续表

序号	设备名称（日语）	设备名称（中文）	设备名称（英语）	必备
3	アミノ酸分析システム	氨基酸分析系统	amino acid analysis system	
4	コロニーカウンター	菌落计数装置	colony counter	○
5	臨床検査情報システム（LIS）	数据传输系统（LIS）	laboratory information system（LIS）	
6	生化学分析装置	生化分析仪	biochemical analyzer	○
7	バイオハザード対策用安全キャビネット	生物安全柜	biosafety cabinet	○
8	バイオインキュベーター	生物培养箱	bio-incubator	○
9	バイオ顕微鏡	生物显微镜	biomicroscope	
10	フローサイトメーター	流式细胞分析仪	flow cytometer	○
11	ヘリコバクター・ピロリ検査装置	幽门螺旋杆菌检测仪	helicobacter pylori detection device	
12	氷点降下法浸透圧計（オズモメーター）	冰点渗透压计	freezing-point osmometer	
13	超低温フリーザー	超低温冰柜	ultra-low temperature freezer	○
14	超音波洗浄装置	超声清洗装置	ultrasonic cleaner	○
15	純水システム	纯水系统	pure water system	○
16	蛋白質電気泳動装置	蛋白电泳仪	protein electrophoresis apparatus	○
17	倒立顕微鏡	倒置显微镜	inverted microscope	○
18	低速冷却遠心機	低速冰冷离心机	low speed refrigerated centrifuge	
19	電解質分析装置	电解质分析仪	electrolyte analyzer	○
20	電気加熱インキュベーター	电热培养箱	electrothermal incubator	○
21	電気泳動分析装置	电泳分析仪	electrophoresis analyzer	○
22	CO_2インキュベーター	二氧化碳培养箱	CO_2 incubator	○
23	化学発光酵素免疫分析装置	发光免疫分析仪	chemilluminescent enzyme immunoassay analyzer	
24	分析天秤	分析天平	analytical balance	○
25	高速冷却遠心機	高速冰冷离心机	high speed refrigerated centrifuge	○
26	高温殺菌装置	高温灭菌装置	high-temperature sterilization device	○
27	恒温水槽	恒温水浴箱	constant tamperature water bath	○
28	酵素標識測定装置	酶标检查仪	enzyme-labeling measuring instrument	○
29	精子運動解析分析システム	精子活性分析系统	sperm analysis system	
30	脳性ナトリウム利尿ペプチド（BNP）測定キット	脑钠肽检测仪	BNP test device	
31	尿分析装置	尿液分析仪	urine analyzer	○
32	尿沈渣ワークステーション	尿沉渣工作站	urine sediment workstation	
33	一般顕微鏡	光学显微镜	general microscope	○
34	一般遠心機	离心机	general centrifuge	
35	乾式臨床化学分析装置	干式生化分析仪	dry chemistry analyzer	
36	乾燥棚	干燥箱	dry box	
37	全自動酵素免疫（FAME）分析システム	全自动酶免疫分析系统	automatic FAME analysis system	

续表

序号	设备名称（日语）	设备名称（中文）	设备名称（英语）	必备
38	全自動細菌培養システム	全自动细菌培养系统	automatic bacteria culture system	○
39	自動血球分析装置（三分類）	全自动血细胞分析仪（三分类）	automatic hematology analyzer (three classifications)	○
40	自動血球分析装置（五分類）	全自动血细胞分析仪（五分类）	automatic hematology analyzer (five classifications)	○
41	特種蛋白質測定装置	特种蛋白仪	special protein analysis system	
42	微量血糖測定装置	微量血糖测定仪	micro glucose meter	
43	微生物鑑定薬同定感受性分析装置	微生物鉴定药敏分析仪	microbial identification and antibiotic susceptibility testing device	
44	位相差顕微鏡	相差显微镜	phase contrast microscope	○
45	嫌気性菌インキュベーター	厌氧菌培养箱	anaerobic bacteria incubator	
46	心筋梗塞マーカー	心梗三项检测仪	myocardial infarction detection device (three items)	
47	赤血球沈降速度（ESR）計測装置	血沉仪	erythrocyte sedimentation rate (ESR) detector	
48	血糖測定装置	血糖测定仪	glucose meter	○
49	血小板共焦点測定器（顕微鏡）	血小板聚焦仪	platelet confocal microscope	
50	血液ガス分析装置	血气分析仪	blood gas analyzer	○
51	血液レオメーター	血液流变仪	blood rheometer	
52	血液凝固線溶動態分析装置（TEG）	血栓弹力分析仪	TEG device	
53	血液凝結分析装置	凝血检测仪	blood coagulation analyzer	○
54	血液培養装置	血培养仪	blood culture machine	○
55	血液型鑑定及び供給設備	血型鉴定及配血设备	blood typing and matching equipment	○
56	医療用冷蔵庫	医用冰箱	medical refrigerator	○
57	医療用冷蔵冷凍庫	医用冷库或冷藏库	medical freezer	○
58	蛍光定量PCR検査装置	荧光定量PCR检测系统	qf-PCR equipment	
59	蛍光顕微鏡	荧光显微镜	fluorescence microscope	○
60	振動装置	振荡装置	oscillator	
61	自動プレートウォッシャー	自动洗板机	automatic plate washer	○

表4-24 口腔科常用设备表

序号	设备名称（日语）	设备名称（中文）	设备名称（英语）	必备
1	He-Neレーザー装置（ヘリウムネオン）	氦氖激光装置	Helium-neon laser equipment	
2	インプランター	种植机	implanter	
3	オールセラミックス、陶材焼付用合金鋳造機	全瓷/铸造烤瓷设备	all-ceramic/porcelain fused metal equipment	
4	サンドブラスター	喷砂机	sandblaster	
5	シーリングマシン	纸塑包装封机口	sealing machine	

续 表

序号	设备名称(日语)	设备名称(中文)	设备名称(英语)	必备
6	デンタルエックス線撮影装置(歯科用デンタルレントゲン)	数字化牙片机	dental X-ray machine	
7	デンタルチェア	牙椅	dental chair	○
8	デンタルユニット(歯科用ユニット)	牙科综合治疗台	dental unit	○
9	パノラマ(断層撮影)X線撮影装置(歯科用CTパノラマ複合機)	全景机(三合一口腔CT)	panoramic X-ray machine (multifunction machine with dental CT)	
10	包装機	包装机	packing machine	
11	超音波スケーラー	超声波洁牙机	ultrasonic scaler	○
12	超音メス	超声骨刀	ultrasonic scalpel	
13	歯科技工(ラボ)装置	牙科技工装置	dental lab equipment	○
14	歯科用研磨機材(ポリッシャー)	抛光机	polishing machine	○
15	硬化ライト	光敏固化灯	light curing unit	○
16	模型石膏マージントリミング(トリマー)	石膏模拟切边机	gypsum margin trimmer	
17	乾燥棚	干燥箱	dry box	
18	高速高温高圧蒸気滅菌器(オートクレーブ)	快速高温高压蒸汽灭菌装置	autoclave	○
19	軟組織用レーザー(CO₂レーザー等)	软组织激光	laser for soft tissue (CO_2 laser etc.)	
20	石膏振動器	石膏振荡装置	plaster vibrator	
21	手術器具及び器械台	手术装置械及装置械车	surgical instrument and surgical table	○
22	洗浄器	清洗机	washer	
23	洗浄消毒器	清洗消毒装置	cleaning and disinfection equipment	○
24	オートクレーブ	消毒锅(灭菌装置)	autoclave sterilization	○
25	オートクレーブ(真空滅菌)	真空灭菌装置	vacuum sterilizer	
26	鋳造機	铸造机	casting machine	

表 4-25 麻醉科(包含手术室在内)常用设备表

序号	设备名称(日语)	设备名称(中文)	设备名称(英语)	必备
1	ファイバー膀胱鏡	纤维膀胱镜	fiber cystoscope	○
2	ファイバー気管支鏡	纤维支气管镜	fiber bronchoscope	○
3	ファイバー子宮頚膣鏡	纤维宫颈腔镜	fiber hysteroscope	○
4	ポータブル血液ガス分析装置	便携式血气分析仪	portable blood gas analyzer	
5	シリンジポンプ	微量泵	syringe pump	
6	マルチパラメータ監視装置	多参数监护仪	multi-parameter monitor	○
7	レントゲン装置(C型アーム)	C型臂X光机	C-arm X-ray machine	○
8	レントゲン装置(G型アーム)	G型臂X光机	G-arm X-ray machine	○
9	ラミナーフローシステム	层流净化设备	laminar flow system	

续 表

序号	设备名称(日语)	设备名称(中文)	设备名称(英语)	必备
10	LEEPナイフ	超高频电波刀	LEEP machine	○
11	超音波メス	超声刀	ultrasonic scalpel	
12	低温プラズマ滅菌装置	低温等离子消毒柜	low temperature plasma sterilizer	
13	低温気体滅菌設備	低温气体灭菌设备	low temperature gas sterilizer	
14	電動式骨鋸	电动骨锯	electric bone saw	○
15	装置電動ドリル	电动磨钻	electric bone drill	○
16	多機能手術台	多功能手术床	multi-functional surgical bed	○
17	耳鼻咽喉動力システム	耳鼻喉动力系统	ENT dynamic system	
18	腹腔鏡	腹腔镜	laparscope	○
19	高圧洗浄装置機(水銃、気体銃)	高压清洗枪(水枪、气枪)	high pressure cleaning gun	
20	高周波電気メス	高频电刀	high frequency electrosurgical unit	○
21	高周波熱凝固装置	射频控温热凝装置	high frequency thermal coagulation equipment	○
22	整形外科手術台	骨科手术床	orthopedic surgical bed	
23	関節鏡	关节镜	arthroscope	○
24	筋弛緩モニター	肌松监测仪	muscle relaxation monitor	
25	救急カート	抢救车	emergency cart	○
26	空気清浄機	空气消毒机	air cleaner	
27	挿管困難装置	困难插管装置	difficult intubation equipment	
28	冷光源	冷光源头灯	cold light lamp	
29	卵管鏡	输卵管镜	falloposcope	
30	麻酔機	麻醉机	anesthesia machine	○
31	麻酔深度監視装置	麻醉深度监护仪	anesthesia depth monitor	
32	前立腺切除鏡(レゼクトスコープ)	前列腺电切镜	prostate resectoscope	○
33	人工妊娠中絶吸引装置	人流吸引装置	vacuum extractor	○
34	手術交換車	手术交换车	instrument cart	○
35	手術用無影灯	手术无影灯	shadowless lamp for surgical operation	○
36	手術用顕微鏡	手术显微镜	operation microscope	○
37	輸液加温装置	输液加温装置	infusion warmer	○
38	人工心肺装置	体外循环仪	heart-lung machine	
39	温湿度制御装置	温湿度控制装置	temperature and humidity controller	
40	心臓ペースメーカー/除細動装置	心脏起搏/除颤装置	implanted heart pacemaker/defibrillator	○
41	胸腔鏡	胸腔镜	thoracoscope	
42	医療用冷凍庫箱	医用冰箱	medical refrigerator	○
43	移動式無影灯	移动式手术灯	mobile shadowless lamp	○

序号	设备名称（日语）	设备名称（中文）	设备名称（英语）	必备
44	直達咽頭鏡	直接喉镜	direct laryngoscope	○
45	中央負圧吸引設備	中心负压吸引设备	central vacuum aspiration unit	○
46	中央酸素供給設備	中心供氧设备	central oxygen supply unit	○
47	自己血回収システム	自体血回收装置	autologous blood transfusion system	

表4-26 绅士科常用设备表

序号	设备名称（日语）	设备名称（中文）	设备名称（英语）	必备
1	精子運動解析分析システム	精子活性分析系统	sperm analysis system	
2	男性科ワークステーション	男科工作站	andrology workshop	
3	男性性機能回復治療装置（男性性機能障害治療装置）	男性性功能康复治疗仪	rehabilitation equipment for male sexual dysfunction	
4	前立腺治療装置	前列腺治疗仪	prostate treatment equipment	

表4-27 脑科常用设备表

序号	设备名称（日语）	设备名称（中文）	设备名称（英语）	必备
1	動態脳電図監視モニター	动态脑电监护仪	dynamic EEG monitor	
2	脳浮腫監視モニター	脑水肿监测仪	cerebral edema monitor	
3	頭蓋内圧（ICP）モニター	颅内压监测仪	ICP monitor	
4	眼底カメラ	眼底镜	funduscope	○

表4-28 脑电图室常用设备表

序号	设备名称（日语）	设备名称（中文）	设备名称（英语）	必备
1	ベッドサイド経頭蓋ドップラー血流計	床边经颅多普勒血流仪	bedside transcranial doppler flowmeter	
2	動態脳電波検査装置	动态脑电检查仪	holter EEG device	
3	経頭蓋ドップラー血流計	经颅多普勒血流仪	transcranial doppler flowmeter	
4	脳波計（EEG）	脑地形图仪	EEG	○
5	脳電波ワークステーション	脑电工作站	EEG workshop	
6	脳波計（EEG）	脑电图仪	EEG	
7	脳循環分析装置	脑循环分析仪	cerebral circulation analyzer	

表4-29 内分泌科常用设备表

序号	设备名称（日语）	设备名称（中文）	设备名称（英语）	必备
1	インスリンポンプ	胰岛素泵	insulin pump	
2	動態血糖監視モニター	动态血糖监测仪	holter blood glucose monitor	
3	空気圧治療器	空气波压力治疗仪	air wave pressure therapeutic equipment	

序号	设备名称(日语)	设备名称(中文)	设备名称(英语)	必备
4	糖尿病足病変診断キット	糖尿病足病诊断箱	diabetic foot assessment kit	
5	眼底カメラ	眼底镜	funduscope	○

表 4-30 内镜科、内镜诊疗室常用设备表

序号	设备名称(日语)	设备名称(中文)	设备名称(英语)	必备
1	ガストロスコープ(超音波)	超声胃镜	gastroscope(ultrasound)	○
2	ストレッチャー	担架	stretcher	○
3	リクライニングチェアー	可调节躺椅	reclining chair	
4	内視鏡ビデオスコープ	电子内窥镜	video endoscope	○
5	内視鏡洗浄装置	内视镜清洗装置	endoscope washer	○
6	ファイバー気管支鏡	支气管光纤内视镜	fiber bronchoscope	○
7	上部消化管汎用ビデオスコープ	上消化道电子内窥镜	upper digestive video gastrointestinal scope	○
8	アルゴンナイフ	氩气刀	argon beam coagulator	
9	カプセル内視鏡ワークステーション	胶囊内镜工作站	capsule endoscopy workshop	
10	ファイバー気管支鏡	纤维支气管镜	fiber bronchoscope	○
11	経鼻内視鏡	鼻内窥镜	nasal endoscope	○
12	超音波内視鏡	超声内镜	ultrasonic endoscope	○
13	超音波洗浄装置	超声波清洗装置	ultrasonic cleaner	○
14	電動式吸引装置	电动吸引装置	electric suction machine	○
15	電子ファイバー膀胱鏡	电子纤维膀胱镜	electronic fiber cystoscope	
16	電子鼻咽喉鏡	电子鼻咽喉镜	video laryngoscope	○
17	電子結腸鏡	电子结肠镜	video colonoscope	○
18	電子十二指腸内視鏡	电子十二指肠镜	video duodenoscope	○
19	電子胃カメラ	电子胃镜	video gastroscope	○
20	電子小腸内視鏡	电子小肠镜	electronic enteroscope	
21	高圧空気乾燥装置	高压气吹干设备	high pressure air dryer	○
22	高圧水洗浄装置	高压水清洗设备	high pressure washing machine	○
23	高周波電気メス	高频电刀	LEEP knife	○
24	救急カート	抢救车	emergency cart	○
25	内視鏡洗浄消毒装置	内窥镜清洗消毒仪	endoscope washer	○
26	内視鏡画像ワークステーション	内镜影像工作站	endoscopic image workshop	○
27	内視鏡保管棚	内镜储藏柜	endoscope storage cabinet	○
28	心電監視装置	心电监护仪	ECG monitor	○

表 4-31　皮肤科常用设备表

序号	设备名称（日语）	设备名称（中文）	设备名称（英语）	必备
1	CO₂レーザー治療装置	CO_2 激光治疗仪	CO_2 laser therapy equipment	○
2	アレルギー検査装置	过敏原检测仪	allergen detector	
3	エキシマレーザー治療装置	准分子激光治疗仪	excimer laser treatment equipment	
4	バイオレゾナンス測定治療装置	生物共振检测治疗仪	bioresonance treatment machine	
5	マイクロ波治療装置	微波治疗仪	microwave therapeutic apparatus	○
6	半導体レーザー脱毛装置	半导体激光脱毛机	semiconductor laser hair removal machine	
7	半導体レーザー治療装置	半导体激光治疗仪	semiconductor laser treatment equipment	
8	病理切片作成装置	病理切片机	pathological sector	
9	ルビーレーザー美容装置	红宝石激光美容仪	ruby laser beauty instrument	
10	多機能電子イオン手術治療機	多功能电离子手术治疗机	multifunctional electronic ion surgical instrument	
11	多機能手術治療器	多功能手术仪	multi-functional surgical equipment	
12	高周波電子鍼、電子ナイフ、電子焼灼装置	高频电针、电刀、电灼装置	high frequency electrosurgical unit	○
13	光治療（IPL）装置	光子嫩肤仪	IPL instrument	
14	漢方薬燻蒸機	中药熏洗机	TCM herb fumigation equipment	
15	青赤光ニキビ治療器	蓝红光痤疮治疗仪	blue red light acne treatment equipment	
16	手術用具	手术装置	surgical instrument	○
17	顕微鏡	显微镜	microscope	○
18	紫外線治療装置	紫外线治疗仪	ultraviolet therapeutic apparatus	○

表 4-32　普外科常用设备表

序号	设备名称（日语）	设备名称（中文）	设备名称（英语）	必备
1	乳腺低侵襲性真空ロータリーカッティングシステム	乳腺微创真空旋切系统	breast minimally-invasive vacuum rotary cutting system	
2	体外砕石設備	体外碎石设备	extracorporeal lithotripsy equipment	○
3	薬交換ベッド	换药床	dressing-change bed	
4	移動式負圧吸引装置	移动式负压吸引装置	mobile vacuum aspiration equipment	

表 4-33　体检科常用设备表

序号	设备名称（日语）	设备名称（中文）	设备名称（英语）	必备
1	15 誘導心電計	15 导联心电图仪	15 lead ECG	○
2	FDG 注入装置	FDG 注射装置	FDG injection machine	○
3	FPDシステム	FPD 系统	FPD system	
4	MRI 3.0T	MRI 3.0T	MRI 3.0T	○
5	PET-CT	PET-CT	PET-CT	○
6	X線 TV 装置一式	X 光 TV 装置（套）	X-ray TV monitor (set)	○

续表

序号	设备名称（日语）	设备名称（中文）	设备名称（英语）	必备
7	オージオメーター	听力计	audiometer	○
8	オートクレーブ	高压灭菌器	autoclave	○
9	コンプレッサーなど	压缩机等	compressor etc.	○
10	スパイロメーター	肺活量计	spirometer	○
11	その他検査機器一式	其他检查器械（套）	other examination machines(set)	
12	パノラマ撮影装置	全景立体摄影装置	panoramic X-Ray machine	○
13	フォールト非接触眼圧計	缺陷非接触眼压仪	fault non contact tonometer	
14	マンモグラフィ装置一式	乳腺钼靶 X 线摄影装置（套）	mammography equipment(set)	
15	マンモ用 PET	乳腺钼靶 PET	mammography PET	
16	採血管準備システム	采血管准备装置	blood collection tubes preparation system	
17	産婦人科検診台（回転タイプ）	妇科诊疗台（可回转）	gynecological/obstetric examination table (rotatable)	○
18	超音波診断装置	B超诊断装置	ultrasound machine	○
19	超音波診断装置（経膣）	B超诊断装置（经阴道）	ultrasound machine (transvaginal)	○
20	歯科検診台・歯科ユニット一式	齿科诊疗台・齿科工作台	dental examination table/unit	○
21	免疫検査装置	免疫检查装置	immunologicaltest device	
22	内視鏡ビデオシステム	内视镜视频仪器	videoendoscope	○
23	内視鏡洗浄装置	内视镜洗净装置	endoscope washer	○
24	尿一般検査装置	尿常规检查装置	urine analyzer	○
25	全身用 CT 装置	全身用 CT 装置	whole-body CT scanner	○
26	上部消化管汎用ビデオスコープ	上部消化道常用视频仪器	upper digestive video gastrointestinal scope	○
27	生化学検査装置	生物化学检查装置	biochemical analyzer	
28	無散瞳式眼底カメラ	无散瞳式眼底镜	non-mydriatic funduscope	○
29	洗浄器	清洗器	washer	
30	血液検査装置	血液检查装置	hematology examination device	
31	診断用 X 線撮影装置システム	诊断用 X 光摄影装置	diagnostic X-ray machine	○
32	自動身長計付体組成計	自动身高测量仪附带身体构成测量仪	body composition meter with weight/height scale	○
33	自動視力計	自动视力测试仪	automatic optometer	○

表 4-34 生理功能检测常用设备表

序号	设备名称（日语）	设备名称（中文）	设备名称（英语）	必备
1	オージオメーター・インピーダンスオージオメーター	阻抗听力计	impedance audiometer	○
2	スパイロメーター・機能検査装置	肺活量测试仪・呼吸技能检查装置	spirometer/pulmonary function analyzer	○

续表

序号	设备名称(日语)	设备名称(中文)	设备名称(英语)	必备
3	トレッドミル・負荷心電計・検査装置等	跑步机・负荷心电图仪・检查装置等	treadmill/stress ECG/examination device etc.	○
4	超音波画像診断装置	B超影像诊断装置	ultrasound	
5	多機能自動血球分析装置	多功能自动血球分析装置	multifunctional automatic hematology analyzer	○
6	検体検査装置一式	样本检查装置(套)	specimen test equipment(set)	
7	心電図解析機器	心电图分析仪器	ECG analyzer	○
8	心電図解析機器・血圧計等	心电图解析仪・血压脉搏检查装置等	ECG analyzer/sphygmomanometer etc.	
9	筋電図・誘発電位検査装置等	肌电图・诱发潜力检查装置等	electromyography/evoked potential test device etc	○
10	脳波計・検査装置等	脑电图・检查装置等	EEG/examination device etc.	○
11	平衡機能検査装置等	平衡功能检查装置等	videonystagmography equipment etc.	
12	生化学自動分析装置等	生物化学自动分析装置等	automatic biochemical analyzer etc.	○
13	聴力検査操作装置	听力检查操作装置	audiometer	
14	細菌検査装置一式	细菌检查装置(套)	bacteria test equipment(set)	○

表4-35 手术室常用设备表

序号	设备名称(日语)	设备名称(中文)	设备名称(英语)	必备
1	LED無影灯	LED无影灯	LED shadowless lamp	○
2	シーリングペンダント	下垂式多功能医疗架	ceiling pendant	○
3	ハイブリッド手術用血管造影装置	多功能手术用血管造影装置	angiography for hybrid surgical operation	
4	ベッド	病床	bed	○
5	ベッドサイドモニター	床头监视仪	bedside monitor	○
6	白内障手術装置	白内障手术装置	cataract surgery apparatus	○
7	超音波画像診断装置	B超影像诊断装置	ultrasound	
8	大動脈内バルーンポンプ	大动脉内气泵	intra-aortic balloon pump	
9	電動油圧式手術台	电动油压式手术台	electric hydraulic surgical operation table	
10	電気メス	电动手术刀	electrosurgical unit	○
11	麻酔機	麻醉器	anesthesia machine	○
12	麻酔台	麻醉台	anesthesia table	○
13	人工心肺装置	人工心肺装置	artificial heart-lung machine	○
14	術野映像システム	手术摄像机	surgery camera	
15	頭部固定装置	头部固定装置	head fixture	
16	外科用画像	外科用图像	surgery image	
17	外来手術用機器・器具等	门诊手术用器械、器具等	day-surgery equipment/instrument etc.	○

续 表

序号	设备名称(日语)	设备名称(中文)	设备名称(英语)	必备
18	無影灯(主灯)/カメラアーム/モニターアーム	无影灯(主灯)/摄像机臂/监视仪臂	shadowless lamp (main lamp)/camera arm/monitor arm	○
19	顕微鏡手術装置	显微镜手术装置	microscopic surgical instrument	○

表 4-36 消毒供应室常用设备表

序号	设备名称(日语)	设备名称(中文)	设备名称(英语)	必备
1	ステンレス製棚	不锈钢开架存放架	stainless shelf	
2	ステンレス製作業台(開梱台)	不锈钢工作台(拆包台)	stainless worktable(table for unpacking)	○
3	ダブルドアインターロックパスボックス	双门互锁传递窗	double door pass box	
4	バスケット収納棚(2列)	篮筐储物架(双列)	basket storage shelf(double-row)	
5	布張りカート	布包车	linen cart covers	
6	布カバー検査パッケージ台	布包检查打包台	cloth covered examination/package table	
7	倉庫プレート	库房垫板	storehouse plate	
8	超音波洗浄装置	超声波清洗机	ultrasonic cleaner	○
9	純水処理設備	纯水处理设备	water purification facility	○
10	電動昇降パスボックス	电动升降传递窗	dynamic pass box	
11	沸騰槽	煮沸槽	boiling tank	
12	敷料検査パッケージ台	敷料检查打包台	dressing examination package table	
13	敷料棚	敷料柜	dressing cabinet	
14	高速バイオ滅菌装置	快速生物阅读装置	high speed bio sterilizer	○
15	過酸化水素低温プラズマ滅菌装置	过氧化氢低温等离子体灭菌装置	low temperature hydrogen peroxide plasma sterilization device	
16	機械検査パッケージ台	装置械检查打包台	equipment examination package table	
17	機械検査拡大鏡	装置械检查放大镜	equipment examination magnifier	
18	機械棚	装置械柜	equipment cabinet	○
19	空気圧縮機	空气压缩机	air compressor	
20	脈動真空滅菌装置	脉动真空灭菌装置	pulse vacuum sterilizer	
21	密閉型回収車	密封回收车	sealed recycle car	
22	シール機	封口机	packaging machine	
23	滅菌バスケット	灭菌篮筐	sterilization basket	○
24	滅菌備品運送車	灭菌物品下送车	sterilized equipment transport car	○
25	内視鏡洗浄設備	内镜清洗设备	endoscope washer	○
26	切断機	切割机	cutting machine	
27	全自動洗浄機	全自动清洗机	automated washer	○
28	水蒸気発生装置	蒸汽发生装置	vapor generator	
29	洗浄噴水機	清洗喷枪	cleaning gun	

续 表

序号	设备名称（日语）	设备名称（中文）	设备名称（英语）	必备
30	洗浄作業台	清洗工作台	cleaning worktable	○
31	洗眼器	洗眼装置	eyewash equipment	
32	小型洗浄機	小型清洗机	small washer	○
33	医療用乾燥棚	医用干燥柜	medical drying cabinet	
34	汚染物受入台	污物接收台	waste receptor	○
35	汚染物洗浄槽（2槽）	污物清洗槽（双槽）	waste cleaning tank	
36	作業台	工作台	worktable	

表 4-37　儿科常用设备表

序号	设备名称（日语）	设备名称（中文）	设备名称（英语）	必备
1	ビリルビン測定装置	胆红素测定仪	bilirubinometer	○
2	児童知力測定器	儿童智能测量仪	equipment for children's intelligence test	
3	複合パルス磁気治療器	复合脉冲磁性治疗仪	complex electromagnetic therapy device	
4	経皮的投薬治療装置	经皮给药治疗仪	percutaneous administration equipment	
5	小児用パルスオキシメーター	小儿脉氧仪	pediatric pulse oximeter	○
6	小児用ネブライザー	小儿雾化治疗仪	pediatric nebulizer	○
7	幼児たん吸引装置	小儿吸痰装置	pediatric sputum suction machine	○
8	幼児マルチパラメータ心電監視装置	小儿多参数心电监护仪	pediatric multiparameter ECG monitor	○
9	幼児用人工呼吸器	小儿呼吸机	pediatric ventilator	○

表 4-38　心身医学科常用设备表

序号	设备名称（日语）	设备名称（中文）	设备名称（英语）	必备
1	各種生物フィードバック治療装置（RSA/皮膚電気抵抗、EMG、皮膚熱、脳電波、脈拍血圧装置等）	各种生物反馈治疗仪（包括皮电、肌电、皮温、脑电、脉搏血压反馈仪等）	biofeedback therapy machine（RSA, EMG, skin temperature, EEG, pulse, blood pressure）	
2	睡眠ポリグラフィ(PSG)装置	多导睡眠呼吸监测仪	polysomnograph	
3	認知療法	认知疗法	cognitive therapy	
4	心理治療用砂テーブル	心理治疗沙盘	sandplay	
5	音響設備	音响设备	speaker	

表 4-39　心电图室常用设备表

序号	设备名称（日语）	设备名称（中文）	设备名称（英语）	必备
1	12誘導心電図機器	十二导同步心电图机	12-lead-ECG	○
2	ポータブル心電図機器	便携式心电图机	portable ECG	
3	ホルター心電図監視システム	动态心电监测系统	holter electrocardiogram monitor	
4	トレッドミル	运动平板	treadmill	○
5	動態血圧監視モニター	动态血压监护仪	dynamic blood pressure monitor	

续 表

序号	设备名称（日语）	设备名称（中文）	设备名称（英语）	必备
6	救急カート	抢救车	emergency cart	○
7	心電図ワークステーション	心电工作站	ECG workstation	○

表 4-40　心内科常用设备表

序号	设备名称（日语）	设备名称（中文）	设备名称（英语）	必备
1	ポータブル血中酸素飽和度監視モニター	便携式血氧饱和度监护仪	portable oximeter	○
2	ホルター心電図監視システム	动态心电监测系统	holter electrocardiogram monitor	
3	マルチパラメータ監視設備	多参数监护设备	multi-parameter monitor	○
4	動態血圧監視モニター	动态血压监护仪	dynamic blood pressure monitor	
5	侵襲型的人工呼吸器	有创呼吸机	invasive ventilator	○

表 4-41　新生儿科常用设备表

序号	设备名称（日语）	设备名称（中文）	设备名称（英语）	必备
1	児童知力測定器	儿童智能测量仪	equipment for children's intelligence test	
2	複合パルス磁気治療器	复合脉冲磁性治疗仪	complex electromagnetic therapy device	
3	経皮的ビリルビン測定装置	经皮胆红素测定仪	transcutaneous bilirubinometer	
4	経皮的投薬治療装置	经皮给药治疗仪	percutaneous administration equipment	
5	乳児用人工呼吸器	婴儿呼吸机	infant ventilator	○
6	乳児体重計	婴儿计重计	baby scale	○
7	インキュベーター	婴儿培养箱	infant incubator	○
8	インファントウォーマー	婴儿辐射保暖台	infant radiant warmer	○
9	心肺蘇生（CPR）	复苏机	CPR	
10	新生児シャワー設備	新生儿淋浴设备	baby shower equipment	
11	黄疸計	黄疸仪	jaundice meter	○
12	新生児黄疸治療器	新生儿黄疸治疗仪	phototherapy unit	○
13	新生児監視装置	新生儿监护仪	newborn monitor	○
14	新生児蘇生台	新生儿抢救台	newborn emergency table	○
15	新生児聴力検査装置	新生儿听力筛选仪	newborn hearing screening equipment	○
16	新生児シリンジポンプ	新生儿微量输液泵	infant syringe pump	○
17	医療用乳児酸素カプセル	医用婴儿氧舱	hyperbaric oxygen chamber for newborn infants	
18	幼児たん吸引装置	小儿吸痰装置	pediatric sputum suction machine	○
19	小児用パルスオキシメーター	小儿脉氧仪	pediatric pulse oximeter	○
20	幼児小児用ネブライザー	小儿雾化装置	pediatric nebulizer	○

表4-42 血液透析科常用设备表

序号	设备名称（日语）	设备名称（中文）	设备名称（英语）	必备
1	腹膜透析機器	腹膜透析仪	peritoneal dialysis machine	
2	救急カート	抢救车	emergency cart	○
3	人工肝臓	人工肝	artificial liver	
4	水処理装置	水处理机	water treatment machine	
5	心電監視装置	心电监护仪	ECG monitor	○
6	心臓除細動装置	心脏除颤装置	defibrillator	○
7	血液透析濾過機	血液透析滤过机	hemofiltration machine	○
8	血液透析装置	血透机	hemodialysis machine	○
9	真空吸引設備	负压抽吸装置	vacuum suction equipment	

表4-43 血液科常用设备表

序号	设备名称（日语）	设备名称（中文）	设备名称（英语）	必备
1	フローサイトメーター	流式细胞分析仪	flow cytometer	○
2	倒立顕微鏡	倒置显微镜	inverted microscope	○
3	骨髄生検装置	骨髓活检装置	myeloid biopsy set	○
4	双眼顕微鏡	双筒显微镜	binocular microscope	○
5	位相差顕微鏡	相差显微镜	phase contrast microscope	○
6	細胞分離機	细胞分离机	cell segregating machine	
7	蛍光顕微鏡	荧光显微镜	fluorescence microscope	○

表4-44 眼科常用设备表

序号	设备名称（日语）	设备名称（中文）	设备名称（英语）	必备
1	オプトメータ	电脑验光仪	optometer	
2	スリットランプ	裂隙灯	slit lamp	○
3	トラコーマ治療器	沙眼治疗仪	trachoma treatment equipment	
4	睫毛電気分解装置	睫毛电解装置	eyelash electrolysis machine	
5	レーザー治療装置	激光治疗仪	laser therapy equipment	○
6	超音波乳化治療器	超声乳化治疗仪	phacoemulsifier	○
7	眼底カメラ	眼底镜	ophthalmoscopy	○
8	ケラトメーター	角膜曲率计	keratometer	○
9	客観視力計	客观视力仪	objective optometer	
10	全自動視野計	全自动电脑视野仪	automated perimeter	○
11	視覚誘発反応測定装置	视觉诱发电位仪	visual evoked potential test(VEP)	
12	視力ライトボックス	视力灯箱	visual light box	
13	手術用顕微鏡	手术显微镜	operation microscope	○
14	蛍光眼底撮影装置	眼底荧光造影仪	fluorescent fundus angiography	○

续表

序号	设备名称(日语)	设备名称(中文)	设备名称(英语)	必备
15	眼科用補助器具一式	眼科配套仪器一式	ophthalmology unit	
16	眼科用 AB 超音波器	眼科 AB 超声仪	ophthalmologic ultrasonography	○
17	眼科用治療ベッド	眼科治疗床	ophthalmologic treatment bed	○
18	眼圧計測器	眼压计	tonometer	○
19	自動焦点器	自动焦度仪	automated focimeter	

表 4-45 普通病房基本设施表

序号	设备名称(日语)	设备名称(中文)	设备名称(英语)	必备
1	シリンジポンプ	微量泵	syringe pump	○
2	ストレッチャー	转运床	stretcher	○
3	ナースコールシステム	呼叫系统	nurse call system	○
4	多機能救急ベッド	多功能抢救床	multi-functional ICU bed	○
5	監視看護設備	监护设备	moniter	
6	簡易人工呼吸器	简易呼吸机	simple respirator	
7	救急カート	抢救车	emergency cart	○
8	空気清浄機(ベッドサイド清浄機を含む)	空气消毒机(含床边消毒机)	air cleaner (including bedside air cleaner)	
9	高速血糖測定器	快速血糖仪	glucose meter	○
10	気管挿管設備	气管插管设备	tracheal intubation instrument	○
11	人工呼吸器	呼吸机	ventilator	○
12	栄養輸液ポンプ	营养输液泵	nutrition pump	○
13	輸液ポンプ	输液泵	infusion pump	○
14	酸素供給設備	供氧设备	oxygen supplier	
15	体圧分散マットレス	防褥疮气垫	pressure sore prevention matress	○
16	無菌病室(水平層流無菌室)	层流病房设施	bioclean room (horizontal laminar flow ward)	
17	吸引設備	吸引设备	suction equipment	
18	心電図装置	心电图机	electrocardiography	
19	心臓除細動装置	心脏除颤装置	defibrillator	○
20	血圧計、体重計、体温計	血压计、体重计、体温计	sphygmomanometer, weight-scale, thermometer	○
21	薬交換カート	换药车	dressing cart	○
22	医療用冷凍庫箱	医用冰箱	medical refrigerator	○
23	モバイルUVランプ	移动紫外线灯	mobile ultraviolet light	
24	陰圧室	负压病房设施	negative-pressure room	

表 4-46 针灸治疗科常用设备表

序号	设备名称（日语）	设备名称（中文）	设备名称（英语）	必备
1	磁気ツボ治療棒	磁疗穴位治疗棒	magnetic acupressure treatment rod	
2	腹鍼、頭皮鍼、芒鍼、火鍼、耳鍼などの特殊用具	腹针、头皮针、芒针、火针、耳针等特殊针具	abdominal/scalp acpuncture needle, elongated/fire/auricular needle etc.	
3	足裏反射治療器	足底反射治疗仪	plantar reflex therapeutic apparatus	

表 4-47 供应室（材料）常用设备表

序号	设备名称（日语）	设备名称（中文）	设备名称（英语）	必备
1	RO 水製造装置	RO 水制造装置	RO-water purification unit	○
2	オートクレーブ	高压灭菌器	autoclave	○
3	ジェット洗浄機	喷射清洗机	jet washer	○
4	その他中材用機器	其他中央材料室用器械	other equipments for central supply room	
5	滅菌物管理システム	灭菌物管理系统	sterilization management system	
6	中央材料室機器	中央材料室器械	equipment for central supply room	

表 4-48 肿瘤科常用设备表

序号	设备名称（日语）	设备名称（中文）	设备名称（英语）	必备
1	アルゴンヘリウムナイフ	氩氦刀	argon helium knife	
2	ガンマナイフ（コバルト60）	钴60 放射治疗机	cobalt-60 radiation therapy equipment	
3	マイクロ波治療装置	微波热疗仪	microwave thermotherapy unit	○
4	焦点式超音波ナイフ	超声聚焦刀	ultrasonic focusing knife	
5	無線周波腫瘍治療器	射频肿瘤治疗仪	radiofrequency ablation equipment	

表 4-49 其他科室常用设备表

科室	设备名称（日语）	设备名称（中文）	设备名称（英语）	必备
风湿免疫科	半導体レーザー治療装置	半导体激光治疗仪	semiconductor laser instrument	
高压氧舱治疗室	高気圧酸素カプセル	高压氧舱	hyperbaric oxygen capsule	○
高压氧舱治疗室	心電監視装置	心电监护仪	ECG monitor	○
肾内科	腸内洗浄機器	结肠灌洗治疗仪	enema	
肾内科	経皮的尿路結石除去術（装置）	经皮肾镜	PCNL	○
消化内科	胃運動機能測定器	胃动力检测仪	gastric motility testing device	
消化内科	胃電図計	胃电治疗仪	electrogastrogram	
周围血管科	空気圧治療器	空气波压力治疗仪	air wave pressure therapeutic equipment	
周围血管科	糖尿病足病変診断キット	糖尿病足病诊断箱	diabetic foot assessment kit	
血管外科	VFP（足裏静脈ポンプ）	足底静脉泵	vibrating flow pump	
肌电图室	筋電計	肌电图仪	electromyogram instrument（EMG）	○

续 表

科室	设备名称（日语）	设备名称（中文）	设备名称（英语）	必备
制剂	製剤機器	制剂器具	preparation instrument	
急救	救急用医療機器一式	急救用医疗器具（套）	emergency medical instruments(set)	○
病房	床頭台	设备带（功能架）	bedside table	
病房	患者監視モニター	患者监视仪	patient monitor	○
病理检查	病理検査室一式	病理检查室（套）	pathological testing room	
各项检查	超音波診断装置	B超诊断装置	ultrasound machine	○
食堂	厨房機器	厨房器械	kitchen equipment	
其他科室	セントラル監視看護モニター	中心监护仪	central monitor	○
其他科室	ペースメーカー	起搏器	pacemaker	
其他科室	移動式X線機	床边X线机	bedside X-ray machine	
其他科室	ベットサイド監視看護モニター	床边监护仪	bedside monitor	○
其他科室	パソコン（PC）	电脑	electronic computer	
其他科室	大動脈内バルーンパンピング器	动脉内气囊反搏器	intra-aortic balloon pump	
其他科室	麻酔機	麻醉机	anesthesia machine	○
其他科室	気管内挿管及び切開救急器材	气管插管及切开急救器材	tracheal intubation instrument/emergency cutting tool	○
其他科室	気管支鏡	支气管镜	bronchoscope	○
其他科室	人工呼吸器	人工呼吸机	ventilator	○
其他科室	輸液ポンプ	输液泵	infusion pump	○
其他科室	換気システム	通风系统	ventilation system	
其他科室	シリンジポンプ	微量注射泵	syringe pump	○
其他科室	心電図装置	心电图机	electrocardiography	
其他科室	心臓除細動器装置	除颤机	defibrillator	○
其他科室	血液ガス分析装置	血液气体分析仪	blood gas analyzer	○
其他科室	血液フィルター	血滤机	blood filter	
其他科室	セントラル監視看護モニター	中心监护仪	central monitor	○

当然，上述资料的整理是以新建医院细分科室为前提的，在医院的实际操作层面会根据医院等级、场地条件、人员配置等方面进行考量，安置相关设备。同时，从仪器设备的合理运用的角度出发，也会有一台设备多种用途的情况，比如图4-9中的岛津制作所生产的设备仪器就有着多种用途，可同时应用于多种科室，可以综合考量在医院的配置。

拓展篇／更多日本医疗信息 433

产品名称：MobileDaRt MX8
生产厂商：岛津制作所
适用科室：
放射科、ICU、急救、儿科

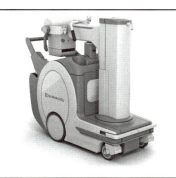 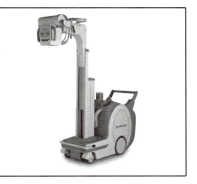

（一）

产品名称：SONIALVISION G4
生产厂商：岛津制作所
适用科室：
放射科、骨科、泌尿科

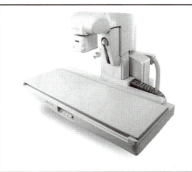 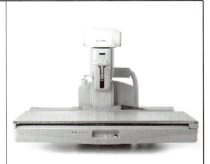

（二）

产品名称：Trinias
生产厂商：岛津制作所
适用科室：
心内科、放射科、脑外科

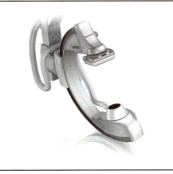 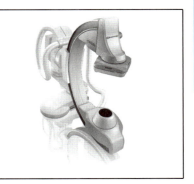

（三）

产品名称：ACTENO
生产厂商：岛津制作所
适用科室：
骨科、手术室、血液透析科

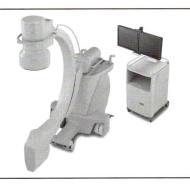 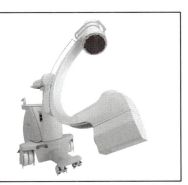

（四）

图 4-9　岛津制作所生产的多种用途仪器

此外,也有一些重装备装置本身就需要单独的设施给予配套才能够正常运转,如住友重机械工业株式会社生产的 BNCT 治疗装置——NeuCure™(见图 4-10)。

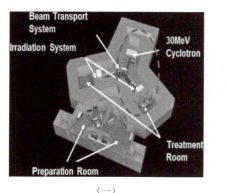

(一)

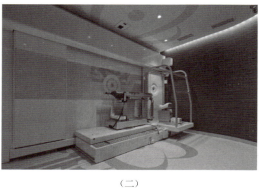

(二)

图 4-10　BNCT 治疗装置——NeuCure™ 及日本南东北 BNCT 研究中心的配置图

3　日本的制药

(1) 日本的制药概述

2018 年日本的药品最终成品国内生产总额为 69,027 亿日元,与去年的 67,213 亿日元相比增长了 1,814 亿日元(2.8%)。回溯过去 10 年来的日本药品生产总额发展趋势,(与前年同期比)2009 年增长 3.0%,2010 年减少 0.6%,2011 年增长 3.1%,2012 年减少 0.2%,2013 年减少 1.2%,2014 年减少 4.4%,2015 年增加 2.4%,2016 年减少 1.8%,2017 年增加 1.5%,2018 年增加 2.8%(表 4-50 显示了近 10 年来医药品生产金额走势)。应该说近十年日本的制药行业总体小幅增长。

表 4-50　医药品生产金额趋势

年份	生产 金额(百万日元)	增长率(%)	构成比(%)	处方类药物 金额(百万日元)	增长率(%)	构成比(%)	其他医药品 金额(百万日元)	增长率(%)	构成比(%)	非处方药 金额(百万日元)	增长率(%)	构成比(%)	家用药物 金额(百万日元)	增长率(%)	构成比(%)
2009 年	6,819,589	3.0	100.0	6,174,202	3.0	90.5	645,387	2.9	9.5	616,601	3.0	9.0	28,786	−0.4	0.4
2010 年	6,779,099	−0.6	100.0	6,148,876	−0.4	90.7	630,223	−2.3	9.3	602,193	−2.3	8.9	28,030	−2.6	0.4
2011 年	6,987,367	3.1	100.0	6,344,512	3.2	90.8	642,855	2.0	9.2	617,231	2.5	8.8	25,624	−8.6	0.4
2012 年	6,976,712	−0.2	100.0	6,263,010	−1.3	89.8	713,702	11.0	10.2	689,018	11.6	9.9	24,684	−3.7	0.3
2013 年	6,894,014	−1.2	100.0	6,193,983	−1.1	89.8	700,031	−1.9	10.2	677,407	−1.7	9.8	22,624	−8.3	0.3
2014 年	6,589,762	−4.4	100.0	5,868,927	−5.2	89.1	720,835	3.0	10.9	700,376	3.4	10.6	20,459	−9.6	0.3
2015 年	6,748,121	2.4	100.0	5,996,890	2.2	88.9	751,231	4.2	11.1	732,268	4.6	10.9	18,962	−7.3	0.3
2016 年	6,623,860	−1.8	100.0	5,871,373	−2.1	88.6	752,487	0.2	11.4	735,210	0.4	11.0	17,276	−8.9	0.3
2017 年	6,721,317	1.5	100.0	6,007,419	2.3	89.4	713,898	−5.1	10.6	699,626	−4.8	10.4	14,272	−17.4	0.2
2018 年	6,902,722	2.8	100.0	6,172,570	2.7	89.4	735,152	3.0	10.6	720,928	3.0	10.4	14,224	−0.3	0.2

2018年日本的药品国内销售总额为97,993亿日元,其中,从海外的进口总额为31,481亿日元,占比超过了三成。这也体现出以欧美先进国家为主的国际制药巨头在相关领域依然牢牢把持着领先的优势。同年日本的药品海外出口总额仅为1,892亿日元,说明日本的制药绝大部分是为了满足国内市场。换而言之,以强大的医疗科研技术作为支撑的高品质、高疗效的日本制药今后在国际市场上还有很广阔的施展空间。

从产品构成来看(参考表4-51及图4-11、图4-12),2018年日本处方类药品的生产额为61,726亿日元,增幅为2.7%;其余药品的生产额为7,352亿日元,增幅为3.0%。处方类药品占到了全体的89.4%,其余药品占比10.6%。而排名前10位的药物类别的总生产额为51,887亿日元,占到75.1%。

表4-51 按类别划分各药品生产金额

排名	药品类别分类	生产金额 2018年(百万日元)	生产金额 2017年(百万日元)	同比变化 变化额(百万日元)	同比变化 比率(%)	组成比 2018年(%)	组成比 2017年(%)
	总数	6,907,722	6,721,317	186,405	2.8	100.0	100.0
1	其他代谢性药物	858,451	790,365	68,086	8.6	12.4	11.8
2	循环系统药物	802,634	934,437	−131,803	−14.1	11.6	13.9
3	中枢神经系药物	784,755	757,740	27,015	3.6	11.4	11.3
4	肿瘤用药	611,355	442,131	169,224	38.3	8.9	6.6
5	血液、体液用药	469,262	420,896	48,366	11.5	6.8	6.3
6	皮肤用药	383,584	381,484	2,100	0.6	5.6	5.7
7	消化器官药物	375,517	403,493	−27,976	−6.9	5.4	6.0
8	生物学试剂	356,736	351,278	5,458	1.6	5.2	5.2
9	化学治疗剂	276,482	156,581	119,901	76.6	4.0	2.3
10	体外诊断用药	269,965	223,989	45,976	20.5	3.9	3.3
11	感觉器官用药	268,571	283,081	−14,510	−5.1	3.9	4.2
12	中药制药	179,453	158,555	20,897	13.2	2.6	2.4
13	维他命	172,834	180,203	−7,368	−4.1	2.5	2.7
14	泌尿生殖器官及肛门用药	157,943	162,419	−4,476	−2.8	2.3	2.4
15	激素药(包括抗激素药)	155,562	175,713	−19,612	−11.2	2.3	2.6
16	过敏药	146,984	180,113	−33,128	−18.4	2.1	2.7
17	营养药剂	140,197	142,569	−2,372	−1.7	2.0	2.1
18	抗生素药	125,509	169,135	−43,627	−25.8	1.8	2.5
19	呼吸系统药物	112,068	135,053	−22,985	−17.0	1.6	2.0
20	放射性药物	47,457	46,755	702	1.5	0.7	0.7
21	诊断用药(不包含体外诊断用药)	44,785	53,464	−8,679	−16.2	0.6	0.8
22	人工透析用药	42,737	43,590	−854	−2.0	0.6	0.6
23	末梢神经系统用药	22,185	21,578	607	2.8	0.3	0.3
24	公共卫生用药	17,015	17,707	−692	−3.9	0.2	0.3
25	其他不以治疗为主要目的的药品	16,471	18,552	−2,081	−11.2	0.2	0.3
26	其他	69,212	70,976	−1,764	−2.5	1.0	0.1

注:药物类别生产金额排名根据2018年产值决定。
资料出处:《平成30年药事工业生产动态统计年报》。

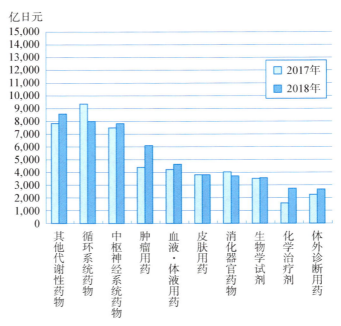

图 4-11　各医药类别的生产总额

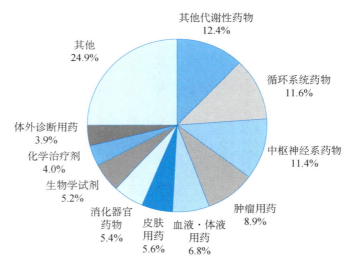

图 4-12　医药品各大类的生产金额占比

与日本的医疗器械相仿，日本的制药行业在全球也享有盛名（见表 4-52 和表 4-53）。

表 4-52　制药公司销售排行榜

排名	公司名称（日语）	公司名称（官方中文或英文名）	销售额（2019 年 3 月期）
1	武田薬品工業	武田药品工业	2 兆 972 亿日元
2	アステラス製薬	安斯泰来制药	1 兆 3,863 亿日元
3	大塚 HD	大冢 HD	1 兆 2,919 亿日元
4	第一三共	第一三共	9,297 亿日元

续　表

排名	公司名称(日语)	公司名称(官方中文或英文名)	销售额(2019年3月期)
5	エーザイ	卫材	6,428亿日元
6	中外製薬	中外制药	5,797亿日元
7	大日本住友製薬	大日本住友制药	4,592亿日元
8	田辺三菱製薬	田边三菱制药	4,247亿日元
9	塩野義製薬	盐野义制药	3,637亿日元
10	協和発酵キリン	协和发酵麒麟	3,465亿日元
11	小野薬品工業	小野医药工业	2,886亿日元
12	大正製薬HD	大正制药HD	2,615亿日元
13	参天製薬	参天制药	2,340亿日元
14	明治HD(医薬品)	明治HD(医药品)	1,986亿日元
15	沢井製薬	泽井制药	1,843亿日元
16	日医工	日医工	1,665亿日元
17	帝人(ヘルスケア)	帝人(保健)	1,575亿日元
18	久光製薬	久光制药	1,434亿日元
19	旭化成(医薬・医療)	旭化成(医药・医疗)	1,355亿日元
20	ツムラ	津村	1,209亿日元

资料出处：answernews(2019年版)国内制药公司排名,见 https://answers.tennavi.com/pharmanews/16271/。

表4-53　制药公司员工人数排名

排名	公司名称(日语)	公司名称(官方中文或英文名)	员工人数
1	第一三共	第一三共	5,515人
2	武田薬品工業	武田药品工业	5,291人
3	中外製薬	中外制药	5,037人
4	アステラス製薬	安斯泰来制药	5,034人
5	田辺三菱製薬	田边三菱制药	4,111人
6	協和キリン	协和麒麟	3,918人
7	塩野義製薬	盐野义制药	3,596人
8	小野薬品工業	小野医药工业	3,284人
9	エーザイ	卫材	3,140人
10	大日本住友製薬	大日本住友制药	3,067人
11	沢井製薬	泽井制药	2,529人
12	ツムラ	津村	2,493人
13	東和薬品	东和药品	2,229人
14	興和	兴和	1,890人
15	参天製薬	参天制药	1,812人
16	日本新薬	日本新药	1,761人
17	久光製薬	久光制药	1,596人

续表

排名	公司名称（日语）	公司名称（官方中文或英文名）	员工人数
18	キッセイ薬品工業	KISSEI PHARMACEUTICAL	1,504 人
19	ロート製薬	乐敦制药	1,474 人
20	扶桑薬品工業	扶桑药品工业	1,347 人

资料出处：行业动向SEARCH.COM制药业从业人员人数排名（2018—2019），见https://gyoka-search.com/4-iyaku-jyugyo.htm。

日本的制药公司一般都有很明确的经营理念和擅长的专攻领域，比如1912年成立的大正制药公司，在创业初始就制定了经营理念，即"使用被社会公认的方法，创造，并为寄望于建立健康美丽生活的顾客提供可信服的优秀的医药品、健康关联产品、信息以及服务，为社会作出贡献"。

同时大正制药公司还把"彻底执行本业"（即专门彻底地从事"自我医疗事业和医疗事业"以及"可以呈现科学客观依据并能发挥企业强项的事业"）和"通过事业的可持续发展完成利益相关者所期待的使命"（对生活者，在以健康为主题的任何领域去努力使生活者建立健康丰富的生活；对客户和交易相关方，构建维持公正合理的关系；对员工，尊重个人人权、人格，努力确保雇佣关系；对股东，公正、及时公开正确的信息；对地区社会，作为企业市民积极参与策划环境保护，努力实现共存共荣）作为经营方针。

在如是的经营理念和经营方针的指引下，大正制药公司的员工恪守"遵纪守法、高尚伦理、正直勤勉热心、竞争视点、合理思考、长期视点的价格基准"等行动准则，在不断提升职业操守和职业素养的同时，也为企业的发展带来了累累硕果。当前，大正制药已经成为全日本一般医药品产品最丰富的厂商。中国游客也可以在遍布日本大街小巷的各大药妆店看到大正制药的产品。

（2）日本药品的分类

① 医疗药品、指导药品和一般医药品

在这里，我们有必要介绍一下日本药品的分类。日本的药品主要分为三大类，即医疗药品（处方药）、指导药品和一般医药品（OTC）。而一般医药品又分为第一类、第二类、第三类共三种。这些分类按照日本的法律法规而设定，有着十分严格的区分，因此具体的疗效和风险也有很大不同（见表4-54）。

表4-54 日本药品分类表

分类		概念	专业对应	药例	风险
医疗药品		医疗药品是医生根据患者的病情和症状、体质等开的处方，根据处方由药剂师配制的药。虽然可以期待有很高的效果，但也有可能产生副作用，所以需要有医生和药剂师的指导	医生、药剂师		
指导药品		指导药品是从医疗药品变成普通医药品后不久的东西，因为副作用等风险不确定，所以必须听从药剂师的说明才能买。禁止网络销售	药剂师	一些过敏治疗药、肠胃药	不确定或是较高
一般医药品	第1类医药品	第1类医药品，作为一般用医药品从副作用、饮食禁忌等安全性上来看，特别需要注意。不听从药剂师的说明就无法购买	药剂师	一些过敏药、消肿药	高
	第2类医药品	第2类医药品在副作用、饮食禁忌等方面需要注意安全性。可以由药剂师或接受过培训的注册销售者来销售。他们有努力向患者做说明的义务	药剂师、注册销售者	主要指感冒药、退烧止痛药	中
	第3类医药品	第3类医药品，在副作用、饮食禁忌等安全性上，可以由药剂师或接受过培训的注册销售者来销售。一般认为不需要特别向患者说明	药剂师、注册销售者	主要指整肠剂、维生素片剂等	低

资料出处：根据日本厚生劳动省官网资料整理制作。

我们还是以大正制药为例，选取一部分该公司的产品，看看这些在日本家喻户晓的产品按照日本法律法规，应该如何分类。

表 4 - 55　大正制药代表性药品分类

药品图示	名称（日语）	分类（日语）	药品图片	名称（日语）	分类（日语）
	パブロンエースPro 微粒	第 2 類医薬品		大正漢方胃腸薬	第 2 類医薬品
	パブロンエースPro 錠	第 2 類医薬品		大正漢方胃腸薬＜錠剤＞	第 2 類医薬品
	パブロンSゴールドW 微粒	第 2 類医薬品		大正漢方胃腸薬アクティブ＜微粒＞	第 2 類医薬品
	パブロンSゴールドW 錠	第 2 類医薬品		大正漢方胃腸薬「爽和」微粒	第 2 類医薬品
	パブロンSα〈微粒〉	第 2 類医薬品		大正漢方胃腸薬アクティブ＜錠剤＞	第 2 類医薬品
	パブロンSα〈錠〉	第 2 類医薬品		大正漢方胃腸薬＜内服液＞	第 2 類医薬品
	パブロンゴールドA〈微粒〉	第 2 類医薬品		大正胃腸薬 K	第 2 類医薬品
	パブロンゴールドA〈錠〉	第 2 類医薬品		大正胃腸薬 K＜錠剤＞	第 2 類医薬品
	リポビタンD	指定医薬部外品		リアップX5プラスネオ	第 1 類医薬品
	リポビタンDハイパー	指定医薬部外品		リアップX5プラス	第 1 類医薬品
	リポビタンDスーパー	指定医薬部外品		リアップX5	第 1 類医薬品
	リポビタンZERO	指定医薬部外品		リアップジェット	第 1 類医薬品

续 表

药品图示	名称(日语)	分类(日语)	药品图片	名称(日语)	分类(日语)
	リポビタンリズム	指定医薬部外品		リアッププラス	第1類医薬品
	リポビタンファイン	指定医薬部外品		リアップ	第1類医薬品
	リポビタンファインプレシャス	指定医薬部外品		リアップスカルプシャンプー	医薬部外品
	リポビタンフィール	指定医薬部外品		プレリアップスカルプシャンプー	医薬部外品

资料出处：根据日本大正制药公司官网信息整理制作。

因为日本对药品的包装有着非常严格的要求，所以上述标识都会很明确地体现在产品包装上，便于消费者区分。除了上述的分类之外，日本还有一些特殊的指定分类，比较常见的有"医药部外品"。国内有些人误将该品类直接翻译成外部使用的药品，其实这完全误导了消费者。"医药部外品"是日本的确保医药品、医疗器械等的品质、有效性及安全性等相关法律所规定的医药品和化妆品的中间分类，是非机械器具对人体作用缓慢的产品。其使用目的大致有：(1) 去除呕吐及其他不适，防止口臭或体臭；(2) 防止痱子、流口水等；(3) 防上脱发，生发或是除毛；(4) 为了人或动物的健康，驱除或防治老鼠、苍蝇、蚊子、虱子等。"医药部外品"与医药品不同，不需要医生的处方或药剂师、注册销售者的建议，可以在药店等零售店任意购买。因为"医药部外品"对人体的作用强度介于医药品和化妆品的中间，为了将"医药部外品"的护肤品和普通的化妆品区别开来，"医药部外品"也被称为"药用化妆品"（例如药用化妆水、药用护肤霜、药用洗发水等）。

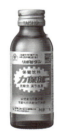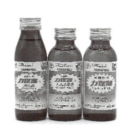

图 4-13　大正制药经典品牌"力保健"

资料出处：根据上海大正力保健有限公司提供的信息资料制作

又如"指定第2类医药品"，该分类是根据确保药品、医疗器械等的品质、有效性及安全性等有关的法律第36条的7第1项第1号及第2号的规定，厚生劳动大臣指定的部分第1类医药品及第2类医药品（平成19年厚生劳动省告示第69号）。而指定医药品主要根据这些药品的副作用等可能会对日常生活造成影响的程度以及对健康的危害。指定第2类医药品和第2类医药品在具体销售规定上有两个严格的区别：一是在医药品的直接容器、包装上标注为第2（数字外面加框）类医药品或是第②类医药品；二是在陈列指定第2类医药品的情况时，要摆在距药剂师提供信息的设备等（信息提供柜台等）7米以内的范围内（第2类医药品没有关于陈列范围的规定）。

因为中日两国相关法律法规存在差异，有些在日本定位为药品或者"医药部外品"的产品，落地中国后就变成了保健品，其实在功能性上与一般的保健品还是有着很大的区别。比如大正制药上海分公司生产的大正制药经典品牌"力保健"（见图 4-13），在日本归属于"医药部外品"，而在中国则只能够注册为由中华人民共和国卫生部批准的"卫食健字（2000）第0733号"的保健品。如果参照日本的医药保健品分类方法，显然是轻视了该产品的功效,把该产品降低了一个档次。

② 先发药和后发药

在日本,当患者带着医师开出的处方笺去药房买药时,经常会被问到:"是否要用后发药?"日本的药品有"先发药"和"后发药"之分,那么,到底什么叫"先发药",什么叫"后发药"呢?

所谓"先发药"即指新药,是指有医药公司耗费大量的人力、物力、财力及经过长期试验后开发出来的目前市面上还没有的药品。而所谓的"后发药"是指在新药的再审期、专利物质(成分)的专利期期满后,通过各类试验[规格试验(原药、制剂的品质试验)、(稳定性试验(长期保存)、生物等效性试验(溶出试验、人类 BE 试验)]以证明其与新药具有同等效果且由日本厚生劳动省许可制造、销售的药品。

后发药拥有与新药同等的有效成分,不仅如此,有些后发药还因为使用了新的技术提高了药品的易服用性及使用感。在新药上市后,经过几年到十几年开发出的后发药,是在新药药效的基础上做了服用口感、口味、小型化、速溶化等方面的改良,甚至在药品包装上也进行改进,减少服错药的风险,许多后发药的服用口感比新药更容易让患者接受。

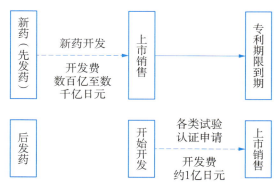

图 4-14　先发药与后发药的区别图

资料出处:根据日本法律法规整理制作。

后发药的使用,不仅能够减轻患者的经济负担,也能进一步提高日本医药费的使用效率。新药不仅需要巨额的研究开发投资,在其上市后的一段期间内还需要对其有效性、安全性进行实际评估,基于这些费用,新药的价格比后发药高出 1 倍多。放眼全球,后发药使用率最高的三个国家分别是美国(92%)、德国(81%)和英国(77%),与此相比,日本仅有 62%的后发药使用率。为此,日本政府在"经济财政运营与改革的基本方针 2017"(2017 年 6 月 9 日内阁决议)中特别指出:以药价制度的根本性改革为目的,调整药剂报酬和药剂的合理使用,以实现"患者本位"的医药分离,到 2020 年 9 月底止,要将后发药的使用率提升至 80%,同时为了这个目标能够提前实现,将商议并出台更多的促进后发药品使用的政策。

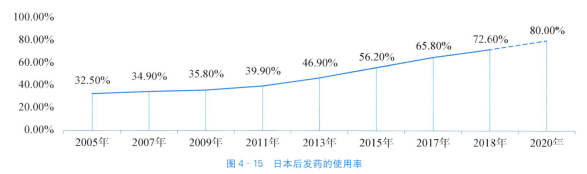

图 4-15　日本后发药的使用率

资料出处:日本厚生劳动省《后发药的市场份额(新目标)》。

③汉方药

据说中国的传统医学在5—6世纪左右已经在日本传播，并被投入使用。之后结合日本特有的风土、气候以及日本人的体质，实现了独立的发展，成为日本的传统医学——汉方。"汉方"是为了和西洋医学的"兰方"相区别而命名的名称，是与中国传统医学"中医学"有所区别的日本独有的医学。

在日本，汉方药一般是指混合了两种以上的草药，根据患者各自的体质、体型、抵抗力、自觉症状等开具的处方，能够促进身体虚弱机能的活性化，实现用自己的力量治愈本来健康的身体的目的。

与中国社会的普遍认知相仿，很多日本人也认为：西药的有效成分单一，以某一症状为目标，为了抑制其症状可以发挥强大的力量，但是毒性较强。与之相反，汉方药在组合各中药材之后内含诸多有效成分，可以发挥各种各样的作用，也正因为如此，汉方药不光对复合病症的综合治疗有效，而且在对慢性病及全身性疾病的治疗、在对应复杂症状时可以发挥更好的功效。

在汉方中，根据患者的体质和当时的状态，处方也会不尽相同。当然，如果患者的体质、症状相似的话，也会出现使用同样汉方药的情况。适用于医疗保险的处方汉方药被称为"医疗用汉方制剂"，一般多为经过煎熬浓缩提取的颗粒或片剂的形状。这类汉方药虽然省去了汉方本来的煎熬工夫，可以马上服用，非常方便，但是不能像专业的汉方药药店和汉方专业医生开具处方、煎服的汉方药那样，根据患者的个人差异配制定制的生药、调节药量，所以，从效果上来说，也是各有千秋。

因为日本在药品审查制度上非常严格，以至于不少日本企业的新药都先投放欧美市场，获得承认之后再返回日本国内市场。也正因为如此，一直以来因为缺乏临床数据支撑而饱受争议的汉方药在日本也很难获得相关认证。所以，日本虽然拥有数量不少的汉方药店，但是适用于医疗保险的汉方药还是少数。即便如此，很多日本人还是愿意前往汉方药店，去听听汉方专家的养生之道。

在没有更多学理支持的汉方药的世界，时间和口碑就成为最重要的支撑。比如"养命酒制造株式会社"生产的"药用养命酒"就是日本汉方药之中的佼佼者。据说养命酒是庆长7年（1602年）信州伊那的谷·大草（现在长野县上伊那郡中川村大草）的盐泽家当家人盐泽宗闲翁发明的。关于养命酒还流传一个传说。庆长年间的一个大雪之夜，盐泽宗闲翁在雪地里救出了一位倒在地上的老者。之后，那位旅行的老人也成为盐泽家的食客。3年后老者离开盐泽家，临别之际说道："虽然想报答救命之恩，但是浪迹天涯的我一生清苦，无以为报。愿意将自己机缘巧合获得的制作药酒的心得转赠恩人！"得到药酒秘方的盐泽宗闲翁萌生了"为世人的健康长寿尽一份力"的想法，骑着牛巡游深山幽谷，采集药草，开始尝试制作药酒。所幸当地气候风土适宜，蕴藏着大量天然的原材料，终于在庆长7年（1602年）集大成酿制成功，取其药名为"养命酒"。之后历经时代洗礼，随着交通和信息技术的大发展，大正12年（1923年），盐泽家族私人的酿酒事业被改组为株式会社天龙馆，与此同时在发祥地伊那谷代代相传被饮用了300多年的养命酒终于走出深山，步入了日本寻常百姓的家庭。现在已经更名为养命酒制造株式会社的这家日本老牌汉方药企业凭着单一品牌的单一产品立业近400年，其背后不光秉承着"希望能将受欢迎的养命酒的功效尽可能地传递给更多的人"这样简单质朴的初心，更有着日本特色的匠人精神！

表4-56 日本的汉方药举例

所属类型	产品名（日语）	产品图示	产品特点
第2类医药品	薬用養命酒		通过药材和酒精间相辅相成的作用，促进全身血液循环，从本质上提高身体素质，调节身体状况。通过提高我们身体本来的免疫力与自恢复能力，从根本上改善因身体机能下降而引起的各类病症

续表

所属类型	产品名（日语）	产品图示	产品特点
食品*	クロモジのど飴		微甜的黑蜜风味的润喉糖，有润喉、护嗓、止咳化痰、缓解咽炎的功能
食品*	クロモジのど飴生姜はちみつ		含有生姜和醇厚的蜂蜜味的润喉糖，有润喉、护嗓、止咳化痰、缓解咽炎的功能

说明：＊指日本的润喉糖分为三类，一为医药品；二为医药部外品；三为食品。

4 日本的保健品

随着人类生活水平的不断提升，各国人民都对健康长寿投入了更多的关注，而预防疾病的理念的普及也在推波助澜，保健品市场火热非凡。日本也不例外，近年来保健品市场保持着稳步增长的态势，2019年日本国内的保健品（健康食品）市场规模已经达到了8,675亿日元（见图4-16）。前文已经提到日本是世界上平均寿命最长的国家，日本人的日常生活也充满了各种长寿的元素，诸如我们耳熟能详的清淡饮食、运动健身等。当然，这里也有保健品的一份功劳。借助日本政府观光立国政策的春风，日本的保健食品在海外市场也迅速引起了广泛的关注，而日本的保健品也成为中国观光客在日本购物的必选品类，在各种跨境代购网站上也频频亮相。

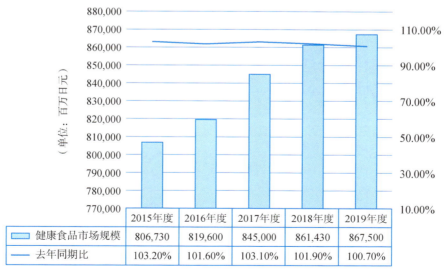

图4-16 日本健康食品市场规模的推移

资料出处：根据日本国厚生劳动省官网资料整理制作。

从 2019 年日本健康食品的网络及电视购物的企业排名可以看出，前 30 位企业的销售额是 884 亿日元到 68 亿日元（见表 4-57）。

表 4-57 日本网购、电视购物前 30 位企业一览表

排名	公司名（日文）	公司中文或英文名（若有）	主力商品	健康食品销售额（百万日元）	健康食品构成比（%）
1	サントリーウエルネス	三得利健康	芝麻素	88,400	90.00
2	ディーエイチシー	DHC	综合	50,548	46.80
3	ファンケル	FANCL	综合	43,919	31.20
4	世田谷自然食品	世田谷自然食品	软骨素	21,000	—
5	やずや	Yazuya Co., Ltd.	香醋	18,500	—
6	山田養蜂場	山田养蜂场	蜂王浆	17,351	—
7	えがお	egao Co. Ltd.	黑醋	17,000	—
8	わかさ生活	Wakasa Seikatsu Corporation	蓝莓	16,000	—
9	キューサイ	Q'Sai Co., Ltd.	青汁	13,000	—
10	ニコリオ	NICORIO	酪酸菌	125,000	100.00
11	エバーライフ	Everlife Co., Ltd.	透明质酸	12,000	—
12	アサヒ緑健	Asahi Ryokuken Co., Ltd.	青汁	11,000	—
13	金氏高麗人参	金氏高丽人参	高丽人参	10,600	99.90
14	大正製薬ホールディングス	大正制药股份有限公司	软骨素	10,300	—
15	カゴメ	可果美	番茄汁	10,000	—
16	ライオン	狮王集团	乳酸菌	10,000	—
17	Rakuten Direct	乐天	综合	10,000	—
18	ユーグレナ	Euglena Co., Ltd.	绿藻	9,894	—
19	アサヒカルピスウェルネス	朝日可尔必思健康管理有限公司	乳酸菌	9,000	—
20	万田発酵	万田酵素	植物发酵食品	8,500	—
21	健康家族	健康家族	蒜蛋黄	8,500	—
22	小林製薬	小林制药	综合	8,000	—
23	サンスター	盛势达	青汁	8,000	—
24	協和発酵バイオ	协和发酵麒麟集团	鸟氨酸	7,500	—
25	富士フィルムヘルスケアラボラトリー	Fujifilm Healthcare Laboratory Co., Ltd.	草药香草	7,000	—
26	エーザイ	卫材药业	沙丁鱼肽	7,000	—
27	愛しとーと	无	神经酰胺	7,000	70.00
28	森下仁丹	森下仁丹	双歧杆菌	7,000	—
29	オルビス	奥蜜思	综合	6,800	—
30	ファビウス	FABIUS	青汁	6,800	62.00

资料出处：根据日本网络经济新闻官网资料整理制作。

在日本，食品和药品有着明确的区分，我们一般所指的保健品，属于食品分类中的保健机能食品（见表4-58）。对于这个领域的产品，日本又细分为特定保健食品、营养机能食品和机能性表示食品。而日语中所谓"健康食品"只能归类于一般食品。

表4-58 食品与医药品的区分

	医药品（广义）		食品			
	医药品	医药部外品	保健机能食品			一般食品（包含所谓的"健康食品"）
			特定保健用食品	营养机能食品	机能性表示食品	
相关法令	医药品医疗器械等法律		《健康增进法》《食品卫生法》		《食品表示法》	《食品卫生法》
效果与功能的明示	经厚生劳动大臣许可后方可明示		经消费者厅长官许可后方可明示	仅可明示规定范围内的营养机能	向消费者厅长官申请后方可明示	不可明示
销售渠道	仅药局与药店可销售		一般零售店也可销售			

表4-59 各种健康食品的比较

	保健机能食品		
	特定保健用食品	营养机能食品	机能性表示食品
定义（可使用该表述的食品）	有科学依据证明其能维持或促进健康，并被允许明示保健效果的食品	含有规定计量的维生素、矿物质等指定的营养成分的食品	包含生鲜食品在内的所有食品（部分食品除外）
相关法律	《健康增进法》《食品卫生法》		《食品表示法》
相关许可	由消费者厅长官许可	不要	不要（厂商的申请）
效果的检证方法	临床试验	满足基准后可明示	临床试验或基于研究成果

资料出处：根据日本相关法律法规整理制作。

除了上述保健机能食品三大分类外，还有作为"一般食品"进行销售的"营养辅助食品""健康辅助食品""营养调整食品"三类食品（见表4-59），但与上述三大类保健机能食品不同的是，"一般食品"不允许明示食品的保健功能。

为了让大家更加清晰地理解日本保健食品的分类，我们试着使用朝日啤酒旗下的产品群来做案例说明。成立于1889年的朝日啤酒株式会社，是日本最著名的三大啤酒制造厂商之一，主打品牌"Super Dry"系列的啤酒，其产品在日本常年处于市场占有率第一的位置，近期还连续大手笔出手收购了意大利和捷克的著名啤酒厂商。其实，作为食品厂商，朝日啤酒株式公社除了生产啤酒之外，还向市场推出了丰富的健康食品品类的产品群，它们被命名为Dear-Natura 和 Dear-Natura Gold 系列产品。

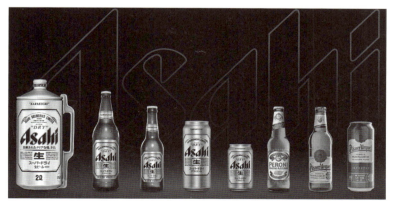

图4-17 朝日啤酒产品群

资料出处：根据朝日啤酒提供的资料整理制作。

上文我们已经提到，"保健品"一词在日本与中国的概念有所不同，比如朝日啤酒株式公社旗下的 Dear-Natura 系列中，就涵盖了作为"一般食品"的保健品以及作为"机能性表示食品"的保健品。希望大家阅读此书后，再次前往日本购物时，能够准确区分，根据自己的需要选择合适的产品。

表 4-60 朝日啤酒生产的保健品

食品					
保健机能食品					一般食品 （包含"健康食品"）
特定保健 用食品	营养机能食品		机能性表示食品		
暂无		18 种氨基酸 12 种维生素 9 种矿物质		EPA&DHA 减少中性脂肪	大豆异黄酮
		铁 18 mg 14 种维生素		氨基葡萄糖 增强膝关节活动	透明质酸
		维生素 E 亚铅 生物素 铜		叶黄素和玉米黄素 调整眼睛的状态	锯棕榈
		亚铅 维生素 B_2 维生素 B_6		沙丁鱼肽 帮助降低血压	软骨素
		维生素 E		五层龙（Salacia） 抑制糖分吸收	左旋肉碱
		钙镁		鹅肌肽 抑制尿酸值上升	硫辛酸
		叶酸		多酚 降低 LDL 胆固醇	

资料出处：根据朝日啤酒提供的资料整理制作。

5 日本的营养士体系

有不少研究资料认为日本人的长寿秘诀在于饮食的清淡和合理的营养。这的确有一定的道理。如果说饮食清淡的关键在于日本大和民族就地取材养成的饮食习惯，那么为日本社会提供合理的营养菜谱的营养士体系，也可以被称为长寿大国的"秘密武器"。

基于2002年实施的《营养士法》中修订的部分内容，日本政府明确了管理营养士（相当于中国的注册营养师）的业务内容：管理营养士需具备高度的专业知识，能够根据营养价值的评价与判定对伤病者的疗养进行正确的指导。与此同时，对管理营养士的培训课程与国家考试的科目也进行了一定程度的修改。

日本的营养士执照必须是在厚生劳动大臣指定的营养士培训基地经过2年以上知识与技能的学习后，由各都道府县颁发。在此基础上，通过了管理营养士国家考试，在日本厚生劳动省的管理营养士人才库中进行备案后，才可以获得管理营养士的执照。

截至2019年3月底，日本共有302个营养士培训基地，其中包含148个管理营养士培训基地。培训基地的入学名额大约在每年22,000人左右。目前，日本共有1,079,322名执照营养士（截至2018年3月底）和234,196名管理营养士（截至2018年12月底）。

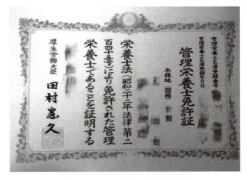

图4-18 日本营养士证书图

而料理师执照也是在厚生劳动大臣指定的料理师培训基地经过1年以上知识与技能的学习后，通过各都道府县举办的料理师考试后，方可获得。每年培训基地的入学名额在28,000人左右，全日本共有283个培训基地（2018年度），料理师执照累计颁发3,817,774人次（2018年3月底）。料理师在积累了一定时间的业务经验后，可以参加国家举办的料理技能审查考试，考试合格者将获得专业料理师称号，日本有38,723人（2018年度）获此称号。

与医疗护理人员拥有自己的行业协会一样，日本也有很多营养士相关的学会、协会。这些行业协会各司其职，分工明确，建立行业体系，规范行业操守，为行业的发展保驾护航。

日本管理营养士会（https://www.dietitian.or.jp）是成立最早、规模最大、最重要的营养界的学会（类似中国营养学会），在日本全国各地还设有地方性营养士学会。日本最主要的"管理营养士"资格就是由这个学会认定的。目前，会员人数已经达到5万人，除了普通的管理营养士和营养士，还包括在特殊领域〔如特定保健指导、静脉肠道营养（TNT-D）、竞技体育、家庭访问等〕以及专业领域（如癌症、肾脏疾病、糖尿病、吞咽康复、居家营养等）的营养士。

日本健康和营养系统学会（https://j-ncm.com）是临床营养士的认定和培训机构，日本临床营养士会（http://j-ncm-jacn.com）是获得临床营养士资格的成员协会。在日本只有管理营养士才有资格申请临床营养士的入会培训和实践，完成临床营养士的认定。即便是获得该认定之后也需要继续接受再教育。

成立于1979年的日本临床营养协会（http://www.jcna.jp）是由医生和营养士共同组成的机构，负责NR・サプリメントアドバイザー（NR・SA）的培训和认定。

日本临床营养学会（http://www.jscn.gr.jp）是以医师为核心的日本最早的临床营养学会。该学会除了与上述各机构均有业务合作之外，还组织"認定臨床栄養医"（日文）的资格认定与继续教育和培训。

日本病态营养学会（https://www.eiyou.or.jp/en）是由临床医师、营养学研究者、管理营养士共同发起，以开发更高效果的营养疗法为主要目的，面向医师、管理营养士、看护师、药剂师。该学会自1998年成立以来已经有近1万名的会员，承担着对医生、营养士、看护师以及医疗设施的认定工作（包括专门疾病领域的营养士认定）。主要认定项目有病态营养专业医师、病态营养专业管理营养士、营养支持团队（NST）导医、癌症病态营养专业管理营养士、肝脏疾病病态专业管理营养士、糖尿病病态专业管理营养士、专业病态营养护师、营养管理、NST实施设施等。

2020年改名成为日本临床营养代谢学会（https://www.jspen.or.jp）的前身是2013年成立的静脉肠道

营养学会,而其最早起源于1985年由临床医生组织成立的全国静脉肠道营养大会。该学会隶属于日本医科会下属专业分会,类似中国医学协会下属的临床营养专业分会和中华医学会下属的肠内肠外营养分会。该学会应该是最接近临床医学的学会,主要的研究内容也集中于医院内的营养治疗。

最后还需要特别提到的是日本女子营养大学(https://www.eiyo.ac.jp)。该大学是日本最早开设营养专业的学校,其前身是香川学园,从料理、日常生活的角度推出了大量关于疾病康复和日常营养的书籍,并为日本营养学界培养了大批专业人才。当前日本,乃至全球闻名的诸多营养学家都来自香川学园一派。

> **【小知识】日本的药膳与营养膳食**
>
> 　　药膳发源于我国传统的饮食和中医食疗文化,是在中医学、烹饪学和营养学理论指导下,严格按药膳配方,将中药与某些具有药用价值的食物相配,采用我国独特的饮食烹调技术和现代科学方法制作而成的具有一定色、香、味、形的美味食品。药膳"寓医于食",内含"医食同源"的思想,既将药物作为食物,又将食物赋以药用,药借食力,食助药威,二者相辅相成,相得益彰。
>
> 　　基于我国的药膳理论,1985年一般社团法人和汉药膳食医学会(旧称:一般社团法人国际药膳食育学会)理事长板仓启子女士根据日本人的口味与体质,综合了日本料理和西洋料理的调理方式开发了日本式药膳——"和汉膳"。板仓女士强调,不同民族的人身体素质也各不相同,日本人的肠道比欧美人长1.2—1.3倍,但体内分解糖分的胰岛素的含量却只有欧美人的一半。"血""水""气"是和汉膳的精神。所谓"血"就是我们体内流淌的血液,而"水"则指除了血液以外的水分的总称,而和汉膳中的"气"是指生命能量。与中国的药膳同理,和汉膳也是根据每一个人的体质,选择"热性""温性""凉性"以及"寒性"等食材,以调理身体为目的,而不仅仅只是简单地计算食物的热量。
>
> 　　2005年6月,一般社团法人国际药膳食育学会成立,并设立了"和汉药膳师"和"和汉药膳食医"两类资格证书。此外,一些地方性的药剂师协会也越来越关注中国的药食同源。在日本岐阜县药剂师协会,将每年参加药膳培训的药剂师认定为"药食同源咨询师",他们不仅能为患者建议适合的药物,还能基于药膳理论指导患者如何正确选择健康食品,对患者在日常食材的选择上提供建议。
>
> 　　当前,预防已经成为先进国家医疗中的重要环节。而预防中新兴的营养学等相关学科也越来越受到各国的重视。随之而来的是先进国家一般消费者与营养师相互交流沟通的平台建设方兴未艾。这些平台的建设之所以被寄予厚望,主要是解决了以下市场的痛点:一是消费者及患者面临着专业营养服务无处可寻的窘状,大部分患者甚至不知道医学营养服务的存在,偏信非专业背景"营养师"的建议,导致健康状况无法得到有效改善,还浪费了大量金钱;二是真正掌握医学营养服务能力的专业人员基本都在医院体系内,但院内外医学营养服务又面临着服务效率低下、服务质量参差不齐、营养服务收入规模效应欠佳等实际问题,直接导致了医院及医护人员都不重视提供医学营养服务。
>
> 　　这样的情况在包括日本在内的先进国家都也曾经出现过。如今一大批平台诞生,这些平台专注于医学营养领域,为临床营养科及相关科室的医护人员提供医学营养服务工具,通过"营养宣教+营养服务+营养产品"三位一体的立体服务体系,提高医护人员营养服务的工作效率和质量,更好地向患者及一般消费者提供个性化、高标准的医学营养服务和产品,对以预防疾病为重的新医疗循环理念的推广也起到了极大的推动作用。比如在日本既有面向企业(包括医疗机构等)提供专业健康营养咨询的平台"Link&Communication"(https://www.linkncom.co.jp),也有面向个人提供尿液检查服务,并根据检查结果给予客户营养咨询建议的平台(https://www.vitanote.jp)。这些平台的兴起给予了企业和个人更多的专业咨询辅导,也为整个国家健康水平的提升作出了积极的贡献。

据悉,杭州栗伙健康科技有限公司正在筹建的 NGN 个性化医学营养服务平台项目(Next Generation Nutrition Platform-Enhanced Personalized Medical Nutritional Therapy Platform),即将在 2021 年第一季度上线(平台服务网址:www.chestnutmates.com),期待这一填补国内空白的创新可以为国人带来真诚的帮助和健康的惊喜!

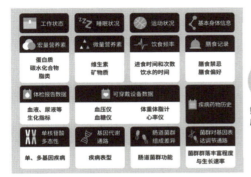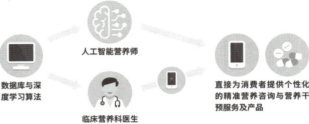

图 4-19 个性化医学营养服务示意图

6 日本的药用温泉

去日本一定要泡温泉,日本的温泉又以富含各类矿物质闻名,甚至出现了日本的温泉包治百病这样的无稽之谈。实际上,在日本并不是所有的温泉都有药用效果。

日本的《温泉法》对"温泉"有着明确的定义:从地下涌出的水、水蒸气以及其他气体(以烃类为主要成分的天然气体除外)中,含有规定量以上的化学成分或者温度达到 25℃以上的物质。而日本的《矿泉分析法》又对疗养泉(药用温泉)做出了定义,并将其分为四大类:一是单纯温泉,二是盐类泉(氯化物泉、碳酸氢盐泉、硫酸盐泉),三是含特殊成分的单纯冷矿泉和温泉(单纯二氧化碳泉、单纯铁泉、单纯酸性泉、单纯硫磺泉),四是含特殊成分的盐类泉(酸性泉、含二氧化碳泉、含铜泉、含铁泉、含铝泉、含硫磺泉、含放射性物泉等)。

如果对上述四大类的温泉进行进一步分析,经整理后又可分为 9 种,也被称为新分类(见表 4-61)。

表 4-61 日本温泉分类

温泉分类	简介	泡泉功效(针对疾病)	饮用功效(针对疾病)
单纯温泉	命名为名汤的温泉有很多,这是对泉温即使达到 25℃以上,但所含任一种成分都未达到规定量的温泉的总称。因刺激性小且具有各种功效,而被广泛利用	疲劳、神经痛、失眠、动脉硬化、高血压、自律神经失调症	—
单纯二氧化碳泉	温度低,但相对来说保温效果好。对血管的扩展作用强,能降低血压。在日本少有这种温泉	末梢循环障碍、运动麻痹、肌肉和关节痛、跌伤、高血压、动脉硬化、刀伤、畏冷、更年期障碍、不孕症	肠胃功能低下、便秘症
碳酸氢盐泉	称之为"冷汤",入浴后有一种清凉感。泉质为碱性,被分为重碳酸土类泉和重碳酸钠泉二种	肌肉和关节痛、跌伤、刀伤、慢性皮肤病、末梢循环障碍、畏冷	胃溃疡、十二指肠溃疡、逆流性食道炎、糖尿病、痛风
氯化物泉	最适合老年人和恢复期的病人,所含食盐与海水成分类似。入浴后附着在皮肤上的食盐具有防止汗水蒸发的作用,保温效果突出	肌肉和关节痛、跌伤、扭伤、畏冷、慢性妇科病、不孕症	萎缩性肠炎、便秘症

续 表

温泉分类	简介	泡泉功效（针对疾病）	饮用功效（针对疾病）
硫酸盐泉	可预防动脉硬化，还具有镇静作用。主要分为石膏泉（含钙）、芒硝泉（含钠）、正苦味泉（含镁）三种	风湿症、碰伤、刀伤、烫伤、高血压、动脉硬化、外伤、末梢循环障碍、畏冷、抑郁、皮肤干燥	胆道功能障碍、高血脂、便秘症
含铁泉	位于泉眼附近且未被氧化的含铁泉最好，分为碳酸铁泉、绿矾泉二种。刚涌出之时为无色透明，同氧气接触后，变为茶褐色，功效也会减弱	贫血、风湿症、更年期障碍、子宫发育不全、慢性湿疹	缺铁性贫血
硫磺泉	刺激性较强。泡该种温泉的时间过长会导致晕眩、皮肤灼伤。有一种硫化氢气体所特有的气味。具有扩张血管的作用。通风换气不良时会导致中毒	高血压、动脉硬化、慢性湿疹、过敏性皮炎、寻常型牛皮癣、表皮松懈、关节痛	糖尿病、高血脂
酸性泉	为防止皮肤灼伤，泡完澡后请用清水冲洗干净。对皮肤有很强的渗透性刺激。皮肤较弱的人可能会被灼伤，导致皮肤溃烂。但是，可用于慢性皮肤病的治疗等	慢性湿疹、过敏性皮炎、表皮松懈、慢性妇科病、糖尿病、脚气	—
放射性泉	最有效的是吸入法，含微量放射性物质，也称之为镭泉、氡温泉。虽然可被皮肤和呼吸系统吸收，但在泡完澡后会马上被身体排泄掉，所以不必担心	高血压、动脉硬化、神经痛、风湿症、痛风、强直性脊髓炎，具有镇静作用	—

资料出处：温泉医科学研究所（https://www.onsen-msrc.com/index.html）网站资料。

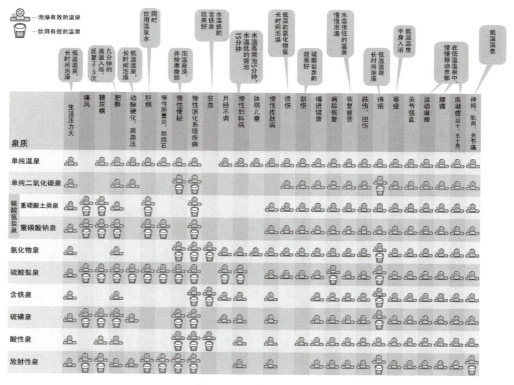

图4-20　温泉效用示意图

资料出处：温泉医科学研究所（https://www.onsen-msrc.com/index.html）网站资料。

这些温泉分布在日本各地，本书就这9种药用温泉的代表性温泉做了归纳整理（见表4-62），供读者参考。

表 4-62　日本代表性温泉汇总表

温泉分类	代表性温泉（日语）
单纯温泉	岐阜県・下呂温泉、長野県・鹿教湯温泉
单纯二氧化碳泉	大分県・長湯温泉、山形県・肘折温泉郷の黄金（こがね）温泉
碳酸氢盐泉	和歌山県・川湯温泉、長野県・小谷温泉
氯化物泉	静岡県・熱海温泉、石川県・片山津温泉
硫酸盐泉	群馬県・法師温泉、静岡県・天城湯ケ島温泉
含铁泉	兵庫県・有馬温泉、岐阜県・長良川温泉
硫磺泉	栃木県・日光湯元温泉、神奈川県・箱根温泉郷の小涌谷温泉
酸性泉	秋田県・玉川温泉、岩手県・須川温泉
放射性泉	鳥取県・三朝温泉、山梨県・増富温泉

资料出处：根据日本温泉协会官网信息整理制作。

当然上述分类属于药用专业分类，作为一般分类方法，根据温泉涌口的温度也可以将日本的温泉分成以下 4 种（见表 4-63）。

表 4-63　日本温泉按温度分类表

温泉分类		泉温
温泉	高温温泉	42℃及以上
	温泉	34℃及以上 42℃以下
	低温温泉	25℃及以上 34℃以下
冷矿泉		25℃以下

资料出处：温泉医科学研究所（https://www.onsen-msrc.com/index.html）。

既然知道了日本温泉的功效和分类，那是不是就可以自己去享受药用温泉的功效了呢？在事事严谨的日本，答案是否定的！日本有着"厚生劳动大臣温泉认定制度"。在该制度的规定之下，日本政府会对温泉设施贴上标签，指定"健康温泉设施"。所谓的"健康温泉设施"是由厚生劳动省认定的以促进健康为目的且符合相关条件的温泉设施。而"健康温泉设施"可以分为"疗养型健康温泉设施"和"使用型健康温泉设施"两大类（见表 4-64）。

表 4-64　日本"健康温泉设施"分类表

温泉分类	具体内涵
疗养型健康温泉设施	此类设施与拥有温泉疗法医师的医疗机构合作，设施内需导入配套的入浴设备和运动设备，是有健康运动指导师、温泉利用指导师常驻的能够进行"温泉疗养"的设施
使用型健康温泉设施	作为上述疗养型设施的普及版本，无法进行用于治疗的"温泉疗养"，而是以日常的健康促进为目的的温泉设施

资料出处：根据日本厚生劳动省官网资料整理制作。

综上所述，虽然日本拥有非常丰富的温泉资源，温泉还含有丰富的矿物质，具有一定的药用价值，但是如果想要达到真正的药用效果，必须前往政府认定的"疗养型健康温泉设施"，经由温泉疗法医师的处方（或者建议），在导师的指导下浸泡药用温泉。表 4-65 和表 4-66 是厚生劳动省最新更新公布的"疗养型健康温泉设施"和"使用型健康温泉设施"，供读者参考！

表 4-65　日本疗养型健康温泉设施（2020 年 7 月 3 日更新）

序号	设施名称（日语）	邮编	设施地址（日语）	电话号码	有无住宿
1	豊富町ふれあいセンター（連携型施設・温泉施設）	098-4132	北海道天塩郡豊富町字温泉	0162-82-1777	無
1	豊富町温泉自然観察館（連携型施設・運動施設）	098-4132	北海道天塩郡豊富町字温泉	0162-82-1001	—
2	バーデハウスふくち	039-0802	青森県三戸郡南部町大字苫米地字上根岸 73-1	0178-84-2850	有
3	健康増進施設　はなまき	028-3182	岩手県花巻市石鳥谷町松林寺 3-81-13	0198-46-1212	有
4	秋田県健康増進交流センターユフォーレ	019-2742	秋田県秋田市河辺三内字丸舞 1-1	018-884-2111	無
5	クアハウス碁点	995-0209	山形県村山市碁点 1034-7	0237-56-3351	無
6	ラ・フォーレ天童のぞみ	994-0102	山形県天童市大字道満 197-2	023-656-8322	無
7	いわき市健康・福祉プラザ	972-8321	福島県いわき市常磐湯本町上浅貝 22-1	0246-43-0801	無
8	リステル猪苗代シーズ	969-2696	福島県耶麻郡猪苗代町川桁リステルパーク	0242-66-2233	有
9	綱島源泉　湯けむりの庄	222-0001	神奈川県横浜市港北区樽町 3-7-61	045-545-4919	無
10	マホロバマインズ三浦	238-0101	神奈川県三浦市南下浦町上宮田 3231	0468-89-8900	有
11	江の島アイランドスパ	251-0036	神宗川県藤沢市江の島 2-1-6	0466-29-0688	無
12	株式会社ホテルみかわ　桃源郷阿賀町　湯治の里	959-4606	新潟県東蒲原郡阿賀町五十沢 2598 番地	0254-99-3677	有
13	富山県国際健康プラザ	939-8224	富山県富山市友杉 151	076-428-0809	無
14	クアハウス石和	406-0023	山梨県笛吹市石和町八田 330-5	055-263-7071	無
15	天然温泉ヘルシーSPAサンロード	400-0053	山梨県甲府市大里町 4144-4	055-243-1126	無
16	クアハウスかけゆ	386-0323	長野県上田市鹿教湯温泉 1293	0268-44-2131	有
17	神戸みなと温泉　蓮	650-0041	兵庫県神戸市中央区新港町 1-1	078-381-7000	有
18	南海物産株式会社　ピーアップシングウ	647-0072	和歌山県新宮市蜂伏 13-36	0735-31-7268	無
19	瀬戸内温泉　たまの湯（連携型・温泉施設）	706-0002	岡山県玉野市築港 1-1-11	0863-31-1526	無
19	オーバルスポーツコム玉野（連携型・運動施設）	706-0011	岡山県玉野市宇野 1-38-1　メルカ 3F	0863-31-5800	—
20	くらはし温水プール　ウイングくらはし	737-1377	広島県呉市倉橋町ゴクラク 550 番地	0823-50-2018	無
21	クアハウス今治	799-1525	愛媛県今治市湯ノ浦 36	0898-47-0606	無
22	温泉療養文化館　御前湯（連携型施設・温泉施設）	878-0402	大分県竹田市直入町大字長湯 7962-1	0974-64-1400	無
22	竹田市直入 B&G 海洋センター（連携型施設・運動施設）	878-0402	大分県竹田市直入町大字長湯 8208-4	0974-75-2243	—

资料出处：根据日本厚生劳动省官网资料整理制作。

表 4-66　日本使用型健康温泉设施（2020 年 7 月 3 日更新）

序号	设施名称（日语）	邮编	设施地址（日语）	电话号码
1	三種町八竜健康保養施設	018-2406	秋田県山本郡三種町大口字上ノ沢 17-4	0185-85-4126
2	源泉内原元湯温泉	319-0322	茨城県水戸市下野町 311-5	029-257-5555
3	芦野温泉	329-3443	栃木県那須郡那須町芦野 1461	0287-74-0211
4	天然温泉　森のせせらぎ　なごみ	346-0029	埼玉県久喜市江面 1574-1	0480-22-1705
5	スパ＆ホテル　舞浜ユーラシア	279-0032	千葉県浦安市千鳥 13-20	047-351-4126
6	宮前平源泉　湯けむりの庄	216-0006	神奈川県川崎市宮前区宮前平二丁目 13 番地 3	044-860-2641
7	ホテル神の湯温泉	400-0104	山梨県甲斐市龍地 17	0551-28-5000
8	冨士野屋夕亭	406-0023	山梨県笛吹市石和町八田 286	055-262-2266
9	ホテル八田	406-0024	山梨県笛吹市石和町川中島 1607	055-262-3101
10	ホテル平安	406-0024	山梨県笛吹市石和町川中島 538	055-263-5811
11	木創りの宿　きこり・竹林庭　瑞穂	406-0024	山梨県笛吹市石和町川中島 325	055-262-3794
12	志磨の湯旅宿　湯村ホテル B&B	400-0073	山梨県甲府市湯村 3-3-11	055-254-1111
13	すたま自然健康村　増富の湯	408-0102	山梨県北杜市須玉町比志 6438	0551-20-6500
14	土岐市温泉活用型健康増進施設　バーデンパーク SOGI	509-5402	岐阜県土岐市曽木町 1300-1	0572-52-1126
15	NPO ぎふ村高齢者健康増進センター	509-9132	岐阜県中津川市茄子川中畑 112-163	0573-68-5222
16	（協）三重県勤労者福祉センター　希望荘	510-1251	三重県三重郡菰野町千草 7094	059-392-3181
17	湯元「花乃井」スーパーホテル大阪天然温泉	550-0002	大阪府大阪市西区江戸堀 3-6-35	06-6447-9000
18	極楽湯　堺泉北店	590-0106	大阪府堺市南区豊田 825	072-295-4126
19	有馬温泉　太閤の湯	651-1401	兵庫県神戸市北区有馬町池の尻 292-2	078-904-2291
20	阿波保健福祉センター浴室棟	709-3951	岡山県津山市阿波 1198 番地	0868-46-7111
21	伊方町健康交流施設　亀ケ池温泉	796-0422	愛媛県西宇和郡伊方町二見甲 1289 番地	0894-39-1160
22	湯之谷温泉	793-0053	愛媛県西条市洲之内甲 1193	0897-55-2135
23	健康増進施設　たのたの温泉	781-6410	高知県安芸郡田野町 636-1	0887-38-3566
24	阿蘇ファームランド　阿蘇健康火山温泉	869-1404	熊本県阿蘇郡南阿蘇村河陽 5579-3	0967-67-0001
25	老人福祉センター　ウエルネススクエアー和楽	861-4172	熊本県熊本市御幸笛田字西宮前 1202	096-370-2244
26	温泉交流館（七城温泉ドーム）	861-1343	熊本県菊池市七城町林原 962-1	0968-26-4800
27	宇土市健康福祉館（愛称　あじさいの湯）	869-0461	熊本県宇土市網津町 2283 番地	0964-24-3456
28	別府市営　湯都ピア浜脇	874-0947	大分県別府市浜脇 1 丁目 8 番 20 号	0977-25-8118

资料出处：根据日本国厚生劳动省官网资料整理制作。

5 CHAPTER

推荐篇
日本的家庭常备药

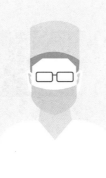

推荐篇
日本的家庭常备药

CHAPTER 5

1　日本家庭药协会

1966 年 2 月 28 日，全国家庭药协会正式成立，2014 年 6 月协会正式更名为日本家庭药协会，同时协会也将 1953 年 11 月成立的大阪家庭药协会和 1955 年 5 月成立的东京都家庭药工业协同组合纳入旗下。

日本家庭药协会与很多日本的行业协会一样，根据具体开展的各类社会活动成立了专门的委员会，用来及时应对加盟企业之间各种合作及共同课题，作为医药品制造企业的"集团"也设定了更高的目标，并为行政规范出谋划策，提出了很多积极的建设性的意见。

与此同时，日本家庭药协会也面向一般消费者，通过官网和 SNS 网络社交平台提供准确、安全、放心的家庭药信息，普及家庭药常识，还面向国外消费者提供多语言的医疗信息的网络界面。

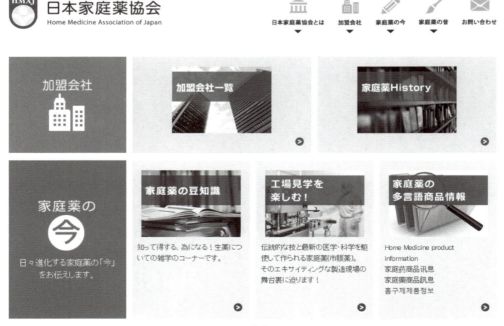

图 5-1　日本家庭药协会官网首页

资料出处：根据日本家庭药协会信息整理制作。

2　日本家庭药的往昔

　　进入 21 世纪 20 年代，日本的很多家庭药制药企业迎来了创业 100 周年，甚至出现了创业 400 余年的"超级长寿企业"。这些企业大多历经磨练，在创业初期也没有像现在这样的医疗用医药品和非处方药的区别，但是秉承着为人类健康作贡献的信念，在安全、放心的医药品研发上苦心钻研，创造了一大批划时代的优秀医药品。这些医药品依靠着良好的功效赢得了日本人民的信赖，并借助着良好的口碑代代相传，不仅巩固了传统意义上医药品的商品价值，更是作为日本家庭的常备药进入了家家户户的医药箱。

　　日本家庭药协会就是这样的企业的"集团"。这些企业及旗下独到的产品经受住了时间的考验，通过为消费者提供安全安心、确实有效的医药品，给人类的健康带来了积极的影响，这也是这些企业和产品经久不衰的根本原因。

　　当然，随着全球化的蓬勃发展，日本家庭药协会的很多企业也积极面向海外开拓市场，协会也积极组织协会会员一起参加海外展会，提升在海外的知名度。从近年旅行日本的海外观光客的购物清单中也可以看到许多日本家庭药协会会员企业的产品，其中不乏赴日旅游必买的"爆款"。日本的家庭药正在用其良好的疗效和高规格的品质赢得世界的尊重，开始步入更多的国外家庭。

3　日本家庭药的未来

　　当前，日本在世界范围内率先出现超高龄化和少子化导致的人口锐减。在高龄化社会中如何维系健康、延长寿命，保持未病状态是最重要的。在日本，预防性地使用家庭药物的人很多，日本家庭药协会确信，在今后的自我治疗中家庭药也能为健康作出更多的贡献。

　　虽然，目前有些国家出现了人口爆炸式增长的情况，但是从长远来看，这些国家也会步入和日本一样的高龄化社会。日本家庭药协会坚信：日本高龄化社会的健康活动的经验必定会给全世界更多人的健康作出积极的贡献。同时，随着今后医学的不断进步，日本的家庭药也会赢得全世界更多消费者的支持，并作为家庭药不断优化。

日本家庭药协会会长寄语

致中国读者：

　　衷心感谢您平日对日本家庭药协会会员企业生产销售的家庭药的喜爱。为了让中国消费者能够了解更多的商品知识并活用于自身的健康，很多协会的会员企业已经开始在官网上使用简体中文提供商品信息。"长期累积的服用实绩"和"基于安全性和可信赖的高品质"是日本家庭药协会及伞下企业能够为大家提供的最高的商品价值！希望我们的产品能够有助于您及您的家人的健康！

日本家庭药协会会长　太田　美明

4 日本家庭药协会精选畅销产品

在这里，有必要强调一下：日本家庭药协会的会员企业中不光有一些中国人耳熟能详的大型制药公司，还有许多中小企业。其中更不乏凭借单一品牌的单一产品长期稳坐日本市场头把交椅的经久不衰的企业。比如已经进入众多中国游客购物单的太田胃散、龙角散、"ユースキンA"等。在这里，我们与日本家庭药协会一起整理了协会会员企业的畅销产品一览表，供大家参考！为了方便读者认识和辨别，企业和商品的名称使用日语原文，商品的排序也按照日语五十音序排列（见表5-1）。

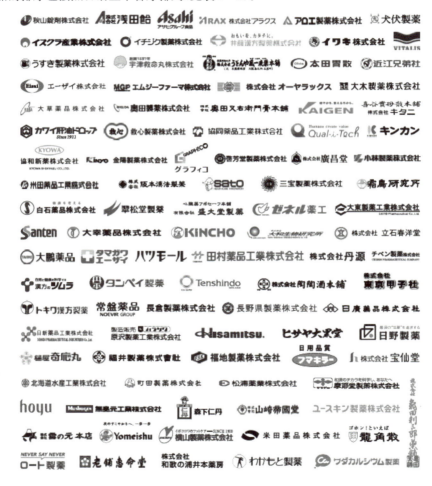

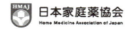

图5-2　日本家庭药协会会员企业"全家福"

表 5-1　日本家庭药协会畅销商品一览表

公司名称（日语）	商品名称（日语顺）/药效分类	商品照片
株式会社浅田飴	商品名称：浅田飴 药效分类：镇咳祛痰药	
小林製薬株式会社	商品名称：アンメルツ 药效分类：外用镇痛、消炎药（涂抹药）	
イチジク製薬株式会社	商品名称：イチジク浣腸 药效分类：灌肠药	
宇津救命丸株式会社	商品名称：宇津救命丸 药效分类：小儿镇静药	
株式会社太田胃散	商品名称：太田胃散 药效分类：复合胃肠药	
長野県製薬株式会社	商品名称：御岳百草丸 药效分类：健胃药	

公司名称（日语）	商品名称（日语顺）/药效分类	商品照片
大草薬品株式会社	商品名称：大草胃腸散 药效分类：健胃药	
奥田製薬株式会社	商品名称：奥田胃腸薬 药效分类：复合胃肠药	
カイゲンファーマ株式会社	商品名称：改源 药效分类：综合感冒药	
株式会社亀田利三郎薬舗	商品名称：亀田六神丸 药效分类：强心药	
河合製薬株式会社	商品名称：カワイ肝油ドロップS 药效分类：维他命 AD 主药制剂	
株式会社キタニ	商品名称：喜谷實母散 药效分类：妇科药	

续 表

公司名称(日语)	商品名称(日语顺)/药效分类	商品照片
救心製薬株式会社	商品名称：救心 药效分类：强心药	
株式会社霜鳥研究所	商品名称：糾励根 药效分类：止痛、止痒、收敛、消炎药	
株式会社恵命堂	商品名称：恵命我神散 药效分类：健胃药	
株式会社金冠堂	商品名称：キンカン 药效分类：止痛、止痒、收敛、消炎药	
株式会社東京甲子社	商品名称：コロスキン 药效分类：外用杀菌消毒药	
株式会社阪本漢方製薬	商品名称：阪本赤まむし膏 药效分类：冻疮、干裂用药	

续表

公司名称(日语)	商品名称(日语顺)/药效分类	商品照片
株式会社大和生物研究所	商品名称：ササヘルス 药效分类：中药、生药制剂	
久光製薬株式会社	商品名称：サロンパスAe 药效分类：外用镇痛、消炎药(贴付药)	
アサヒグループ食品株式会社	商品名称：シッカロール 用途：婴儿爽身粉(医药部外品)	
丹平製薬株式会社	商品名称：新今治水 药效分类：解热镇痛药	
森下仁丹株式会社	商品名称：仁丹 用途：口服清凉剂(医药部外品)	
大幸薬品株式会社	商品名称：正露丸 药效分类：止泻药	

续表

公司名称（日语）	商品名称（日语顺）/药效分类	商品照片
参天製薬株式会社	商品名称：大学目薬 药效分类：一般眼药水	
町田製薬株式会社	商品名称：たこの吸出し 药效分类：皮肤软化药（包括吸出）	
株式会社ツムラ	商品名称：中将湯 药效分类：女性用保健药	
エーザイ株式会社	商品名称：チョコラBBプラス 药效分类：维他命B2主药制剂	
大東製薬工業株式会社	商品名称：トノス 药效分类：泌尿生殖器官用药	
三宝製薬株式会社	商品名称：トフメルA 药效分类：外用杀菌消毒药	
常盤薬品工業株式会社	商品名称：南天のど飴 药效分类：镇咳祛痰药	

续　表

公司名称(日语)	商品名称(日语顺)/药效分类	商品照片
株式会社宝仙堂	商品名称：パワーライフ® 药效分类：甲鱼提取物加工食品（营养品）	
小林製薬株式会社	商品名称：七ふく 药效分类：便秘药	
樋屋製薬株式会社	商品名称：樋屋奇応丸 药效分类：小儿镇静药	
日野製薬株式会社	商品名称：百草丸 药效分类：复合胃肠药	
ロート製薬株式会社	商品名称：V・ロート 药效分类：一般眼药水	
株式会社山崎帝國堂	商品名称：複方毒掃丸 药效分类：便秘药	
ユースキン製薬株式会社	商品名称：ユースキン 药效分类：冻疮、干裂用药	

续表

公司名称（日语）	商品名称（日语顺）/药效分类	商品照片
養命酒製造株式会社	商品名称：薬用養命酒 药效分类：药酒	
玉川衛材株式会社	商品名称：リバガーゼF 药效分类：伤口消毒保护用创可贴	
株式会社龍角散	商品名称：龍角散 药效分类：镇咳祛痰药	
株式会社和歌の浦井本薬房	商品名称：わかのうら薬和歌保命丸 药效分类：止泻药	
わかもと製薬株式会社	商品名称：わかもと 药效分类：复合胃肠药	
ワダカルシウム製薬株式会社	商品名称：ワダカルシューム錠 药效分类：钙主药制剂	

5 日本家庭药协会特别推荐

ゴホン！といえば 龍角散 https://www.ryukakusanchina.com

学习中国人"自我诊疗"的意识

2019年夏，龙角散股份有限公司与中国OTC医药品顶尖制造商华润三九开始合作。随着销路的拓展，我们可以向更多的中国朋友提供以"龙角散润喉糖"为代表的旗下产品。

事实上，龙角散在海外的发展历史悠久，从20世纪40年代中期就开始了面向亚洲国家为主的出口。龙角散之所以在世界各地赢得良好的口碑，最重要的原因是企业"迎合顾客"的姿态。诚然，基本产品的物理属性等原则不容更改，但是在其他方面一直根据各个国家的文化、习惯、气候进行推广销售。因此，现在微粉末生药"龙角散"的出口量已经超过了日本国内的销售量。

随着2010年前后海外游客的猛增，龙角散应时而动，开展积极宣传，旗下的产品也被公认为"去日本必买的商品"而备受关注。由于新冠疫情的肆虐，自由的海外旅行现在还无法保障，所以通过网络购买的顾客急剧增长。如果通过龙角散品牌的产品能够保护世界各地的人们的咽喉健康，那就是我们最开心的事情！

我每次去中国都会感受到人们健康意识的提升，更强烈地感受到人们的个人健康个人维护的"自我诊疗"的姿态。我认为这是我们日本要重视的事情。作为日本的医药品制造厂商，我们更加希望"医药品能人必须提供正确的信息并被正确地使用"。日本的很多家庭药物都是拥有悠久历史的良心企业。比起本公司的利益，我们更关注人们的健康，开发出更好的药品，努力把好药送到更多人的手中。正因为在时代的洪流中执着信念，饱受磨炼，我们才能够存活到今天。请大家一定用好我们引以为豪的日本家庭药，保护自己和家人的健康！

龙角散股份有限公司
社长兼董事长
藤井隆太

无需配水　直接滋润咽喉
龍角散ダイレクト®

无水服用，温和的草本植物成分直接作用于喉咙黏膜。促进咽喉排除异物，改善咽喉不适症状

- 口感轻盈，入口即化的颗粒剂型
- 缓慢融化的长时间滋润型含片
- 独立包装，便于携带

龙角散®免水润颗粒
薄荷味（16包）
第三类医药品

龙角散®免水润颗粒
水蜜桃味（16包）
第三类医药品

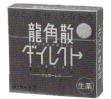
龙角散®免水润含片
芒果味（20片）
第三类医药品

本产品适用于喉咙的各种不适症状，如咳痰、咳嗽。
※请在服用本产品前仔细阅读说明书，正确使用药品
※®为已注册商标

图5-3　日本龙角散股份有限公司社长兼董事长寄语及生产的家用常备药介绍

推荐篇 / 日本的家庭常备药　467

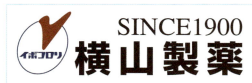

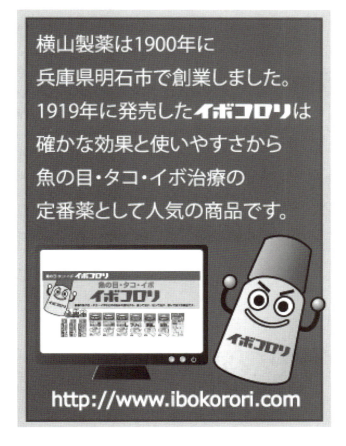

你有鸡眼、老茧、疣的烦恼吗？
让已有 120 年历史的横山制药来为您解决烦恼吧！

1900 年在兵库县明石市创立的横山制药于 1919 年开始销售イボコロリ。该产品因确实疗效的有效性和使用的便捷性一举成为日本治疗鸡眼、老茧、疣的经典畅销家庭必备药。

官网：http://www.ibokorori.com

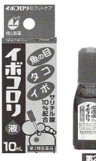

功能：治疗鸡眼、老茧、疣

图 5-4　横山制药株式会社生产的家用常备药介绍

大東製薬工業株式会社
DAITO Pharmaceutical Co., Ltd.

公司主页：https://daito-p.co.jp/

商品介绍：

1. 男性荷尔蒙软膏

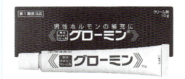

2. 女性荷尔蒙软膏

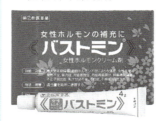

　　1949年大东制药工业在当时恶劣的营养及卫生状况下，作为生产面向儿童的巧克力口味驱虫药的企业而诞生。之后随着全国卫生状况的改善，驱虫药的市场需求也日益萎缩，公司以此为契机，在20世纪60年代面向高度经济成长期开始生产复合维生素，并从60年代后期开始致力于生产和销售改善性功能及更年期障碍的性激素涂抹剂，至今已有50多年的历史。

　　近年，随着社会的成熟化以及高龄化，性激素分泌不足并伴有各种症状的患者也在不断增加。在这样的社会变化中，很多专科医生，将具有高度安全性且用途广泛、低用量、外用涂抹的大东制药产品运用到了临床中。特别是男女性激素软膏，虽然归属于非处方药，但是目前已被日本超过500家的医院、诊所应用于临床治疗中。

图 5-5　大东制药工业株式会社生产的家用常备药介绍

OKUDA 奥田製薬株式会社

公司主页：http://okuda-seiyaku.com/

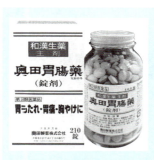

商品介绍：奥田胃肠药

　　1897年创业的奥田制药生产的奥田胃肠药，是深受日本国民欢迎的有着120多年历史的家庭常备畅销药。该药添加了12种天然生药，并配合有制酸效果的沉降碳酸钙。12种天然生药在提高各自的效果的同时，改善各种各样的肠胃问题，使虚弱的肠胃恢复"精神"。由于制酸成分量多，具有持续性，可以中和胃酸，快速改善胃酸过多、胸闷等症状。推荐给因高血压等原因而有盐分限制的人，或是人工透析的人等，适合服用不含钠、铝的肠胃药的人。

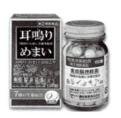

商品介绍：奥田脑神经药

　　1956年诞生的奥田脑神经药是由7种生药和3种西药，并配合了生药成分的金红素的汉西药的配合药。很多日本人因为压力和自律神经混乱而产生的痛苦而烦恼，此药可以改善"即使检查了也不知道原因的耳鸣""总觉得头很重的头晕""头很重，头很痛"等症状。

图 5-6　奥田制药株式会社生产的家用常备药介绍

公司主页：https://www.ohta-isan.co.jp/

商品介绍：太田胃散

针对病症：饮酒过量、烧心、胃功能弱、积食、胃痛、消化不良、促进消化、食欲不振、胃酸过多、胃腹胀、恶心、呕吐、打嗝、胃部沉重等。

特长：在7种中草药的基础上，搭配了4种胃酸抑制剂和消化酵素，对各种胃部不适有效。具有特有的舒爽清凉口感。罐装可放在家里或办公室使用，袋装便于携带。

创始人太田信义先生生来胃功能比较虚弱，很巧合地在外出工作时服用了一种自己调配的胃药，没想到居然痊愈了，因此就决意要开始销售肠胃药。这种肠胃药是荷兰医师博杜安（Bauduin）配方的处方药。太田信义先生在此基础上进行了改良，制成了所有人都适宜服用的肠胃药，这就是1879年诞生的太田胃散。

随着时代的变化，人们的饮食生活也不断发生着变化，随之而来的也有各种胃肠道的不适，太田胃散始终陪伴在人们的身边，问世以来的140多年一直深受众多日本家庭的欢迎。现在，除了胃药，太田胃散也开始了肠道药、膝关节药等各种药物的生产和销售。

 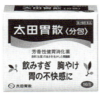

图5-7　家用常备药太田胃散介绍

公司主页：https://www.sampo-seiyaku.co.jp/

伤口、烧伤、裂痕、皲裂，请用家庭常用药！

商品介绍：トフメルA

可用于擦伤、刀痕、刺伤、烧伤、裂痕、冻疮、皮肤的杀菌消毒。

被日本人评价为"不会留下伤痕的外伤用软膏"，从婴儿的尿布疹，小孩子的擦伤、割伤，妈妈的手的皲裂，脚后跟的裂痕，爸爸剃须后的刮伤，到老人的褥疮及烧伤等情况都被广泛地使用，名副其实是一款从婴儿到老人都不可或缺的家庭常备药。自1932年发售以来，深受日本国民的喜爱。

使用要领：如果是烧伤或外伤，尽量涂抹厚实一点；如果是皮肤粗糙，尽量一边按摩一边涂抹，帮助药物渗透入肌肤。

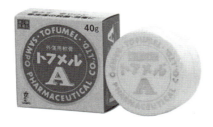

图5-8　三宝制药株式会社生产的家用常备药介绍

ユースキン製薬株式会社

第一代悠斯晶（1957年）

公司主页：https://yuskin.co.jp/

商品介绍：悠斯晶
所含有的4种有效成分可改善干裂、皲裂、冻疮，使肌肤恢复柔软健康。

以卓越的保湿力，有效改善手部粗糙的护手霜"悠斯晶"！

"悠斯晶"诞生于1957年。当时经营药店的创始人野渡良清，接待了一位为严重的手部粗糙而烦恼又苦于无法治愈的女性顾客，为了满足她的一句"好希望有一种既能改善皮肤粗糙，又不油腻的手霜啊"的期望，野渡良清潜心研发，推出了这款护手霜，并为产品冠名"yu（你）skin（肌肤）"，寓意是"为了您的肌肤"。

为了一句对顾客的承诺，诞生了60多年经久不衰的畅销产品。"悠斯晶"具有卓越的保湿功能，使用时润滑，完全不油腻，并可以显著改善皮肤粗糙。在切身体会到产品效果的人们的口口相传之下，"悠斯晶"成为日本家庭必备的常用药。

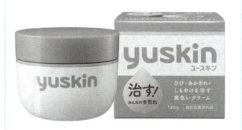

图5-9 "悠斯晶"家用常备药介绍

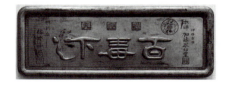

公司主页：https://www.suishodo.jp/

商品介绍：百毒下し
配有促进排便的4种中草药，如可缓解腹痛的干草、具有解毒效果的山归来等，是"不易引起腹痛的温和的"汉方便秘药。除了便秘，对便秘伴随的各种症状、皮肤粗糙、爆痘痘等也均有效。

翠松堂制药于1570年在伊势国（现在的三重县）创立。是日本现存的最古老的制药公司。

此款最具代表性的产品"百毒下し"，是由江户末期的幕府御医、被称为日本近代医学之父的松本良顺于1892年配制出的产品。

从当初上市销售起，人们对"百毒下し"的评价就非常好，据说当时在参拜伊势神宫之前，人们都要先用"百毒下し"来洁身，也被人们广泛当作馈赠佳品。

作为经久不衰的畅销120余年的产品，至今依然被众多的日本家庭奉为家庭常备药，喜爱至今。

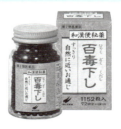

图5-10 翠松堂制药公司生产的家用常备药介绍

救心製薬株式会社

公司主页：

https://www.kyushin.co.jp/chinese/kyushin.html/

商品名称：救心

　　配合了生药的小粒丸剂，调整自律神经的平衡，改善血液循环，当出现悸动、气喘、无力等症状时，会发挥出非常好的效果。

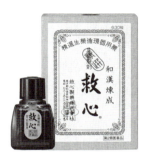

图5-11　救心制药株式会社生产的家庭常备药介绍

 長野県製薬株式会社

公司主页：

http://www.hyakuso.co.jp/

健康来自有元气的肠胃！
御岳百草丸改善肠胃环境！

商品名称：御岳百草丸

　　主要针对过食、饮酒过量、烧心、胃功能弱、食欲不振（食欲减退）、消化不良、胃腹部胀满感、积食、胸闷、恶心（想吐、反胃、酒醉或宿醉引起的恶心）、呕吐等症状。

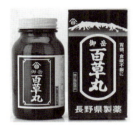

图5-12　长野县制药株式会社生产的家庭常备药介绍

 Yomeishu

公司主页：//www.yomeishu.co.jp/

商品名称：药用养命酒

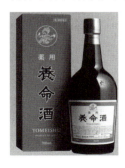

　　药用养命酒是将14种生药溶于其中的滋养、壮体的药酒。有着400多年的历史，作为日本药酒的顶级品牌被人们所熟知。通过进补、温热、循环等生药的药效作用，逐渐改善症状。服用后，可以缓解疲劳、调整肠胃功能、改善身体虚寒，引导身体进入健康状态。值得一提的是"养命酒"这三个字也是养命酒制造株式会社的注册商标，因此该商品全称是"养命酒牌药用养命酒"，足见此商品在日本业界的龙头地位。

图5-13　日本家用常备药"药用养命酒"介绍

编后语

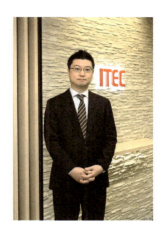

关丈太郎

アイテック(ITEC)株式会社社长

到2019年,从世界各国来到日本的观光客达到了3,000万人次/年,按此势头,估计到2020年会达到4,000万人次/年。但是由于发生了新冠肺炎疫情,全世界的旅游观光行业都遭到了沉痛的打击。

尽管如此,近几年来急速增长的日本旅游观光市场中格外引人注目的依然是中国游客。一些中国游客在日本超乎寻常的需求和购买力(在日本被称为"爆买"),超出了我们一般日本人的预计范围,而且是超大范围超出。

我担任社长的アイテック(ITEC)株式会社(东京)在日本国内外从事以医疗为专业的综合咨询业务。近年来,从中国来日本医疗机构就诊的人数也逐年大幅增加。而近年来从中国到日本来的游客的行动轨迹特征基本是以SNS(社交网络)上的信息为基础的,但是很遗憾的是,从我们日本人的角度来看,至少在"医疗"方面,这些信息更多的是缺乏根据的"传闻"。

在日本的医疗现场,经常见到日本的医疗机构与来自中国的患者之间,因为信息上的差异产生误解和纠纷。"跨越国境在日本接受医疗服务,哪怕费用高一点也要去"的时代也许已经到来。非常希望此书的出版,能够帮助大家获取更加真实、准确的信息,并在此基础上让大家能够接触到已经做好接待外国患者准备的日本优质医疗机构。我们也会为能够顺应此发展潮流并作出贡献,而感到非常荣幸!

《日本医疗指南》就是在这样的期待和营造快乐氛围的大前提下出版的,其目的是在为读者提供日本的医疗信息的同时,也帮助读者理解日中两国的医疗制度、文化差异等。编著本书的专家学者力求公正、客观,尽量做到避免过度夸赞日本的医疗,也避免贬低日本的医疗,其结果不管作为诸如辞典类的实用性工具书籍,还是作为趣味性的阅读书籍,本书都还有待完善,在此特向读者表示歉意。

真心期望各位读者在认真考虑自身与家人的健康之时,在通读本书之后,能够对日本医疗有更加准确和全面的认识,这也是本书出版的目的所在。

衷心祝愿各位健康的同时,希望本书能帮助您对于日本医疗做出正确的判断和选择。以上是我的卷尾寄语。

特别鸣谢

在本书的编著过程中得到了众多中日企业(社会团体)的鼎力相助,在此,向ジャパン・メディカル&ヘルスツーリズムセンター(JMHC)/株式会社JTB、上海佳途国际旅行社有限公司、日本家庭药协会及会员企业、朝日啤酒(中国)投资有限公司、上海大正力保健有限公司、住友重机械工业株式会社产业机械事业部医疗・先端机器统括部、岛津企业管理(中国)有限公司、株式会社オカムラ表示衷心的感谢,并致以崇高的敬意!

在此,也要对给予本书的出版以巨大帮助的龙角散股份有限公司董事长兼社长藤井隆太先生,ユースキン制・株式会社社长野渡和义先生,中国科学院生物化学与细胞生物学研究所研究员慧静毅女士,上海科学公共政策研究中心的同仁钱珍坤、翁梓斐以及浩川工作室的爱徒严伟、蒋瑾、张淼等同学表示衷心的感谢!也感谢爱女张沁缘为本书题字!

最后,感谢复旦大学出版社的编辑们的辛勤付出,让本书在企划之后短短1年多的时间就可以问世!

张浩川
2021年7月1日

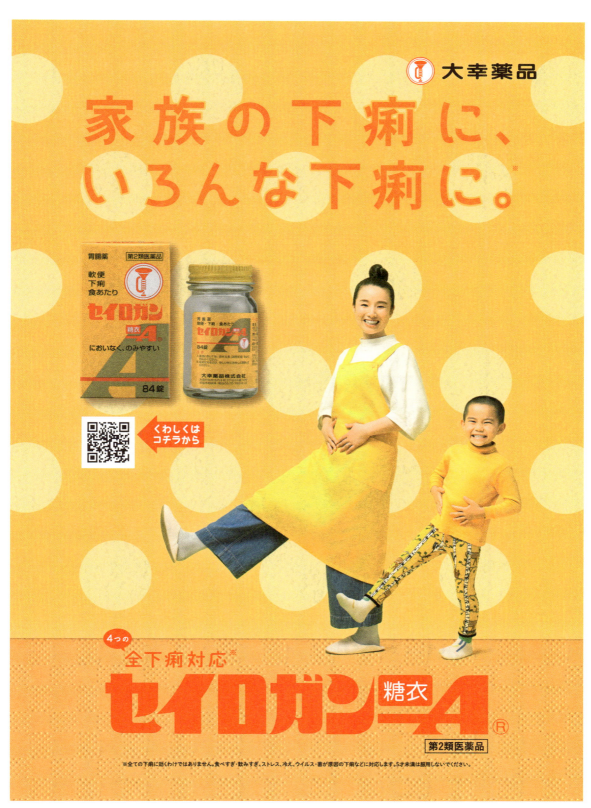

针对家庭成员的腹泻,针对一切腹泻……就是セイロガン

魚の目・タコ・イボに悩んでいませんか？

創業120年の横山製薬があなたのお悩みを解決します

イボコロリ®
ウオノメコロリ®

塗るタイプ

厚く硬くなった皮膚をやわらかくし、魚の目・タコ・イボを取り除きます。
液体タイプなので患部の大きさを選びません。

イボコロリ 第2類医薬品　魚の目・タコ・イボ

ウオノメコロリ 第2類医薬品　魚の目・タコ

貼るタイプ

絆創膏が患部に密着し、有効成分（サリチル酸）の浸透効果を高めます。
患部の大きさに合わせてサイズを選べます。

イボコロリ絆創膏 第2類医薬品　魚の目・タコ・イボ

ウオノメコロリ絆創膏 第2類医薬品　魚の目・タコ・イボ

飲むタイプ

塗り薬の使用できない顔や首のイボに。
体にやさしく作用し、皮膚のあれにも効果があります。

イボコロリ内服錠 第3類医薬品　イボ、皮膚のあれ

横山製薬 SINCE1900　http://www.ibokorori.com

创业120年的横山制药，旗下拥有全日本家喻户晓的产品群，专业解决鸡眼、角质等常见疾病

使用方法	功能	商品名称
外部涂抹	帮助厚硬的皮肤恢复柔软，去除鸡眼、老茧、疣。液体外部涂抹药物，不受患部大小限制	イボコロリ（专治鸡眼、老茧、疣） ウオノメコロリ（专治鸡眼、老茧）
外部粘贴	外部粘贴在患处的创可贴既可以提高有效成分（水杨酸）的渗透效果，也可以根据患部的大小选择相应的尺寸	イボコロリ絆創膏（专治鸡眼、老茧、疣） ウオノメコロリ絆創膏（专治鸡眼、老茧、疣）
内服	针对无法使用外部涂抹药物的疣（脸部和头部）开发的内服药物，对人体温和，对皮肤皲裂改善也有效果	イボコロリ内服薬（专治疣、皮肤皲裂）

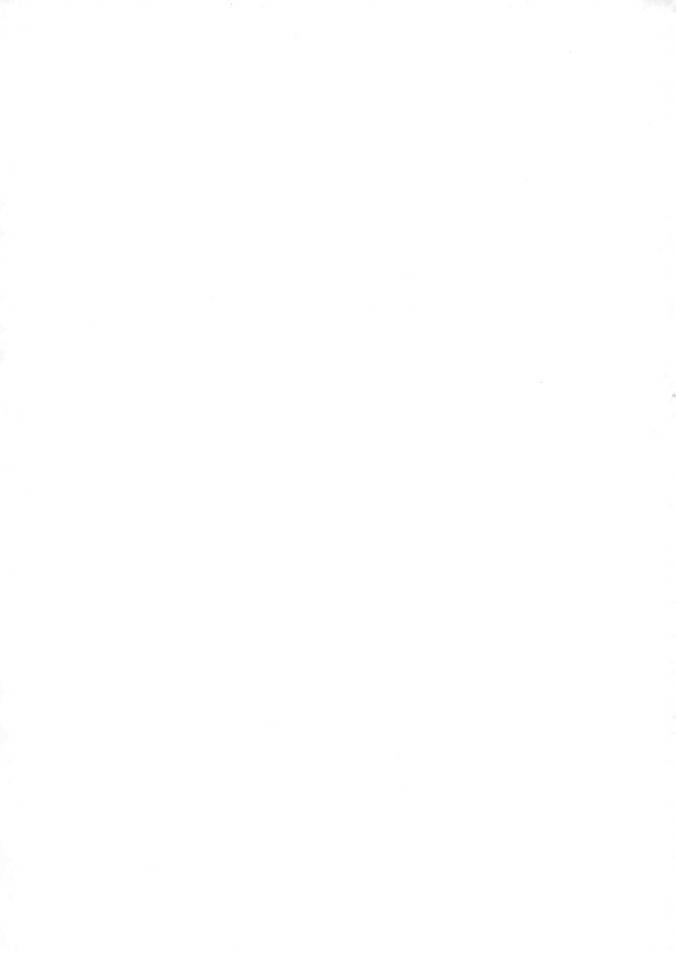

图书在版编目(CIP)数据

日本医疗指南/张浩川,(日)关丈太郎主编. —上海:复旦大学出版社,2021.8
ISBN 978-7-309-15698-0

Ⅰ.①日… Ⅱ.①张… ②关… Ⅲ.①医疗保健事业-日本-指南 Ⅳ.①R199.313-62

中国版本图书馆 CIP 数据核字(2021)第 108781 号

日本医疗指南
张浩川 (日)关丈太郎 主编
责任编辑/关春巧

复旦大学出版社有限公司出版发行
上海市国权路 579 号 邮编:200433
网址:fupnet@fudanpress.com http://www.fudanpress.com
门市零售:86-21-65102580 团体订购:86-21-65104505
出版部电话:86-21-65642845
上海丽佳制版印刷有限公司

开本 787×1092 1/16 印张 30.5 字数 1640 千
2021 年 8 月第 1 版第 1 次印刷

ISBN 978-7-309-15698-0/R・1885
定价:150.00 元

如有印装质量问题,请向复旦大学出版社有限公司出版部调换。
版权所有 侵权必究